岭南文库

岭南中医（修订本）

沈英森 刘小斌 张军 主编

岭南文库编辑委员会 广东中华民族文化促进会 合编

南方出版传媒

广东人民出版社·广州

图书在版编目（CIP）数据

岭南中医／沈英森，刘小斌，张军 主编. —修订本 —广
州：广东人民出版社，2022. 1
（岭南文库）
ISBN 978-7-218-15518-0

Ⅰ.①岭… Ⅱ.①沈… ②刘… ③张… Ⅲ.①中国医药学—文化—广东
Ⅳ.①R2-05

中国版本图书馆 CIP 数据核字（2021）第 259288 号

Lingnan Zhongyi

岭南中医（修订本）

沈英森 刘小斌 张 军 主编　　　　　　版权所有　翻印必究

出 版 人：肖风华

责任编辑：夏素玲
责任技编：吴彦斌　周星奎
装帧设计：亦可文化

出版发行：广东人民出版社
地　　址：广州市大沙头四马路 10 号（邮政编码：510102）
电　　话：(020) 85716809（出版运营中心）
传　　真：(020) 85716872
网　　址：http://www.gdpph.com
印　　刷：恒美印务（广州）有限公司
开　　本：640mm×970mm　1/16
印　　张：31　字　数：377 千
版　　次：2022 年 1 月第 1 版
印　　次：2022 年 1 月第 1 次印刷
定　　价：155.00 元

如发现印装质量问题，影响阅读，请与出版社（020-85716849）**联系调换**。
售书热线：(020) 87716172

ISBN 978-7-218-15518-0

《岭南文库》前言

广东一隅，史称岭南。岭南文化，源远流长。采中原之精粹，纳四海之新风，融汇升华，自成宗系，在中华大文化之林独树一帜。千百年来，为华夏文明的历史长卷增添了绚丽多彩、凝重深厚的篇章。

进入 19 世纪的南粤，以其得天独厚的地理环境和人文环境，成为近代中国民族资本的摇篮和资产阶级维新思想的启蒙之地，继而成为资产阶级民主革命和第一次国内革命战争的策源地和根据地。整个新民主主义革命时期，广东人民在反对帝国主义、封建主义和官僚资本主义的残酷斗争中前仆后继，可歌可泣，用鲜血写下了无数彪炳千秋的史诗。业绩煌煌，理当镌刻青史、流芳久远。

新中国成立以来，广东人民在中国共产党的领导下，摧枯拉朽，奋发图强，在社会主义物质文明建设和精神文明建设中卓有建树。当中国社会跨进 20 世纪 80 年代这一全新的历史阶段，广东作为国家改革开放先行一步的试验省区，被置于中国现代化经济建设发展的前沿，沿改革、开放、探索之路突飞猛进；历十年艰辛，轰轰烈烈，创造了中国经济发展史上的空前伟绩。岭南大地，勃勃生机，繁花锦簇，硕果累累。

际此历史嬗变的伟大时代，中国人民尤其是广东人民，有必要进一步认识岭南、研究岭南，回顾岭南的风云变幻，探寻岭南的历史走向，从而更有利于建设岭南。我们编辑出版《岭南文库》的目的，就在于予学人以展示其研究成果之园地，并帮助广大读者系统地了解岭南的历史文化，认识其过去和现在，从而激发爱国爱乡的热情，增强民族自信心与自豪感；高瞻远瞩，继往开来。

《岭南文库》涵盖有关岭南（广东以及与广东在历史上、地理上有密切关系的一些岭南地域）的人文学科和自然学科，包括历史政治、经济发展、社会文化、自然资源和人物传记等方面。并从历代有关岭南之名著中选择若干为读者所需的典籍，编校注释，选粹重印。个别有重要参考价值的译著，亦在选辑之列。

《岭南文库》书目为 350 种左右，计划在五至七年内将主要门类的重点书目基本出齐，以后陆续补充，使之逐渐成为一套较为齐全的地域性百科文库，并作为一份有价值的文化积累，在祖国文化宝库中占一席之地。

岭南文库编辑委员会
一九九一年元旦

目　录

下　编

前　言

20 年前我主编的《岭南中医》是广东炎黄文化研究会立项资助的课题研究成果。今年 1 月，原出版该书的广东人民出版社通知我，准备重新出版《岭南中医》，并将其列入《岭南文库》丛书中。

该书公开发行 20 年来，在学术界尤其是中医学界引起很大影响，其中的内容多次被引用，故广东人民出版社认为有重新出版的必要，但考虑历经 20 年，对本书的内容编次有必要进行调整和补充，因此，我邀请广州中医药大学刘小斌教授和我的徒弟——暨南大学中医学院张军博士进行讨论，确定了写作计划，决定基本保留原书特点，对书中目录进行调整，补充了岭南地区一些常用的方药和近年来有影响的具有地域优势的中医药特色诊疗技术。全书分上、中、下三编，上编以岭南中医的历史发展为主要内容，在原书基础上增加扩展了中医发展史尤其是近二十年岭南地区中医药的伟大成就和岭南中医特点等重点内容。中编为中医学分科介绍，内容分为岭南温病学、儿科学、针灸学和岭南特色草药学四部分，并按时间顺序适当增加扩展，增加了一些具有岭南特色领先全国和创新发展中医药学的新内容，比如陈氏飞针、靳三针、中华老字号和非物质文化遗产等介绍。下编在原书内容基础上也进行了校正和补充，部分章节重新进行了编排和核对，以保证文献资料的翔实准确。具体工作由张军博士负责编写，刘小斌教授和我负责审核。按照丛书编写要求，本书不再设立编委会，故对 20 年前参与写作的专家（以下按姓氏笔画排序）王新华、毛庆耆、李惠德、何扬子、张荣华、郑洪、赵长鹰、黄丽云深表谢意！同时对本次编写过程中协助编辑查找资料的暨南大学中医学院研究生张珮闻、张琳、徐放放、陈诗瑜、苏大维、刘阳琪、周昱君、林方笙、陈泽彪、陈美君、巫宇森、杨家仪同学表示感谢！

沈英森

2020 年书于暨南园

上　编

第一章　岭南中医源远流长

岭南，又名岭表、岭外，指五岭以南地区，包括现今广东、海南两省及广西一部分，位于中国最南端，属热带亚热带气候。它南濒海洋，北靠五岭，越城岭、都庞岭、萌渚岭、骑田岭、大庾岭五条山脉自然屏障，使之与中原内地相阻隔，形成了独特的地理环境。岭南中医是在这样一种特殊的地理气候环境下，把中国医学的普遍原则与岭南地区医疗实践相结合，经过漫长的历史岁月逐渐形成起来的地域性医学。

第一节　岭南中医发展概况

一、远古时代

医药起源于人类社会的生产和生活实践。据考古学家发现，远在晚更新世，广东韶关就生存有古人类，即考古学家所说的"马坝人"。马坝人距今约13万年，在古人类学上属于猿人或古人阶段。马坝人穴居于当地一称为"狮子山"的山洞里，已经懂得用火，会利用火抵御寒冷，将生食转为熟食，驱赶野兽，这就是最原始的卫生保健活动。广东韶关的马坝人，即相似于远古传说中"钻燧取火以化腥臊"的燧人氏时代。与马坝人伴生的古动物计有8个目38个种属，其中包括大熊猫、剑齿象等，马坝人遗址出土有砾石打制石器，曲江石峡遗址出土有羚羊角、鹿角等动物化石。

据文献记载，早在传说中的五帝时期，岭南就已纳入中原的视野。《史记·五帝本纪》："帝颛顼高阳者……北至于幽陵，南至于交趾。"颛顼为黄帝之孙，号为高阳氏，距今约4000多年，后来的尧、舜时期势力都曾远达岭南，至今广东韶关尚有据说为舜帝奏乐之所的韶石："双峰对峙若天阙，相去里许，粤人常表为北门，旁有三十六石环之。"（清代屈大均《广东新语》）又如《尚书·尧典》："命羲叔，宅南交。"尚，上也，《尚书》即上古经书，记载商朝以前史事。羲叔，又名羲氏、羲和，相传为唐尧时期掌管历法的官史。南交，即南方交趾之地。尧帝派遣羲叔驻南方观察星象，判定季节，制作历法。那个时候，南方交趾之地还是一片荒芜，杳无人烟。

汤定四方献令，两广地方始名南越。商王朝时，岭南亦定时向商王进贡，据《逸周书·王会解》载，按伊尹之令，岭南一带"正南瓯、邓、桂国、损子、产里、百濮、九菌，请令以珠玑、玳瑁、象齿、文犀、翠羽、菌鹤、短狗为献。"周成王时岭南的贡品则有"路（骆）人大竹""仓（苍）梧翡翠"，以及"越骆之菌""南海之秬"等。

周朝时楚国熊氏伐扬越，越地大部遂为楚有，楚国立"楚庭"于南海，今广州市越秀山麓仍有"楚庭"纪念建筑物存。据光绪《广州府志》卷一百四十记载："周时南海有五仙人，骑五色羊，各持谷穗一茎六出，衣与羊色，各如五方，降于楚庭，遗穗腾空而去，羊化为石，城因以名。"今广州越秀公园有五羊雕塑碑石纪念。这虽然是神话传说，但从侧面反映出最迟自周代起，这一带就开始有了农牧业生产。而医学活动是与人们的生产劳动实践紧密相关的，人们在生产劳动实践中发现了植物药、动物药和矿物药，发现砭石刺病熨灸裹敷等外治方法。为医药经验的积累打下了基础。

二、秦汉时期

七国争雄，秦一统天下，岭南随着楚被灭而归于秦。始皇三十三年（前214）发兵攻打岭南。为解决运输与给养，秦军开凿了湘江与漓江间60里的人工运河灵渠，沟通了长江与珠江两大水系，大大便利了岭南与中原的交通。《史记·南越列传》："南越王，尉佗者，真定人也，姓赵氏。秦时已并天下，略定杨越，置桂林、南海、象郡。"司马迁还作了评述。太史公（司马迁）曰："尉佗之王，本由任嚣。遭汉初定，列为诸侯。隆虑离湿疫。"隆虑，指隆虑侯周灶。离，通"罹"，罹患。湿疫：指岭南气候炎热潮湿，瘴疫盛行。南海郡下辖番禺、四会、龙川、博罗四县，范围包括今珠江三角洲和北江、东江、韩江流域。桂林郡的范围，大体包括红水河、柳江、黔江、郁江、浔江、桂江、贺江流域及今广东肇庆至茂名一带。象郡包括今海南省和广西西部、越南北部及中部地区。至秦汉时期，岭南正式纳入统一的中央王朝建制，地方政制经济农耕文化习俗受中原影响日深。尤其是文化卫生医学事业等，在道教的方术发展过程中逐步发展起来。秦始皇的众多方士为其寻求长生不老之药而漂洋过海，来到广东的罗浮山并在此修炼，大大地发展了岭南中医学。

（一）出土文物发现

1956年，广州市先烈路发掘西汉初年古墓两座，在代号为"东黄M002号"的木椁墓里，发现有中药朱砂和可供煎药预防疾病用的铜熏炉。1983年，在广州市解放北路象岗山发现了西汉南越王墓，墓主为西汉初年南越王国第二代王赵眜。赵眜，赵佗孙子，号称文帝，公元前137年至122年在位。西汉南越王墓是岭南地区迄今发现规模最大、随葬品最丰富、出土医药卫生文物最多的一座汉代彩绘壁画石室墓。与医药卫生相关的文物有：中药材有羚羊角、象牙、乳香、红枣、五色药石（紫水晶 173.5 克、硫黄 193.4 克、雄黄 1130 克、赭石 219.5 克和绿松石 287.5 克，推测其为"五石散"）、铅丹，医药用具有铜臼及铜杵、陶药瓿及药丸、银药盒及药丸、铁针、毒箭簇，卫生用品有铜熏炉、陶熏炉、匜和洗，求仙及防腐用品有丝缕玉衣、珍珠饭含、玻璃鼻塞、珍珠枕头、承露盘等，说明岭南地区医药历史文化至少有 2000 年之久。

（二）历史文献记载

广东罗浮山乃岭南医药肇始之地。早在秦代，罗浮山就有人采药治病。光绪《广州府志》卷一百四十记载："秦，安期生，琅琊人，卖药东海边，时人皆言千岁也。始皇异之，赐以金璧值数千万……安期生在罗浮时尝采涧中菖蒲服之，至今故老指菖蒲涧为飞升处。"安期生，姓郑，又名郑安期，现有称为郑仙者，秦朝方士。秦始皇曾派遣方士入东海蓬莱求仙药，有的方士随海流南下至今广东博罗县，登上罗浮山，此处山川灵秀，古人误以为罗浮山亦为蓬莱仙岛之一，故有"蓬莱山三岛，罗浮山其一也"的传说。在秦汉时期，罗浮山云集各地来的方士，如东郭延年，自秦时隐居罗浮数百年；又如姚俊，字仲翁，钱塘人，入罗浮学道等。他们在罗浮山采药炼丹，服食丸散，以求长生不老之术。屈大均认为罗浮修仙之风，首开者是安期生。他在《广东新语》提到"安期固罗浮开山之祖也"。后人常以"开山祖"称安期生。考察罗浮山酥醪观，有主持黄诚伦道长撰有《开山祖千岁翁安期生传》一文，由黄俊元敬录：

安期生又称北极真人，山东琅琊阜乡人氏，卖药在东海之滨，时人谓称其千岁翁。秦始皇东巡曾与其长谈并赐给他黄金玉璧，竟被其弃于阜乡亭内，然后留下红玉舄一双、书函一纸以礼谢，言数年以后到东海蓬莱找他。为得到长生药，秦始皇依时派了徐福卢生等数百人入海探寻，因海上风暴而还。秦始皇为表虔诚，于东海边建祠十余座以祭之，此举感动了安期生，蓬莱岛上向神女力陈秦始皇统一天下、开阔栈道、统一文字、度、量、衡，功不可没，唯是施政强硬而苛刻，未得民心，因此感到可惜。蓬莱左肱，甘泉喷涌，酿成甘露为酥为醪，酒洌而香醇，两人多饮几杯而醉倒斗台之上，当晚一夜东风，把东海蓬莱一角吹到南海与罗山结合，就成了今日的罗浮山。后人有诗为证："浮山浮，自海东来，嫁与罗山不用媒，合体如同夫与妇，生儿尽是小蓬莱。"因此罗山与浮山之间有块古碑石刻写着"仙凡路别"，作为天上人间之界线。

成书于东汉的南海人杨孚所著的《异物志》，是现存最早的岭南学术著作。杨孚，字孝元，广东南海人，生卒年不详。大约生活在东汉末年至三国吴时期，是岭南历史上第一位清正高官和最古学人。《异物志》记载了交州（今广东、广西、越南北部）一带的物产风俗及民族状况，虽然不是医药专著，但涉及大量药用动植物的资料，对研究早期岭南药物学有重要的参考价值。《异物志》是岭南第一部学术型著述，其对岭南动植物的种类、生长情况、加工技术、经济用途等作了详细的介绍，保存了汉代岭南植物学、动物学和矿物学的原始资料，该书采用的生物学分类方法，有重要的学术价值，对岭南特有的南药系的形成贡献匪浅。

三、晋唐时期

从魏晋到南北朝，中原内地多次发生战乱，迫使人口大量南迁，随之带入先进的农业技术和科学文化，岭南得到第一次较大的开发，中原内地学者及医家也随之进入，改变了岭南地区晋以前无医学专门著作及医学文献资料的局面，医学史上也首次出现一批著名人物，主要有支法存、仰道人、轩辕述、葛洪、鲍姑等。

（一）支法存、仰道人、轩辕述

支法存，本自胡人，生长广州，约当在晋永和年间，即350年左右。他妙善医术，擅长治疗脚气病和热带寄生虫病，著《申苏方》五卷。《申苏方》现已佚，但在《外台》《千金》等中医古籍里仍辑录有其中内容，他治疗脚气病的立法原则是"温和不损人"，即后世所说的温而不燥，这反映了支法存立方用药的南派风格。

仰道人是晋代岭南长于治疗脚气病的另一位医家，据同治《广东通志·列传五十九》记载："仰道人，岭表僧也，虽以聪慧入道，长以医术开怀。因晋朝南移，衣缨士族，不袭水土，皆患脚软之疾，染者无不毙踣，而此僧独能疗之，天下知名焉。"

轩辕述，唐末南汉时期岭南医家，著《宝藏畅微论》三卷，据清代梁廷枏《南汉书·列传第八》记载："轩辕述，乾亨时人，精通岐黄术，治病多奇验，远近争趋之。尤好读前代医学诸书，自能具卓识，不胶执古人成说。常居孜孜著作，老而不倦。先是，青霞君作《宝藏论》三篇，著变炼金石之诀。述既病其未善，因为刊去谬误，博采以补其缺，为《宝藏畅微论》三卷，成书时，年已九十矣，寻，卒。所遗书，医家争宝之。"

（二）岭南名医葛洪

1. 葛洪生平

葛洪，字稚川，号抱朴子，晋代著名的医学家、道家、炼丹家。生于晋武帝太康四年（283），丹阳句容（今属江苏镇江市句容市）人，占籍岭南，两度入粤，终老于罗浮山，一生大部分时间在岭南度过，学术成就也主要在岭南取得。

葛洪生卒年份，有两说。《晋书·葛洪传》："洪坐至日中，兀然若睡而卒，岳至，遂不及见，时年八十一。"东晋袁宏《罗浮记》："既至，而洪已亡，时年六十一。"袁宏《罗浮记》是他在东晋哀帝兴宁元年（363）亲自到罗浮山时所写，上距葛洪卒年不远，因而其记载具有较高的史料价值，但多数人仍以《晋书·葛洪传》为据，认同葛洪生于283年，卒于363年，享年81岁。

据《晋书·葛洪传》等文献记载，葛洪出身于江南士族家庭。祖父葛系为三国吴大鸿胪，父葛悌为晋邵陵太守。葛洪13岁时，父悌去世，家道中落，饥寒困瘁，躬执耕稿；又累遭兵火，先人典籍荡尽。洪少好学，日伐薪卖之以给纸笔，夜辄写书诵习，还经常背起书箧步行到别人家抄书。16岁时，已广览众书，自正经诸史百家之言，下至短杂文章，近万卷，遂以儒学知名，尤喜神仙导养之法。从祖葛玄，吴时曾学道于方士左慈，号"葛仙公"，以其炼丹秘术授弟子郑隐，葛洪又师从郑隐学炼丹秘术，悉得其法。

西晋太安元年（302），郑隐知季世之乱，东隐霍山，唯葛洪仍留丹阳。太安二年（303），张昌、石冰于扬州起事，葛洪出任兵都尉，平乱有功，迁伏波将军。事平之后，葛洪即投戈释甲，径诣洛阳，欲广寻异书，了不论战功，适逢故友嵇含被封为广州刺史，邀请葛洪出任为参军，并作为先遣去广州，是年葛洪23岁。不料嵇含在襄阳被部将所杀，令其只身滞留粤地，于是师事南海太守鲍玄，请教道术，兼练医术。鲍玄深重葛洪才学，将女儿鲍姑许配葛洪为妻。这是葛洪第一次入粤，前后约8年时间隐居罗浮山。

建兴四年（316），葛洪还归桑梓。东晋开国，念其旧功，赐爵关内侯，食句容二百邑。后来葛洪又有多次升迁机会，但皆固辞不就，而上表称闻交趾产丹砂，请求至广西句漏为县令。《晋书·葛洪传》："荐洪才堪国史，选为散骑常侍，领大著作，洪固辞不就。以年老，欲炼丹以祈遐寿，闻交趾出丹，求为句漏令。帝以洪资高，不许。洪曰：非欲为荣，以有丹耳。帝从之。洪遂将子侄俱行。至广州，刺史邓岳留不听去，洪乃止罗浮山炼丹。"

东晋成帝咸和二年（327），葛洪南行至广州，为刺史邓岳所留。邓曰：罗浮山乃南粤群山之祖，向有神仙洞府之称，并谓秦安期生在此山服食九节菖蒲羽化升天。东晋咸和五年（330），葛洪得邓岳之助，举家移迁罗浮山，建庵授徒，炼丹修道，采药医病。在朱明洞前建南庵，修行炼丹，著书讲学。从学者日众，遂增建东、西、北三庵（东庵九天观、西庵黄龙观、北庵酥醪观）。晋成帝咸康三年（337）此观名葛洪南庵，唐代改称葛仙祠，宋哲宗元祐三年（1088）诏赐额改为冲虚观。

葛洪晚年归隐罗浮山，在山积年，优游闲养，著述不辍。岭南人民对他十分景仰，保留了许多与他有关的传说和古迹。笔者考察现时罗浮山之"冲虚古观"，门侧对联曰："典午三清苑；朱明七洞天。"典午者，谓司马也，东晋皇帝姓司马，典午为晋朝代称，说明冲虚古观建筑年代古远。三清，指道教中上清、玉清、太清三位天尊，反映葛洪信奉道教。为了纪念葛洪，后人于冲虚古观内设"葛仙宝殿"，立葛洪与鲍姑像，供拜祭瞻仰。现葛仙宝殿前门两侧廊柱石刻有光绪丁未（1907）季秋，番禺钟诚敏、钟诚赞对联曰："邹鲁亦海滨，庵结南、北、东、西，尚想衣冠晋代；神仙兼吏治，学绍人、天、师、种，咸归造化炉中。"殿内柱木刻龙门派冲虚观道顺邑后学弟子何焯英对联："神仙忠孝有完人，抱朴存真，功侔雨地参天，不尽飞裾成蝶化；道术儒修无二致，丸泥济世，泽衍药池丹灶，可从遗履认凫踪。"

罗浮山现仍存有传说中的当年葛洪采药炼丹遗址，如"稚川丹灶"原名"葛洪丹灶"，宋代苏东坡题，但年深日久，"丹灶"两字失传，清乾隆二十四年（1759）由广东督学使者仁和吴鸿补书。又如"洗药池"，相传为葛洪夫妇当年洗药之处，清代丘逢甲题词曰"仙人洗药池，时闻药香发，洗药仙人去不还，古池冷浸梅花月"。其词今刻于罗浮山洗药池石壁上。

清代屈大均《广东新语·山语》有关罗浮山的记载："冲虚观后，有葛稚川丹灶，夜辄有光，见于龙虎峰上，或以为霞光，非也。取灶中土，以药槽之水洗之，丸小粒，投于水中。辄有白气数缕，冲射四旁，生泡不已，哈哈有声，顷之一分为二，二分为四，四分为八。然后融化，服之可疗腹疾。道士号为丹渣，尝以饷客。灶高五尺，周六丈，旁有八卦石一方，盖昔时镇炉之用者。"传奇传说反映当时葛洪炼丹情景，长生不老之仙丹虽未能练出，但在炼丹过程中却发现治病的药物。葛洪晚年在罗浮山居住，炼丹修道，制药行医，主张道士兼修医术，"古之初为道者，莫不兼修医术，以救近祸焉"。南海西樵山和广州越岗院（今三元宫），也有葛洪夫妇的遗迹。

2. 著作及医学成就

葛洪著述甚富，据《广东通志》《广州府志》《博罗县志》《晋书·经籍志》《隋书·经籍志》《旧唐书·经籍志》等记录有：《肘后备急方》八卷（见存）、《抱朴子内外篇》七十卷（见存）、《玉函煎方》五卷（佚）、《神仙服食药方》十卷（佚）、《黑药酒方》一卷（佚）、《金匮药方》一百卷（佚）、《杂要方》一卷（佚）、《杂仙方》一卷（佚）、《神仙服食经》十卷（佚）、《神仙服食神秘方》二卷（佚）、《太清神丹中经》三卷（佚）、《太清神仙服食经》五卷（佚）、《五岳真形图文》一卷（佚）、《胎息要诀》一卷（佚）、《五金龙虎口》一卷（佚）、《神仙传略》一卷（佚）、《抱朴子别旨》一卷（佚）、《神仙传》十卷（佚）、《狐子杂灵》三卷（佚）、《运气真气图》一卷（佚）。现存的两部著作《肘后备急方》及《抱朴子》，集中反映了葛洪的医学成就和养生思想。

葛洪在与岭南民间广泛、深入的接触中，深感疾病的发生和传播多是因为缺少医者、医术不彰，而又无简易的自疗方法，只好坐以待毙。葛洪本来已著成一百卷的大型医学著作《玉函方》，但又觉得此书篇幅太大，应用不便，于是他因应当时岭南经济文化尚很落后的状况，在已有一百卷的《玉函方》基础上，摘其主要内容，采其"单行轻易，约而易验""率多易得之药"编撰成《肘后卒救方》三卷（后世整理成《肘后备急方》八卷）。众急之病，莫不必备，书名"肘后"指可随身携带于臂肘之后，即随身常备之意，"备急"则多用于急救之病症，这与现代之"急救手册"具有同等的含义，是葛洪将中医学理论与岭南医药特色相结合之作。正如他在序中说："余今采其要约，以为《肘后救卒》三卷。率多易得之药，其不获已、须买之者，亦皆贱价，草石所在皆有。兼之以灸，灸但言其分寸，不名孔穴，凡人览之，可了其所用，或不出乎垣篱之内，顾眄可具。"

葛洪《肘后备急方》约成书于 300 年，后由梁代陶弘景补阙，将原书 86 篇整合为 79 篇，并且又增加 22 篇，即 101 篇，约 500 年完成修订工作。金皇统四年（1144），汴京国子监博士杨用道，找到辽乾统年间所刊《肘后备急方》善本，摘录唐慎微《证类本草》之方，以附方形式附于相关各篇之后，辑为《附广肘后方》。1276 年即至元丙子年，段成己以杨用道本为底本并作序言将其刊刻，现存最早的《肘后备急方》

版本为明代英宗正统十年（1445）《道藏》本《葛仙翁肘后备急方》，即是来源于段成己序本，现存的单行本也多以此本为底本影印，点校使之广为流传。如人民卫生出版社 1963 年出版葛洪《肘后备急方》，天津科技出版社 2000 年出版葛洪原著、王均宁点校《肘后备急方》。《肘后备急方》全书八卷共七十三篇（缺四十四、四十五、四十六），所论述的疾病涵盖内外妇儿各科以急性病为主，但也包括一部分慢性病。对于每一病候，重在突出主症，列出多种治法，以备临时应急。2009 年上海科技出版社出版葛洪原撰、陶弘景补辑、杨用道补辑、胡冬裴汇辑的《附广肘后方》，全书十卷共七十三篇（缺四十四、四十五、四十六），卷五、卷六据《外台秘要》《医方类聚》有关肘后方文献辑录入妇科儿科内容。葛洪《肘后备急方》所述病证百余种，是岭南临床各科病证诊治首次记录，岭南中医病证诊治学术源流于此。

（1）外感热病及流行传染病诊治

外感热病分为伤寒、时气、温疫三类，传染病包括疟疾、霍乱、痢疾、沙虱毒（恙虫病）、虏黄病（黄疸）、虏疮（天花）、阴阳毒（皮肤发出斑疹传染性感染性疾病如鼠疫、出血热等）、尸注（结核病）等。《肘后备急方》在医学上的贡献之一，是对当时岭南地区严重危害民众健康的多种急性传染病的救治和预防，古代岭南有"瘴疠之乡"的恶名，北人视为畏途，《肘后备急方》开列了"治伤寒时气温病方""治瘴气疫疠温毒诸方""治寒热诸疟方""治时气病起诸劳复方"等专篇，反映当时中医对外感热病与传染病诊治水平。

葛洪将外感热病分为伤寒、时行、温疫（温病）三类：其冬月伤于寒，或疾行力作，汗出得风冷，至夏发，名为伤寒；其冬月不甚寒，多暖气及西风，使人骨节缓堕受病，至春发名为时行；其年岁中有疠气，兼挟鬼毒相注，名为温病。注即流注，含传染之义。这是在现存的古代医著中，首次明确地将"疠气"作为"温病"的范畴提出来，并认为伤寒、时行、温病皆是同一类外感热病。

葛洪论外感温热病的病理变化以日期为主，分为三个阶段：初起一二日，病在肌表或表里同病，症见头痛、内热、脉洪，或头痛、壮热、脉大；二日以上至十日之内，以发热为主，是里热实阶段，三四日胸中恶，五六日胸中大热、口噤，六七日热极、心下烦闷、狂言见鬼、欲起走，若病失治及治不差；十日以上皆名坏病，并以"不大便""不能食""小腹满、不得小便""胸胁痞满、心塞气急、喘急""呕不止""哕不止"等作为五脏六腑衰竭之候。

治疗上依据《素问·热论》提出了"各通其藏脉，病日衰矣。其未满三日者，可汗而已；其满三日者，可泄而已"的循日辨治原则。葛洪主张循日辨证施治，初起一二日，头痛、内热、脉洪，以发汗解表散邪为法（葱豉汤治之，或用小蒜汁内服）；若汗出不歇，已三四日，胸中恶，以吐法涌吐邪毒（豉三升、内蜜一两。又方生地黄，亦可服藜芦吐散及苦参龙胆散）；五六日以上者，热极、心下烦闷、狂言见鬼、欲起走，治以清热解毒为主，予青竹沥，又方清热解毒之黄连解毒汤（黄连三两，黄柏、黄芩各二两，栀子十四枚。水六升，煎取二升，分再服，治烦呕不得眠）；若热实，得汗不解，腹满烦躁，以下法治之，使邪随粪便从下而出；十日以上，视其表现，随证施治。恢复期外感温热病发热得解，邪气已去，但因邪气损伤脏腑阴阳和汗吐下耗津，恢复期可表现阴虚、阳虚、脾胃不和证，可视病人之体质证候而调理。

疟疾是当时岭南地区常见多发传染病疾病，葛洪《肘后备急方·治寒热诸疟方中》，专门论述了疟疾的治疗，文中记载了以常山、青蒿治疗疟疾的方法。这两种药物现在仍是祖国医学治疗疟疾的主药。值得一提的是《肘后备急方》用青蒿治疗疟疾的方法，对后人从青蒿中提取青蒿素有重要启发。我国医药科学家就是从《肘后备急方》治寒热诸疟方"青蒿一握，以水二升渍，绞取汁，尽服之"的记载中获得重要信息：青蒿素只有在冷提取时，才有最大的抗疟效价。于是改热提取为冷提取，才掌控了青蒿高而稳定的抗疟效价，研制出抗疟新药——青蒿素。可见葛洪在长期临床实践中总结出来的用药经验，仍具有重要的研究和开发价值。

葛洪在《肘后备急方》中还提到一种流行传染病，发病时全身包括头面都长疮，不多久就遍及全身，发红似火，随后疮里灌脓变白，如未得到很好的治疗，大多死亡；如果不死，病愈后会留下疮疤并变为黑色。《肘后备急方》云："比岁有病时行，仍发疮，头面及身，须臾周匝，状如火疮，皆戴白浆，随决随生，不即治，剧者多死。治得瘥后，疮瘢紫黑，弥岁方灭，此恶毒之气。世人云：永徽四年，此疮从西东流，遍于海中，煮葵菜，以蒜齑啖之，即止。初患急食之，少饭下菜亦得。以建武中于南阳击虏所得，仍呼为虏疮，诸医参详作治，用之有效。"这些描述，正是天花传染病肆虐的全过程。在中国，这是关于天花最早的确切无疑的临床记录，它把这种病同麻疹、皮肤病及其他"时疫"明确区分开来，立名"虏疮"，指出此病通过"恶毒之气"传播。

在寄生虫病的发现与治疗上，葛洪记述沙虱（恙螨）和沙虱毒（恙虫病）的证候："初得之，皮上正赤，如小豆、黍米、粟粒，以手摩赤上，痛如刺，三日之后，令百节强，疼痛寒热，赤上发疮"；发病地域为"山水间、东间水、岭南人"；感染途径是"人入水浴，及以水澡浴，此虫在水中著人身，及阴天雨行草中，亦著人，便钻入皮里"；治疗方法是："比见岭南人初有此者，即以茅叶茗茗刮去，及小伤皮则为佳，仍数涂苦苣菜汁，佳。已深者，针挑取虫子，正如疥虫，著爪上映光方见行动也。若挑得，便就上灸三四壮，则虫死病除"。预防方法："自有山涧浴毕，当以布拭身数遍，以故帛拭之一度，乃敷粉之也。"这是世界上对恙虫病的病原体、传播途径、症状、治疗和预防措施的最早记录。

（2）内科病证及急症救治

葛洪的《肘后备急方》为急症手册，其诊治内科病证多带有"卒"字，如《救卒中恶死方第一》《救卒死尸蹷方第二》《治卒心痛方第八》《治卒腹痛方第九》等。《肘后备急方》卷一至卷四诊治救治内科病证，计有心系疾病包括卒死（昏不知人，脉绝心跳骤停）、心痛、心疝、胸痹、惊悸、恍惚等，脑系疾病包括卒中（昏迷、意识障碍）、中风、音暗、昏厥、癫狂、魇寐不寤、谵语狂言、头痛等，肺系疾病包括咳嗽上气、喘、鸣息、肺痿、痰癖（痰饮）、吐血唾血等，脾系疾病包括胃痛、腹痛、呕吐、胃反、噫醋（胃酸反流）、恶心、便秘、关膈、不能饮食等，肝胆系疾病包括胁痛、黄疸、水盅（腹水）、盅毒、积聚等，肾系疾病包括腰痛、小便不利、身面肿满（水肿）、诸淋（淋证）、遗精、尿浊、消渴、虚损、羸瘦（消瘦）等病证。其他与内科相关疾病包括猘犬所咬毒（狂犬病）、自缢、溺水、疝气、食物中毒、药物中毒等。

卒中、卒死（昏迷、意识障碍、心跳骤停）可以说是内科最危重的急症，所以《肘后备急方》将其列为首位，分别称为"卒中恶死""卒死尸蹷"。葛洪阐述了卒死的病因病机在于气机紊乱，上下不通，"凡卒死中恶及尸厥，皆天地及人身自然阴阳之气，忽有乖离否隔，上下不通，偏竭所致。故虽涉死境，犹可治而生，缘气未都竭也"。根据卒死的病因病机可知其治法重在"通"，如运用吹鼻法取嚏令气通"取皂荚如大豆，吹其两鼻中，嚏则气通矣"，用芳香开窍药舌下含服"捣干菖蒲，以一枣核大着其舌下"；此外还采用灸法或针刺水沟、百会等具有醒脑开窍的穴位："灸鼻人中，七壮，又灸阴囊下去下部一寸，百壮。若妇人，灸两乳中间。又云：爪刺人中良久，又针人中至齿，立起。"

又如胸痹证。《肘后备急方》有专篇《治卒患胸痹痛方第二十九》。葛洪认为"胸痹之病，令人心中坚痞忽痛，肌中苦痹，绞急如刺，不得俯仰，其胸前皮皆痛，不得手犯，胸满短气，咳嗽引痛，烦闷自汗出，或彻引背膂。不即治之，数日害人"。治之方有六条，其中之一是："捣栝蒌大者一枚，切薤白半升，以白酒七升，煮取二升，分再服。亦可加半夏四两，汤洗去滑，则用之。"之二："又方，橘皮半斤，枳实四枚，生姜半斤。水四升，煮取二升，分再服。"之三："又方，枳实、桂等分。捣末，橘皮汤下方寸匕，日三服。仲景方神效。"

（3）外科疮疡、外科创伤病证诊治

外科疮疡。葛洪《肘后备急方》卷五《治痈疽妒乳诸毒肿方第三十六》《治肠痈肺痈方第三十七》《治卒发丹火恶毒疮方第三十八》《治瘑疥漆疮诸恶疮方第三十九》《治卒得癞皮毛变黑方第四十》《治卒得虫鼠诸瘘方第四十一》《治卒阴肿痛癏卵方第四十二》，以及卷六《治面疱发秃身臭心惛鄙丑方第五十二》等，记述外科疮疡病证有：痈、疽、乳肿、瘭疽、疔、丹毒、恶核、瘰疬、恶脉病（脉管炎）、疖、代指（甲沟炎）、瘘（瘘管）、恶肉（胬肉）、石痈、漆疮（漆过敏）、疥疮、瘑疮（瘑疮有虫）、阴囊肿痛、颓卵、癣、粉刺、皰疮、皯黯、酒渣鼻、癞（麻风）、瘿、阴疮、狐臭、脚气、隐疹（荨麻疹）等。

外科创伤。创伤是由于外界自然因素和行为因素，如金属器械损伤、动物叮咬、跌扑等导致的皮肤肌肉、骨骼、脏腑、气血损伤；因金属器械所致者称为金疮、金创。创伤科，古时亦归入疡科，今称伤科。葛洪《肘后备急方》记述外科创伤病证有：熊虎爪牙所伤、猘犬所咬毒（狂犬病）、蛇伤（蝮虺众蛇所螫）、马咬伤、青蜂所螫、蜈蚣蜘蛛所螫、蚤螫、蝎所螫、中蛊毒、中溪毒、沙虱毒、自缢、溺水、食物中毒、药物中毒、饮酒大醉诸病等。如《治卒入山草禁辟众蛇药术方第五十八》《治卒中射工水弩毒方第六十五》等专篇，是教人入山草禁之地如何防治蛇伤，行涉溪水如何防治射工水弩毒。晋葛洪《肘后备急方》有关外科创伤内容为后世《外台秘要·卷二十九》《证类本草·卷四》《医心方·卷五》引述，内容包括创伤救护、创伤出血休克描述、创口处理、创口感染防治、创伤并发破伤风、骨折创伤脱位、外伤瘀血证等。

（4）方药应用学术经验

葛洪《肘后备急方》是一部方书，方书治病重视主症，注重实效，体现简便廉验特色。据近人刘绪银统计，《肘后备急方》所用药物350种，葛洪主要活动在罗浮山、句容、勾漏，尤以岭南地区为主，部分药物为岭南地区道地药材，如马苋（马齿苋）、马鞭草、鬼箭羽、桑根白皮（桑白皮）、紫苏叶、陈皮、淡竹叶、紫檀、川楝、粳米、樟木、牛口涎（牛的唾液）、羚羊角、蝮蛇、鲤鱼、鲫鱼、鲮鲤甲（穿山甲）、蟾蜍、鳖等。如青蒿治疟，《神农本草经》未载，此药为葛洪首次提出，当与岭南地区多疟疾和民间防治疟疾的经验相关。又如黄连，《神农本草经》云："主热气目痛，眦伤泣出……妇人阴中作痛"，葛洪则不仅用以治疗湿热病，而且还用其"治卒心痛"，盖岭南地区多湿热，心为火脏心痛多与湿热相关，故葛洪以黄连治之。《肘后备急方》书末附上葛洪在岭南常用药物："葛氏常备药：大黄、桂心、甘草、干姜、椒、术、吴茱萸、熟艾、麝香、犀牛角、菖蒲、人参、芍药、附子、巴豆、半夏、麻黄、柴胡、杏仁、葛根、黄芩、乌头、秦艽等，此等药并应各少许。以前诸药，固以大要岭南使用，仍开者，今复疏之。众药并成剂药，自常和合，贮此之备，最先于衣食耳。"

葛洪对医学科学的巨大贡献，赢得了世人的尊崇。他身后200年已名播海内。南梁陶弘景评曰："寻葛氏旧方，至今已二百许年，播于海内，因而济者，其效实多。"葛洪驻留过的冲虚观等罗浮胜迹和广州三元宫被列入各级文物保护单位。2006年，广东省罗浮山风景名胜区管委会、广东新南方青蒿科技有限公司在当年葛洪采药炼丹池旁立碑："纪念医药大家葛洪"，并把《肘后备急方》"青蒿一握，以水二升渍，绞取汁，尽服之"原文勒石，以表褒扬。2007年，葛洪被南粤先贤馆入馆先贤评选委员会评为第一批入馆的南粤先贤。2016年9月4日至6日，第三届中国中医科学大会在罗浮山召开，罗浮洞天是会议主会场，4位诺贝尔奖获得者、8位院士、2位国医大师出席会议。廖福龙代表中国首位诺贝尔奖获得者屠呦呦团队报告："当年我面临研究困境时，又重新温习中医古籍，进一步思考东晋葛洪《肘后备急方》有关'青蒿一握，以水二升渍，绞取汁，尽服之'的截疟记载。这使我联想到提取过程可能需要避免高温，由此改用低沸点溶剂的提取方法。"报告引发会场长时间热烈掌声与欢呼声。会议确定罗浮山罗浮洞天为中国科学大会会址。

（三）鲍姑

鲍姑，南海太守鲍玄之女，葛洪之妻，又名鲍仙姑，晋代岭南针灸名医。擅长灸法，以红脚艾灸治赘疣驰名广州。越岗

（越秀山）下有鲍姑井，相传她以井泉及红脚艾为医方，活人无算。后人为纪念她，在广州越秀山三元宫内设鲍仙姑殿，题词曰："就地取材红艾古井出奇方，妙手回春虬隐山房传医术。"根据《鲍姑祠记》中记载："鲍姑用越岗天产之艾，以灸人身赘瘤，一灼即消除无有，历年久而所惠多。"这说明早在1600多年前，鲍姑就已采用艾灸治疗皮肤顽疾，尤其在消除赘疣和赘瘤方面效果明显。她还把这种医术传给后人，在《罗浮山志补》中提及鲍姑曾向葛洪的徒弟黄野人传授医术，而黄野人以治疗外科疮瘘而闻名。在《太平广记》中也有关于鲍姑化作乞食老人向崔炜传授灸法治疗赘瘤的记载，在一定程度上说明鲍姑医术之高明及对后世灸法的发展影响深远。

据民国广州三元宫历史大略记碑文，记载了三元宫的相关来历、历代修建情况以及鲍姑施红脚艾灸治病的事迹：

广东省广州市越秀山三元宫历史大略记

三元宫，在越秀山麓，东晋时南海太守鲍靓陈留（今河南开封）人建，名越岗院，明万历及崇祯重修，更今名（《广东通志》）。谨案《寰宇记》："天井冈下有庙，甚灵，土人祈年，谓之北庙，今三元宫适当其地，而别无所谓北庙者，疑此即古北庙故基也"（《广东通志》），鲍姑，鲍靓女，葛洪之妻，与洪相次仙去已，详见《南海志》。越秀山右有鲍姑井，犹存（《羊城古钞》）。其井名虬龙，井有赘艾（即红脚艾），藉井泉及红艾为医方，活人无算。鲍姑升仙后，三元宫设祠供奉。……民国三十二年，住持周宗朗、何诚端发起，在宫募化护法，欧阳霖等极力赞助，谨于是年癸未三月二十一日辰时，卜吉重修，后山修复玉皇宝殿，东隅修复祖堂、禄位堂。春秋两祭，并在堂前右廊将唐吴道子观音像真迹础于壁间，以志景仰。至于五老洞遗迹及后山余地，恢复经堂、修设花园，乃郝城伯募化督工。又西隅虬龙井旧址，张信纲备资修葺虬龙古屋一间，纪鲍姑在此得道之仙迹。建设藏经阁，搜集古代圣贤著作之书，保存国粹而已。今者述其大略，纪念前贤，练实储华，期无改乎初度。抚今追昔，窃有感于斯文。端牍申毫，谨为之记。

四、宋元时期

我国宋代出现具有世界意义的三大发明，即指南针、火药和印刷术，其中印刷术使医学书籍得以保存与传播。宋元时期，岭南有三部医著——陈昭遇《太平圣惠方》一百卷，刘昉《幼幼新书》四十卷，释继洪《岭南卫生方》三卷，现均见存，并在全国有一定影响。

（一）陈昭遇参与编写《太平圣惠方》

陈昭遇，南海人，家世为名医，至陈昭遇尤著。宋开宝初年（968）至京师，授翰林医官。太平兴国三年（978）宋太宗诏翰林医官院各献家传经验方万余首，连同太宗亲收千余首，命王怀隐、陈昭遇、王佑、郑奇等人开始编纂。淳化三年（992）书成。是书分1670门，载方1.68万多首，内容包括脉法、处方用药、五脏病症、内、外、骨伤、金创、胎产、妇、儿、丹药、食治、补益、针灸等，反映北宋以前的医学水平，具有相当的临床参考价值。其中有关岭南瘴毒脚气诸方有如下记载：

《太平圣惠方》卷第四十五《治江东岭南瘴毒脚气诸方》论述了岭南地区多发瘴毒脚气病的原因、病因病机、症状及治疗："夫江东岭南，土地卑湿，春夏之间，风毒弥盛，又山水湿蒸，致多瘴毒，风湿之气，从地而起，易伤于人。所以此病多从下上，脚先屈弱，然后痹疼，头痛心烦，痰滞吐逆，两胫微肿，小腹不仁，以热增寒，四肢缓弱，精神昏愦，大小便不通，毒气攻心，死不旋踵，此皆瘴毒脚气之候也……宜服五加皮散方。五加皮一两，薏苡仁一两半微炒，防风半两去芦头，牛膝二分去苗，赤茯苓二分，独活半两，丹参半两，枳壳半两麦炒微黄去瓤，川升麻三分，麻黄一两去根节，羚羊角屑三分，汉防己三分，桂心半两，黄芪三分判，石膏二两。"

又如卷第五十二《治山瘴疟诸方》论述了山瘴疟为岭南特发病，生于岭南带山水之处："夫山瘴疟，生于岭南带山水之处，其状发而寒热，休作有时，皆因游溪源，中于湿毒气故也，其病重于伤暑之疟矣。治山瘴疟方：鬼臼半两，赤小豆三分，鬼箭羽半两，朱砂半两细研，雄黄半两细研，阿魏半两别研。右件药，捣罗为末，都研令匀，用酒煎阿魏为膏和圆。如梧桐子大，每用一粒，以绯绢系中指上，男左女右。嗅之，如未差，即以井华水服一圆，即差……治山瘴疟及时气，茵陈丸方：茵陈二两，大麻仁五两研如膏，豉五合炒干，恒山三两锉，栀子仁二两，鳖甲一（二）两涂醋炙令黄去裙襕，川芒消二（三）两，杏仁三两汤浸去皮尖双仁麸炒微黄，巴豆一两去皮心熬令黄纸裹压去油研。右件药。捣罗为末。入研了药令匀，炼蜜和捣五七百杵，圆如梧桐子大，每服，以粥饮下三圆。或吐，或利，或汗，如不吐利不汗，再服之差。更不吐利，即以热粥饮投之。老小以意加减。"

（二）刘昉《幼幼新书》

刘昉（？—1150），字方明，赐名旦，汉中山靖王后裔，世居海阳（今广东潮州）。生年不详，近人刘成英考证：刘昉约生于北宋徽宗大观二年（1108），家族世代书香，为官者众。其父刘允，字厚中，潮州唐宋八贤之一，绍圣四年（1097）进士正奏第三甲，曾任程乡知县和化州、桂州知州，清正廉明，博学多才，于经史百家，以至天文地理、医卜之书，莫不皆贯。弟刘景，曾任台州、南雄知县。刘允兼通医学，于荆湖南路安抚使任职期间，编撰《幼幼新书》。该书为目前中医儿科古籍中收方最多的一部方书，南宋时作为太医习业必读儿科专著，故参考价值较高。

《幼幼新书》全书约一百数十万字，四十卷，设五百四十七门，从儿科总论、病源形色、胎教调理、新生儿的养护、常见疾病防治，到小儿先天疾病、内科杂病、外科疾病、五官科疾病，以及血疾淋痔、虫疰、斑疹麻痘、一切丹毒、痈疽、瘰病等500多种病证病因和诊治都有详细的叙述。用药治法也很详备，除常用的丸、散、膏、丹外，还有其他外治法如针刺、艾灸等。

儿科又称"哑科"，问诊比较困难，加上小儿就诊时啼哭吵闹，影响闻诊、切诊，因此望诊在儿科诊断学上显得特别重要。《幼幼新书》在现存儿科专著中最早提出诊三关指纹，主张三岁以内小儿以观察指纹代替切脉，记述有虎口三关指纹察验法，该诊法一直沿用至今。《幼幼新书》取材广博，内容详尽，保存了宋代以前大量古医籍资料，如卷二《论初受气第十》引用《颅囟经》"天地大德，阴阳化功，父母交和，中成胎质，爰自精凝血室，儿感阳兴，血入精宫，女随阴住……"现代的《颅囟经》（明代辑佚本）是没有这段文字的，这是对现行本的补充。又如卷二十《骨蒸第三》引用已亡佚的唐代崔知悌的《骨蒸病灸方》中用灸法治骨蒸的方法，与《外台秘要》所辑内容相似，但更为详尽全面，对辑佚该书并进而从中研究古代灸法有重要价值。《幼幼新书》中用《伤寒论》的藁本粉、赤茯苓汤、竹茹生姜汤、黑奴丸等方药，为现在各种《伤寒论》刊本所没有，这些内容有助于经方的研究。书中搜集了各家学说，如《方书叙例·三关锦纹第十二》中有

《仙人水镜图诀》《宝童》、庄氏、茅先生、杨大邺、飞仙等各
家对指纹诊法的相关记载。《仙人水镜图诀》以风关、气关、
命关排列，茅先生则以气关、风关、命关排列，各家对纹形、
纹色主病的认识也有差异。可见，宋代对小儿指纹望诊仍处于
初期阶段，并未形成统一的认识。《幼幼新书》将各家观点兼
收并蓄，保存了指纹诊法发展过程的客观情况，这是后人研究
该法的宝贵资料。

（三）释继洪《岭南卫生方》

释继洪，汝州（今河南省临汝县）人，宋元间释而医者，
纂修《岭南卫生方》。据释继洪的另一部著作《澹寮集验秘
方》自序谓："早岁南游，辄刊瘴症诸方于岭表，或谓可以济
人缓急，兹复以生平所取杂方，编次门类，叙以鄙见，质之同
志。"可知《岭南卫生方》为释继洪早年南游岭表时刊刻，但
元本（海北廉坊刊本）久佚，今《岭南卫生方》版本为日本
天保辛丑年（1842）平安学古馆版，善本书，三卷，三册，
藏北京中医研究院图书馆。1983年，中医古籍出版社将其影
印成一册出版。

《岭南卫生方》首有南洋悌谦晋造氏（日本人）天保庚子
年（1841）为校刻是书所写序言一篇，为行书手迹，字体不
易辨认。继而复载有明代广东官员撰写"原序"两篇。明万
历十四年（1586）广东布政司右布政使安成颖泉邹善原序曰：
"比至岭南，见外方至者，病不虚日，虽居民亦鲜有不病者。
因思岭以外号炎方，又濒海，气常燠而地多湿，与中州异。气
燠故阳常泄，而患不降；地湿故阴常盛，而患不升。业医者，
苟不察粤地山川窍发之异，有以夺阴阳运历之变，而徒治以中
州常法，鲜不失者。"明正德八年（1513）广东布政司左布
政使古田罗荣原序曰："《岭南卫生方》，前元海北廉坊所刻，
景泰间重锓于省署。惟其言为岭南，则一方之书也。"

《岭南卫生方》是一部对岭南"瘴"病（瘴疫）防治专著，提出瘴疫不同证型的分类与治疗方法。书中将瘴按临床表现及疾病轻重分为冷瘴、热瘴、哑瘴："轻者寒热往来正娄痎疟，谓之冷瘴。重者蕴热沉沉，昼夜如卧炭火中，谓之热瘴。其尤重者，一病则失音，莫知其所以然，谓之哑瘴（哑，哑者，不知人，不能言语，意识丧失）。冷瘴必不死，热瘴久而死，哑瘴无不死者。"

冷瘴，脉带数，一呼一吸之间五六至，两手第二指关脉弦，恶寒退后发热，发热退后自汗，头痛或不痛，呕吐或不呕，但其热有退时，次日或间日再发。从其症状描述，此类瘴疾应为间日疟。热瘴则身极热而头极疼，脉数，面赤心热，舌破鼻热，甚则邪闭心窍，昏不能言，或但噫噫作声，成为痖瘴；若阳浮阴闭，则有腰以上极热，腰以下稍凉，胸膈烦渴，腰腿重疼，或大便稀滑。所谓哑瘴者，非伤寒失音之证乎？又岂非中风失语之证乎？治得其道，间亦可生，安得谓之无不死者耶。

在防治上，《岭南卫生方》记述了多种的治疗方法："若其证身热而复寒，谓之冷瘴，不换金正气散主之。若身热胸痞，或呕或噎，大便不利者，嘉禾散。若病轻而觉有积聚，兼进些少感应丸，无积者不可用。若病稍重，便不可妄为转利，当温中固下。若冬末春初，因寒而作大热者，愚鲁汤，柴胡可减。夏月困暑气者，六和汤。"

由此可见，《岭南卫生方》不但是研究岭南地区宋元以前流行传染病的重要文献，而且在国外也受到日本学者的重视，日本人悌谦晋造氏指出：自唐代以来，岭南方书已计六种，除《岭南卫生方》外，而无一部见存于本邦，赖有是书矣，可不宝重？

从秦汉至宋元，岭南医家计25人，医著38种，但著名医家多是流寓占籍者，能流传至今天的医学著作亦不多，就全国范围来说，真正有影响的是葛洪《肘后备急方》、刘昉《幼幼新书》。这与中国中原、江浙一带文化发达地区相比较，显然差距很大，这是有它历史地理原因的。在明清以前很长的一段历史时期内，广东并不为朝廷所重视，广东位于南方最远之边陲，与中华民族文化发祥地黄河流域距离甚远，山川阻隔，交通极为不便，古代中州人士无不视粤为畏途，所谓"少不入粤，老不入川"，乃畏惧粤地山风瘴气，疫疠麻风，深恐年少不慎易受传染。唐代刘禹锡贬连州刺史，一入岭表，即染瘴疟；宋代苏东坡居海南，亦云儋州食无肉，出无友，居无屋，病无医，冬无炭，夏无泉。语虽不多，已尽当时风土之大概。岭南在那个时候相当于一个流放场所，故罪民流徙于此，罪臣贬迁于此，朝廷南选入粤京官顶多只有五品，仍嫌阻远险恶，多不愿仕其地。故广东古代文化较中原落后，其中医药学术当然也不能例外。但是，历史总是向前发展的，在历经明清两代沿革后，情况开始发生了变化。

五、明清时期

明清两代是中国封建社会后期，僻处南服之广东，也逐步形成了一些工商业都市，孕育着资本主义萌芽，开始大规模通海。清代屈大均《广东新语·货语》载当时流传有歌谣："洋船争出是官商，十字门开向二洋，五丝八丝广缎好，银钱堆满十三行。"广州十三行是当时华南地区对外贸易通商中心，省港佛澳一带，商贾云集，出现百业竞争花柳繁华的情景。

随着经济的发展，文化教育亦得到相应提高，据近人刘伯骥《广东书院沿革制度》统计，宋代广东书院据方志可稽查者只有27所，至明代已有168所，然到清代猛增至411所。书院教育与明清两代广东中医的兴起关系极大，先哲有云：

"读书而不能医者有之，未有不读书而能精医者。"（广东中医教育家卢乃潼语）我们曾作过调查，明清两代岭南医家453人，其中进士、举人、生员（秀才）出身即所谓"儒而通医"者达125人，占27%，这反映了明清两代广东中医素质水平是比较高的，具有文史哲医相通的特点，下试举明代医家丘濬、熊宗立两人为例。

（一）明代岭南医家医著

1. 丘濬

丘濬（1421—1495），字仲深，号琼山，琼州人氏，出身于医学世家，其先祖为福建晋江医科训导。丘濬自幼习儒，景泰五年（1454）科中进士，官至掌詹尚书，文渊阁大学士。丘濬儒而通医，著述颇丰，计有《本草格式》《重刊明堂经络前图》《重刊明堂经络后图》《群书抄方》等。其子丘敦、丘京亦为当世名医。丘濬74岁病卒于北京，谥号文庄，赐御葬于府城郡城西八里水头村五龙池之原，赐建专祠祀于乡。

丘濬儒而通医，著有《本草格式》《重刊明堂经络前图》《重刊明堂经络后图》《群书抄方》等书，体现了他的学术成就，分述如下。

《本草格式》一卷。是书为丘濬所编，《琼台会稿重编》收是书序，《琼山县志·卷十九·艺文略》亦载："本草格式一卷，丘濬撰。"丘濬自序曰："窃念医书之有《本草》，如儒家之有字书也，不识字义者，断不能为文，不识药性者，又安能治病哉，是故欲识药性，先识药形，然所生之物，地各不同，不皆聚于目前也，不有纂要之书，又何自而识之哉。予以此故，即邵子观物之说，本《周礼》五药之目，拟为《本草格式》及采取条例一编，藏之巾笥，以俟后人用焉。夫自神农作《本草》之后，汉世始诏求其书，历唐宋以至元，代代皆加修纂，无一代不然者。然所命执笔者，多儒臣儒者，于方技固未能尽通，而专业方技者又未必能执笔，是以其书虽多，然皆传而寡要，泛而无实，非独无益于世，而或至于误人也，亦有之矣。予学儒而不通于医，窃本儒家所谓物理之学者，以为医家本草之书，较之旧本似亦有可取者，愿惟欲成此书，须是足迹遍天下，然后可也。今头颅种种矣，拘于职不出国门者几三十年，不日将乞骸骨归老海隅，谅于此生终无可成之期，始序其概而藏之，异时营老菟裘，及正首丘之后，万一国家欲承前代故事，成一代之书，以嘉惠生灵，或有以此闻之，于上择而用之，绪而成之，死且不朽矣。谨书以俟。"

丘濬认为，本草对于医生，就像文字对于儒生一样重要。从神农"尝百草，日遇七十毒"而写成《神农本草经》之后，历朝历代都编修本草著作。但是，编纂者却大部分都是朝中儒臣，没有真正接触本草或行医用药，而真正懂得本草的医生却又未必能够执笔写书。因此，很多的书并不能真正用于临床。丘濬儒而通医，又出身医学世家，幼承家学，他按照《周礼》中五药的格式，写成《本草格式》。《周礼》五药，在丘濬另一著作《群书抄方》里是这样记述："治疡五毒方。石胆，丹砂，雄黄，矾石，磁石。用黄堥（黄堥者，黄瓦器也）寘石胆等五样石于其中，烧之三日三夜，其烟上著，以鸡羽扫取之，以注疮，恶肉破骨尽出。此方后世医方之祖也。"《本草格式》书成，一编藏之巾笥，以俟后人用焉。所谓"成一代之书，以嘉惠生灵"，希望这本书能够对后世医家诊治患者有帮助。

《重刻明堂经络前图》以及《重刻明堂经络后图》，是丘濬以宋代王惟一的《铜人腧穴针灸图经》为样本进行修订的，可惜这两本书已经亡佚，现在《琼山县志·卷十九·艺文略》记载着丘濬的自序："明堂者，黄帝坐明堂之上，与岐伯更问难，因雷公之请，坐明堂而授之，故谓之明堂云。其书上穷天纪，下极地理，远取诸物，近取诸身，不专为人身设也。而后人作为图经，以明气穴经络，乃专以归之明堂，何哉？盖以黄帝之问，岐伯之对，雷公之授受，所以上穷下极而远取者，不过明夫在人之理而已。黄帝之问岐伯，首谓言天者必有验于人，盖谓是尔……或者贻予以镇江府所刻明堂铜人图，面背凡二幅，予悬之座隅，朝夕玩焉，病其繁杂，有未易晓者，乃就本图详加考订，复以存真图，附系于内，命工重绘而刻之，考《宋史》仁宗天圣中，命尚药奉御王惟一考明堂气穴经络之会，铸铜人式，惟一又订正讹谬，为《铜人腧穴针灸图经》上之，诏摹印颁行，其后又有石藏用者，按其状绘为正背二图，十二经络各以其色别之，意者京口所刻即其图之遗制欤？嗟乎！所贵乎儒者以其格物致知，凡三才之道，万物之理，莫不究极，其所当然，而知其所以然也。矧吾有是身，至切至要，长与之俱长，老与之俱老，而不知其状，不识其名，可乎？此予所以不自揆而纂为此图，非独以为医家治病用，而于儒者所以养身之方，穷理之学，亦未必无补云。"

《群书抄方》，成书于明成化甲午年（1474）。明代岭南医学的一个特点是文人抄写医学方书，以传播医学，所谓"医抄"，亦曰撮要云者，非谓医抄中所杂者。欲撮其要者，尤难也。即把前人医学精华整理摘录抄写，也是一件不容易的学术研究工作。是书分为两部分，前半部分是丘濬采辑自李延寿、柳文、段成武、苏东坡、朱熹、洪迈、叶梦得、江少虞、宋景焕、刘跂、彭乘、陈正敏、魏泰、周密等 36 位前人的笔记中所录医药处方，后半部分是何孟春《群方续抄》，成书于明弘治甲子年（1504）冬。

从丘濬《群书抄方》到何孟春《群方续抄》，体现医乃仁术，良相同功。文人官员关心医学，裨益社会民众。官员留意医学，首先要有"心"，有其"位"，无其位医学固不能以自行，有其位而无其心者又不足言医学仁天下也。

2. 熊宗立

熊宗立（约1409—1482），一名均，字道轩，别署勿听子，福建建阳崇泰里熊屯乡人。其祖先曾在该地建立"鳌峰书院"，故又称"鳌峰"。熊宗立出生于明永乐、成化年间，因自幼多病，喜读医书。且其祖彦明精医，受宋元医家如刘温舒、刘完素等的影响，并曾选辑《孙元贤医方集成》，附入《济生拔萃》《宣明论》等方名，题《类编南北经验医方大成》，熊宗立从之学医。及长又随刘剡（字用章）学医卜术，深得奥旨。后悬壶问世，而医术高超，屡起沉疴，遐迩驰名。

广东《潮州志·艺文志·子部》曰："《集医便宜》，明熊宗立撰。据谢纪养心闲集，宗立里爵无可考，谢氏赠诗称曰鳌翁。"熊宗立一生笔耕不辍，著作等身，共有著述12部合计80卷，其代表作有《名方类证医书大全》24卷，该书署名"鳌峰熊宗立道轩编集"。鳌峰，除福建建阳有"鳌峰书院"外，查《中国古今地名大辞典》鳌峰条目曰：鳌峰，又名鳌山，在广东省龙川县，宋时建有鳌峰书院。明代熊宗立确有可能到过广东潮汕地区或龙川鳌峰书院等地讲学行医，或与粤籍名医有书信交往，为乡人口碑载道，并著有《集医便宜》一书，被收入广东潮州地方志。

熊宗立生长于明代初叶，其师刘剡为明初理学家，亦宗运气学说。继承着宋元理学的余绪，熊宗立学术重视运气理论，对此研究颇深，根据五运六气，推演伤寒六经证候，在其著作中有不少论述，先后注释有《素问运气图据定局立成》一卷、《黄帝内经素问灵枢运气音释补遗》七卷、《伤寒运气》十卷等书，探讨运气学说和伤寒六经的辩证关系，确有自己的研究心得。此外熊宗立著作还有《勿听子俗解八十一难经》六卷、《王叔和脉诀图要俗解》六卷、《类编伤寒活人书括指掌图论》十卷、《备急海上方》二卷、《山居便宜方》十六卷、《黄帝内经素问灵枢运气音释补遗》一卷、《增补本草歌括》八卷、《妇人良方补遗大全》一卷、《类证注释钱氏小儿方诀》、《洪范九畴数解》、《雪心赋》、《天元赋》、《通书大全》、《金精鳖极》、《难经脉诀》等，熊宗立著述内容涉及各方面，不仅是明代医学家，也是文学家与思想家。

3. 王纶

王纶，字汝言，号节斋，浙江慈溪人，进士出身，明代官吏，流寓岭南，著《明医杂著》存世。据20世纪80年代初出土于浙江省慈溪县之《王纶墓志》所记，王纶卒于明庚午年，即正德五年（1510）九月，时享年58岁，据此推其当生于明景泰四年（1453）。雍正《慈溪县志》载：王纶，明成化二十年（1484）进士，除工部都水主事，改礼部仪制，转主客员外郎。又历迁广东参政，湖广右布政，广西左布政，对岭南炎方濒海、地卑土薄、潮湿炎热、山岚瘴气的地理环境自有着深刻的体会，王纶著《明医杂著》有《拟治岭南诸病》篇，编中有"瘴疾"条，阐述岭南山岚瘴疾最为多见及其防治特点。

王纶在《拟治岭南诸病》篇中多处提及"瘴疟""时疟""瘴雾""久疟"等字句，通篇论述亦以"瘴""疟"二字为要，因此可认此为论岭南瘴疾之专篇，其在《续医论》篇中也明确指出："岭南多瘴，谓其得此气多，故亦多生此病。"王纶论述岭南瘴疾，充分地考虑了岭南气候及地理的特异性，展开阐述了"岭南气温""南方气升"等致病特点，并与北方的伤寒进行了比较。王纶认为岭南瘴疟疾临床表现多以寒热往来，胸满，痰涎壅塞，饮食不进为主。篇中说到："岭南气温，易出汗，故汗身而感受风寒之气者，证多类疟，重则寒热不退，轻则为疟。又南方气升，故岭南人得此病者，卒皆胸满，痰涎壅塞，饮食不进，与北方伤寒只伤表而里自和者不同，此治亦不同。"

治疗特色。王纶认为瘴毒之气多从口鼻而入，故治当以清上焦，解内毒，行气降痰为法。在《发热论》篇中指出，天地之疠气，当随时令参气运而施治，宜用刘河间辛凉甘苦寒之药，以清热解毒，果为温病及瘟疫也，则用河间法，提出了"热病用河间"的治疗思想，亦是其创见之一，对后世温病学家影响颇大。在《拟治岭南诸病》篇中，王纶所拟诸方亦多用黄芩、黄连、石膏、知母等清热滋阴之品，如：

> 瘴疟，时疟，寒热往来。柴胡、知母各一钱五分，炒，苍术（泔浸）、黄芩（酒炒）、干葛、陈皮、半夏（汤洗）、川芎，各一钱，甘草七分，炙……
>
> 若温暑之月，民病天行瘟疫热病，治宜清热解毒之剂，……枯黄芩、升麻、干葛、知母（酒炒），各一钱，人参、石膏、白芍药，各一钱半，黄连（酒炒）四分，甘草七分，羌活二钱，生地黄（酒洗）五分……
>
> 若寒温失节，汗身脱衣巾，感冒风寒之气，……多类疟，重则寒热不退，轻则为疟。……治当解表清热，降气行痰，……羌活、苍术（泔浸）、柴胡、黄芩、橘红、半夏（汤洗）、枳实、甘草（炙）、川芎各一钱……

以上诸条，可见清热一法在王纶治瘴疾中所占重要位置。但值得提出的是，王纶治瘴疾并非一味地固守寒凉清热之法，而是充分考虑了岭南地域人群的特殊体质，随症处以调理脾胃、温补元气、清泻湿热等法则。

注重预后与调摄。瘴疾患者在疾病过程中，各种机能已呈衰弱状态，稍有不慎，则"诸脏皆病，虚证蜂起"。因此，王纶对于瘴病后期的调摄尤为重视，该篇中对于瘴疟后期的虚证、变证，均有较详细的论治，如疟久者，加人参一钱五分，当归一钱。汗多者，去苍术，换白术，加白芍药，酒炒，一钱五分。疟后变成痢疾，宜从虚治，故用补脾胃药。黄连、木香、缩砂、黄芩、橘皮、白术、当归酒洗，各一钱，白芍药炒，二钱，甘草，炙，五分。上姜、水煎，食前服。若温暑之月，民病天行瘟疫热病，治宜清热解毒之剂，兼治内外，愈后随当调理脾胃，以壮元气等。

4. 明代医家医著文献记载

明代见于经传的医家医著，较宋元以前增多，除上丘濬、熊宗立、王纶等外，还有：罗浮山人姚大傅《菉竹堂经验方》六卷，现存有上海点石斋石印本，二册。琼山钟方《养生举要》五卷。从化刘邦永《惠济方》四卷。南海曾仕鉴《医方》四卷。番禺黄柏《摄生要义》。番禺无名氏《敬斋医法》一卷。东莞方桂源《医方奇剂》。东莞李元弼《尊生要览》。东莞梁宪《易简单方集》《笺补神农食物本草》《医方杂说》。大埔盛端明《程斋医抄》一百四十卷、《程斋医抄秘要》五卷。等等。

（二）清代中叶以后岭南医学之背景

1644 年，清兵入主中原，建立清王朝，曾有过康乾盛世，但至嘉庆道光以后，清王朝国势江河日下，而在世界西半球之英伦三岛，英国完成了资产阶级工业革命，迅速地发展成为一个走向全球寻求殖民地的资本主义强国。他们向东方航海探险，派遣传教士深入中国内地活动，至 18 世纪上半叶，地大物博的中国已成为他们推销商品和贩卖鸦片毒品的市场，中国的黄金白银在沿海各省份尤其在广东大量外流，广东的政治经济形势引起了朝廷重视，过去南选入粤的京官顶多只有五品，如今却多次寄予重任，委派一品大员或钦差大臣南下广东巡抚。如江苏阮元、福建林则徐、河北张之洞等，从而使广东的政治地位大为提高。两广总督著名者，前有阮元，后有张之洞。阮元在粤长达 9 年，编修《广东通志》，创办学海堂书院；张之洞执政广东 5 年，注重海防，兴办洋务实业，创办广雅书院。巡抚专管广东一省，广州为海疆重地，故督、抚并设。布政使、按察使均为督抚辅助官员。学政主管一省教育及科举考试，如清广东学政惠士奇，以倡导经学为己任，粤人师从研习者不少，知以经术为先务，通晓经学人士逐渐增多，粤地文体为之一变，岭南名医何梦瑶、谢完卿皆惠士奇弟子。许多有名的大学者、医学家也随之来到广东，如浙江陈澧、奉天徐延祚（于羊城著医书四种）、江苏管镇乾（著名骨伤科医家）等。这批才华横溢的学者、医家，从中原江浙等地南下入粤，促进了近代广东文化事业的发展，使岭南成为人才荟萃的地方。

另外，广东因有其广阔海岸线及优良港湾，清代中叶省城广州，商业繁荣。有经营珠宝、丝绸、布匹、金银器皿、果品、糖酒、茶叶、陶瓷、藤竹木器、香料、爆竹、药材等种类繁多的商铺货物贸易，有"天子南库"称誉。清代屈大均《广东新语·货语》曰："东粤之货，其出于九郡者，曰广货。出于琼州者，曰琼货，亦曰十三行货。出于西南诸番者，曰洋货。在昔州全盛时，番舶衔尾而至，其大笼江，望之如蜃楼屃赑。殊蛮穷岛之珍异，浪运风督，以凑郁江之步者，岁不下十余舶。豪商大贾，各以其土所宜，相贸得利不赀，故曰金山珠海，天子南库。"

广东通海，海外又传入大量西洋文化，西洋医学最先从广东传入，为各学科之先。西洋医学是建立在近代自然科学基础之上的，其诊疗方法比较注重微观的变化，这与中医传统的诊疗方法有明显的不同。因此，它的传入必然对近代中医学的发展产生影响。中国近代史上较早学习西洋医学的人士，就有不少是岭南医家，如邱熺《引痘略》、陈定泰《医谈传真》、陈珍阁《医纲总枢》、朱沛文《华洋脏象约纂》等。广东已成为中国近代史上中外文化沟通之枢纽，在这种特定的地理历史条件下，广东医家不仅继承发展了我国传统的中医药学，而且还善于吸收外来医学的长处，创造出具有地方时代特色的岭南医药文化，广东的中医药事业由此跃然崛起。据我们不完全的统计：历代广东中医药文献大约408部，其中宋元以前41部，占10%；明代24部，占6%；清代230部，占56%；民初113部，占28%。历代岭南医家大约953人，其中宋元以前30人，占3%；明代44人，占4%，清代429人，占46%；民初450人，占47%。

上述数字表明，岭南医学历史虽有2000年之久，而最近之300年才获得较快的发展。医学文献使前人宝贵医疗经验得以流传后世，一个地区的中医药文献，往往是该地区学术水平的检核；医学历史的发展不可能缺少杰出医学家的活动，一个地区大量产生著名医学人物，同样也是该地区医学发展进程的重要标志。

（三）近代岭南医家学术源流

随着广东社会政治经济文化结构发生变化，中医药学术较之明代以前有了很大进步，出现了不同科属、别具一格的岭南医家学术流派，按学科分类大致可分为生草药类、内科综合类、伤寒金匮类、温病疫病类、骨伤科类、妇科学类、儿科学类，以及一些小科如喉科、眼科、针灸科名家医著。

按照我国历史年限的划分，近代从1840年鸦片战争开始，是时正当清代中晚期，而岭南医学崛起于有清一代以来之近三百年，故近代岭南医家学术源流，实际上不能割断在此以前清代早期医学历史，同时亦应把下限延伸至民国年间，方能体现其一脉相承之联系。

1. 生草药类

南方草木蕃盛，可为药用者不少，岭南医家在运用本地生草药防治疾病的实践中，积累了丰富的经验，出现了一批专门的生草药医家和著述，它们是：何克谏《生草药性备要》、赵寅谷《本草求原》、萧步丹《岭南采药录》、胡真《山草药指南》等。

何克谏，名其言，番禺人，是广州地区名门望族沙湾何氏家族第十五世孙，何氏大宗祠即现在著名的"留耕堂"，收藏大量番禺历史文物，何克谏塑像立于馆内。何克谏少时业儒致仕，明亡后隐居故里，采药于青萝嶂，号为"青萝山人"，于清康熙辛卯年（1711）撰写《生草药性备要》两卷，上卷收载草药七叶一枝花等 161 种，下卷收载草药独脚金等 150 种，合计 311 种，每种草药注明其药性及功效。是书为广东现存第一部草药学专著，总结明代以前岭南医家运用生草药防治疾病经验，流传广泛、影响深远，多次被翻刻，现存至少有 6 个版本。全书体现了鲜明的地方特色，即：专门记载岭南生长的草药、记述岭南草药防治疾病经验、岭南草药运用与中医药理论相结合的三大特征，奠定了后世岭南草药学发展的基础。

赵寅谷，名其光，冈州（广东新会）人，清道光二十八年（1848）在新会外海乡著《本草求原》二十七卷。全书记载中药草药共 962 种，中药部分，求原于刘（潜江）、徐（灵胎）、叶（天士）、陈（修园）四家；草药部分则以何克谏《生草药性备要》为基础，予以阐述发挥，是书现存 2 个版本：一是清道光远安堂刊本，五册；二是清道光二十八年（1848）刊本，八册。

萧步丹，南海人，出身中医世家，祖父萧绍端为清代南海名医，著《妇科微旨》一书，《南海县志·艺文志》有载。父亲萧巽平，数十年采集生草药为人治病，积累经验所得，传授予萧步丹，萧步丹居乡时，遇村民有疾苦，辄碟蹼山野间，采撷盈掬，归而煎成药液，或捣成薄贴，一经使用，即庆霍然。

他说："是生草药性亦医者所不可轻视也。"1932 年 7 月，他搜集两粤出产之岭南中药 480 味，成书《岭南采药录》一册，1936 年再版时增补 200 余味，是书流传较广，除上述版本外，还有民国萧灵兰室刊本及一些油印本。

胡真（1874—1950），字莞瀹，东莞人，毕业于两广师范，历任广东中医药专门学校学监，广东仁慈医院董事等职。胡真对生草药研究多年，确知其治病有特殊效能，所谓"往往一二味，应验如神，令人不可思议"。1942 年著《山草药指南》，该书特点是按人体部位、按临床病症对药物进行分类，把岭南草药分为头面部药、口舌部药、胃部药、跌打药、疟疾药等 65 类，对指导草药的具体运用有一定帮助。有关岭南生草药详细内容见本书第七章。

2. 内科综合类

清代康熙乾隆年间，岭南出现一批学识较为全面的医家，如刘渊、谢完卿、黄岩、何梦瑶、郭治等，他们的代表著作都是综合性医著，主要内容侧重于内科。刘渊、谢完卿、黄岩三人推崇明代著名医家张景岳学说，临证善用温补方药治病；何梦瑶、郭治两人则有不同见解，与之展开学术争鸣。

岭南医家何独与张景岳发生联系？吴粤昌《岭南医征略》，于张景岳条下云："清康熙五十二年癸巳（1713），查廷璋于广州刊《景岳全书》本，则对粤省医学之影响甚大，有此关系故收录之。"吴粤昌认为《景岳全书》对粤省影响甚大，所见极是。据考，《景岳全书》是张景岳晚年著作，成书后张景岳去世，原稿于康熙三十九年庚辰（1700）由其外孙林日蔚带到广东，经广东布政使鲁超（号谦庵）主持刊行于世，这是《景岳全书》的始刊本，或称"鲁本"。十年后，即康熙四十九年庚寅（1710）两广转运使贾棠青南因其流传不广，再刊流布，这就是贾棠本，简称"贾本"。又越三载，康熙五十二年癸巳（1713），查礼南再次在广东锓版摹发，简称"查本"。从此，《景岳全书》得以大行于世。

《景岳全书》清代三次在广东刊刻，其产生影响不可低估。查现存历代岭南医学书籍，类似《景岳全书》这样综合性大部医书，清代以前未见，有则自《景岳全书》粤省刊行后始。此后，岭南医家才仿照其成书体例，著写了一批综合性内科医著，如刘渊《医学纂要》、谢完卿《会经阐义》、黄岩《医学精要》。

刘渊，字圣泉，号伏龙山人，籍贯广东惠阳，生当康熙至乾隆年间，少年时曾习武便弓马，后弃去专攻医术，以医名南中三十年。乾隆丁巳年（1737），刘渊自惠州抵羊城，遇广东布政使王恕及随行官员徐惠。徐惠为官初至岭南，寒暑之疾一时作焉，病热几殆，精神恍惚，气怯胆惊，众医束手，刘渊亲为诊脉定方，药三服而病已愈，由是名声大振。乾隆四年（1739），刘渊著《医学纂要》，广东布政使王恕方伯（方伯，为一方之长，明清时代用作布政使的习惯称呼）为之作序曰："其所诊治喜用温补峻厉之剂，始或怪而笑之，久未见其失一也。"《医学纂要》全书六卷，按《周易》乾卦卦辞"乾、元、亨、利、贞、吉"顺列，卷一乾集心法灵机为基础理论，卷二元集风寒类似为外感病，卷三亨集卷四利集灵机条辨，共列内科病症 34 个，卷五贞集灵机条辨为妇儿科，卷六吉集汤方活法，方剂分类按六阵排列。是书约 30 万字，现存乾隆四年（1739）翰宝楼刊本，六册；同治十二年（1873）佛山金玉楼刊本，六册。1999 年，中国中医药出版社已出版《医学纂要》排印本。

谢完卿，名国宝，广东平远县人。自幼习儒，勤读经籍子史，好写文章诗词，雍正丙午年（1726）就试潮州，受知于大学使惠公士奇（惠士奇，字天牧，康熙进士，1724 年督学广东）。谢完卿丁卯科试榜首，嗣以廪员恩选入贡，故属儒而通医者。谢完卿生平察脉审证，先辨阴阳虚实，洞见脏腑症结，用药百无一爽，良医之名，远溢江阆。学术上宗张景岳为师，乾隆二十五年（1760）著《会经阐义》二十一卷，约40万字，其族人谢宝馨序言曰："是岐黄之业得景岳而传，景岳之美业得先生而著。"是书仿《景岳全书》体例，卷一阴阳、经络、妇人，卷二脉法，卷三病机，卷四治要，卷五、卷六本草，卷七至卷十四内科杂病，共计病证 59 个，对每一病证首经义，次论证论脉，再论治，末附治验医案，卷十五妇科杂病，共计病证 9 个，卷十六至二十一是关于方剂的临床运用，分为补、积、攻、散、寒、热、固、因八阵，另还附有眼目方、耳病方、面鼻方、口舌方、齿牙方、咽喉方、诸毒方、杂方、妇人方等，共计有方剂 1541 首，亦可谓岭南刊版方剂学之集大成著述。《会经阐义》现存有 1929 年潮安斫轮印务局排印本，十册。

黄岩，字耐庵，一字峻寿，嘉应（今广东梅县）松堡人，生平淡于名利，习儒喜好为诗，撰有《岭南荔支咏》《花溪文集诗集》。又嗜岐黄书，凡《灵枢》、《素问》、金元医家著述及薛己医案、《景岳全书》，无不精研，深得其秘旨，遂以医名于世。嘉庆五年（1800），黄岩著《医学精要》八卷。卷一药物，诊断，脉理。卷二、卷三婴科幼科。引张景岳语："宁医十男子，莫医一妇人；又曰宁医十妇人，莫医一小儿，甚言其难也。"故卷编安排，始小儿，终妇人，使习医者始终知其难。卷四至卷七内科杂病。卷八妇科、痘科。就书中内容篇幅来看，侧重面主要还在内科，诊疗上重视八纲辨证。黄岩说："医道虽繁，可以一言蔽之，曰阴阳而已。故证有阴阳，脉有阴阳，药有阴阳，至于阴中复有阳，阳中复有阴，疑似之间，最宜确辨。"又说："表里寒热虚实，乃医中之关键，能明乎此，万病如指诸掌矣。"重视阴阳表里寒热虚实八纲辨证，显然是受《景岳全书》之启发。《医学精要》现存有同治六年（1867）广州登云阁重刊本，九册，20多万字。

如上所述，《景岳全书》清代三次在广东刊印，对粤省医学发展影响甚大，岭南出现了《医学纂要》《会经阐义》《医学精要》这样的大型综合性医书。张景岳属于易水学派或者说是温补学派的医家，他最初崇尚朱丹溪，后转而折服于张元素、李东垣益气补脾诸说，倡"阳非有余，阴常不足"论和肾命学说，所谓"天之大宝，只此一丸红日；人之大宝，只此一息真阳"，反映了他的学术思想。其临床代表方剂为左右归，他自制左归丸、右归丸以培两肾之元阴元阳；又制左归饮、右归饮，以疗命门之阴衰阳胜及阳衰阴胜者。但景岳学说的盛行，也使岭南出现了滥用温补辛热药物的偏向，由此引起学术上的争鸣。不敢苟同景岳学说起而补偏救弊者，有何梦瑶与郭元峰。

何梦瑶在乾隆戊午年（1738）为郭元峰《脉如》写序言曰："予友郭子元峰，本邑名诸生能医，尊刘（完素）朱（丹溪）与余议合……览其所为《脉论》，又尊信刘朱，与近日宗张景岳者明昧有别。吾欲取以为法，因以辞弁其首，曰热药之烈昆冈焚，神焦鬼烂无逃门。"何梦瑶在这里指出，郭元峰所著的《脉如》，与近日宗张景岳者明昧有别。

乾隆十六年（1751），何梦瑶著《医碥》，其自序曰："方今《景岳全书》盛行，桂附之烈，等于昆冈，子作焦头烂额客数矣，人咸谓子非医病，实医医。是书出，其时医之药石欤。碥当作砭。"何梦瑶这段话说得很清楚，由于《景岳全书》盛行，有的人滥用桂附，他写《医碥》这部书的目的，在于纠正这种偏向。"碥"，也可以当"砭"解释，即针砭时弊的意思。

郭元峰，名治，元峰为其字，南海人，生当清代康熙乾隆年间。父亲郭金水，乡邑名儒，精于医，求治者无虚日。郭元峰幼承庭训，习儒学医。及长，科试贡生，后以廪贡司铎粤西，官历武宣县及柳州、象州知州，卓有政声。后罢官归乡，悬壶济世，曾用熏蒸外治法治愈一例清远县水肿病人，名声大噪。

乾隆十八年（1753），郭元峰著《脉如》二卷。岭南名医何梦瑶见书后大为赞赏，为之作鉴定并写序言。由此可见，郭元峰与何梦瑶，都是岭南尊信刘完素、朱丹溪学说者，与刘渊、谢完卿、黄岩师承张景岳学说各有不同。

《脉如》全书上下两卷，上卷论脉，下卷列临床各病证所见脉候，分析说理，末附望、闻、问三诊要点，教人临证宜四诊合参，切不可下三指于寸口以为神奇。《脉如》不失为一部中医诊断学好书，后人给予了较高的评价，曰《脉如》可与李时珍《濒湖脉学》并美。　《脉如》现存有道光丁亥年（1827）洗沂刊本，二册。

据同治《广东通志·郭治传》记载，郭元峰还著有《伤寒论》《药性别》《医药》各一卷，后两书已佚，惟《伤寒论》见存。在《伤寒论》一书里，郭元峰认为伤寒的概念是："伤寒乃感冒之重者，感冒乃伤寒之轻者，在西北则多伤寒，在东南则多感冒，在三冬为正伤寒，在春夏秋为时行伤寒。"时行伤寒无异于时行热病，切不可以麻黄桂枝辛烈猛剂。郭元峰《伤寒论》书中极少张仲景原文，其与一般医家随张仲景原文衍释注解不同，反而有不少暑病、温病、发斑、衄血、战汗、辨舌、发颐等论述，从这一点上来说，郭元峰亦是一位打着张仲景旗号而从暗中转移的岭南温病医家。《伤寒论》现存有道光丁亥年（1827）洗沂刊本，一册。

清代岭南医家中，最有名望，影响最大者，当推南海何梦瑶，一致公认他为"粤东医界古今第一国手"，并有"南海明珠"之美誉。

何梦瑶，南海云津堡（今南海西樵崇北乡沙村）人，雍正庚戌年（1730）进士，官历广西义宁、阳朔、岑溪、思恩县宰，奉天辽阳州牧。热心医学教育，著作有《医碥》《人子须知》《三科辑要》《伤寒论近言》《追痨仙方》《神效脚气方》等。1918 年，两广图书馆汇集何梦瑶六部医著为《医方全书》共十二册，第一至七册内科《医碥》，第八册《幼科良方》，第九册《妇科良方》《追痨仙方》，第十册《痘诊良方》，第十一至十二册《神效脚气方》。全书首有两广图书馆主人序言："何公报之为粤东医界古今第一国手，其所著医书，悉根据南方之地势，南方人之体质，调剂与北方不同，立方与北带亦异，故南带之人民效用其方法，无不百发百中，服其剂无不奏效如神。"可见近代岭南医界特别推崇何氏医学。

何梦瑶是一位博学多才的医家，他的著述还涉及诗文等多方面内容，由于他对岭南医学文化所作的巨大贡献，广东人民为纪念这位杰出的医学家，在鸟瞰广州市的越秀山顶镇海楼广州博物馆内，尊放着他的肖像及《医碥》木刻本，供后人瞻仰。何梦瑶的《医碥》被列为第二批重点校勘整理中医古籍，1995 年已由邓铁涛等点校，人民卫生出版社出版。

3. 伤寒金匮类

岭南阐扬张仲景《伤寒》《金匮》经方学说不乏其人，清代有香山麦乃求，东莞陈焕棠；近代有新会陈伯坛，顺德黎庇留，南海谭彤晖，鹤山易巨荪，又号称"四大金刚"，广东近代经方派四大家，在老一辈中口碑载道。

清代岭南著名伤寒医家麦乃求，字务耘，号岭南飞驼山人，籍贯广东香山（今中山）县，生于清嘉庆十八年（1813），卒于光绪二年（1876），享年 63 岁，麦乃求诸生出

身，博学能文，略懂神仙术，后弃去而专精于医。咸丰至同治
年间行医羊城，因治好广州知府冯端本之伤寒病而著称。麦乃
求宿好方术，于《灵》《素》及仲景书究心有年，尝谓医理莫
精于仲景，医法莫细于伤寒，乃提要钩玄，参考折衷，于光绪
乙亥年（1875）春撰写《伤寒法眼》二卷。

《伤寒法眼》成书体例从柯韵伯《伤寒来苏集》，上卷名
医粹语四则，列华佗、孙真人等名医对伤寒之见解。伤寒总
论，总论伤寒六经病之要旨。太阳篇，附暑湿痉症。下卷为阳
明篇、少阳篇、太阴篇、少阴篇、厥阴篇、热厥利证、阳明逆
证、诸寒热证。麦乃求虽精于伤寒，但与他同时期的另一医家
陶广荣却评述他"辨证其效如神，有叶天士之遗风"。伤寒派
医家治病有叶天士之遗风，舍岭南外无多见，可说是开寒温融
合之先河。《伤寒法眼》现存有光绪二年（1876）刊本，
一册。

陈焕棠，东莞人，约生活在嘉庆至道光年间，著有《伤
寒论归真》七卷，道光己酉年（1849）刊印，四册，《东莞县
志·艺文志》及《广东文物特辑·人文门》均载有其书目录。
据统计，清代有关伤寒金匮中医文献虽达16种79卷之多，然
几经寻找现存见书者不多。

近代岭南经方派四大家，陈伯坛、黎庇留、谭彤晖、易巨
荪，则是中医界较为熟悉的人物。

陈伯坛，近代岭南经方派医家，著作有《读过伤寒论》
《读过金匮》《麻痘蠡言》等。因其治病所用经方，药量特重，
如桂枝生姜之属动以两计，大锅煎熬，药味奇辣，而服之疾辄
良已，故人多称之"陈大剂"。

《读过伤寒论》与《读过金匮》代表陈伯坛的学术成就，
他认为两书的关系是："论合卷亦合，分之则书亡，……伤寒
分卷不分门，金匮分门不分卷。"所以《读过伤寒论》终于卷

十八,《读过金匮》列为卷十九,二书相应如合璧,读之相应宜互参。唐代韩昌黎有云:"莫为之前,虽美弗彰;莫为之后,虽圣弗传。"故后人评述陈伯坛:"长沙医道之有先生,不啻儒家之有昌黎紫阳也。"

学术上,陈伯坛采用"以经注经"及以临床经验注经的方法研究伤寒金匮,他强调阴阳的理论,指出张仲景《伤寒论》实以阴阳二字为核心,知阴阳为法眼,治阴阳为手法;他阐发气化学说及标本中气的理论,以体现中医整体观的特点;他结合临床指出张仲景《金匮》各篇多言及风邪,金匮之卒病,有卒中即中风含义,认为"治伤寒则注重个寒字,治卒病则注重个风字",把中风等常见病症作为临床研究重点。

临床上,陈伯坛对张仲景经方运用灵活且能结合实际,如升麻鳖甲汤,原方用以治疗阴阳毒,是时粤省鼠疫流行名之为"疫核"症,陈伯坛与易巨荪等经方派医家研究,认为其临床表现有类似阴阳毒之处,升麻鳖甲汤立方本旨乃除恶务尽,故以此方制成散剂移治鼠疫,活人无算。

黎庇留,名天佑,庇留乃其字,一字茂才,广东顺德人。儒而通医,学术上专师张仲景,为广东近代伤寒名家之一。光绪甲午年(1894)任省城十全堂医局医席,民初在广州流水井设医寓"崇正草堂",大厅悬挂"振兴医风,挽回国命"对联以自勉。他为人襟怀广阔,鄙视权贵,常与人说:"人生最可贵者,莫过如尽己之力,为病民服务,何必孜孜为己?"故毕生以济世活人为务。

黎庇留临证,均以张仲景大经大法为本,善用经方如白虎、承气、四逆、白通之类救治危急重症,以此著称。晚年积其所学,著书立说,撰《伤寒论崇正篇》八卷。卷一、卷二太阳篇共计129节,63方;卷三阳明篇共计72节,9方;卷四少阳篇共计16节，3方；卷五太阳篇5节，2方；卷六少阴篇42节，14方；卷七厥阴篇49节，5方；卷八为删伪篇。《伤寒论崇正编》现存有1925年粤东编译公司刊本，五册。同一时期仿照黎庇留《伤寒论崇正编》体例，随张仲景原文注解发挥者，还有台山伍律宁《伤寒论之研究》三卷二册，南海赵雄驹《伤寒论旁训》二卷一册，番禺陈庆保（民初曾在香港办中医夜学）《伤寒类编》一册。可见黎庇留的著述对广东近代伤寒研究影响也很大。

黎庇留还有大量据经方治验的医案手稿，中华人民共和国成立后由萧熙、许大辉等人整理，以《黎庇留医案》名出版。黎庇留医术传儿子黎少庇，黎少庇曾于1946年在广州流水井医寓处办医学传授班，有门人汤仙州等28人。

谭彤晖，号星缘，又作星沉，南海人，举人出身，儒而通医，近代伤寒临床医家，常与陈伯坛、黎庇留、易巨荪等人谈论医学心得。中医经典著作，文字深奥，非儒者不能精通其说，张仲景《伤寒》《金匮》方药济世，尤为儒医所推崇。故清末岭南读书人出身的中医生，其时均以通晓仲景圣贤书为时尚。谭彤晖、陈伯坛、黎庇留、易巨荪四人以文会友，经常在一起畅谈讨论仲景医学心得，后人描述四人"为心性之交，每于灯残人静酒酣耳热之际，畅谈《灵枢》《素问》论略之理"，故得"四大金刚"之美誉。谭彤晖毕生忙于诊务，未见著述存世。

易巨荪（？—1913），名庆棠，巨荪乃其号，亦作巨川，鹤山人，近代岭南著名经方派医家。易巨荪出身医学世家，幼承祖父庭训，即嗜读神农、黄帝、扁鹊、仲景圣贤之书，谙熟中医经典著述。及长，执业于广州西关龙津桥脚，后迁往小半甫，榜其门曰"集易草庐"，兼客串省城十全堂赠医局医席。

易巨荪诊务繁忙，然于治验案例多有记述。光绪甲午年

（1894）冬至，将其辑录成书，名曰《集思医案》。集思者，集众思，广忠益也。古人云："集思广益，而功不必自立。"《集思医案》即集中众人运用张仲景经方智慧，推而广之使其效果更大更好。《集思医案》现存世之手抄本为民国初年苏任之橘香书楼藏版，线装本，一册不分卷。易巨荪自序曰："伤寒、金匮有体有用，尤极心摹力追，每于无字无方处着眼。爰将平日所治各症，自癸未（1883）至甲午（1894），择其与经旨相发明者，辑为一卷，名曰《集思医案》。"又说："宋元以后，刘李朱张四大家，虽各有所偏，然择其所长，亦可治病。予因经方骇人耳目，每借时方以取效，然切脉辨证，法必衷诸仲圣，所谓以古文手笔，为时文体裁，故集中亦表时方一二。"

从以上两段序例中，我们可以看出易巨荪读仲景书着重领会其精神，临证治病于无字无方处阐述发挥；又对金元四大家时方有所长者融会吸收，可见易巨荪治学态度严谨且又客观。《集思医案》共记录病案62例，其中内儿科46例，妇产科9例，鼠疫6例。医案之书写，文句朴实简练，主证重点突出，其所治病症主要有两大类：一是危重病，二是急性流行传染病。在岭南地区敢于运用张仲景经方治疗以上两类疾病尤其是温疫热性病，没有坚实的临床基础及过人胆识，实难以做到。有关《集思医案》的评价，笔者手头上有一份材料，即民国年间苏任之认为：广东中医古籍医案最少见，得此一册，为粤省医林著述中生色不少。

4. 温病瘟疫类

岭南温病学派，别树一帜，其学说内容丰富，名家医著甚多，大致可以分为两大类：一是结合岭南地区气候特点，对江浙叶、薛、吴、王四大温病医家学说加以阐扬发挥者，其代表人物有潘名熊、陈任枚等；二是论治瘟疫烈性传染病的专门著述，如《鼠疫汇编》《瘟毒霍乱约辨》《天花精言》等，详见本书第四章，下面简述其要。

潘名熊，字兰坪，番禺西村人，生于清嘉庆丁卯年（1807），约卒于光绪丙戌年（1886），《番禺县续志》有其传。潘名熊儒医（诸生）出身，通禅理，善弹琴，好诗文，尤精医术，喜涉猎叶天士著作，叶天士的《温热论》《临证指南医案》对他学术思想的形成影响很大。

同治四年（1865），潘名熊著《评琴书屋医略》三卷。卷一外感症、春温症、暑症、湿症、泄泻症、痢症、疟症；卷二消渴症、呕吐、疸症、头痛、腹痛、心痛、胁痛、腰痛、脚气痛、耳痛、牙痛；卷三淋症、遗精、便血、小便血、衄血、吐血、咳嗽等，共计33症，集方77首。对每症之论述，简明扼要，深入浅出，立法平稳，用药轻清，疗效神奇。

同治癸酉年（1873）三月，潘名熊又著《叶案括要》八卷。是书从叶天士《临证指南医案》中，选其方之妙者，论之精者，用之有效者，仿李翰蒙文体演为四言歌诀，并附入自己平日用叶天士医案方治验之病例。《叶案括要》对叶天士医案作了整理，使初学者易于掌握记诵，它是清代岭南地区研究发扬叶天士学说的一部重要著述。

叶天士《临证指南医案》还包括大量内科杂病方面的内容，潘名熊对此亦作了精辟的概述。例如卷七"痉厥"一病症，潘名熊仅用16个字概而括之："阳气暴涨，精绝煎厥，生地胶铅，珠末冲啜。"（生地一两，阿胶三钱，出山铅五钱打薄，调珍珠末一钱）潘名熊加以发挥曰："煎厥者，下焦阴液枯燥，卫气上逆为厥。再议，咸寒降逆，血肉填阴，方用生地、玄参、龟板、淡菜、蚌水。"潘名熊研究叶天士医案确有独到之处，民国《番禺县续志》为之立传评曰：潘名熊"《叶氏医案括要》，括叶氏之书乃还叶氏之目"。《叶案括要》现存有同治甲戌年（1874）刊本，四册。

清末民初，岭南温病名医日增，著名者如郭梅峰、甘伊周、陈任枚、刘赤选等。

郭梅峰（1879—1970），名芬，江西新城人，久居广州而占籍，附生出身。民国初粤军患脚气病、肠热症，死者甚众，督宪招考医生，郭梅峰被录取为军医长，任职八年，痊愈甚众。郭梅峰治病大纲，温病强调养阴生津，所谓有一分津液，得一分生机，用药以甘寒、甘凉或酸甘以化阴液。

甘伊周（1890—1967），新会人，1926年始行医于广州，长于温病，曾任广州城西方便医院中医师，医务处主任，运用中药治愈多例温邪热入营血，神昏高热患者，有的病案现仍存《城西方便医院简介》一书中。

陈任枚、刘赤选两人任广东中医药专门学校（1940年更名为广东中医药专科学校）教师，合编《温病学讲义》，于岭南温病影响较大。

陈任枚（1870—1945），南海人，近代温病学家暨中医教育家。陈任枚原任南海中学学监，儒而通医，民国初年设医寓广州龙津西路，名曰"陈敬慎堂"，每日接诊患者以发热染疫病症为多，体会叶天士《三时伏气外感篇》伏气说确有临床依据，岭南温病之特点，多是疲劳不慎，热气熏蒸，积而暴发，一起即见气分高热，甚至气营两燔、血分证候，治宜清气透营两解之法。又谓温病多湿，主张辛（苦）凉透泄，滑利二便，使温邪无所蕴伏。1927年编写广东中医药专门学校《温病学讲义》上篇总论部分（刘赤选编写下篇各论），被公认为当时中医学校各科讲义编纂质量最佳者。是书对自明清以来500年温病学发展历史作结论说："大抵学术之变迁沿革，必随自然之趋势，以适应环境所需要，乃足以创造学术，而卓然自成一家，医学何独不然？明清以迄今，研究温病学者日多，其方法亦日以精密，则此五百余年中，为温病最盛之时代，断然而无疑也。"

上述温病名家详见本书第四章第三节。

温病还包括对烈性传染病的防治。清代广东曾多次暴发瘟疫，尤以鼠疫、霍乱、天花等危害甚烈，岭南医家在治疗瘟疫病中积累丰富经验，大量有关瘟疫病的专著出现。

鼠疫，又称为"疫核"，清代末年在广东地区流行猖獗，以其高热咯血，全身淋巴结肿大，皮肤瘀黑而得名。儋州罗汝兰著《鼠疫汇编》，首先明确指出该病原起："鼠疫者，鼠死而疫作，故以为名。其症为方书所不载，其毒为斯世所骇闻。"并认为疫毒中于血管，血雍不行，发为肿结。治法仿照王清任《医林改错》活血祛瘀消肿，其方统以大黄为主。又提出预防十六字诀："居要通风，卧勿粘地，药取清解，食戒热滞。"《鼠疫汇编》曾五次翻刻，现存版本多种，有光绪二十三年（1897）省城学府前翰元楼刊本，光绪二十四年（1898）佛山翰宝楼刊本等。

光绪庚子年（1900）九月，羊城林庆铨又著《时疫辨》，其序言曰："粤东时疫之作，先是同治间始于越南，传流广西，继而高廉，继而琼雷，二十余年，蔓延靡息。迄光绪二十年（1894），又继而广州郡城疫作（注：即甲午年省城鼠疫大作，死人十万有奇），次及村落，于今又五阅年矣。偶遇雨泽愆期，大地亢旱，雷雹不作，阳气闭郁，故病疫盛行，倍于畴者，生民何辜，死亡接踵。"有鉴于此，林庆铨写成《时疫辨》四卷。卷一首引吴鞠通《温病条辨》语，谓温邪初由口鼻受之，病在上焦，不治则传中、下焦，其法分上中下三焦分治。卷二论时疫杀人最速，列治疫法则八门，附录论治鼠疫方案。卷三、卷四宗吴又可说，论瘟疫有九种，收集了广东各地（高州、茂名、广州）的民间验方，卷末附论癍症。《时疫辨》

是一部学术水平较高的温病学著述，现存有光绪庚子年（1900）羊城刊本，二册。

霍乱与天花，亦为烈性传染病。霍乱流行于广东省沿海各县及水乡地带，顺德钟贻庭（字炳深）撰写《瘟毒霍乱约辨》，论治瘟毒、霍乱（吐泻转筋肠绞痧）、癍痧、火疔四大时疫。是书刊行于光绪二十年（1894），佛山金玉楼藏版，一册不分卷。另外，还有中山林粹祥《霍乱经验良方》，刊于光绪戊子年（1888），一册；阳江林辅贤《霍乱良方》等，都是防治霍乱病的专著。

天花、水痘、麻疹等急性传染发疹性疾病，广东医家采取中西两法防治。水痘与麻疹，儿科多见，故归入儿科类。对天花的预防，南海郑崇谦《种痘奇书》、邱熺《引种保婴牛痘方书》均为近代引进的西医免疫学疗法之书，详见本书第三章第二节。中医方面，早在乾隆癸酉年（1753），羊城郭铁崖著有《天花精言》。郭铁崖，晚年号双梧园主人、古羊（羊城）人，究心医学凡十六年，擅长诊治天花痘症，《天花精言》一书乃其临证经验之总结。是书图文并茂，共绘有痘疹图 24 幅，后列证治方药。张道源为《天花精言》一书写序曰："京师每遇此症，童赤十殇八九，苟得此书流播，全治必多。"《天花精言》后由顺德麦华勖修印，现存光绪癸卯年（1903）羊城六新街翼化堂刊本，二册。

5. 骨伤科类

岭南骨伤科在人民群众中享有崇高威望，它以精确的理伤手法和独特固定方法以及行之有效的伤科用药著称于世。近代广东骨伤科名医大都武打出身，故武林与医林在历史上的联系确有渊源，清末民初省港澳佛骨伤科名医有何竹林、蔡忠、管镇乾、李干才、梁财信。

何竹林（1882—1972），字炳桑，一名厚德，南海九江人。何竹林8岁起即随广州光孝寺一老和尚（属少林派）习武学医，17岁练就一身功夫，时体格魁梧，膂力过人。18岁离家外出，沿途卖药行医，由广州经南雄珠玑古道入江西，走湖北，访河南，抵北平，后出关外直至哈尔滨，返粤时途经山东、江苏等地，时历三年，行程二万里，学识视野大为开阔。21岁起在广州长寿路开设医馆，救治外伤病人无数，甚至被枪械贯通切裂之危重患者亦能使之痊愈，故有"破腹穿肠能活命"美誉。何竹林从事骨伤医疗60年，学术上重视身体素质基本功训练，认为强健的体魄是施行骨科手法的力量基础。其常用的外治手法有"牵导""屈伸""旋转""推挤"等，并善于运用物理力学原理。家传验方秘方甚多，计有驳骨散、生肌膏、驱风散、消毒水、百灵膏等，其中"何竹林跌打风湿霜"，临床上用于骨折脱位、软组织挫伤、腰腿劳损、风湿痹痛等症，疗效显著。新中国成立后，何竹林历任广东省中医院骨伤科主任，广州市第一、二、三届政协委员等职，主编教材有《中医骨伤科学讲义》。

蔡忠，又名高佬忠，原籍雷州半岛海康县，少年师从戏班武师新锦（少林派嫡系洪熙官之曾徒孙）学艺，尽得其师武技医术奥妙，为新锦得意高足。据伍阳仁回忆，新锦为躲避清廷缉捕（少林派弟子遭清廷忌），曾隐姓埋名逃往佛山琼花会馆避难，蔡忠随之，以少林武技传于梨园子弟，久而为清廷逻者侦知，再难立足，遂逃亡海外。蔡忠亦远涉南洋新加坡埠，创制跌打刀伤万花油。民国初年，蔡忠复返广州，在西关丛秀南设跌打骨科医馆，号名"普生园"，每日求诊者络绎不绝，为民初西关一带有名的骨科医生。蔡忠医术传孙子蔡荣，蔡荣（1921—1980），广东省名老中医，广州中医学院骨伤科教研室主任，他无私献出祖传的"跌打万花油"秘方，造福于广大民众。

管镇乾，字金墀，祖籍江苏武进，行伍出身，道光至咸丰年间在军队任军医二品衔，精于跌打刀伤。后流寓广东省大埔，同治年间寄居佛山开设医馆，故以占籍。光绪元年（1875）四月，飓风打塌房屋，人多伤毙；光绪四年（1878）三月佛山镇城西大风刮后继以火灾，死伤尤惨；光绪十一年（1885）四月佛山火药局被焚，附近房屋倾跌压伤无数。管镇乾三度抢险赴救，治愈外伤、烧伤患者无数，遂而名声大噪。管镇乾卒年72岁，当地人民为纪念他拯溺救焚不受酬金的崇高医德医术，建造忠义祠牌坊，光绪《南海县续志》为其立传，儿子管炎威，号季耀，继承父亲医术，广东近代著名的外伤科医师，历任广东中医药专科学校外伤科主任，全国中医教材编委会委员，1929年编撰有《伤科学讲义》，是年夏全国医药团体联合会在上海召开中医学校教材编辑会议，席间诸委员于管炎威所编《伤科学讲义》交口称赞，谓："各地此项人才，若凤毛麟角，纵有之，不能秉笔作讲义。而管氏讲义，节目如此其详，资料如此其富，议论如此其精，辞义如此其达，真可法传，亟望管氏书流播，全国奉圭臬，庶惠疮痍而教普及也。"管氏家族后人管需民、管铭生亦是近现代广东名医。

李干才，字子桢，佛山人，少有膂力，善好技击，为人豪爽，尚义轻利，金山寺僧智明和尚嘉其诚朴侠义，故收之为徒弟，以跌打医术授之，学有真传，因而名声大噪。李干才于佛山平政桥沙涌坊开设跌打医馆，原是城西石门苦力出身，故在佛镇交运工人中甚有基础，四乡凡到佛山求治跌打刀伤者，均介绍至李干才医馆门下，李干才亦有求必应，贫苦者赠医施药，富室人家亦不索酬金，任凭封给，故光绪《佛山忠义乡志》云李干才"积业数十年曾无积累"。李干才卒年八十，医术传授儿子李广海等，李广海又被后人赞誉为"佛山杏林"。

梁财信，字玉山，南海澜石人，少负绝力，喜好武技，曾徒手与持利器匪徒搏斗取胜，后拜结一潘姓者为师，授以跌打刀伤之术，梁财信学而益精，能以手术治疗粉碎性、开放性骨折，再以麻线缝合创口外敷以膏药，逾月遂能下地行走，光绪《广州府志·列传二十方技》有记载。梁财信医术传儿子梁然光。梁然光，字桂长，号大川，亦擅长断伤续骨。孙子梁秉枢、梁秉端均世其业，后充广州府水陆提督军医。曾孙梁以庄、梁匡华民国年间任广东光汉中医专门学校教师，编著有《伤科学讲义》，其序言曰：跌打科，乃医学局部名称之一种，要其所得之病状，不外一个"伤"字，而伤则分跌伤、打伤、炮伤、金伤、火伤五种，均可伤及筋、骨、血、肉，此乃为伤科最重要之学理。这反映了20世纪20年代中医伤科学理论水平。

岭南骨伤科名医还有林荫堂（1879—1964）、陈汉鳞（1891—1970）、林俊英（1888—1966）等。他们治疗骨伤也有着许多独特手法。这些手法，多无医学文献记载，而主要的是流存在他们徒弟手里，所谓"只有法传，而无书传"，形象地描述了这种情况，故此历代岭南骨伤科文献不多，现存者尤少；骨伤科名医大都没有著作存世，而其盛名于时，全凭他们的临床实干功夫。

随着现代岭南地区骨伤科快速发展，其中"西关正骨"历史悠久，是广东省的传统医药中岭南伤科的典型代表，它形成于明清之际而盛行于清末民初，有近300年历史。广州市荔湾区（旧称西关）近百年来商贸发达，中西文化交织集中。仅在20世纪30年代，这个地区注册的中医师就有450多人，曾经在长寿路、龙津路、和平路等形成多条"三步一馆"的中医药街。而驰名省港的、以中国近代十大骨伤科流派的何竹林以及蔡荣、李家裕、霍耀池等为代表的西关正骨名医，更是该地区富有特色的璀璨明珠。

"西关正骨"在长期的医疗实践中，形成了一套独特的理论体系和完整的治疗原则及方法。手法理伤、杉皮夹板和百年名药被誉为"西关正骨三宝"，是岭南名医何竹林、李广海后裔李家裕等名医的经验结晶。其理法方药充分体现"西关正骨"的治疗风格：手法理伤加杉皮小夹板固定骨折，实现动静结合，弹性固定的骨折治疗，是目前现代骨科学最推崇的新观念；百年名药田七跌打软膏、跌打油纱促进骨折愈合，是岭南伤科外用药的代表，是"西关正骨"治疗骨折的亮点。"西关正骨三宝"治疗各种骨折，脱臼、筋伤、骨质疏松症，具有无创伤、愈合快、后遗症少等优点，为广大群众所乐意接受。西关正骨名医大部分集医武于一身，对各类创伤骨折救治经验丰富，家学深厚，传承有序。2009 年 10 月，"西关正骨"列入广东省第三批省级非物质文化遗产名录项目名单。

6. 妇科学类

清代以前，岭南的妇科学文献虽然很少，但岭南人民生生不息，人口繁衍昌盛至今，妇儿科医生所作贡献很大。清代以后，岭南也出现一批妇科学文献著述，在许多综合性医书里，妇科内容均占一定篇幅，如何梦瑶《医方全书》内，就有《妇科良方》一册；而专门的妇科学文献著作，各地方志记载亦颇多，经整理后略计有：

《理产至宝》一册，清代南海朱泽扬撰，刊印于同治八年（1869），专以论述妇科经、带、胎、产诸证，以及种子、急救等。

《妇科秘方》一册，清代番禺陈起荣撰，刊印于同治癸酉年（1873），是书即《竹林寺女科》重修订本。

《保坤金丹》一册，岭南云隐山人撰，刊印于光绪十八年（1892）。

《妇科辑要略论》，清代高要郑海鲲撰。

《妇科微旨》，清代南海萧绍端撰。萧绍端即岭南草药学医家萧步丹祖父。

《保产备要》，清代南海冯秉枢撰，一说南海劳潼撰，待考。

《广嗣篇》，清代顺德潘景阳撰。

《妇科便览》一卷，清代中山汤宸槐撰。

《妇科良方》不分卷，清代何梦瑶撰。

《保产金丹》四卷，清代神泉（今惠来县）刘文华撰。

在现存的清代岭南妇科学著作中，以南海何守愚《广嗣金丹》影响较大；而岭南著名妇科学医家，近代有鹤山吕楚白、南海谢泽霖、澄海蔡仰高等，下试以简述。

何守愚，字芥园，南海人，生平性好善，考究方术，旁搜秘录有年，于清光绪十二年（1886）辑著《广嗣金丹》二卷。其例言说："是书专言广嗣（嗣，后嗣，嗣续繁衍）之法，类分四门，曰种子、曰安胎、曰保产、曰福幼。各门中皆采昔贤格论与及前人妙法，经验良方分类纂入，俾阅者一目了然，易于知所适从。"

《广嗣金丹》是一部妇儿科学（妇科为主）专门著作，全书分为四编：种子编、安胎编、保产编、福幼编。各编内容，以汇辑前人文献为主，略加评述，起画龙点睛之作用。其汇辑文献，取材广博而又不失其精要，体现了何守愚妇科学的理论水平及临床治疗经验。

种子编，共汇辑文献二十五篇。种子求嗣，历代医家都很重视，首先强调优生法。何守愚引述褚尚书广嗣法曰："古男子三十而娶，女子二十而嫁，欲其阴阳充足，故交而孕，孕而育，育而寿。后世不能遵，男未满十六，女未满十四，早通世，故五脏有不满之处，后来有奇怪之病，是以生多不育，民多夭亡，总因未知为人父母之道，此道关系不少，却是为父者不便教子，为师者不便传弟，后来始觉，悔之晚矣。"何守愚又赞同前人"十个不孕，九个病经"的论点，认为妇人种子，需治疗病证有四：一月经或前或后，二临经作痛，三赤白带下，四崩隔枯淋，凡有此四者皆气血不调，故难受孕。歌诀有云："受胎第一要经调，行尽经时乐意饶；胞寒胞热皆不受，贪欢纵欲子难招。"

安胎编，共汇辑妇科文献十二篇，内容包括受孕后进行胎教，饮食调护等方面。所谓胎教者，何守愚引述《列女传》曰："古者妇人妊子，寝不侧，坐不偏，立不蹲。不食邪味，割不正不食，席不正不坐，目不视邪色，耳不听淫声，夜则令瞽诵诗，道政事。如此则生子形容端正，才智过人矣。"饮食调护，有孕后只宜清淡，不宜肥浓；宜甘平，不宜辛热。青蔬白饭，亦能养人。孕妇胎动，最要调护，堕胎须防三、五、七月，宜服清热凉血安胎之药，常服桑芩汤，每日以条芩（条黄芩）煎淡汤，当茶用，此汤最能除胎毒。上述见解，都是结合岭南地理气候而提出来的。

保产编，共汇辑文献二十八篇，其中包括交骨不开、胞衣不下，胎死腹中、妊娠病证、产后血晕、产后中风等妇产科疾病防治，例如孕妇正常作产，何守愚书中有歌诀云："时当生产要安详，腹内初疼且莫忙。仰睡缓行胎自转，房中静侍戒喧嚷。"又如难产交骨不开，书中歌诀云："交骨缘何不自开，或因血弱或初胎，但宜一服开骨散，佛手龟同妇发灰。"再如产后血晕，何守愚认为当仔细辨虚实，是瘀阻或是失血，其歌诀又曰："血晕面赤瘀停时，佛手良方急服宜；去血过多唇面白，荆参弓草泽兰施。"

福幼编，专述防治新生儿疾病，共汇辑文献五十二篇。例如拭口秽法，洗儿法，断脐带法，裹脐法，小儿初生急救治法等。由此可见一个好的妇产科医生，必须兼备儿科学知识。

何守愚医术传儿子何翰臣，《广嗣金丹》现存有光绪二十二年（1896）佛山天禄阁重刊本，据余祖襄的重刻小序说，是书"板存佛镇金谷楼书坊，印以数千计，盛传两粤"。可见其影响之广大。

吕楚白与谢泽霖都是民国年间粤省城有名的妇（儿）科医生，并兼任中医学校妇科教学。吕楚白（1869—1942），名绍玠，鹤山县人，1913年学课于广州医学卫生社，后为广州卫生局注册中医师。临证治病，善于将地方草药与中药同用，诊治病人以妇儿科为主，于经前发热、崩中漏下、月事不调、妊娠恶阻、赤白带下等妇科病证有较深造诣。其历任广东光汉中医专门学校、广东中医药专门学校教师，认为学医之道，其本在乎望闻问切以识病，其要在乎寒热虚实以处方，其中有至简至易之捷径，惟在得其要旨矣。故编撰之教材，多有"要旨"两字，如《幼科要旨讲义》《妇科要旨讲义》等。

谢泽霖（？—1958），南海县狮山乡人，与广东近代著名中医学教育家陈任枚为同乡。1919年学课于广东医学实习馆，后在广州西关悬壶执业。1924年广东中医药专门学校创办，与陈任枚一同受聘于该校，编撰教材《妇科学讲义》二册。谢泽霖《妇科学讲义》，全书分为四大篇，第一篇经事门，言月经之生理及各月经病证的病机病理、辨证论治。第二篇胎孕门，言妇人孕育成胎之原理机要，不孕证辨治，安胎大法，妊娠病证辨治，半产小产防治。内容较多，共计五章五十一节课文。第三篇产子门，言临产将护，临产各证，产后病症的预防处理及治疗。第四篇杂治门，言妇科杂病，包括带下病，该点与现代妇科教材略有不同。谢泽霖《妇科学讲义》是广东中医药专门学校最早使用的妇科教材，书印成于1928年3月，如同是书绪言所说："兹集诸家学说，弃瑕录瑜，务求证候备而治法详，意理深而词旨显，俾学者按图索骥，固可事半而倍功，忘筌得鱼，亦可超神入化矣。"

蔡仰高（1891—?），澄海人，出身医学世家，幼承庭训，及长继承父业，行医 60 余年，潮汕一带乡亲无人不知晓。蔡氏擅长中医妇科，验方甚多，尤喜用潮汕地区野生草药，例如治崩漏证之"补中固经汤"（猪母稔、紫珠草、朱大力、岗稔、祈艾绒、醋炒赤石脂各 15 克，升麻 8 克）就是由草药与中药组成，临床疗效颇佳。主要论著有《带下病论治》《妊娠脉法和妊娠病疗法》等。

7. 儿科学类

岭南儿科，素有优良传统，早在宋代，刘昉著《幼幼新书》，为中国儿科学之巨著，早已为医界所深悉。及至清代，又有陈复正《幼幼集成》，近代程康圃《儿科秘要》、杨鹤龄《儿科经验述要》，亦是名重一时的儿科医家医著。详见本书第五章。

陈复正，字飞霞，惠州府人，生于清康乾年间，岭南著名儿科学医家，自幼于医家色脉之书颇尝究心，后出家罗浮山，师从一道士学习气功，兼读医书，嗣后又云游各地，借医药以济世，积累临床经验，并在这基础上，采集前人有关儿科学文献，于乾隆十五年（1750）编撰写成《幼幼集成》六卷。卷一论述小儿赋禀、诊法、初生儿疾病的防治；卷二至卷四分述小儿各种病证，包括外科疮疡。卷五、卷六为删订《万氏痘疹》的各种歌赋 170 余首，附方 130 则。《幼幼集成》目录收入《清史稿·艺文志》，其在广东也有许多个版本，如乾隆十六年（1751）刊本，九册；清光绪年间广州登云阁刊本，佛山华文阁刊本，羊城华经堂刊本等。

程康圃，名德恒，高明（今广东省佛山市高明区）人。生卒年月不详。查广东各地方志均无其传。惟从程康圃著述《儿科秘要》刊版年份（1893）印书人序言、后跋中略知，程康圃生于 19 世纪，为清代道光至光绪间人。程康圃自言："余幼读书，年才弱冠，即专业医门。惟凭祖训，今五十年来，所取信于人者，首以小儿之症。"又曰："我家六代业医，幼科最良。"可见程氏祖辈，在当地是颇有名望的小儿科医生。而程康圃本人，行医达半个世纪，学验俱丰，但直至晚年才敢著书立说，把祖传六代的儿科经验及自己临证所得传于后人。故其《儿科秘要》又名《小儿科家传秘录》。是书确立了儿科八证即风热、急惊、慢惊、慢脾风、脾虚、疳证、燥火、咳嗽和治法六字即平肝、补脾、泻心的学说。

岭南另一著名儿科学医家杨鹤龄，其儿科学说与程康圃既有共通之处，又各有千秋，二者关系相当密切，代表了近百年来广东儿科学的水平，故后人把程康圃、杨鹤龄合称为"程杨二氏"，著述称其为"岭南儿科双璧"。

杨鹤龄，大埔（今广东省大埔县）人。杨氏亦医学世家，祖父杨湘南，庠生出身，儒而通医，于医学素有心得。父亲杨继香（？—1907），承先祖之学，在省城各善堂及广东育婴堂当官医生职。杨鹤龄自幼即随父研读医书，长即在堂帮同诊视，年仅17岁即考取前清官医。光绪三十三年（1907），其父杨继香殁，杨鹤龄年32岁，克绍箕裘，杨继任广州东山育婴堂内儿科医生职六年。育婴堂内收养婴幼共分七栅，其中一栅住危重患者，杨鹤龄把握病机，细心诊治，任职期内，积累了丰富的儿科临床经验。民国初年育婴堂停办，杨鹤龄乃于广州旧仓巷（今中山四路一内街）17号设"杨吉祥堂"，悬壶50多年。因医术精湛，名传遐迩，每日踵门求诊者甚多，着手成春者无算。晚年应学生邹复初之请，将50年之儿科经验加以整理，写成《儿科经验述要》一书。

近300年来，广东有关儿科学（包括痘疹学，发疹性急性传染病多见婴幼儿）的专门著述文献，为临床各学科之最多，现整理如下：

《幼幼集成评》一卷，清代南海邹锡思撰。

《蛋家小儿五疳》一卷，清代南海邹锡思撰。

《儿科我见》，清代南海任韵孺撰。

《小儿疳眼黄膜论》一册，清代南海张思济撰。

《幼科良方》不分卷，清代南海何梦瑶撰，一册，1918 年两广图书馆刊印。

《小儿全科》，清代顺德叶桐撰，光绪癸卯年（1903）广东刊本，二册。

《小儿痘症备方》清代番禺任寿昌撰，光绪戊寅年（1878）刊本，一册。

《幼科便览》一卷，清代中山汤宸槐撰。

《慢惊条辨》一卷，清代羊城黄仲贤撰，光绪丁未年（1907）广州刊本，一册。

《保赤新编》二卷，清代新会任赞撰，光绪甲申年（1884）羊城刊本。

《小儿全科》，清代新会周贤宰撰，光绪癸卯年（1903）广东刊本，六册。

《婴儿初生十册》一卷，清代东莞钱颖根撰。

《保赤良篇》，清代东莞张应奎撰。

《儿科秘要》不分卷，清代高明程康圃撰，光绪癸巳年（1893）广州麟书阁刊本，一册。

《幼幼集成》六卷，清代罗浮山陈复正撰，乾隆十六年（1751）广州刊本，九册。

《小儿哑科》，不著撰人，清光绪二十九年（1903）广东刊本，一册。

《儿科撮要》，清代陈方济撰，清同治元年（1862）刊本，一册。

《保赤存真》九卷，清代余梦塘（占粤籍）撰，光绪二十年（1894）杭州刊本，六册。

《儿科经验述要》，民国杨鹤龄撰，民国己丑年（1949）杨吉祥堂刊本，一册。

《儿科学讲义》二册，民国南海陈汝来编撰，广东中医药专门学校教材。

《儿科学讲义》二册，民国三水古昭典编撰，广东中医药专门学校教材。

《幼科要旨讲义》一册，民国鹤山吕楚白编撰，广东光汉中医专门学校教材。

有关麻痘疹科方面儿科学专著计有：

《种痘奇书》一卷，清代南海郑崇谦撰。

《麻痘撮要》一册，清代南海马中岳撰，刊于光绪三十一年（1905）。

《痘疹良方》不分卷，清代南海何梦瑶撰，即《三科辑要》中之痘科。

《引种保婴牛痘方书》一册，清代南海邱熺撰，刊于同治元年（1862）。

《痘科指迷》一卷，清代顺德袁永纶撰。

《治痘歌诀》一册，清代顺德关履端撰，刊于光绪三十四年（1908）。

《痘疹心法歌诀》一册，清代顺德必良斋主人撰，刊于光绪五年（1879）。

《痘科秘要》，清代番禺刘敬时撰。

《增补痘疹玉髓金镜录》二册，清代番禺周滋生撰，刊于光绪辛卯年（1891）。

《痘疹心法》三册，清代新会周贤宰撰，刊于光绪三十一年（1905）。

《痘论》，清代新会陈国修撰。

《牛痘新编》一册，清代新会伍学乾撰，刊于光绪庚寅年（1890）。

《广济新编》一册，清代大埔萧城斋撰，刊于光绪丙午年（1906）。

《麻痘辑要》一册，清代惠阳黄平辉撰，刊于光绪二十九年（1903）。

《麻疹全书》三卷，清代揭阳林介烈撰。

《痘疹便览总论》一册，清代高要郑海鲲撰。

《牛痘新论》一册，清代广东胡仕梁撰，刊于光绪十六年（1890）。

《痘疹经验录》一册，清代同怡喧（占粤籍）撰，刊于同治丁卯年（1867）。

《痘疹学讲义》二册，民国三水古昭典撰，广东中医药专门学校教材。

《麻痘蠡言》一册，民国陈伯坛撰。

统计自清代至民国初年，岭南儿科学、麻痘疹科学著作共44种，可见其内容丰富，亟应继续发掘，深入研究。

8．喉科

近代岭南中医喉科文献也很丰富。清代顺德医家周兆璋撰《喉症指南》四卷，是书专论时疫白喉，卷一辨证类，卷二用药类，卷三证治类，卷四采方类。周兆璋行伍出身，戊寅年（1878）曾到西北地区，见山高土燥，喉患最多，辑《喉症全书》方施治，随手奏效，戊子年（1888）解甲南归，以粤地人多火脏，倘遇喉证按方不至毫厘千里，故刊刻以广其传。现存有光绪壬辰年（1892）顺德刊本，一册。

清代喉科文献还有南海医家潘大纪《南北喉症辨异》二卷，新会医家陈绍枚撰《喉症图说》一册，刊印于光绪二十五年（1899）。1926年广东中医专刊印《七十二种喉症图说》，首论曰："尝谓吾人气机呼吸在喉，瞬息存亡之界亦在喉，喉之系于人，盖甚重矣。"说明咽喉一科之重要性。1929年，三水古昭典主编《喉科学讲义》，施教于广东中医药专门学校，使之成为一门专业学科。民国时期省城名医有王俊民、杨梅宾等，分别有王氏喉科解毒汤、杨氏吹喉散方，临证善用咸竹蜂、千层纸、胖大海、土牛膝、土茯苓等岭南草药，疗效显著，求治者众。

9．眼科

清代南海医家邓雄勋撰《眼科启明》二卷。邓雄勋，字捷卿，师从一僧人学眼科针灸刀割之法。后遇亲友目疾，邓雄勋以师法试之，无不立效，后恐其法失传，特将其法分条著述，并博采群书，取其妙术妙方，累成一书，名之曰《眼科启明》，现存有光绪十一年（1885）手抄本，二册。

眼科文献，有清代嘉应医家黄岩《眼科纂要》八卷，清代和平医家梁新洞《眼科撮要》，清代澄海医家黄惠言《眼科全集》。而见存者，有民国连平医家颜筱园《眼科约篇》，1929年兴宁书店铅印本，一册。番禺梁翰芬《眼科学讲义》二册，民国年间施教于广东中医药专门学校。

10．针灸科

现存岭南针灸学专著，清代有《采艾编翼》，作者是广东新兴县人，姓氏不详，约成书于清康熙五十年（1711），至嘉庆乙丑年（1805）岭南名医叶茶山将其补辑校正，重新刊行。全书三卷，卷一论述经络循行部位，以歌诀、绘画图像形式，表达人体十二经脉、任督二脉、脏腑全图、经脉主治要穴。卷二针灸治疗，首列大人科病症，次列幼科病症，次列妇科病症，次列外科病症。卷三肿疡主治类方。1985年，北京中医古籍出版社据嘉庆十年（1805）六艺堂刊本影印出版。

据各地方志记载，清代针灸文献还有：

《经穴撮要歌诀》一册，南海梁大川撰。

《针灸吹云集》，南海何梦瑶撰。

《针灸秘诀辨证》一卷，花县朱珩撰。

近代岭南著名针灸医家有周仲房、曾天治、卢觉愚。周仲房是增城县人，广东军医学堂针灸科毕业，历任香港港侨医院中医部主任，广东光汉中医专门学校教师，广东中医药专门学校教师，曾任代理校长，编撰有教材《针灸学讲义》二册。曾天治是五华县人，因家族为疾病所苦，乃辞去中学教师职，专心研究针灸疗法，后考取广州卫生局中医师职，于广州市万福路353号创办"法天针灸治疗所"，以针灸为人们解除疾苦，享有盛名。时光汉中医专门学校校长赖际熙为之题词曰："神针济世"，省港名医黄焯南亦题词曰："功满杏林"。曾天治的著作有《实用针灸治疗学》《针灸治验百零八种》《针灸医学大纲》等。

近代研究针灸学术有成就者当推卢觉愚。卢觉愚（1899—?），广东省东莞县人，出身中医药世家，令先君尝修药济人，但不取值。卢觉愚治学精勤，著述甚丰，历任香港东华医院首届中医长，香港中华国医学会学术部主任，香港针灸学研究社名誉社长等职，著作《针灸问答》《觉愚医案新解》《实用伤寒论讲义》等。卢觉愚不但中文造诣极佳，且精通英文，在20世纪30年代就将针灸经穴与神经系统做出比较精确的对比，直接从西文医著中翻译资料，能如此者当时在中国中医界以卢觉愚为第一人。

11. 诊断学

南海郭元峰《脉如》为脉学诊断著作，上文已有撰述。舌诊专著有《舌鉴辨证》二卷，清代茂名梁玉瑜传，秀水陶保廉撰。梁玉瑜，字特岩，精于医，世业岐黄，有家训秘传，其六世祖父艺公（讳康宁），高寿113岁时作训以示后人，其略曰治病者治平人也，人生平无病，偶有所偏则为病，治其病则补偏救弊也。梁玉瑜后为太守，缘事出塞，闲暇为幕僚诊治病痛，令吐其舌则处方用药多愈，由门人将舌诊之经验整理成书，名曰《舌鉴辨证》。是书写成于光绪甲午年（1894），首全舌分经图，次白舌总论，次黄舌总论，次黑舌总论，次灰舌总论，次红舌总论，次紫色舌总论，次酱色舌总论，全书共记载149种舌象，列其主病及用药治法。中医诊舌，有凭有证，当然较之诸空谈推臆为佳。《舌鉴辨证》现存有光绪乙巳年（1905）云南高等学堂刊本，二册。梁玉瑜还撰有《医学答问》四卷，现存有光绪太原任氏刊本，四册。

另据文献记载，清代岭南诊断学医著还有《脉理药性忠恕集》，谢治庵撰；《临症外辨》一册，南海曾觉轩撰，刊印于光绪十七年（1891），均未见阅。民国年间南海谭次仲著《中医诊疗法》一册，番禺梁翰芬著《诊断学讲义》四册，均为近代较有名的诊断学著述。

12．方剂学

方剂学介于基础学科与临床学科之间，属桥梁学科，也是一门实用学科。岭南医生治病讲求实效，故方剂学著作甚多。据统计，清代方剂学文献著述达46种，现存于世的有：

《吴陈方歌》二卷，清代南海黄霄鹏撰。黄霄鹏（1838—1890），名保康，字培声，南海县学正乡人，生性颖悟，静好读书，精于医术，活人无算，求医者无论亲疏皆尽心而不取谢，遇贫者且给以药，由是名重一时，晚年辑吴鞠通、陈修园方歌成书为《吴陈方歌》，另还撰有《医林猎要》一卷。黄霄鹏逝世后，宣统三年（1911），其侄儿黄任恒将上两书分两册刊印行世。

《神效脚气方》四卷，《追痨仙方》二卷，《幼科良方》不分卷，《痘疹良方》不分卷，《妇科良方》不分卷，皆南海何梦瑶撰，收入《医方全书》，1918年两广图书馆刊行。

《集验救急良方》二卷，清代南海罗熊光撰，光绪五年（1879）佛山刊本，二册。

《奇方备检》不分卷，清代南海吕献堂撰，共备选民间常用方剂32首，供他邦游客到粤染病时用，是书刊于光绪十年（1884），省城龙藏街藏版，一册。

《符乐善堂经验良方》六卷，清代南海符霁光撰，初版刊印于光绪甲午年（1894），二册。后又作增补，改名曰《新增经验良方》六卷、补遗一卷，光绪三十年（1904）广东刊本，六册。

《良方撮要》不分卷，清代南海罗广同济撰，罗广同济是个药材商号，在广州浆栏街，又刊印有《粤东罗广同济增订验方新编全书》，宣统三年（1911）广州刊本，一册。

《无价宝方》一卷，清代南海李世昌撰，光绪二十五年（1899）佛山刊本，一册。

《经验杂方》不分卷，清代南海劳守慎撰，光绪二十九年（1903）广州刊本，一册。劳守慎还撰写有《恶核良方释疑》，刊于光绪三十二年（1906），一册。

《验方备用》不分卷，清代南海汾江钓者撰。汾江钓者，又名黄德仁，录常用方剂200余首成书，刊印于光绪壬寅年（1902），一册。

《梁公圣佛良方》二卷，清代南海六吉轩同人撰，共辑有膏丹丸散良方614首，每方列有症治，药材炮制法。现存有光绪十六年（1890）佛山刊本，二册。

《提携便览》不分卷，是书又名《医方不求人》。清顺德陈义撰，光绪十九年（1893）永成书庄刊本，一册。

《传家宝》不分卷，清代顺德仇春荣撰。收录祖传之方剂存于后世，故曰传家宝，刊印于光绪丙午年（1906），铅印本，一册。

《名家医方歌诀》不分卷，清代羊城林树红撰。是书辑汪昂、陈修园两名家医方，共分为十二类，方药一百余首，皆按合时适为岭南人所用。刊于光绪乙未年（1895），广州守经堂藏版，一册。

《卫生浅说及经验良方》不分卷，清代中山梁镜堂撰，光绪甲申年（1884）广州刊本，一册。

《验方新编全书》十八卷，是书原为善化（今湖南长沙）鲍相敖撰，成书于道光年间，由于是书注重验方治病，实践可行，故光绪年间在广东多次编修刊印，番禺潘仕成翻刻有《验方新编》，现广东存是书版本起码 4 个以上，如光绪十五年（1889）刊本，一册；光绪三十一年（1905）广州铅印本，一册，等等。

《急救良方》不分卷，清代罗廷熙撰。罗廷熙原籍镇川，占籍佛山。咸丰十年（1860）刊印是书，一册。

清代近代岭南方书虽甚多，但在全国有影响者少，人多不识，故举隅上例，俾读者以广见闻。

13．其他

医学史上虽无"哲学"名词，但在古代来说，"易学"即包含哲学内容。明代医家张景岳《类经·医易义》："易者，易也，具阴阳动静之妙；医者，意也，合阴阳消长之机。虽阴阳已备于《内经》，而变化莫大乎《周易》。"清代岭南医家对医学与易学之关系也作了探讨，如黄炜元《医学寻源》一书，为岭南现存的医哲著述。

黄炜元，字晖史，广东大埔人，自幼习儒学医，惮数十年之精，后为光绪嘉应州举人，时各处疫症流行，黄炜元虽举人出身，却无意官场，即立方救治，"其济世之本怀，良不可没也"。黄炜元对易学颇感兴趣，认为医学原理皆统于易学，其中之奥妙，非读书临症，不可以明白，掌握医学之源流，则可以驾轻车而就熟路，故撰《医学寻源》五卷，成书于宣统元年（1909）春天。黄炜元认为医学源流于《周易》，卷一画太极河洛八卦阴阳图，五行生克干支纳音图，四时生旺藏府经络图，五运六气并脉歌诀，均以天人感应立论。然中医学有别于易学，它根据自己临床所需而逐步形成一个体系。故是书卷二论经络法窍，卷三论药性，卷四论杂证，卷五时方歌诀，均以临证实用为原则。《医学寻源》现存有 1914 年天生馆刊本，五册。

第二节　岭南医事制度

一、地方行政建制

由于广东长期以来在岭南地区处于核心地位，加之海南省是 20 世纪 80 年代才从广东省分划出来，因此要详述岭南历代医事制度，就不能不对广东地方行政建制历史沿革有所了解。

在历代官修的史书地理志上，广东先后出现过以下几个名称：

南海。《前汉书·地理志》："南海郡，秦置。秦败，尉佗王此地。武帝元鼎六年开，属交州。"

广州。《晋书·地理志》："广州，属贡扬州之域，秦末赵佗所据之地。及汉武帝，以其地为交趾郡。"

岭南。《新唐书·地理志》："岭南道，盖古扬州之南境。汉南海、郁林、苍梧、珠崖、儋耳、交趾、合浦、九真、日南等郡。"

广南东路。《宋史·地理志》："广南东路，府一，州三十四，县四十三。"

广东。广东作为一个行政区域的出现，最初是在明代。

《明史·地理志》：“广东，禹贡扬州之域，及扬州徼外。”广东之称为省，乃自清代始，《清史稿·地理志》：“广东，清初因明制，定为省。”也就是说，广东省这一地理概念，是到了明清两代才逐步形成的。

　　为使读者一目了然，现将广东地方历史沿革及户口数目表列如下：

广东地区历史沿革表

时代	本省名称	户口数目	典据
春秋、战国以前	扬州、荆州、百粤（越）之地		《尚书·禹贡》《尔雅·释地》《吕氏春秋·有始览》
秦	南海郡、象郡		《史记·南越列传》
汉	南海郡、合浦郡、苍梧郡	南海郡户一万九千六百一十三，口九万四千二百五十三	《前汉书·地理志下》
晋	广州、交州	广州户四万三千一百四十	《晋书·地理志下》
唐	岭南道	属下广州南海郡，户四万二千二百三十五，口二十二万一千五百	《新唐书·地理志》
宋	广南东路	户五十一万三千七百一十一，口七十八万四千七百七十四	《宋史·地理志六》
元	江西等处行中书省、湖广等处行中书省	江西属下广州路，户一十七万二百一十六，口一百零二万一千二百九十六	《元宋·地理志》
明	广东承宣布政使司	户五十三万七百一十二，口五百零四万六百五十	《明史·地理志》
清	广东省	户五百零四万一千七百八十，口二千八百零一万五千六十四	《清史稿·地理志》
民国	广东省	三千一百四十三万二千二百人	1932 年统计数字

从上表户口数目一栏我们可以看出，晋代户 43140，比汉代户 19613 增长近一倍多；宋代人口 784774，比唐代人口 221500 增长两倍多，这说明在明清以前，岭南有两次较大的开拓，一次在晋，一次在宋，它们与朝廷的南渡有很大的关系。中原人民为避战乱，或为生计不断地移迁岭南，与当地人民杂居，传闻广东近代之富户大族，多是宋末时随驾（宋帝赵昺）逾岭而来或随文天祥经赣闽潮汕而来，故岭南人民在血统上很早接上中原的系谱，广东的开发，是与中原汉族人民的辛勤劳动分不开的。上述资料说明"岭南"这一地理概念名称，自唐代起已出现；而"广东"则是明代以后逐渐形成的。

二、古代医政史料

西汉朝廷设两种太医令、丞：一属太常管理，一属少府管理，主要为宫廷服务。西汉南越王墓葬中发现有中药及医药器具，证明作为中医药的一个重要组成部分的宫廷医学 2000 年前在岭南已经存在。

唐兴天下分为十道，岭南道为其一。唐代政府重视医政设施，成立太医署专门管理医疗教育，全国各道属下州府，亦成立相应机构以善管理。《新唐书·百官四》："道下各州府医学教育，均置博士一人，助教一人，都督府、大州医学生二十人，中、小州医学生十人，掌州境巡疗。"

据《宋史》载，北宋真宗皇帝时期（998—1022），朝廷"赐广南圣惠方，岁给钱五万，市药疗病者"。仁宗皇帝时期（1023—1063）"以广南兵民苦瘴毒，为置医药"。广州始有官办医疗机构惠济军民药局。

元代至元二十五年（1288），朝廷设置官医提举司，掌管医产差役事务，在湖广（广东属"湖广等处行中书省"）等五

行省分别设司。元代广州已建造有医院，名"安乐堂"。同治
《广东通志·古迹略三》载："安乐堂元至正间（1341—1368）
建，为广州军士治病之所。岁遣百户一员，常有视之。元季
毁。"

明代洪武三年（1370），朝廷设置惠民药局，府设提领、
州县设医官，治疗军士及贫病百姓。明洪武十七年（1384）
朝廷设医学府正科一人，州典科一人，县训科一人。据乾隆
《澄迈县志》记载，海南地区澄迈县洪堂、邵子明、马叙、童
彦修、王善继、陈一升等五人先后任该县医学训科职。

清代雍正年间设立育婴堂，广州东山育婴堂为官府所建，
考试招聘官医生职，堂内收养婴幼共分七栅，其中一栅住危重
病婴。

清代光绪三十四年（1908），广州地区卫生归"粤省巡警
道王"管理，先后颁发医事政令系列章程，如《救伤传习所
章程》《药剂师立案章程》《赤十字会立案章程》《产科生立案
章程》等。

第三节 岭南中医社团及中药行商组织

一、中医社团

（一）广州医学求益社

创办于光绪三十二年（1906）六月，由罗熙如、黎棣初
发起，地址初设南海横江圩，同年八月搬迁广州西关。人数
383 人，另有社董 67 人，合计 450 人，来自广州、南海、佛
山、中山、四会、顺德、花县、江门、三水、清远、东莞、宝
安、香港、澳门等地。广州医学求益社采用撰写论文的方式进
行学术交流。

（二）广州医学卫生社

创办于 1912 年，前身是广州医学求益社。地址在广州南关厂后街，社务工作由潘茂林、鞠日华、陈月樵等人主持，社员 167 人，名誉赞成员 60 人，共计 227 人。学术活动的方式，仍按照原医学求益社办法，开展论文评选活动，并扩大参加人选范围，即不局限于卫生社内社员，凡社会开业之中医师均可撰文参加评选，每会课榜录取一百名存案，但只将前三名论文刻印。由于当时社会动荡，论文评选工作只能断断续续地进行，从 1913 年至 1918 年，广州医学卫生社共出月试课榜四十会。

（三）广东中医教员养成所

1917 年，广州医学卫生社衍生出"广东中医教员养成所"，由陈月樵主办，地址在广州小东门清水濠，学制一年，课程共计 8 门：《难经》《脉学》《金匮》《素问》《诸家学说》《刺灸》《解剖》《温病学》。1920 年，广东中医教员养成所交由"广州中医公余别墅"（广州中医师公会前身）接理，办至 1922 年时已有五期毕业生共计百余人。

（四）广东医学实习馆

1918 年创办，又名"广州医药实学馆"，地址在广州西关十八甫洗基南。该馆亦由原医学求益社同人创办，主持人罗熙如、黎棣初，教习有麦冠萍、黄干南等。广东医药实习馆办学前后六年，毕业学员共计百余人，其中 1918 年入学的 49 名学生得到粤省公署省长李耀汉核准备案。医学实习馆学制两年，学员多是广州市开业医生，毕业时须缴交医学论文一篇，所选题材，多以中说为主，旁参西学，故粤省公署 1918 年第 6369 号指令云：医学实学馆"各科讲义沟通中西学说，能与立学主旨相符"。

（五）九大善堂

与上述中医社团组织并存的是一些善堂。善堂虽然是社会慈善机构，但其赠医施药救伤扶危，聘请省城内外著名中医任职，亦为中医临床教学的基地。据广东省名老中医何汝湛副教授回忆，清末民初广州有 9 间著名的善堂，俗称"九大善堂"，简略介绍如下：

城西方便医院。地址在今广州市人民北路市一人民医院。该院由南北行（中药业）、金丝行（丝绸业）、三江行（土杂货行）发起募捐，海内外各界人士及广大贫苦民众出钱出力，于 1899 年建成。事业种类为留医、赠药、急赈、殓葬。黄花岗起义七十二烈士尸骨即由该院收殓。广东近代许多著名中医都曾任过该院医师席。1938 年以后，方便医院改为西医院。

崇正善堂。创办于 1896 年，主持人黎少伯，地址在广州西关第十甫。

四庙善堂。创办于 1885 年，主持人邱石如，地址在广州西关蟠龙南。

爱育善堂。创办于 1871 年，主持人黄载堂，地址在广州西关十八甫路。以上四间善堂赠医施药，均以内儿科著名。

惠行善院。创办于 1903 年，主持人朱品三，地址在广州晏公街，以独设疮疡科出名，所制膏丹丸散，很有功效。省城四邻贫苦乡民，前来求医者甚众。当时名中医黄雄洲、谢培初、黄子明、薛东源等即在此义诊。

广济医院。创办于 1892 年，主持人陈香邻、植梓卿，地址在广州一德路，1935 年华南国医学院即假借此地办学。

赞育医社。创办于 1905 年，主持人卢泽民、卫百揆，地址在广州河南德兴直街，出版有中医期刊《赞育月刊》。

润身社。创办于 1854 年，主持人何梦觉、李敬三，地址在广州东门荣华南，该社出版有中医药书籍多种。

志德婴孩医院。创办于 1908 年，主持人伍佩琳、宋季辑，地址在广州城西永安约。

据不完全统计，民国年间广州至少有善堂院社 21 间，即除上述九大善堂外，另还有：崇本、回春、最乐、庸常、爱群、述善、寿世、遵圣、广行、全体赠医局、河南赠医所等。他们都开展有赠医施药的业务，故中医中药在广州市民中有深厚之基础。

（六）广东中医师公会

又名广州中医师公会（前身是"广州中医公余别墅"），1930 年成立，主持人钟宰旋、罗伯尧。当时广州地区经卫生局核准开业中医生 1239 人，该公会的成立旨在加强广东中医界的团结。另据谢炜南提供的 1929 年《全国医药团体总联合会临时代表大会提案人编号名录》，这一时期的中医社团组织有"广东省分会"，下辖广州市及各地县中医药机构 28 个。

二、中药行商组织

据广州药业前辈邓广彪及原南北行经纪人谭德成的回忆，清末民初省城有药业八行。

（一）南北经纪行

又称南北行，南是指长江以南如川、黔、滇、浙、赣等地出产的药材；北是泛指北方各省出产的药材，所以南北药材经营范围很大。主要业务是批发各种药材原件。不晚于 1881 年成立，地址在广州天成路贤乐里同德堂。1917 年至 1937 年，经营南北药材批发者有 10 家到 35 家左右。

（二）西土行

西土药就是广西、广东两省所产的土药材，原重点在佛山，西江北江地区所产药材经水路运送佛山，其后省城铁路开通，西土药经销重点转移至广州，早期坐商有陈信义、张泰昌、唐钜昌等，地点在广州晏公街，经营品种四五百种，如桂枝、桂皮、藿香、果皮、砂仁等，论品种仅次于南北行。

（三）参茸幼药行

又有参茸行、幼药行之分。参茸行专门经营人参、鹿茸，地址在广州西荣巷、桨栏路、一德路；幼药行专门经营名贵细药如珍珠、牛黄、麝香、犀角、熊胆等，地址在广州仁济路，其行业特点是资金较大，从业人员对商品有鉴别真伪的本领，外行人难以插手。抗战前从业者有 36 家，其大中户都与香港有联号。

（四）丸散膏丹行

丸散膏丹是指传统的中成药，老字号首推广州陈李济，也叫"杏和堂"，创办于明万历二十八年（1600），至今已有 400 多年历史，为华南地区乃至全国有名药材商号，其对联曰："火兼文武调元手；药辨君臣济世心。"近代广东中成药有名者，如敬修堂回春丹、橘花仙馆紫雪丹、保滋堂保婴丹、李众圣保济丸、源吉林甘和茶、王老吉凉茶、陈六奇济众水、冯了性药酒、潘高寿枇杷露、叶联合清水眼丸、郑仕隆喉风散、华天宝烂耳散等。

（五）药片业（行）

药片业向南北行或拆家进货，按药物的性质进行加工，如炮天雄、法半夏、炙甘草、川芎片等。销售对象为生药行（樽头店）、熟药行等，也有直接售给香港和外埠，而且出口运销美国。该行业大多数为个体，民国年间最多时达 200 户。

（六）生药行（店）

未经加工炮制的中药，统称为生药。这里所指生药行铺，不同于生草药店，而是经营熟药店的生意，实际上是中药材批发。生药行商店铺分布西关仁安街、豆栏街一带，抗战前有近百家。生药行（店）亦有人称樽头店（樽，粤语意为玻璃瓶，或器皿），樽头店也成行成市，多数集中在太平桥、光复南一带开业，特点是讲究装饰陈列，各药物均经过加工挑选，整理后才入樽陈列，或者摆在饰柜内，直接和顾客见面，经营品种以补益中药居多。

（七）熟药行（店）

专门经营汤剂（广东习惯称为"水茶"）、兼营丸散膏丹参茸幼药，按医生处方配药，熟药店一般都有医生坐堂应诊，诊金比私人医馆便宜，并且有免费代客煎药。新中国成立前，广州约有熟药店400间，业务较好的有关赞育、黎杏林、广同济、致和堂、益寿堂等。

（八）生草药

广州生草药行业也有百年历史，分布于全市各街道。岭南到处有可采之草药，价格便宜，生草药充分体现"药无分贵贱，识使是灵丹"。该行特点之一是连医带药收费，例如医理跌打，收费一元五角，论理伤有其价值，但草药成本只占五角。新中国成立初，广州生草药坐商有89户。

省城药业八行，即上述南北、西土、参茸幼药、丸散膏丹、药片、生药、熟药、生草药等8个自然行业，省城药材行应该是这8个自然行业的统称，具有行头大、关系面广、经营品种多而复杂、从业人员多、季节性强、价格变化大的特点。

另据罗元恺回忆，清末民初香港有药业三会：南北经纪行以义堂商会、参茸幼药行宝寿堂商会、香港中药联商会。香港当时虽属英管辖，但药材货源于内地，市场客主亦多是华人，故省港两地药材行商在历史上有着很深的渊源。

第四节 岭南中医椠本及期刊

一、清代广东中医椠本

所谓广东中医椠本，即作者不是广东人，但刊印该医书者为粤籍人士。在广东省立中山图书馆广东文献特藏室里，这部分医书也被列入"广东文献"。古人刊印一部医书，往往写有刊刻序言，其序言反映当时的医学历史背景，且出版一部医书也不容易，故广东中医椠本亦殊属珍贵。

清代岭南究竟刊印出版了多少古籍医书？据我们目前所掌握资料，起码有600册以上，其中有不少是很有参考价值的古医籍。例如《黄帝内经素问》二十四卷，光绪丙子年（1876）由新会人李元纲据宋本重刻。李元纲序言曰："吾粤乡无《素问》刊本，今以顾氏影宋本为主，以绪名刻，校正刊行之，以资医工。"

又如《东垣十书》二十三卷，《六醴斋医书》五十五卷等，都是很有名的丛书，清代岭南均有刊刻。《东垣十书》又名《医学十书》，光绪辛巳年（1881）由岭南云林阁重刻，共十六册，内包括宋代崔真人《脉诀》一卷，金代李东垣《内外伤辨惑论》三卷、《脾胃论》三卷、《兰室秘藏》三卷，元代王好古《此事难知》三卷、《汤液本草》三卷、《医垒元戎》一卷、《癍论萃英》一卷、元代朱丹溪《格致余论》一卷、《局方发挥》一卷，元代齐德之《外科精要》二卷，元代王安道《医经溯洄集》一卷，合计二十三卷。广州学海堂书院院长陈璞为是书改题为《医学十书》，对宋金元医学在岭南传播起了很大作用，广州中医药大学医史博物馆有展出。

《六醴斋医书》五十五卷，在岭南有两个版本：一是光绪辛卯年（1891）广州儒雅堂刊本，二十二册；二是光绪辛卯年（1891）广州藏修堂刊本，二十二册。《六醴斋医书》共包括十种不同医著，他们是，南齐褚澄《褚氏遗书》一卷，晋代葛洪《肘后备急方》八卷，唐代王冰《元和纪用经》一卷，宋代苏东坡、沈括《苏沈良方》十卷，元代葛可久《十药神书》一卷，明代胡嗣廉《加减灵秘十八方》一卷，明代韩懋《韩氏医通》二卷，明代朱惠明《痘疹传心录》十九卷，明代黄承昊《折肱漫录》七卷，明代胡慎柔《慎柔五书》五卷，合计五十五卷，为岭南积累了丰富的医学资料。

整理出版中医书籍，是一件功在千秋的工作。清代岭南出版中医古籍较有名气的书坊，有佛山镇大地街翰文堂，先后出版刻印了医书二十余种一百多册。还在广州双门底上街古经阁、登云阁、拾芥园（广州北京路新华书店附近）、广州九曜坊守经堂（广州教育路南方戏院附近）等，亦都出版不少有价值的中医书籍并流传于今，供人研究。

二、民国时期广东中医期刊

现存最早的广东中医期刊，是 1922 年由广州赞育医社（广州九大善堂之一）出版的《赞育月刊》。当然，在此以前，广东地区中医药界人士就已定期出版过一些中医刊物，如光绪三十二年至宣统三年（1906—1911），广州医学求益社（中医社团教育组织，由一些读书人出身的中医生组成）刊印有《广州医学求益社课本》，共出七册。1912 年医学求益社易名"医学卫生社"，又刊印有课本一册。这些课本收载了清末民初广东地区名医撰写的中医学术论文共计七十课会，十会课榜，是研究广东近代中医学术发展不可多得的珍贵资料。不过，这些中医课本似未能正式算作期刊，属于教材性质的中医书籍。另外，光绪三十四年（1908）梁慎余主编《医学卫生报》，宣统二年（1910）《光华医事杂志》，虽有中医内容，但主要还是介绍近代新（西）医学知识。

广东中医期刊的大量出现，是在 20 世纪 20 年代末 30 年代初。据已有资料统计，截至 1949 年，共有《赞育医刊》等 37 种中医杂志（见下表）。

近代广东中医期刊一览表

期刊名称	创刊时间	主编	出版
赞育月刊	1922 年	赞育医社同人	广州赞育善堂
中医杂志	1926 年 4 月	廖伯鲁等	广东中医药专门学校
广东医药杂志	1926 年 4 月	中医专学生会	广东中医药专门学校
广东中医药学校校刊	1929 年 1 月	廖伯鲁、张阶平	广东中医药专门学校
杏林医学月报	1929 年 1 月	张阶平等	广东中医药专门学校
医药学报	1930 年 1 月	李仲守等	广东中医药专门学校
医林一谔	1931 年 1 月	李仲守、陈亦毅	广东中医药专门学校
克明医刊	1933 年 1 月	罗元恺、赵思兢	广东中医药专门学校
香港广东中医药学校刊	1941 年 1 月	李仲守等	广东中医药专门学校
广东医药月报	1929 年 1 月	余凤智、林宝衍	广东中医药专门学校
广东光汉医药月刊	1931 年 1 月	余超平等	广东光汉中医专门学校
光汉医药	1933 年	蔡镜堂、区慕曹	广东光汉中医专门学校
广东梅县国医专科学校校刊	1938 年 6 月	该校编委会	该校教务处
汉兴校刊	1949 年 8 月	徐国桢、李兆典	广州汉兴国医学校
广东医药旬刊	1941 年 1 月	吴粤昌等	抗战期间在韶关出版
新中医	1947 年 2 月	梁乃津、杨轶超	广州新中医学社
汕头国药月刊	1939 年	蔡百星	汕头药业分会
医药月报	1930 年 5 月	黄义民	汕头中医药界

（续上表）

期刊名称	创刊时间	主编	出版
潮安国医公报	1946 年 8 月	许小士	潮安国医支馆
现代医药季刊	1947 年 7 月	蔡太素	潮安现代医学出版社
中国医药建设文库	1947 年 1 月	张长民	潮安中医界
中国医药月刊	1949 年 4 月	黄支中等	罗定中医界
健康月刊	1947 年 1 月		广州中西成药公会
广州中医师公会特刊	1947 年 3 月	赖少魂	广州中医师公会
广州卫生旬报	1929 年	卢耀民、陈若孔	广州中西医公会
国医杂志	1933 年	何佩瑜	香港中医界
新中医学报	1934 年	萧梓材	梅县新中医学社
广州中医旬刊	1932 年	黄凤州	广州中医公会
萃华医刊	1935 年	何汝湛	（据《岭南医征略》载）
医药周刊	1938 年	张长民	（据《岭南医征略》载）
国医旬报	1933 年	梁端齐	（据《岭南医征略》载）
新会国医月刊	1932 年	吕次韩等	（据《岭南医征略》载）
曲江国医旬报	1933 年	吴粤昌等	（据《岭南医征略》载）
国荣医刊	抗战前	袁国荣、黄国强	（据《岭南医征略》载）
潮安医药旬刊	1931 年	不详	（据《岭南医征略》载）
中国医学	抗战后	谭世显	（据《岭南医征略》载）
广东医学	抗战后	陈慎鸣	（据《岭南医征略》载）

从上表数字可见，广东在新中国成立前大约出版了中医刊物 37 种，其中至少有 26 种杂志现仍见存，其余 11 种亦有文献记载。这些中医期刊大都是在 1929 年全国性中医风潮之后创办。当时国民政府中央卫生委员会会议决议废止中医中药四

项措施，其中有一项是"取缔新闻杂志等非科学医之宣传品"，压迫愈甚，反抗愈烈，广东中医药界前辈面对邪恶势力进行了不屈不挠的抗争，中医期刊成为重要舆论阵地，例如李仲守、陈亦毅编辑的《医林一谔》杂志，引用《史记》"千人之诺诺，不如一士之谔谔"而命名。该刊文笔犀利，观点鲜明，不畏强暴，风行一时，其有"医药生机专号特辑"共10万余言，谓教卫二部焚坑国医国药之痛史不可忘。故新中国成立前的广东中医刊物，收载了许多当时医政界消息动态，反映出国民政府统治下中医药业备受摧残之惨状，以及吾粤中医前辈为维护中华民族宝贵医药遗产所付出的努力，它是近代广东中医药学发展的一个重要标志，其历史地位应予肯定。

广东的中医期刊又是伴随着中医教育事业的发展而逐渐创办增多的。新中国成立前广州主要有三间中医学校：广东中医药专门学校（即今广东省中医院）、广东光汉中医专门学校、广州汉兴国医学校。相当一部分的期刊即由该三校出版，其中以广东中医药专门学校出版期刊数量最多，共计有9种。中医学校是培养人才的地方，许多有名的期刊编辑即出身于此，如廖伯鲁、张阶平、陈亦毅、李仲守、罗元恺、余凤智、余超平、蔡镜堂、赵思兢、张志民、吴粤昌、梁乃津、胡海天、黄柳泉等等，他们都曾是中医药专门学校的学生（教师），系统地接受过中医课程教育，故能较好地肩负起编辑发行中医期刊的重担。

广东的中医期刊对于提高本地区中医药学术水平确实起到了集思广益的作用。旧社会中医多是个体开业，许多老中医都有自己治疗某种专科疾病的独特临床经验，但苦于生计糊口，秘方甚少公开，而中医刊物则能广为宣传，扩大影响，如罗元恺等编辑的《克明医刊》，克明者，典出《尚书·尧典》"克明俊德"，意谓能够胜任。该刊宗旨十分明确，创刊序言曰：

"本刊对于学术研究纯然取公开态度，凡有改造性创造性著述，极表欢迎，一律刊登。"又如廖伯鲁编辑《中医杂志》有一条例："凡先哲及时贤医学著述未经刊行者录之。"专门收录岭南医家医著，如何梦瑶《伤寒论近言》等，做了大量的编校考据工作，具有较高学术价值。

由于新中国成立前中医办期刊多属私人掏腰包，所以期刊种类数量虽多，但寿命却不长，一般出版三五期即销声匿迹。张阶平编辑的《杏林医学月报》出至 101 期，期数最多，不过每期发行量也只有千余份，它与新中国成立后广东出版的《广东中医》《新中医》《广州中医学院学报》等杂志的发行量相比，大为逊色。可见，中医期刊只有列入国家出版计划管理范围，才能有更大的发展。

第五节　岭南中医特点

岭南，从地域上来说包括广东、海南两省及广西部分地区，过去称为岭表、岭外，是中原人士视之为畏途的蛮荒之地。它位于祖国最南端，南濒海洋，北靠五岭，属热带、亚热带气候。由于受五岭之隔，岭南与中原内地的交通联系、文化交流都受到一定的影响，因此，岭南文化与中原文化相比较，一直是相对落后的。但是，落后并不等于没有文化，也不等于没有贡献。岭南作为中国最南的地区，因其独特的地理环境而培育了中国文化圈中独树一帜的岭南文化。岭南医学作为人类社会生活及生产实践的组成部分，其呈现出的文化内涵也是与地域人文息息相关的。因而岭南医学作为岭南文化的一支，其范围自然也主要以上述地域为主。但由于医学与单纯的历史文化不同，是一门自然科学属性很强的学科，所以医学文化的特质，就包含了广泛的内容。

国医大师、广东省名老中医邓铁涛教授指出："岭南医学是祖国医学普遍原则与岭南地区实际情况结合的产物，它具有地方与时代的特点。"邓铁涛教授指的岭南医学，当然包括了近300年来才传入中国的西方医学，但主要是指岭南中医。

岭南中医是岭南文化的一个重要分支，它的产生、发展也和岭南文化一样，离不开中华民族文化，同时，岭南中医作为一种地域性的医学，又具有明显的特殊性。因此在探讨岭南中医特点的时候，应该注重对其影响最大的自然环境因素、注重岭南地区经济文化背景，注重传统中医理论对其医疗实践的指导作用及外来医学的影响。为扼要说明这三方面问题，我们试列表如下：

岭南地区环境、经济文化、医学特点一览表

环 境	经济文化	医 学
低纬度,气候炎热,属南亚热带和热带气温带,年平均气温较高,且高温时间长,四季不明显	水稻一年两熟到三熟	疾病温热症、病从热化多:长期在暑热环境下劳作阴虚火热体质多,所谓"温病十有六七,伤寒十无一二"
降水量和水文资料丰富,湿度大	水灾频繁,形成堤围、基塘景观普遍	疾病湿热、痰湿症多,湿热、痰湿病理现象在临证中普遍多见
背山面海,海岸线长,海洋交通便利	对外贸易发达,形成"海上丝绸之路"	吸收外来医学文化较早且较充分,并对外传播中医学
山地、丘陵、平原、海洋多种地貌并存	经济文化发展多元,不平衡,少数民族聚居区和山区落后,三角洲、平原发达	少数民族医学与中医学并存,各具特色
动植物生长环境好,资源丰富	农副水产业等发展好,种类多;商业气息浓厚	①中草药资源丰富,形成独特的"南药"系统:蛇虫较多,蛇伤、虫媒传染病多发;②岭南医药民俗化、药膳化,药材业发达

当然，医学的形成与发展，并非简单的环境决定论可以解释，还有地区、民俗、心理等因素影响，更有医学科学本身的内在规律。回顾岭南中医漫长的历史形成过程，我们认为岭南中医具有以下特点：

一、继承性

岭南中医源于中原医学。岭南在古代，主要是百越土著民族的聚居地，未能形成统一的文化。秦汉尤其是两晋以来，伴随着中原地区的历次战乱，中原士民分批多次南迁，逐渐成为岭南人的主体，他们带来的中原文化，也就成了岭南地区的主流文化，并且影响着当地土著。医学上也有类似的情形，岭南自古是百越人居住之所，《禹贡》《周职方》记载说："扬州外境五岭，至于海，尽越人之南裔。"在中原人大量南迁之前，南越人是岭南地区的主要居民，他们发展了自己的民族医学，在当时，带有浓厚的巫医色彩。广西右江地区的花山崖画，体现了远古南越人捕猎、舞蹈的场景，其中包括有导引的内容。两广盛行"鸡卜"来求问生老病死大事，直到宋元尚有记载。

中医药学在中原文化区形成后，早期由于岭南与中原的交通还极不便利，一直未能系统传入，仅靠宗教人士带来了部分医药技术。其中最著名的是晋时道教炼丹家葛洪，他晚年隐居罗浮山炼丹，留下了与岭南医学有关的现存第一本医学著作《肘后备急方》，以及关于岭南民间女医家鲍姑的记载。岭南各族至今留存下来的医疗经验，大多简易粗浅，略成体系的，也无不带有受中医学影响的痕迹。这从西汉南越王墓出土的药物器械可以得到证明。此外，南越国宫署也有同样的发现，除了建筑设计很多是吸取了中原建筑特点以外，从已发掘的水井水质来看，其卫生保健已达到相当先进的水平。因此，可以说岭南中医主要是继承了诞生于中原文化基础上的中医学体系，这是岭南医学的主流。因此，要发展岭南医学，首先是要继承传统中医学的优秀学术，吸收中原、江浙名医医家的成功经验，这是历代岭南医家的共识。

岭南医家的继承性亦在于传承。如国医大师邓铁涛，他出生在中医家庭，父名梦觉，毕生业医。邓铁涛自幼受熏陶，目睹中医药能救大众于疾苦之中，因而立志继承父业，走中医药学之路。50多年来，他精心研究中医理论，极力主张"伤寒""温病"统一辨证论治。强调辨证方法在诊断学中的重要地位，对中医诊断学的内涵建设提出新的见解，致力于中医教育事业，培养了一大批中医人才。其论著深受国内外学者重视。

二、区域性

岭南中医虽然继承了诞生于中原文化基础上的中医学体系，但同时又与南越人即岭南土著民族医学相结合，形成了独特的区域性医学。《黄帝内经·素向·异法方宜论》对中华大地之东、南、西、北、中五个地域，就其地理位置、气候环境、民情风俗、身体特点均有简明的论述，而中医药学的一个特点就是强调对不同体质、不同时间、不同地域应该区别对待和处理，也就是中国医学向来注重因人、因时、因地制宜的"三因"学说。正如该篇所谓："南方者，天地所长养，阳之所盛处也。其地下水土弱，雾露之所聚也。"所处地区环境不同，所产生的疾病自然有异，因此对疾病的预防和治疗也就有其独特之处。岭南是中国疆域中最南的一个部分。其独特的地理气候条件和人群体质，无疑使中医学基本理论在此地的应用要作变通。释继洪在《岭南卫生方》中亦说："岭南既号炎方，而又濒海，地卑而土薄。炎方土薄，故阳燠之气常泄；濒海地卑，故阴湿之气常盛。"就是一种具体的研究。因此，岭南温病也以湿温或暑湿为多见。此外，由于山岚瘴气而形成的某些传染病、脚气等，也是岭南特有的地方病。岭南过去被称为"瘴疠之地"，对瘴气的研究就有它的区域性，岭南医家在这方面的研究成果，大大地丰富了中医流行病、传染病学的内容。

因此，研究岭南中医，很有必要结合现代气象学、土壤学、水文学、人文学、生物学、遗传学等学科，将岭南区域自然条件对岭南人群的影响进行更深入透彻的探讨，为岭南医学研究提供详尽的科学依据。可以说，岭南中医的区域性，是中医学在岭南地域的新发展，也是岭南中医最主要的地方特色，能否针对岭南特定条件创造出有效的医疗技术与方法，是岭南中医能否取得成就的主要标志。

三、务实性

岭南医家非常注重医疗实践的有效性，不尚空谈，这一优良传统一直流传至今。早在两晋南北朝的葛洪、支法存等医家，就已针对岭南常见的传染病、寄生虫病提出了独特的验方；又如被誉为"粤东古今第一国手"的何梦瑶，其著作《医碥》，对岭南病证的特点和治疗提出了一系列见解，处方用药百发百中；再如何克谏的《生草药性备要》，首次总结了岭南中草药的种类和运用经验。岭南经方学派在近代出现了陈伯坛、易巨荪、黎庇留、谭彤晖"四大金刚"。岭南骨伤、儿科、针灸等均享有盛名。岭南医药甚至深深影响岭南百姓的生活，成为生活习俗的一种，例如岭南凉茶、药膳之普及，全国罕有其匹。岭南中医的务实性更体现在"简便廉验"这四字之上。

"简"——岭南地处中国的南端，其南面濒临南海，而北部则以五岭形成一道天然屏障。由于历史原因，加上交通不便等因素，一向远离中原，在医学上虽然受到中原的影响，甚至是源于中原，但由于其所处的特殊的地理环境及气候特点，因此，岭南医家及民间在预防及治疗疾病方面，尤其在中草药的应用上，善于运用生长于岭南本地的草药或药材，并积累了大量的临床用药经验，为保障岭南人民的健康作出了贡献。

岭南本地草药其性味多苦寒，其功效大多具有清热利湿或祛湿的作用，比较适合岭南人由于地理、环境、气候因素或生活习惯等原因而导致的疾病。岭南医家能就地取材，如广藿香、木棉花、鸡蛋花、槐花、菖蒲、化橘红、广金钱草、广佛手、陈皮、高良姜、沉香、广地龙、金钱白花蛇等，取材简单，药效显著。

"便"——岭南的中医药文化深深影响岭南百姓的生活，成为生活习俗的一种，例如岭南凉茶、药膳之普及。岭南人饮用凉茶历史悠久、代代流传、相习成俗。凉茶、药膳品种甚多。有廿四味凉茶、葫芦茶、健康凉茶、金银菊五花茶、苦瓜干凉茶等；甚至连龟苓膏、生鱼葛菜汤、竹蔗芦根水等也成为岭南地区人民喜爱的传统凉茶。岭南人都十分熟悉一句民间流传着的谚语："饮一杯凉茶，不用找医家。"大街小巷随处可见的凉茶铺，已经成为岭南地区的一个标志。

"廉"——岭南地区医家传承传统大医精诚文化，岭南医家认为医道是"至精至微之事"，习医之人必须"博极医源，精勤不倦"。岭南医家认为医者要有高尚的品德修养，以"见彼苦恼，若己有之"感同身受的心，策发"大慈恻隐之心"，进而发愿立誓"普救含灵之苦"，且不得"自逞俊快，邀射名誉""恃己所长，经略财物"。岭南医家廉正，品行端正，广受当地人民尊敬认可，这对中医药文化在岭南地区的传播功不可没。

"验"——岭南医家注重临床，治疗方案切合实际，外治内治，针灸、砭石、角法等治疗手法多样，效果显著。中医药疗效显著深得岭南百姓的信赖，使之慢慢地融入岭南地区的文化血脉之中。

重临床、务实际，这是一种优良的医学学风，但这也使岭南医家提出的理论学说比较粗糙，在全国缺乏影响。

四、包容性

因为岭南的特殊位置——地处沿海，港口资源丰富，长期以来是中国对外交流的主要窗口，岭南医学有机会接触和吸收其他医学。它同时对东南亚乃至西方各国的文化和医学也就显得特别敏感和包容，甚至直接拿来为我所用。

有学者指出，岭南文化是土著文化（即南越文化）中原文化和西洋文化三者的混合体，那么也不妨说，岭南医学是地方医学、中原医学和外来医学的混合。这种混合对祖国医学是一种丰富。南北朝西域僧人的药方、唐宋时期的南药，乃至明清以来西方医学的东渐，无不是以岭南为吸收的起点。在岭南对外贸易交往频繁的环境下，中医学也进一步与外来医学加强了交流，岭南医学成为中医学中最善于吸收新知的一支。近代西洋医学最早从广东传入，历史上许多传教士都是以西洋医学作为手段打开中国大门的，而这个大门就是岭南。如中西医汇通学派的朱沛文就出自岭南，他在参考学习了中外古今大量医书之后写成《华洋脏象约纂》，成为最早的中西医汇通医家。种痘第一人的邱熺，就是在澳门向洋医学习接种牛痘术而后传授给其子邱昶和其他人的，这种对预防天花起到重要作用的牛痘术在岭南行商的资助和岭南医家的大力推动下得以传遍全国。同时，岭南又成为中医药学对外传播的出口。明清以来历代出洋的岭南华侨遍于天下，他们向世界各地带去了具有岭南特色的中医药文化。因此，岭南医学较少保守，注重新知，体现了一种广阔的胸襟。

第二章　岭南中医教育

第一节　以师带徒的医学教育

以师带徒是中医教育的传统方式，中国医学历代相传，主要还是依靠带徒，岭南地区亦是如此。例如南宋绍兴二十年（1150），潮州刘昉撰《幼幼新书》，有门人李庚；明代成化年间，琼山丘濬著《本草格式》《重刻明堂经络前后图》，医术传儿子丘敦。及至清代，岭南名医辈出，中医带徒教育盛行，调查清代广东名医157人，记载有师承传授关系者达79人，占51%；以儒通医者计43人，占27%。

被人们誉为"南海明珠"的何梦瑶，就是一个出色的以师带徒者，也是以儒通医者。何梦瑶自幼聪颖，生平热心教育与医学，历任广州粤秀书院、越华书院、肇庆端溪书院院长，生平著述计有医学、文学等20余部。何梦瑶进行中医教育多年，学生分布两省四县，范围很广，其医术传之九代于今。他的著作立论平稳，无所偏倚，适合学生作为教材使用，如其子何之蛟说，父亲所著"《人子须知》《伤寒近言》《医碥》《婴痘妇科》，用阶后学矣"。

何梦瑶中医教育活动见下图：

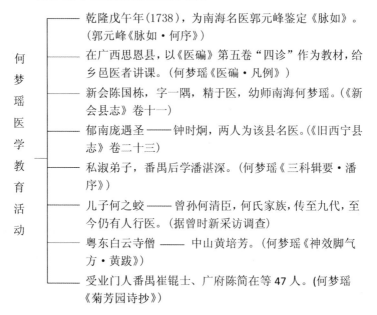

左侧竖排标题：何梦瑶医学教育活动

- 乾隆戊午年（1738），为南海名医郭元峰鉴定《脉如》。（郭元峰《脉如·何序》）
- 在广西思恩县，以《医碥》第五卷"四诊"作为教材，给乡邑医者讲课。（何梦瑶《医碥·凡例》）
- 新会陈国栋，字一隅，精于医，幼师南海何梦瑶。（《新会县志》卷十一）
- 郁南庞遇圣 —— 钟时炯，两人为该县名医。（《旧西宁县志》卷二十三）
- 私淑弟子，番禺后学潘湛深。（何梦瑶《三科辑要·潘序》）
- 儿子何之蛟 —— 曾孙何清臣，何氏家族，传至九代，至今仍有人行医。（据曾时新采访调查）
- 粤东白云寺僧 —— 中山黄培芳。（何梦瑶《神效脚气方·黄跋》）
- 受业门人番禺崔锟士、广府陈简在等47人。（何梦瑶《菊芳园诗抄》）

　　广东南濒海洋，事事得风气之先，中医教育以师带徒的另一特色，是受西洋医学影响明显。著名中西汇通派医家陈定泰及孙子陈珍阁为典型例子。陈定泰，字弼臣，广东新会人，学术渊源可追溯到王清任，王清任传考真脏腑十一图与王昭孚，昭孚旅居羊城，传与陈定泰，陈定泰偕同梁嶙山往访洋医，得其图本，道光甲辰年（1844）遂写《医谈传真》一书，新绘脏腑洋图十六款。孙子陈珍阁，名宝光，执庭训之秘旨，光绪丙戌年（1886）远涉南洋新加坡英国皇家大医院考察三年，修成《医纲总枢》一帙，谓学医之法，当先识脏腑，次考药性，然后辨证。两爷孙著作均为授徒教本，"从学者每岁数十人，求医者朝夕踵门如市"，极一时之盛。

陈氏家族师承传授关系如下：

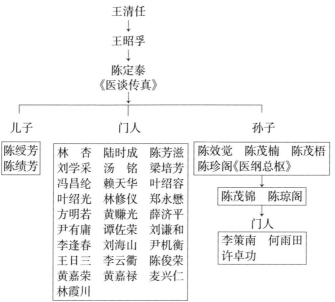

以师带徒虽然是一种手工方式的传授方法，但它对于继承中国医学与培养中医，在历史上确实起到过非常重要作用。中医学的宝贵遗产，不但记载在医药文献上，而且散存在许多中医手里，所谓"只有法传，而无书传"形象地描述了这种情况。广东早期医学教育，主要是以师带徒的形式进行。

第二节　广东近代中医学校教育

广东近代中医学校，是在艰难困苦中创出的一条教育自立之路，成为中医近代史的光辉篇章之一。当时兴办中医教育主要来自两方面的力量：一是清末出现的中医社团组织，如医学求益社、医学卫生社等；二是药材行商组织，如广州药业八行、香港中药三会。

一、广东中医药界结团集社

到了清代末年，广东开始产生了一些中医药组织，这些组织的缘起与三所中医学校的创办有着直接联系，并反映了当时的社会政治经济背景。

光绪二十四年（1898），南海康有为、新会梁启超实行戊戌变法，在百日维新期间，光绪帝采纳了他们的计划，发出了几十条改革政令，其中有一条是"命设立医学堂，归大学堂兼辖"。改革科举的制度，加试实用学科，逐渐成为当时有识之士的普遍要求。但因科举之制延续了 1200 年之久，梁启超又提出有"合科举于学校"的改良方法，即把科举出身与学校出身等同起来。光绪二十八年（1902）钦定京师大学堂谕旨明文："学生学成后赏给生员、举人、进士。"如两广军医学堂甲班毕业生 34 名，援照京师医学馆毕业方法，分别奖以岁贡、廪、增、附生员出身。至光绪三十一年（1905）八月，清帝谕立停科举以广学校，决定由光绪三十二年丙午（1906）起废止科举，兴办学堂。广东报纸刊登有消息："太医院拟奏，将令各省地方大吏，保送精通医士到京考试，赏以举人、进士。"粤省巡警道王（警察署）又颁布了有关医事政令一系列章程，其中心内容，皆谓今后凡为医生者，必须经当局审查立案方得充当。

业医者须学有出身，试行考核，看来已是势在必行。这意味着今后中医生要立足社会，开展业务，就必须获取学历证明。学堂是仕取学历场所，朝廷虽然有筹办医学堂的倡议，但广东未见实现；且欧美风潮东渐吹涤，将来官办之医学堂，必仿照西法办理无疑。因此，依靠自己力量筹谋组建中医学堂，才是最切实可行的方法。但中医学堂不是朝夕可以建成的，它需要有一个过程，先行结团集社，组织医界同人，进行理论学习临床提高，以适应日后学校教育工作之需要，在广东中医教育史上，这是一个非常重要的阶段。

光绪三十二年（1906）六月，在广州府下辖之南海县横江圩，出现了广东地区第一个中医社团组织"医学求益社"。医学求益社的发起人是罗熙如、黎棣初，他们两人都是读书人出身的中医生。罗熙如（1860—1927），名绍祥，南海人，贡生出身，广州府考取中医第二名，历任广州崇正善堂、澳门镜湖医院医师，著有《儿科释要》《伤寒科辑注》《中国药物学教科书》等，其医馆罗明恕堂设广州仙湖街。黎棣初（1872—1938），名元望，南海人，候选布政司理，南海老中医黎少彭之子，医馆黎杏春堂设于广州冼基南。罗熙、黎棣初两人儒而通医，有一定的组织才能，发起医学求益社后，苦于南海县横江圩地处一隅，难图发展，拟议搬迁广州，于是走访省城内外，寻求志同道合者磋商，得到十多位粤省名医支持，主要有：黄悼南，名鼎勋，新会人，贡生出身，医寓广州东横街庆云庵杏林堂；梁乐之，名理循，顺德人，廪生出身，医馆设佛山西便巷梁安善堂；关聘儒，字家藩，南海人，职生出身，任清远县仁爱善堂主席；潘陆仙，名永礼，南海人，广州府考取医学第一名，著有《医药姻缘录》一书，医寓广州大塘街潘养和堂；李佩臣，名锡年，南海人，医寓南海平地堡李身保齐堂；何子云，名鸿湛，增城人，增生出身，医馆设番禺直街何广恕堂；孔寿班，名广勋，南海人，医寓南海横江圩普生堂药店；任韵儒，名孝若，南海人，增生出身，任佛山育婴堂赠医主席。另外，一些社会知名人士如易兰池（名学清，鹤山人，戊辰进士，任粤省谘议局正会长，教育总会正会长）、苏伯庚（名元瑞，高要人，壬戌举人，任粤省谘议局议员）、苏星渠（名秉枢，候补四品京官）等亦表示支持。光绪三十二年（1906）八月，广东地区这批读书人出身的中医生共计 30 余人，假座广州省城仙湖街罗明恕堂医所刍议，即席决定成立广州医学求益社，社址由南海横江圩搬迁入广州西关，并由罗熙如执笔起草《医学求益社联课小引》，这是一份很有参考价值的近代医史文献，故文录如下：

> 医学有求益之遐功，而无速成之希望。以黄帝神圣，尚咨于岐伯而始作《内经》，诚以医道精深不可不覃思讨论也。往古君如神农药尝百草，相如伊尹方著汤液，汉仲景以长沙太守作《伤寒》《金匮》，金科玉律昭示来兹，奈后世视为末技，通儒硕学不暇及此，医道日以不振。国朝乾隆中诏修《医宗金鉴》，而医术渐昌。

> 闻泰西医士，皆经考验，学有本原，始出治证。乃者新政修明，近阅各报，知太医院拟奏，将令各省大吏，保送精通医士到京，考试赏以举人、进士。即西医卒业，亦当补习中医，且恐风气不广，官立之医学无多，拟劝谕地方绅商广设医学社会以收研究之益。窃幸本社恰得风气之先声，我辈或闭户著书或悬壶拯疾，顾可不集众思广众益以预储实学欤？夫玉虽畸异，非攻错不发宝光；木虽轮囷，非斧削不成伟器。凡我同人，宜互相砥砺。刻医者，仁术也；联课者，文事也。所谓以文会友，以友辅仁，又孰有急于此者？兹将本社章程胪列于后。

医学求益社以文会友，以友辅仁，很快就联络起了广州、南海、佛山、中山、四会、顺德、花县、江门、三水、清远、东莞、宝安、香港、澳门等地医界同人 383 人，另有社董 67 人，合计 450 人，共同商议广东地区中医大事，并准备以此为基础，扩充设立广东的中医学堂。在该社刻印的课卷里有一条规则："议医学堂。亦议早日筹办。"

光绪三十四年（1908）二月，广州医学求益社正式行开幕礼，粤省督宪张人俊派员前来训词："设社求益，自能兼师其长，既设赠医阅书之所，又推制药留医之仁，由是扩充设立学堂。""将来朝廷兴办学堂，该社正符部定设办专科学堂之旨，诸绅倡办医学研究，为百粤先声，朝廷行新政之日，必分科设立学堂，精益求精，用慰诸绅之望。"

医学求益社总社初设广州西关十二甫中约大屋，后又迁往西关宝华正中约闸口，由于医社同人分散于各地，故采用撰写论文的方式进行学术交流。题目每月初一发出，每次三题，第一、二题以中医《内经》《难经》《伤寒》《金匮》《本草》五书内容为限，第三题不拘古书时症及西医均可，三题任选其一，也可以全做，每月十五交卷，由上月评选为首者负责改阅，于二十五日定出论文名次，前五名发刻为该社课卷，外取十名贴堂以资公览，由省内各路 29 个代理处广为发行。从光绪三十二年（1906）至 1912 年为止，前后共进行了 70 次论文评选工作。社内还附设赠医席四席，由社友每日轮派四人，义务担任，每席医师日限诊四十症，疑症互相研究，实地练习，病人持该社药单，可在广州九大善堂（即爱育、崇正、四庙、惠行、广济、赞育、志德、润身社、方便医院）内免费给药。又附设一图书所，以俾同人广开见闻，并计划筹办制药局、留医所等。求益社同人情绪热烈，决意做一番事业。

1912 年清室倒民国立，是时国政一新，首重卫生，广州医学求益社改名广州医学卫生社，社所搬迁入广州南关厂后街三界庙内。卫生社的宗旨更加明确："联络医界团体，振兴医务教育。"社务工作由潘茂林、鞠日华、陈月樵等人主持。潘茂林，番禺人，行伍出身，为前清两广督标中营游击统带，兼通医术，首任广州医学卫生社社长，后任广东光汉中医专门学校校长，光汉中医院院长，中央国医馆名誉理事等职。鞠日华

（1871—1936），字海天，一字升之，中山人，医生出身，伤寒名家陈伯坛高足，医寓省城南关厂后街崇德善堂，先学课于求益社，后加入卫生社，卫生社转办为光汉中医专门学校后任伤寒科教席，专门讲述陈伯坛著作《伤寒门径》。陈月樵（1868—1950），名炳翰，番禺人，近代岭南著名内儿科医家，医寓省城南关清水濠寿世善堂，先主持卫生社务工作，后又创办广东中医教员养成所，任所长，主教《内经素问》等课程。

广州医学卫生社成立后，又吸收社员 167 人，名誉赞成员 60 人，共计 227 人。学术活动的方式，仍按照原医学求益社方法，开展论文评选活动，并扩大参加人选范围，即不局限于卫生社内社员，凡社会开业之中医师均可撰文参加评选，每会课榜录取一百名存案，但只将前三名论文刻印。由于当时社会动荡，论文评选工作只能断断续续地进行，从 1913 年至 1918 年，广州医学卫生社共出月试课榜四十会。

1917 年，广州医学卫生社衍生出"广东中医教员养成所"，陈月樵主办，地址在广州小东门清水濠，学制一年，课程共计八门。方闻兴（1863—?），东莞人，广州医学卫生社第一期同人，任省城普惠善堂医席，在中医教员养成所教授《难经》《脉学》。冯育神，南海人，教授《伤寒》。李光策，番禺人，教授《金匮》。陈月樵主讲《素问》。杨若衡（1869—?），名云蔚，顺德人，广州医学卫生社第二期同人，教授《诸家学说》。陈主平教授《刺灸》。麦少神教授《解剖》。后增设《温病学》一科，由顺德高贯岐主讲。1920 年，广东中医教员养成所交由"广州中医公余别墅"（广州中医师公会前身）接理，办至 1922 年时已有五期毕业生共计百余人。

1918 年有广东医学实习馆，又名"广州医药实学馆"，地址在广州西关十八甫冼基南。该馆亦由原医学求益社同人创办，主持人罗熙如、黎棣初，教习有麦冠萍、黄干南等。罗熙

如、黎棣初两人发起医学求益社简历已如前述。麦冠萍
（1869—?），名殿元，监生出身，医学求益社第二期同人，后
任广东中医院名誉医生，著《中医病理学教科书》。黄干南，
生卒年不详，名恩荣，原籍三水，占籍佛山，祖父黄积昌，父
亲黄殿中（字慎堂），兄弟黄恩湛、黄恩铭、黄恩永都是医
生，设药坊于佛山，善制丸散膏丹，每逢暑天煎药茗饮路人，
《佛山忠义乡志》有载。黄干南幼承庭训，习儒学医，科中举
人，著有《迴溪医案唐人法》《唐千金类方》等，并在省城双
门底上街（今北京路）开设黄干南药行，儿子黄梯君亦精医，
新中国成立后任广州中医学院教师。

　　黄干南协同罗熙如、黎棣初、麦冠萍等人合力办理广东医
药实习馆前后 6 年，毕业学员共计百余，其中 1918 年入学的
49 名学生得到粤省公署省长李耀汉核准备案。医学实习馆学
制两年，学员多是广州市开业医生，毕业时须缴交医学论文一
篇，所选题材，多以中说为主，旁参西学，故粤省公署 1918
年第 6369 号指令云：医学实学馆"各科讲义沟通中西学说，
能与立学主旨相符"。1925 年，广东医学实习馆改名广中医药
专门学校（又名广中医学校），校址位于广州西关恩宁桥脚，
据广州市名老中医陈敬昭回忆，他于 1925 年考入该校读书，
1927 年因校长罗熙如逝世，学校停办，部分学生转入广东光
汉中医专门学校。

　　中医社团组织将各地个体开业的中医生团结起来，是广东
中医近代史上一件大事，它代表着广东中医界的力量，对于维
护中医自身生存利益，发展广东的中医事业起到了重要作用；
它通过学术交流极大地提高了广东中医学术水平，为民国年间
广东各中医学校培训了许多老师、医师。例如医学求益社的陈
惠言、陈汝器、梁湘岩、古绍尧、卢若愚；医学卫生社的吕楚
白、邓鹤芝、郭梅峰、吕安卿、卢宗强、钟少桃；中医教员养

成所的周仲房、邓炳煌、庄省躬、陈月樵；医学实习馆的陶保荪、谢泽霖、黄梯君、谢培初、黎兑刍；九大善堂的梁翰芬、黎云卿、许振庆等，1924 年以后分别任教于广东的各间中医学校。因此，结团集社是将中医教育由带徒向学校过渡的形式，由广东中医界主办的光汉中医专门学校就是在上述中医社团组织基础上创建起来的。

二、省港药材行作智力投资

兴办广东中医教育的另一股力量来自省港药材行，即广州药业八行与香港药业三会。药材行商组织缘起的时间比较早，它与承缴行厘台费（军饷）有关。1850—1864 年，广东花县洪秀全、广西桂平杨秀清起太平天国之事，清廷兴兵镇压，军饷缺乏，江楚大吏奏请抽厘（厘，厘金，征税以助军饷，取之极微，谓之厘金。），咸丰三年（1853），各省奉旨一律遵行。同治元年（1862），广东设全省厘务总局，其办法由各行商人酌认岁纳银数，以买卖之大小定坐厘之多寡，是时已有药材行商组织出现，不过称呼什么名字则无从考究了。

及至光绪十六年（1890），两广总督李翰章因修筑炮台经费尚未筹及，又奏请仿照巡缉经费办法劝办炮台费用，故"台费"亦军饷一种，它与"厘金"合称为"行厘台费"。光绪二十二年（1896）李翰章传习省城坐贾劝谕报效台费之数目，具体事宜交由易兰池（名学清，鹤山人，进士出身，粤省谘议局正会长，后被聘任为广州医学求益社社董）、卢乃潼（字清辉，号梓川，顺德人，举人出身，谘议局议长，广东造币厂厂长，后被广东中医药界公推为广东中医药专门学校校长）等执行。易兰池、卢乃潼两人召集广州各行各业商人在文澜书院（今下九路妇儿百货商店）开会，协议成立广州总商会，地址设在省城晏公街（今广州日用工业品公司所在地），统收各行商军饷上缴金库。文澜书院会议后，省城药业始有分行。据原南北行经纪人谭德成及广州药业前辈邓广彪的回忆，省城广州有药业八行，即南北经纪行、西土行、丸散膏丹行、参茸幼药行、药片行、生药行、熟药行、生草药行（详见本书第一章第三节）；另据罗元恺教授的回忆，香港有药业三会，即南北经纪行以义堂商会、参茸幼药宝寿堂商会、香港中药联商会。当时香港虽属英管辖，但药材货源于内地，市场客主多是华人，故省港两地药材行商在历史上有着很深的渊源。

那么，药材行是怎样与中医教育挂上钩的呢？我们知道，帝国主义侵略中国的目的之一是要掠夺市场，广东是中国商业资本发展的重要区域，药材生意在广东的经济活动中占据一定位置，故被作为"课征目的物"列入金库（财厅）"岁入经常门"。自海禁大开，舶来品如洋药进入中国，据《清史稿·食货志》统计："查洋药由印度先到香港，然后分运各口……同治十三年至光绪四年（1874—1878），到港洋药每年八万四千箱至九万六千余箱，运销各口。"洋药与日俱增，中药延年递减，如照此发展下去，中国天然之药产，必将尽归淘汰，鉴于这一紧急情况，省港药业同人从1913年起，多次集议于省城药材行张大昌寿世会馆、南北经纪行同德堂。他们深感时势多艰，医与药两者关系至为密切，所谓"中医衰落，中药随之，其关系至大"。为保持中医中药之不坠，他们决议作智力投资，提出"习中医以存中药"的口号。1917年3月正式成立"中医药学校省港筹办处"，卢乃潼、李蓉生两人为广州筹办处总理，伍耀庭、曾恩普为香港筹办分处总理，以专责成。同年夏季，省港药业同人梁兆南呈送《论中医药书》致粤省省长朱庆澜，书中谓："徒以欧风东渐，政俗摹仿他人，是不惟失吾国固有之医学药学，且年少省港药销之三千万巨金，将人不亡我而我自亡矣。且中药之锐减，亦中医不实力研求，业此者皆为米盐之计，人尽可为，其真伪莫辨，是不独草菅人命，业医术拙劣，而药品亦必无以自存。有识者想焉忧之，故吾热心之士，捐资创建中医药学校，拟请咨部立案。"梁兆南致朱庆澜《论中医药书》后，粤省署仍未肯立案办理，卢乃潼亲自北上北平找内政部部长徐兆桢，几经交涉，及至 1918 年 1 月 15 日、1 月 17 日，才先后奉到北洋政府内政部及粤省公署行文批词，准予广东中医药专门学校备案。自此以后，省港药业诸公艰难缔造，惨淡经营，前后二十年时间，汇集 35 万大洋，于 1924 年建成广东中医药专门学校，1933 年建成附属广东中医院，这是一所由广东中药（医）界创办的学校，在广东中医教育史坛上占据重要位置。

三、广东中医药专门（科）学校

广东中医药界人士，在北洋军阀政府、国民政府没有分文资助的情况下，经过十余年坚持不懈的努力，至 1924 年 9 月正式开办广东中医药专门学校（同年开办的还有广东光汉中医专门学校），它标志着广东中医教育已由各地分散的带徒经过结团集社进入至规模化的学校教育阶段。

（一）学校创建

广东中医药专门（科）学校，简称"中医专"，它是由广州药业八行与香港药业三会暨广州中医知名人士共同倡议兴办的中医高等本科专业学校。卢乃潼为首任校长，陈任枚继任校长，两人对创办发展广东中医专门学校作出了重大贡献。

卢乃潼，字清辉，号梓川，顺德人，广东近代著名的教育家暨中医学教育家。卢乃潼自幼聪颖，工骈文，长欧体书法，及长游艺于广东著名学者陈澧（东塾）先生门下，学业日益进步。光绪辛巳年（1881）补博士弟子员（一说举人）。历任广东谘议局议长，广州菊坡精舍、学海堂书院（均广州市第一中学前身）学长，广雅书院（今广雅中学）院长，广州中学（由羊城、越华两书院合设）校长，主持上述院校教育工作15年，"成就人材为至众，此皆阐扬文献，振兴教育之大端也"。

光绪二十二年（1896），两广总督李翰章因修筑炮台经费未筹及，令卢乃潼、易兰池（戊辰进士）两人传习省城各商贾报效台费之数目。卢乃潼、易兰池两人召集广州各行各业商人在文澜书院（今广州下九路妇儿百货商店）开会，为向金库（财厅）上缴"行厘台费"（军饷），省城药业始分有八行。卢乃潼与省城药业诸公多次接触，深感中医中药在广东商业经济活动中占据重要地位，求治于中医药者十倍于西医之门，但由于中国近代社会急剧地趋于半殖民地化，洋药大量进入中国市场，中药销售量逐年减少，尤其是清王朝、北洋军阀政府崇洋媚外，专西遗中，抑压中医，这不仅会导致中国固有的医学药学有散失的可能，而且直接影响广东地方中医药从业人员糊口生计。为维护民族经济利益，卢乃潼引《诗》"风雨如晦，鸡鸣不已"作自勉。这也是他晚年立志于中医教育事业并为之捐躯献身的出发基点。

1913年1月，北平教育部公布大学规程，不列中医教育入院校系统。省港药业诸公感时势多艰，为保持中医中药之不坠，决议着手筹办中医药学校。同年3月集议于广州上九路张大昌寿世会馆（省城药材行地址），一致公推卢乃潼为"中医药学校省港筹办处"主席，卢乃潼奋然曰："神州国粹，不绝如线，同人等焉忧之，创立广东中医药专门学校。"是故义不容辞，挑起重担。

创建学校，经费是首要问题。卢乃潼不畏艰难，对中医教育事业满腔热忱，毅然赴省港各地沿门劝捐，从1913年至

1924 年，广州药业八行与香港药业三会共汇捐 10 万大洋，而他一人就募捐学校大礼堂全部建筑费。他在职期间，不受薪金，权当义务。他为学校立案，四出奔走，开始广东省署迟迟未予核准，1917 年 3 月，卢乃潼亲自上北平找到内务部部长徐某交涉，虽屡经波折而始终不懈，卒于同年 12 月内务部行文批词至粤省。翌年 1 月，广东省署才勉强准予中医专门学校立案。

中医学校在当时纯属首创，并无先例可循，各项工作均须摸索进行。卢乃潼出身教育界，深感培养人才至关重要。他说："读书而不能医者有之，未有不读书而能精医者。"遂聘请广东地区医学、教育两界名流聚议，如陈任枚、卢朋著、管季耀、廖伯鲁、陈惠言、谢泽霖、陈汝器、梁湘岩、古绍尧、吕楚白、梁翰芬、刘赤选等一班知名人士共同制定教学大纲，编写教材讲义，充分体现了他知人善用的组织才能，为解决学生临床实习基地，他又计划筹建广东中医院，议举代表赴南洋募捐，晚年在病榻弥留之际犹殷殷以倡建医院为念，足见卢乃潼对中医教育事业的一片赤诚之心。

鉴于卢乃潼对创建中医专所作出的卓越贡献，1923 年 12 月 18 日，省港药业同人复假座香港联益公司开会，公推他为第一任校长，1924 年 9 月 15 日，广东中医药专门学校（即今广东省中医院）行开学典礼，他发表演讲说："中国天然之药产，岁值万万，民生国课，多给于斯，倘因中医衰落，中药随之，其关系至大。本校设立之宗旨，习中医以存中药，由中医以通西医，保存国粹，维护土货，以养成医学之人材。"这是他对学生的训词，也可以说是他办中医教育的目的。

1927 年 8 月 29 日，卢乃潼不幸病逝，享龄 78 岁。广东中医界为失去中医教育界的栋梁而感到悲痛。10 月 2 日，省港药业同人在中医专发起追悼大会。为继承其遗志，中医专校董会又推选陈任枚任校长一职。

陈任枚（1870—1945），南海县狮山乡人，广东近代温病学家暨中医学教育家，继任广东中医药专门学校校长。

陈任枚对温病发生之机理进行深入研究，认为叶天士《三时伏气外感篇》之说有临床实践作依据。他认为，广东地处亚热带，为海洋性气候，其温病之特点，多是疲劳不慎，热气熏蒸，积而暴发，一起即见气分高热，甚至气营两燔、血分证候，其势棼乱而迅速，治宜清气透营两解之法。临床须执简驭繁，以气统卫，以血统营，治分两类，羚羊犀角，当用即用，"是非有意求异于古人也，期有裨于实用而已"。处方下药，擅用青蒿、白薇（广东草药毛大丁草）、地骨皮、枯黄芩，取其直清阴分里热之义。对温病伏热不易退者，主张辛（苦）凉透泄，滑利二便，使温邪无所蕴伏，枳壳、滑石、竹茹等为常用药。又谓岭南土卑地薄，春夏淫雨，潮湿特甚，春温暑湿，须加生薏仁、绵茵陈、丝瓜络、白通草、大豆卷等。陈任枚是教师出身，医学教育经验丰富，广东中医药专门学校《温病学讲义》就是他与广州中医学院已故教授刘赤选合编而成。陈任枚负责上篇总论部分，刘赤选负责下篇各论部分，为当时该校各科讲义编纂质量最佳者。

陈任枚对广东中医事业的贡献，更主要的是他继承了卢乃潼的遗志，砥柱中流，领导学校度过环境恶劣之秋。1929年2月，国民政府中央卫生行政会议决议废止中医药案，于是引起3月17日全国中医风潮爆发，陈任枚表示极大愤慨，毅然率领广东代表前往上海，参加全国医药团体联合总会向国民党政府请愿。同年5月18日，伪教育部令中医学校改称传习所，他又参加全国中医学校统一教材编写会议并任主席。由于全国中医药界的抗争，国民政府被迫作出了让步，乃于1931年3月在南京成立中央国医馆，陈任枚偕同梁翰芬、梁湘岩、冯瑞鋆、卢朋著、谢香浦、卢宗强、管季耀、潘茂林、方公溥、陈道恒等11人出席这次大会并任常年理事。陈任枚不负省港药业界及中医专师生期望，使学校日趋兴盛。1933年，建成广东中医院，学生人数最多时达500余人。他的学生，现有不少是广东省、广州市名老中医，如张阶平、区金浦、林夏泉、李仲守、关济民、杜明昭、简锡禧、甄梦初、罗广荫、罗元恺、钟耀奎、赵思兢、陈少明、彭玉林、杜蔚文、朱钊鸿、邓铁涛、司徒铃、关汝耀、刘仕昌等。港澳海外中医界知名人士如刘云帆、潘诗宪、卢觉愚、饶师泉辈均是师事陈氏为入室弟子者。

陈任枚为中医教育事业心力交瘁，1936年以年老告退，1945年于广州龙津路病逝。1936—1945年，先后主持过中医专工作的有：

周仲房，增城人，广东中医教员养成所毕业，历任香港港侨医院中医部主任，在中医专编撰的教材有《针灸学讲义》，与教育家卢公辅一起当教务主任。

冯霖若、李植芝、谭颖才。李植芝、谭颖才两人均为香港中药联商会主席，1938年广州沦陷后中医专搬迁香港时任校长；沦陷前则由冯霖若充当。

潘诗宪（1912—1956），南海人，出身药材行商家庭。潘诗宪曾学课于中山大学医学院，后转学中医，为中医专第四届毕业生，年轻时已才气过人，历任香港东华医院中医长、广州中医师公会常务理事等职，著有《备用药方汇选》。1946年抗战胜利后中医专复课，接任校长职，并兼任广东中医院院长。1949年11月到香港定居，设办"港九中医研究所"并任所长，对培育中医人才作出过一定贡献，可惜英年早逝，终年时仅44岁。新中国成立后的1950—1955年，罗元恺教授任最后一任校长。

广东中医药专门学校办学从 1924 年至 1955 年，前后共达 30 年之久，为中国中医学校历史最长者。

（二）学校设施

广东中医药专门学校于 1924 年 9 月 15 日正式开学时，校舍占地面积 10 亩，共有 3 座建筑。头门建筑 1 座，石刻横匾书"广东中医药学校"7 个大字，该石匾由省城南北药材行捐赠。礼堂 1 座，可容纳 500 人开会，附有办公室、会客室，礼堂正面悬挂一副木刻篆体字对联，文云："上医医国，先觉觉民。"提出治病与治国同样崇高之目标。教学大楼 1 座，内有课室 10 间，每间可容 70 人，办公室 6 间。以后校舍建筑不断扩展，图书馆、实验室、解剖室、化学室、幻灯放映室、印刷厂、中药标本室、生草药园圃、学生宿舍饭堂、篮球场等先后建成。学校还制定有校歌，歌词是："中华医药炳千秋，学术研求。广南东道，青莪毓秀，校舍好优游。师往哲，启新猷，晦明风雨共潜修。博采旁搜，上医医国，同心努力，玉函金匮，光耀满神州。"它概括地指出了中医药的光荣伟大，并反映了学校设立的宗旨和努力方向，对全校师生起到了鼓舞作用。

中医专与其他各间中医学校相比较，更主要的是有自己的临床实习基地。在校门口对面（中间隔麻行街），建有一座占地 300 平方米三层楼高的广东中医院，于 1933 年 9 月落成开幕，内有大小病房 20 间，病床 30 多张，另设有各科门诊、药房、医疗室、护理室、煎药室、供应室、太平间等，成为当时较有规模的纯中医医院。伪广州卫生局虽然不承认中医学校教育，却承认广东中医院医疗："查该院组织章程大致尚无不合，准予立案。"可见其临床水平并不低于西医院，1933 年 8 月至 1937 年 1 月，单是门诊赠医（即免费看症）就达 80925 人，住院 1364 人。

中医专办学能长久，经济来源有较可靠保证为重要原因之一。据罗元恺教授回忆，学校基本建设靠各药材行募捐，办学常年经费，抗战前省港双方协议各付50％，每年约两三万大洋；抗战后广州药业财力不敷，全由港方支付，香港药业三会以买卖双方各抽1％佣金支持，每年亦几万港币。这是省港中医药界人士团结合作为子孙后代办的一件好事。

（三）学制课程

学校为五年全日制（新中国成立初曾改为四），需经考试录取入学。考试科目特别重视国文，因中文水平不好，实难看懂中医古籍。课程计有党义、医学通论、医学史、全体生理（中说）、生理学（西说）、解剖学、卫生学、药物学、方剂学、伤寒学、温病学、杂病学、诊断学、病理学、儿科学、痘疹科学、妇科学、喉科学、眼科学、外科学、伤科学、花柳病学、针灸学、化学、西法诊断、西药概要、国文学、日语、救护学、体育等30门。中医课与西医基础知识的比例约为8.5∶1.5，课程先中后西，以继承为主，并吸收一些现代医学知识。学生要在四年内基本学完上述各科，从第四年开始安排一些时间在门诊见习，第五年则以临床实习为主，实习完毕需经带教医师鉴定同意方可毕业。实习期间仍有少量课程讲授。前四年每天上课6—8小时，每学期有两次考试，一为期中考，一为学期考，设有奖学金，凡学期各科总成绩第一名者免交一年学费；第二名则免交半费；五年总成绩1—4名者留在附属中医院当医生，以资劝勉。

中医专使用的教材，获得全国一致好评："各处国医学校讲义，收广东中医药学校者颇多。"现仍见存有该校各种讲义41种113册。中医期刊亦伴随着学校教育发展而得到创办，由学校及员生出版的刊物前后共9种，他们是：《中医杂志》《广东中医药学校校刊》《广东医药月报》《香港广东中医药学校刊》《广东医药杂志》《杏林医学月报》《医药学报》《医林一谔》《克明医刊》等。学校还编辑出版有医药丛书，这些书刊，使学校成为当时广东地区研究中医学术重要场所，对全国也产生影响。

（四）教师

服务于中医专的教职员工，多是广东医学教育两界之佼佼者，例如卢朋著、梁翰芬、刘赤选、梁湘岩、廖伯鲁、古绍尧、陈汝来、陈汝器、管炎威、管泽球、谭次仲、冯瑞銮等等，试介绍其生平简历如下：

卢朋著（1876—1939），名雄飞，新会人，贡生出身，优秀中医理论家。从光绪三十一年（1905）起，先后在两广师范、广州中学、南海中学、番禺中学、东莞师范、潮州旅省中学等8所学校任教算术数学，积累了丰富的教学经验，文、史、哲等各科专业知识亦大有长进，为以后儒而通医、从事中医理论研究及中医教学奠定了坚实的基础。

1912年，卢朋著辞去各校之教职，在广州市惠爱路（今中山五路）流水井开设卢仁术堂悬壶济世，愈人甚众，曾名噪一时，如病人邓楚生、卢雨三身患重疾，经卢朋著的精心调治而愈，两人感卢朋著中医师之恩德，特赠送镜匾一面，上题词曰："医学湛深。"该镜匾仍珍藏于其子卢启正家中。卢明著在行医之余，购置收集大量中医书籍，故藏书甚富，手抄本与坊间绝版书，亦皆有之，中医专教务主任廖伯鲁曾说："朋著兄家藏书最富，皓首穷经，寒暑靡缀，儒医之称，洵无间然。"经过十余年刻苦学习与临床实践，他学术水平迅速提高，加上早年在广东教育界颇有盛名，1924年省港药材行创办广东中医药专门学校，即被首任校长卢乃潼慧眼识中，聘请入中医专任教师，主编教材讲义。

卢朋著一共为中医学校编写了8种教材：《医学通论讲

义》《医学史讲义》《医学源流讲义》《医学常识讲义》《方剂学讲义》《药物学讲义》《本草学讲义》《法医学讲义》；著作2种：《四圣心源提要》《哮喘经验谈》；连同早年撰写的《算学讲义》《算余心得初集》等，共计著述12种，现均见存。这些著述，务在博采众说，撷取各家精华，教授学生系统全面地掌握中医基础理论。他认为做学生先宜杂博，后方可专纯。杂博者，"杂则多，多则博，博则泛收各家之说，足以集思广益而无穷"；专纯者，"专则纯，纯则精，精则自成一家之言，足以特立独持而不败"。即是讲，基础知识要宽广宏博，中医专业才能顶尖突出，这也可以说是他几十年经验之谈。

"言之无文，行而不远"，卢朋著文采奕奕，笔下生辉，其编撰之讲义获得一致好评，1929年5月，在上海召开了有全国9所中医院校参加的中医统一教材编写会议，该次会议收广东的教材比较多，而广东的中医学校教材，有一部分是由卢朋著编撰的，故卢朋著被推选为全国中医学校教材编委会委员。1931年3月，他又与陈任枚等11人代表广东中医药界出席南京中央国医馆成立大会，任名誉理事，回广东后即向省港中医药界报告出席大会经过，谓此次会议到达者300余人，吾粤代表偕同各地同人请行政院定出考试国医之规程，使国医既有出身之路，即国药有中兴之望。卢朋著对中医专各项建设极为关心，为正在筹建中的广东中医院募捐200大洋，为发展广东省中医药教育事业作出贡献。然而，中国近代社会外忧内患。1938年11月，日寇南侵，广州沦陷，卢朋著所藏医书毁于兵燹，平生并无积蓄，而战时物价又复飞涨，纸币接连贬值，糊口生计皆成问题。国家民族的危亡，家庭个人之不幸，使他精神备受打击。当时沦陷区人民在日寇铁蹄蹂躏之下，哀鸿遍野，民不聊生。卢朋著虽走难回乡，亦难逃厄运。卢朋著伤感之余，于1939年6月某日晚上，不幸失足坠落塘中溺死。

其子卢启正继承父业，1932 年秋学课于父亲任教之广东中医药专门学校，1937 年毕业，行医 40 余年，现亦广州市名老中医。

梁翰芬（1876—1960），番禺人，监生（一说贡生）出身，杰出的中医临床家。梁翰芬早年师从邻村儒医杨某先生学医，读《灵枢》《素问》书过目不忘，后参加粤省医才考试取录为第一名，即受聘于广州城西方便医院任医师席。该院原是慈善机构，业务范围赠医施药、救赈殓葬，凡抬至方便医院者，多是奄奄一息的垂危病人。梁翰芬运用中医中药治愈许多待收入殓之患者，由是名声大噪，求治者无虚日，求学者踵门如市，旋于广州龙津路再行开设两个诊所，一边诊症，一边带徒。梁翰芬擅长中医诊断学，尤其重视脉诊舌诊。他认为脉、舌二诊是中医诊断危重急症的重要手段，因为在抢救病人的时候，患者往往无法准确自诉甚至昏聩不语，全凭医生的经验察色按脉，处方下药。广州市一些西医院曾多次邀请他参与抢救一些尿毒症昏迷、肝昏迷、急腹症休克的病人，经他诊治后，都有良好的近期疗效。梁翰芬生前历任广东中医药专门学校、广东光汉中医学校、广东保元国医学校教师，华南国医学院赠医处主任，广州汉兴国医学校校长，广州中医学院内科教研组教师，广州市第二届政协委员等职，著作有《诊断学讲义》《治疗学讲义》《眼科讲义》《辨舌疏症》《痛证疏案》《张元素脏腑药式》等。晚年自题诗云："人生七十古来稀，寝馈难忘只是医，济世未能偿夙愿，还将责任付吾儿。"儿子梁具天，为广州市名老中医；孙子梁颂铭，为广州中医学院中药系教授，整理有《梁翰芬医案》。

刘赤选（1897—1979），广东省名老中医，温病学家暨中医学教育家，德高望重的中医界老前辈，顺德人。刘赤选自少有志于医学，16 岁起在顺德永善医院随师学习，

22 岁任顺德联安、志明两学校教员兼校医，25 岁经考试院（广州卫生局）检核合格为注册中医师，在广州西关十八甫冼基西开设诊所，善治发热病、咳嗽症。自 1928 年起，历任广东中医药专门学校、华南国医学院、广州汉兴国医学校、广东省中医进修学校教师，广东中医院内科主任，广州中医学院内科教研组教师，广州中医学院温病学教研组主任，广州中医学院教务处副处长，广州中医学院教授、顾问等职，系第三届全国人民代表大会代表，中国人民政治协商会议第五届全国委员会委员。刘赤选从事中医教学医疗工作多年，积累了丰富的经验。他讲授温病、伤寒、内科等课程，主张中医教学宜深入浅出，以简驭繁，联系临床实际应用。例如他教授温病学一课，认为关键是要将温病与伤寒作鉴别，在南方的急性外感热病中，温病总是占大多数的，所谓"伤寒十有一二，温证十有六七"，说明了南方温热病之广泛性。对温病的分类，他主张只分四类：温热、燥热、风温、湿温，另又有四夹：夹痰水、夹食滞、夹气郁、夹血瘀。其辨证论治，则以叶天士卫气营血为纲，以病统症、对症拟方。他认为南方温病，热势焚乱，由里达表，始终皆热，应很好地掌握温病各个阶段用药指征，清营凉血时切勿忘记渗利痰水湿浊。他多次参与抢救乙脑、流脑、钩体病、肠伤寒、流行性出血热等传染性或感染性危重疾病临床实践。治疗内科杂病则善于运用伤寒经方，如猪苓汤治疗慢性肾水肿、桂枝人参汤治疗消化性溃疡胃痛、吴茱萸汤治疗头痛等，经他诊治的疾病，每起沉疴。平生著述计有《温病学讲义》《学习温病的关键》《温病知要》《教学临症实用伤寒论》《刘赤选医案医话选》等。刘赤选学术思想及临床经验介绍，已收载入 1983 年卷《中医年鉴》。

梁湘岩（1873—1935），名慕周，南海人，广州医学求益社同人，任广东中医药专科学校教师，广东中医师公会编辑主任，广东出席南京中央国医馆成立大会代表之一，擅长文笔功夫，有"中医秀才"之称，在全国性中医风潮中，执笔起草《告海内外同胞书》，影响很大。医著有《中医病理学讲义》《针灸学讲义》《医学明辨录》等，临证以内科杂病见长。医术传儿子梁端济（1919—1990），梁端济乃广东省名老中医，曾任广州市第二人民医院主任中医师。

陈汝来（1869—?），字惠言，南海人，庠生出身，广州医学求益社同人，编撰教材有《生理学讲义》《形体生理学》《内科杂病讲义》《儿科学讲义》。其堂兄弟陈汝器（1874—?），字羽起，监生出身，广州医学求益社同人。陈氏两兄弟中医理论涵养较深，《内经》原文娴熟，许多卷篇均能一字不漏地背诵，讲述中医生理病理学时着重注释《内经》原文，抗战前一直在中医专、光汉两校任教。

古绍尧（1883—?），名昭典，一名赞韶，三水人，著名小儿科喉科医生。学课于广州医学求益社，后在广州龙津路执业，擅长喉症，兼任中医专教师。编撰教材《喉科学讲义》《儿科学讲义》《痘疹学讲义》。

廖伯鲁（?—1950），号景曾，南海人，历任中医专教务主任、总务主任、语文教师，为中医专起草了许多重要文件、布告，编撰教材有《国文学讲义》。

谭次仲（1897—1955），南海人，近代广东中西汇通医家，提倡"中医科学化"，但只局限于理论探讨。谭次仲原毕业于两广方言学堂英文专科，后经广州卫生局考取为中、西医师职，历任广州汉兴、广东保元国医学校教师，广东仁爱善堂中医股股长，中医专教师。著有《中医与科学》一书，共两集，凡二十万言，在马来西亚出版。

冯瑞鎏（1890—?）南海人，在中医专讲授伤寒杂病，1931 年广东出席南京中央国医馆代表之一，编撰教材有《伤寒论讲义》。

谢泽霖、甘伊周、吕楚白、管炎威、管泽球等教师，已在本书第一章介绍，从略。在中医专教授西医及其他基础理论课程的老师还有：章启祥，号吉甫，番禺人，任教生理解剖，编撰教材《全体学讲义》《生理学讲义》（西说）和《解剖学讲义》；郭绍贤，号道南，中山人，南京金陵大学医科毕业，编撰教材有《卫生学讲义》；冯守平，高鹤人，广东师范学校毕业，任教化学；刘安全，籍贯不详，毕业于中山大学医学院，任教西法诊断；谭文彪，中山人，广东近代著名体育健身专家，毕业于广东体育专科学校，任教体育。

（五）学生

莘莘学子，锐志潜修。该校毕业生共计 21 届 571 人，曾学课于该校者 322 人，合计 893 人，名册俱在，限于篇幅从略。

学生取得的成就，最能反映该校教育质量，据 1986 年的统计材料，中医专学生中任高级职称者共 33 人，他们是：罗元恺、邓铁涛、李仲守、张阶平、钟耀奎、何汝湛、关汝耀、关济民、赵思兢、司徒铃、刘仕昌、黄耀燊、何志雄、杨志仁、张景述、黎炳南、王德鉴、卓权、靳瑞、李国桥、陶志达（上为广州中医学院教授），区金浦、何蔼谦、胡肇基、黄传克、彭玉林、杜蔚文、蒋钧堂、甘少周、朱钊鸿、甄梦初、陈少明、黄元喜（上为省内各医院主任医师）等。

（六）中医专的变迁

中医专在创办以后有过一个兴盛时期，但自从 1937 年卢沟桥事变以后，日本帝国主义向中国发动了全面侵略战争，中医专亦遭劫难。1938 年秋，日寇疯狂轰炸广州，中医专被迫迁往宝安县之沙头角，师生流离颠沛，无家可归。同年 11 月

21日，广州沦陷，日寇将广州大德路麻行街学校、医院占领，并把留守人员殴伤驱逐，强占学校作为日本中区宪兵司令部，强占医院作为日本医院（称为广东叶医院），日人将学校医院之一切设备洗劫尽空。1939年，中医专南迁香港，租得跑马地礼顿山道37号为校舍，继续上课，并于湾仔设立赠医处，广州原有学生多来港就读。1941年12月9日，太平洋战争爆发，香港亦被日敌占领，中医专遂被第二次摧毁。

1943年，原中医专校第四届毕业生潘诗宪由香港北上韶关，香港中药联商会黄世河、伍耀廷诸董事，重以迁韶复课之事相托，并由校董梁庆维在韶关就近指导，中医专毕业同学罗元恺、骆定基、江汉荣、赵思兢等予以协助。1944年春，在韶关西岸黄田坝仲元路7号成立复课筹备会，定于是年秋季复课，不日开始招生，吴粤昌、梁乃津等主编的《广东医药旬刊》1944年5月号亦登载此一消息。不料6月间，韶关宣布军事紧急，年底韶关又被日寇侵陷，迁韶复课之举，竟亏一篑之功。

1945年8月日寇投降后，中医专又被国民党军队强居占住，经校董会多方交涉，始于1946年先行收回医院，1947年又收回部分校舍，继续招生上课，直至1949年初，医院校舍才全部收回，恢复旧观。

中医专至新中国成立后的1953年停止招生，1955年停止办学。学校的一切医疗、教学设备，包括房产、地产，结余的数万元港币，全部贡献给国家。而更重要的是，它培养了大批优秀的中医药人才，为1956年广州中医学院的创办奠定了基础。中医专对广东乃至全国中医事业的发展贡献是重大的。1986年，经广东省教委批准，成立"广东中医药专科学校同学会"，会址设在广州中医学院内，继续联络各位校友，在振兴中医征途上发挥作用。

广东中医药专科学校沿革如下图所示：

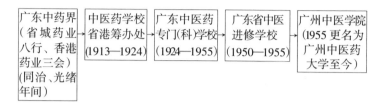

四、广东光汉中医专门学校

该校又简称为"光汉"，其前身即广州医学求益社、广州医学卫生社等中医社团组织，及至 1924 年冬，在陆海军大元帅大本营（即孙中山领导之广东国民革命政府）内政部备案，改称学校正式上课。地址在广州文德南路厂后街 8 号，10 号为附属病院（现已全部拆除，新建六层大楼，三楼为广州中医学会所在地），伍铨萃为首任校长，赖际熙为继任校长。

伍铨萃，名学乾，一字义亭，新会人，生卒年月不详。伍铨萃儒医出身，光绪壬辰年（1892）进士，在京师任翰林院编修，后游历日本考察学务。光绪戊申年（1908）、宣统己酉年（1909）任朝廷派遣出洋留学生收掌官。平生留意医学，刊刻有《保赤新编》《牛痘新编》等书。

赖际熙，字太史，光绪癸卯年（1903）进士，翰林院编修，热心中医教育，办事努力，为南京中央国医馆发起人之一，1937 年 3 月在香港病逝。光汉的两个校长都是进士出身，前清遗老，故该校较为重视中国传统文化及道德教育。

主持光汉校务工作的还有潘茂林（原广州医学卫生社社长）、张子敦（两广方言学堂毕业生，曾任翁源公署卫生科长，广州政法专门学校学监）、卢宗强（？—1966）等。卢宗强是广东省名老中医，学课于广州医学卫生社时已悬壶执业有年，临证经验颇丰，新中国成立后历任广东省人民医院中医科主任，广州中医学院筹备委员会委员，论著有《血枯病（肝硬化）之研究及治疗经过》《崩漏固止汤的疗效汇志》《小儿疳疟病治疗汇志》《中医治愈急性传染性肝炎合并大肠杆菌败血症一例》等。

光汉的经济来源，学校医院住房均由广州医学卫生社社员募捐建筑，办学常年经费主要靠各大善堂地租赋税。光汉学制最初四年，后改为五年，课程 27 门，教职员工 51 人（抗战前数字）。毕业生 15 届，学生 464 人，其中 356 人名册俱在。现广州市社会上有许多有名的老中医都曾是该校学生，如：周子容（1894—1978），广东省名老中医，南海人；陈益群（1916—1986），广州市名老中医，台山人；江少岐，广州市名老中医，四会人；郭绍卿，广州市名老中医，番禺人，父亲郭耀卿乃广东近代内科杂病医家；陈敬昭，广州市名老中医，番禺人；黄康平，广东省人民医院中医主任医师，番禺人；周瑞石，湛江市中医院中医主任医师，等等。

抗战后广州百业凋零，善堂钱银短缺，该校即失去依靠，难以维持。1947 年，中华民国广东省教育厅以光汉医校"设备不合规定，基金不足法定数目"为借口，予以取缔，光汉学生部分转入中医专，部分由黎云卿带领，在广州大南路太邱书院（今大南路二小）办起"复兴中医学校"，意在复兴光汉旗鼓，然回天无力，至 1949 年亦停办。

广东光汉中医专门学校沿革如下：

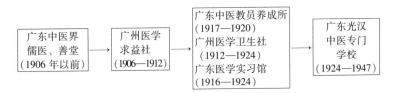

五、广州汉兴国医学校

该校亦广州地区有名医校之一，创办于 1934 年春，是时正值中医风潮过后，中医备受摧残，几乎不能立足，广州许多开业名医慨然忧之，聚议商讨对策，认为不组织力量创办一医学校，则中医无复兴之日，今后更无立足之地，即席决定自设一"中兴中医学校"于广州维新路，并由省城名医邓伯游、黎云卿、谢香浦、周棠、潘静江等共同主持日常校务工作。

邓伯游是广东番禺人，历任城西方便医院、仁爱善堂医师，编著有《伤寒论讲义》。黎云卿（1877—1957）乃近代岭南著名医家，番禺人，任崇本善堂医师，医德高尚，受人敬重，精通内儿科杂病，对伤寒论素有研究，著有《金匮约言》一书，新中国成立后任广州市第一人民医院中医顾问，系广州市第一、二届人大代表。谢香浦（1882—1953），字郁生，祖籍江苏宜兴，其祖父清咸丰初年南下广州，故占籍焉。他擅长温热病诊治，医寓"依仁堂"于省城桂香街，诊务极旺。历任广州崇本善堂、润身社、庸常善社医师，广州中医师公会主席，著作有《谢香浦医案》《内科学讲义》《医学史讲义》等，曾代表广东中医药界出席南京中央国医馆成立大会。潘静江（？—1982），广东省名老中医，三水人，博学广闻，藏书甚富，课堂教学富于艺术性和幽默感，学验俱丰，历任广州中医师公会常务委员、医务委员。新中国成立后任中山医科大学中医教研组主任、学术委员，广东省高等院校科学技术研究成果评审委员会委员等职。

上述名医虽热心于中医教育，但苦于财力匮缺，无法维持学校开支，后访知方德华（日本大学政治学士）于中医教育夙具宏愿，即推为本校发起人，改中兴中医学校名为"汉兴国医学校"，由方德华亲任校长。方德华投资购置校具仪器，并把学校搬迁至广州新丰街旧广西会馆（今广州越华路石化厅内）。抗战期间学校停办，及至 1945 年 10 月，该校首届毕业生程蓬、徐国桢、苏志诚等租得广州龙津东路 96 号易家祠（今荔湾区人民政府所在地）做校址，1946 年又再复课开学，并以"广州汉兴私立高级中医职业学校"命名。新中国成立初，学校搬迁到广州大同路（今市一商局幼儿园），1952 年，学校解散停办，在校学生部分转入中医专，部分则转去广州卫校。

汉兴学制三年，课程分为两部分：普通科（中医内难伤寒等基础课程）必修八门；临床科（内、外、妇、儿、眼、喉、疡、针灸、制剂）任选一门。教职员工 57 人，学生 260 人。汉兴也培养了不少中医人才，例如胡海天（花县人，内经专家）、冯风（南海人，广州市第一人民医院主任中医师）、王香石（广州市名老中医）、张家熊（广州市越秀区中医院院长）、陈永祥（于中医经典著作造诣甚深）等。

六、广东其他各中医学校

1. 广东梅县国医专科学校

该校前身是梅城医学专修实习所，由梅县中医公会黄公伟、黄驾农、黎志宁、张恭文、钟白明、萧龙初等人发起创办于 1927 年，后有一段时间停办。及至 1937 年 6 月，邓绍南（梅县人，行伍出身，梅县平民医院医师）等邀请梅城医教两界名流数十人，在梅县瑞珍酒楼集议，磋商再次设立医校，并经中央国医馆及当地政府核准立案，于 1937 年 9 月 2 日正式上课，地址在梅县凌风西路丘氏宗祠，学制三年，邓绍南任校长，教职员工 21 人，学生 71 人（1937 年开学时人数），附设赠医所一间，并出版有校刊，直至 1941 年学校仍在上课。现广东省名老中医陈一鸣（1908—1989，梅县市中医院主任医师）、钟思潮（蕉岭县中医院主任医师）等即该校毕业生。

2. 广东梅县新中医学社（校）

该校创始于 1930 年，主持人萧梓材，地址在广东梅县五里亭梓材医院，学制四年，出版有《新中医学报》。现广东省名老中医钟明远（平远县人民医院主任医师）即该校毕业生。

3. 潮安国医学校

该校创始于 1933 年，由潮安国医公会主办，又名潮安国医讲习所。地址在广东潮安县城陈家祠，主持人李配石，教职工 6 人，学生 50 余人，学制甲班四年，乙班五年，1937 年停办。广东著名老中医张长民（汕头地区卫校副教授）即该校毕业生。

4. 惠阳开明中医学校

该校创办于 1936 年，地址在惠州府城马王庙，校长夏稚威，并由中医专毕业生陈钦余任教导主任，刘仕昌（现广州中医学院教授）任主讲老师，学制三年，学生 50 余人，1938 年农历八月十五日日寇侵占惠州城后停办。

5. 台山中医学校（社）

该校创办于 1935 年，校长李超甫，地址在广东台山城西安路 1 号。现广东省名老中医李皓平（1922—，台山中医院主任医师）即该校学生。

6. 伯坛中医专科学校

该校以校长陈伯坛之名以命名。陈伯坛（1863—1938），号英畦，新会人，广东近代著名的伤寒派医家。伯坛中医专科学校又名伯坛中医夜学馆，创始于 1924 年，地址在广州教育南路书坊街，初办时学生 50 余人，后又搬迁到香港文咸东街文华里。该校学生多为社会执业医生。

7. 广东保元国医专科学校

该校创办于 1935 年，校长王道、梁翰芬，地址在广州越华路华宁里 48 号，1938 年广州沦陷后学校搬迁到香港湾仔，太平洋战争爆发后停办。该校学制四年，学生约百余人，现广东省名老中医管铭生（1914—1990，南海人，湛江地区人民医院主任医师）、广州市名老中医刘亦康即该校首届毕业生。

8．华南国医学院

该校创办于 1935 年，由当时的广东省主席陈济棠（1891—1954，字伯南，防城人）主办，黄焯南任院长，地址在广州一德路，假座广州九大善堂之一的广济医院作校舍，内附设广东军官学校中医训练班，学生 80 余人。1936 年蒋介石平定两广事变，陈济棠下野，次年华南国医学院亦改组停办。广东针灸名医庞中彦（茂名人，广东省人民医院主任医师）即该校学生。

除上述医校以外，民国年间广东及南洋一带还先后办起了广中医药专门学校（1925—1927，罗熙如主办），新中医学校（1927—1938，王德芳、吕洁光主办）、南粤医药专门学校（1929—1931，广州西关十八甫谭佐寿堂谭琴生主办）、华夏中医学校（1935—1938，广州大新路陈斗医馆江松石主办）、华佗针灸治疗讲习所（1934—1938，曾天佑主办）、复兴中医学校（1947—1949，黎云卿主办）、翁源中医研究社（刘琴仙主办）、谭次仲函授国医学社、黎庇留传授医学班、香港光大国医学院（1938—1941，阮君实主办）、香港南国新中医学院（1938—1941，邓铁涛、康北海主办）、香港国医专门学校（潘诗宪主办）、星加坡函授中医学校（1939—1941，何志雄主办）等各种类型的中医学校学社共计 28 所之多。广东中医药前辈已意识到教育在中医药事业中的重要性，由是有中医教育之兴起，而北洋军阀、国民党政府却反其道而行之，他们企图从扼杀中医教育入手而达到取缔中医药业的目的，广东中医药界面对强权与之进行不屈不挠的抗争。

第三章　岭南中西医学交流

第一节　西洋医学的传入

一、明清早期来粤的传教医士

早在16世纪，西方的传教士、商人、冒险家出于政治上、经济上的需要，络绎不绝地远航东方，其来华的巡行路线，多在澳门、香港两埠上岸，然后通过珠江口内河楫渡省城广州，再从陆路北上京华内地。西班牙人天主教徒方济各·沙勿略（Francisco Javier，1506—1552）是第一个来华的天主教传教士。他最先在印度等地传教，明嘉靖二十八年（1549）赴日本，闻说隔岸之西邻有一昌明隆盛之邦，遂立意前往，从日本返航时曾到广东珠江口海面的上川岛停留了解路径（当时澳门未开埠，上川岛是明政府指定葡萄牙人来华贸易的唯一地点）。明嘉靖三十一年（1552）七月，他自马六甲乘船来华，九月十五日抵达上川岛，试图偷渡入内地，但由于当时明朝正闭关锁国，且因倭患严重，边防极严，沙勿略终未成功，反染病不起，于十二月二日晚逝世于上川岛。其后，有葡萄牙人天主教徒卡内罗（Melccior Camero）自印度东来。他以罗马教皇的委任，于明隆庆二年（1568）底到达澳门，初拟设"癞病院"于广州，因中国政府不允许，改置澳门白马庙，他在记事册里这样写道："我既到（澳门）之后，就开设一座医院，不分教内教外之人一律收容。"这样，卡内罗主教成为将西医药学途经广东传入中国的第一人。其后澳门之西医学渐趋发展，据张汝霖《澳门纪略·澳番篇》记载："在澳番医有安哆呢，以外科擅名之"；"药露有苏合油、丁香油、檀香油、桂花油，皆以瓶计"。又说："医人庙于澳之东，医者数人，凡夷人鳏、寡、茕、独，有疾不能自疗者，许就庙医。"

紧接着又有意大利人利马窦（Matteo Ricci）、罗明坚（M. Ruggieri）、利巴范济（F. Pussio）三人联袂而来。他们明万历九年（1581）到达广州，后往肇庆居住。明万历十七年（1589）利马窦离肇庆，往韶关，过梅岭，渡赣江，抵南昌，结识医生王继楼。接着入京，向明神宗朱翊钧（即万历皇帝）呈上贡品，有天主圣象、自鸣钟等一批。在文化方面，利马窦主要传授西方文学、数学、地理、建筑等方面知识，在医学方面则介绍了西方的"脑主记忆说"，对中国医界产生了一定影响。

这一时期在中国留有医学著述的西方传教（医）士有：

熊三拔（Sabbatain de Vrsis），字有纲，意大利耶稣会士，明万历三十四年（1606）布教至北京。明万历四十四年（1616）南返澳门。明万历四十八年（1620）去世。著有《药露说》一卷，专言西洋药之制法。

邓玉函（Johann Terrentins），宇涵璞，日耳曼（瑞士）耶稣会士，明万历四十六年（1618）到达南洋。明天启元年（1621）抵至澳门，随即北上嘉定，学习华语，译有《泰西人身说概》二卷，崇祯八年（1635）由毕拱辰润色后付梓出版。是书上卷分骨、脆骨、骨筋、肉块筋、皮、亚特诺斯、膏油、肉细筋、络、脉、细筋、外面皮、肉、肉块、血凡十五部。下卷分总觉司、附录利西泰记法五则，目司、耳司、鼻司、舌司、四肢觉司、行动、语言等共九项，记述了西欧当时的生理解剖学，其最重要之处是认识脑为"知觉之司"。

罗雅谷（Diego Rho），字味韵，意大利耶稣会士，明天启二年（1622）到达澳门。明天启四年（1624）入陕西传教。明崇祯三年（1630）应徐光启召，偕同汤若望（Johann Adam Schallvon Bell）入京修历。汤若望是德国耶稣会士，明崇祯二年（1629）来华，精通炮术。罗雅谷在明崇祯十一年（1638）病卒于北京，其汉文著述甚多，计有 20 余种，其中《人身图说》二卷是他的医学译著。是书卷一解释人身各种构造及其功用，凡 28 项；卷二则分为细图，共计 21 幅，以图传说，17 世纪西洋对于人体解剖学的认识，于此书可见大略。罗雅谷的《人身图说》与邓玉函的《泰西人身说概》是西欧最早传入中国的生理解剖学著作。

途经广东进入内地行医的西方传教医士还有：

艾儒略（Julio Aleni），明万历四十一年（1613）来华，据文献记载曾写有《西方记医学条》。罗德先（Bernard Rhodes），法国传教医士，曾为内廷御医，为康熙治愈心悸症和上唇生瘤。罗怀忠（Joseph Casta），意大利人，精于医术，也曾被召为内廷治病。刘应（Cladiusde Visdelou）和洪若翰（Joaude Foulaney），法国人，二人曾在广州买房传教，后被召入京，于清康熙三十二年（1693）曾用金鸡纳霜治愈康熙皇帝的疟疾。

二、近代西洋医学在广东的传播

近代西医有组织地传入中国，是在鸦片战争前夕。18 世纪至 19 世纪初，欧美各国先后完成了资产阶级革命，特别是英国迅速地发展成为一个奔走全球寻找殖民地的资本主义侵略国，有着丰富自然资源及广阔市场的中国，成为列强们贪婪争夺的一块"肥肉",灾难深重的中国近代史就从这时开始了。英国首先向中国倾销鸦片,为了掩饰他们肮脏可耻的鸦片贸易,打着宗教仁慈旗号的传教医士是最好的先遣队员,因为医药救伤扶危,最易取得民众同情,医生职业可以广泛地接触中国社会各阶层人士。有如"中华医药传教会"的宣言所称:"我们称呼我们是一个传教会,因为我们确信它一定会推进传教事业……利用这样的一个代理机构,就可铺更高处的道路,赢得中国人的信任和尊重……我们可以提出的第一个好处是医学科学移植于中国或能产生有益的效果……第二个好处是将可从这个方法搜集情报,这将对传教士和商人都有极高的价值。"

欧洲基督教有天主教(亦称罗马公教)、正教及新教三大派别。明清之际来华的以天主教为主,而近代是以新教来华为开端的。18世纪末,英国国内纷纷成立对外传教的基督教差会机构。近代西医传入广东,主要通过传教医士来粤建立医院、诊所,译著西医书籍,出版西医期刊,兴办西医院校,吸引留学生等手段实现的,下面试作分述。

嘉庆十二年(1807),新教英国伦敦会教士罗伯特·马尔逊(Robert Marrison,1782—1834)第一个抵达广州,除传教外,清嘉庆二十五年(1820)他还和东印度公司外科医生李文斯敦(Livingstone)在澳门开设诊所。

道光七年(1827),英国爱丁堡医学会医生郭雷枢(一译作"哥利支"),到广州开业传道,后转往澳门设立眼科医局。美国传教士裨治文(Bridgman,1801—1861,第一个来华的美国传教士)在清道光十年(1830)也到达广州。著名的传教士兼医生伯驾(Peter Parker,1804—1888)则在道光十四年(1834)十月由美国基督教会差遣到达广州,他名为美国商行医务人员,其实在中国进行地下秘密政治活动。他通过其洋行买办伍怡和（西关十三行之一）在广州豆栏街租借（一说捐送）一所房屋，道光十五年（1835）十一月四日与郭雷枢、裨治文三人开设了博济医馆，以治疗眼科疾病为主，故此也有人叫"眼科医馆"，又因位处十三行内的新豆栏街，又叫"豆栏街医局"。该医局获得了良好的声誉，诊务繁忙。为医院发展需要，道光十八年（1838）二月，伯驾联合郭雷枢、裨治文在广州成立了前面所说的"中华医药传教会"（又译"中国以医传教会"），主要目的是鼓励、帮助更多传教士医生来华，借行医而传教；同时为日益壮大的眼科医局筹集经费。裨治文曾这样对伯驾说："你所具有的医学知识和外科技术，使你有机会为人们解除肉体的痛，你自然也乐于尽你所能，将我们的技术和科学奉献给他们。但是你不应当忘记，所有这些目的仅仅是在于使他们能成为福音的侍女。一个医生，或一位科学家的品质，在中国布道中是极可受尊敬和极为有用的，但你绝不能因此去取代或干扰了你作为传教士的品质。"

伯驾确不负裨治文所望，道光二十四年（1844）《中美望厦条约》签订时伯驾充任译官，并在其中发挥了很大的作用，美国使团团长顾盛事后评价其为"无法估价的顾问"。借此，伯驾后来得以依次升任美国使馆秘书、参赞直至公使，在美国对华政策中发挥着重要影响。他甚至曾多次鼓动美国政府占领台湾，只是未获通过。

道光二十年（1840），鸦片战争在广东爆发，中国从此沦为半殖民地半封建社会。道光二十二年（1842）中英《南京条约》第二款规定开放广州等五处为通商口岸，道光二十四年（1844）中美《望厦条约》第17款、中法《黄埔条约》第22款也规定，美国、法国有权在通商口岸开设医院。这样，西方的传教士医生可以在条约的保护下，肆无忌惮地进行"以医传道"的活动，近代西医学更像潮水般地大量涌入广东。

是时先有英国皇家外科学会会员、医学硕士合信（B. Hobson）抵至广东，他一边行医，一边学习华语，咸丰元年（1851）在广州沙基金利埠（今广州六二三路）开设惠爱医局，得到南海人陈修堂相助，著《全体新论》十卷，这是一部近代生理解剖学西医书，广州十三行商人潘仕成将其收入《海山仙馆丛书》。合信氏接着又写成《西医略论》《妇婴新说》《内科新说》《博物新编》等，统称为合信氏医书五种。这些书对中国医学界影响很大，王云五《续修四库全书提要》评曰："合信所撰之西医五种，皆西学所说首先转为华言之书。"是为近代译述西洋医学之起点。

继合信之后，又有英国人傅兰雅（J. Fryer）于同治五年（1866）抵至香港任教习，同治七年（1868）转往上海，先后译有《化学卫生论》《儒门医学》《延身益寿论》《脉表诊病论》《人与微生物争战论》《居宅卫生论》《全体须知》等卫生学方面的书籍，"卫生"一词自始影响国人。

西医学的临床医疗技术以及西医学书籍虽然传入了广东，但要使西医学真正在广东站住脚，关键是教育。出于当时殖民主义政策的需要，必须培养一批华人西医生，广东近代的西医学校教育，就在这种历史背景下产生了。

三、广东近代的西医学教育

（一）外国教会兴办西医院校

美国基督教会理会在广东办起了第一所西医院校，即广州博济医校，校长是美国医学博士嘉约翰。嘉约翰（J. Gkerr，1825—1901），俄亥俄州人，毕业于遮非森医科大学，于咸丰四年（1854）五月十二日到广州，先在美国人伯驾开办的博济医馆行医，伯驾升任美驻华参议大使后，于咸丰五年（1855）返回美国，博济医馆即交由嘉约翰接理。咸丰八年

（1858），嘉约翰另辟馆于广州南关增沙街，名曰"博济医局"，同治四年（1865）又购置仁济大街海傍地一处商贾地产，花了五年时间于同治九年（1870）建成博济医院（即今广州沿江一路107号中山二院）。医院既建，为训练助手，又谋设私塾，广招生徒，由是就学者渐众。初时广东之西医教育，也采取以师带徒形式，培养的对象是护士、药剂士之类的人员。直至光绪五年（1879），博济医院正式设立博济医科，又名博济医院南华医学校，学制三年，其教材讲义由嘉约翰编撰，羊城博济医局刻印刊行，共计有18种，它们是：《内科阐微》《西医内科全书》《内科学》《医理略述》《西医眼科撮要》《儿科撮要》《病理撮要》《妇科精蕴图说》《西药略译》《增订花柳指迷》《皮肤新编》《割症全书》《化学初阶》（上13部现存广东省立中山图书馆）、《卫生要旨》《体质穷源》《裹扎新法》《体用十章》《英汉病名》（上5种见藏书目录）。光绪七年（1881）又出版了广东第一个西医期刊即《西医新报》，共计八册。嘉约翰主持博济医局院校工作前后15年，在局留医者39044人，门诊者7403340余人，经他手术割治大小各症48918人，培养医校学生数百人，得毕业证书者150人。博济医科于1912年停办，但博济医院照常开业。

美国基督教长老会接着又在广东办起了第二所西医院校即夏葛女医学校（柔济医院）。该校创办于光绪二十五年（1899），原名广东女医学校，富马利（美国医学博士）为首任校长。光绪二十八年（1902），学校得到美国人夏葛氏一笔捐款，重建校舍医院于广州西关逢源西街尾（即今广州多宝路63号广州医科大学附属第三医院），爰以夏葛女医学校命名。伦嘉列（美国哲学博士）为继任校长。直至1931年教育部核准立案，定名夏葛医学院，王怀乐（1899—1962，台山人）任院长，学制由原四年改定六年。夏葛培养女医生在当时社会条件下颇为不易，而其毕业生亦都较为优秀。《时事画报》1907 年第 14 期曾载广州知名画家郑侣泉所绘的《女医神技》图，记述夏葛毕业的女医生罗秀云，在柔济妇孺医院收治一"遍体浮肿，腹大如数石瓠，奄奄就毙"的妇人，为其行剖腹手术，取出重约 60 市斤的肿瘤一事。此事当时颇为轰动，可见夏葛女医学校有一定影响。此外，夏葛培养出来的学生亦长于妇产科，故现在广州市民中，仍有柔济善治女科的说法。该校共计有毕业生 28 届 200 余人，并附设有护士学校、药剂士学校各一间。

基督教会在广东筹办的最高学府是岭南大学。该校创办于光绪十一年（1885），原名格致书院，光绪二十六年（1900）改名岭南学堂，光绪三十一年（1905）定名为岭南大学（英文校名：Canton Cristaia College，译为汉文应是广东基督教学院）。该校在宣统二年（1910）至 1912 年，设医学预科，由美国医生嘉惠森（W. W. Cdbury）主持，编辑出版有《中华医报》，并准备成立医科学院，后因美国石油财团将经费转给山东齐鲁大学医科而停办。直至 1930 年，岭大校董钟荣光（1866—1942，字惺可，中山人，广东近代著名教育学家）与博济医院商议联办，组织医学院董事会，此时恰值夏葛医学院校董也与岭大校董妥商合并办理，旋于 1936 年秋天，岭大、博济、夏葛三院校合并定名为"孙逸仙博士纪念医学院"，成为岭南大学各学院之一，即岭南大学医学院。校址设在广州河南康乐村（今中山大学所在地），学制六年，附设博济、柔济医院两间。黄至（留学英国，上海私立黄雯医院院长）任校长。抗战胜利后，李廷安（中山人，美国哈佛大学医学博士）、李应林（字笑庵，南海人，柏林大学法学博士）、陈序经等先后任校长，并从北京协和医学院请来一批教授到岭大任教，如周寿恺、秦光煜、陈耀真等，极大地充实了学院的师资力量。至 1951 年，岭大有毕业生 138 人，在校学生 320 人。1953 年，岭大医学院与中大医学院、光华医学院合并成为中山医学院。

外国教会在广东兴办西医院校沿革如下：

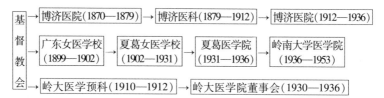

除上述外，还有法国天主教会于民国初年在广州长堤开办了"中法韬美医校"（即今广州沿江路 151 号广州医科大学第一附属医院），出版有《中法医刊》，毕业学生百余人。德国基督教礼贤会清末在广东东莞亦曾办过"普济医学堂"。

（二）中国政府公办西医院校

中国政府在广东地方办的第一所西医院校，是中山大学医学院。

中山大学医学院前身是广东公医医学专门学校，简称"公医"。据黎铎回忆，公医，即公众医学的意思。医学卫生在民众中尚未普及，宜办学校以推广之。宣统元年（1909），广州西医生 40 余人（大部分是博济医科毕业生）创公医于羊城西关十三甫，翌年迁往长堤潮音街口，租自理会房屋做校舍，购天海楼做公医医院。潘佩如（番禺人，前清道台）为首任校长，王肯堂（南海人，北洋医学堂毕业）为继任校长。1921 年，黎铎，南海人，1916 年毕业于公医，广州中医黎达初之子）担任学监兼代校长。公医附院院长由美国人达保罗担任。达保罗妻子薛氏（译音，英国人）任公医护士学校校长，兼任中华护士学会主任。公医最初学制四年，1917 年改为五年。由于公医得到省府补助，发展迅速，1924 年在广州东山百子岗建成新院址（即今广州中山二路 74 号中山医学院），正式以"广东公医医科大学"（简称"公医大"）命名，学制六年，李树芬（台山人，英国爱丁堡医科大学博士）任校长。1925 年 6 月大革命期间，该校学生因不满校方向美国石油财团私下接洽，盗卖公医教权以换取 50 万元基金及每年 2 万元之津贴，向广州国民革命政府请愿，要求将公医大并入国民政府办之广东大学。同年 6 月 25 日，广东国民政府发布命令，即日起接管广东公医，为广东大学医科。1926 年广东大学改名为国立中山大学，公医大即为中山大学医学院。褚民谊（吴县人，法国斯特拉斯堡大学医学博士）、梁伯强（1899—1968），梅县人，德国慕尼黑医科大学博士，著名病理学家）等先后任院长。

公医大从 1924 年起即建立了一套严格正规的教学体制，当时已设有医学学士（本科）、硕士（外科）、博士（内科）等学位。考取医科学士学位者，必须修业完成 24 门共计 4260 学时的课程。学生还须在本大学医院或经本大学认可之医院（该医院至少有病床 150 张）内充当 12 个月实习生，"每科实习期间功课及格者，须由各该科教席给予凭证方准考毕业试"。此为公医大毕业学生第一阶梯，获取学士学位并在该校承认之医院内任医席两年以上者方有资格考取医科硕士。不过，该校学生毕业以后，欲求深造者，多出洋留学。1926 年改为中山大学医学院后，又附设有学制三年的中专医校，计有护士学校、助产士学校、技工学校、医士学校各一所。至 1951 年，共有大学本科毕业生 767 人，在校学生 412 人。

新中国成立后，中山大学医学院由柯麟任院长。1953 年，该院先后与岭南大学医学院、光华医学院合并为中山医学院。

中山大学医学院沿革如下：

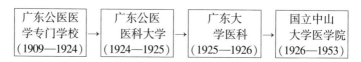

| 广东公医医学专门学校 (1909—1924) | → | 广东公医医科大学 (1924—1925) | → | 广东大学医科 (1925—1926) | → | 国立中山大学医学院 (1926—1953) |

此外，政府公办的西医院校还有军医学堂，光绪三十一年（1905）创办，学制三年，地址在广州西村（今广州流花路南部战区总医院）。

（三）粤籍华人私立西医院校

举办广东西医教育的力量还来自一批具有爱国之心的粤籍华人。据潘拙庵回忆，光绪三十三年（1907）十一月初八日，外国人经营的来往香港之"佛山"号轮船发生"摩罗叉"（印度警察）无故踢死中国人命案，当时人心激愤，认为非将凶手惩办不可，但西人法医欺我医权旁落，竟然不顾事实，硬说死者因心脏病暴卒，并声称华人无权过问此事。清朝官员惧洋媚外成性，不敢力争，反用暴力禁遏民众的义愤，致使凶手逍遥法外。该案件之发生固然原因多种，但无华人自办之医学校，无自己培养的西医生，实为重要原因之一。为维护中华民族之尊严，换回医权以防日后类似事件发生，必须创立完全由中国人自办的医学校，培育新医人才。事后有粤省医界及绅商学界人士陈子光、梁培基、郑豪、左吉帆、叶芳围等数十人，于光绪三十四年（1908）十二月十五日在广州一德路天成街刘子威牙医馆集议，即席决定成立广东光华医学社，该社之主旨是："以兴神农之坠绪，光我华夏，是以命医社之名曰光华。"

医社成立后，得到粤省社会各界人士热情支持，出钱出力者达435人之多，捐洋银3000两之数，定购广州新城五仙门内关（即今广州泰康路广东省口腔医院）为光华基地，并于宣统元年（1909）改名广东光华医学专门学校，同年三月一日正式开学上课，郑豪为首任校长。郑豪（1877—1942），宇杰臣，中山人，光绪三十年（1904）毕业于美国加省大学医科，回国后曾任南京中西医院院长，代表中国政府出席菲律宾万国医学会，后又任广州陆军医学堂教务长，光绪三十四年（1908）应留学生考试，授医科举人内阁中书衔。由于郑豪在国内西医界颇有名望，加之光华诸君努力，1929年南京教育部准予光华立案，学制由原四年改定六年，正式命名为私立广东光华医学院。北师大著名历史学家陈垣（字援庵，新会人，光华首届毕业生）撰文曰："光华医学院者，合全粤医师之力而成谋，学术自主之先锋队也。学术贵自立，不能恒赖于人。广州濒海，得风气之先，近代医学入广州百年矣，然迄今无一粤人办之医学教育机关，有之，自光华始。"光华校歌的第一句歌词是"医学肇始炎黄"，证明光华医社同人并没有忘记自己的祖先，光华早期出版的《医学卫生报》（梁培基1908年主编），《光华医事卫生杂志》（陈垣、叶芳围1910年主编）保存了中国近代许多珍贵的中西医学史料。因此，光华的办学精神，今天仍然值得我们纪念。及至1951年，光华共计有毕业生567人，在校学生434人。1953年，光华与岭南大学、中山大学合并为中山医学院。

　　广东光华医学院沿革如下：

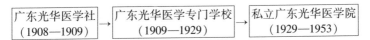

　　广东近代的西医教育，主要由上述的岭南大学医学院、中山大学医学院、广东光华医学院三院组成，这三所院校都是中山医学院的前身，他们具有一定的基础及代表性。《广东年鉴》说："广东西医生之多，甲于全国。"近代西医学的传人，虽然只有短短几十年时间，但在广东却得到迅速的发展。据统计，近代广东先后办起了博济、夏葛、岭大、公医大、光华、韬美、两粤、军医、普济、香港等西医院校10所，刊版西医书籍25种（民国后不列人），接受外资津贴西医院24间。

第二节　岭南中西医汇通派医家

一、中西医汇通初地——岭南

西医学在中国，经历了一个从被猜疑到得以肯定、从拒绝到主动吸收的过程，典型地反映了近代中国研究、吸收外来文化的心路历程。由于中西文化巨大差异的背景，西医学从一开始就与中国许多传统观念产生碰撞，因而引致许多误解与争议。如西医学的人体解剖、外科手术等，曾在中国社会中造成恐慌。不过，西医在广东的传播和发展，总的来说还是比较平和的。这是因为广东长期以来处于对外开放的前沿，人们对新事物有较客观的认识，而平民百姓更受益于早期教会医院的福利性医疗服务，如博济医局开张未几便出现病人彻夜排队挂号的情况，说明西医学治病救人的实际疗效得到了认可。道光二十年（1840）传教士描述了广东人虽厌恶西人，"平常尽皆恨恶我等"，但已经接受了西医："在我等各样事业之中，只有医学乃系中国之人颇肯信之。"而岭南近代知识分子阶层中的开明派提倡学习西方文化，也把学习现代医学作为救国图强的手段之一。

如发源广东的康梁维新派，认为医学是强种的必要条件。光绪二十三年（1897）梁启超（广东新会人）说："凡世界文明之极轨，惟有医学，无有他学……故言保民必自医学始。英人之初变政也，首讲求摄生之道，治病之法……日之将图我也，为其国之大小，民之众寡不敌也，于是倡为强种之说，学堂通课皆兼卫生，举国妇人悉行体操，故其民也，筋干强健，志气遒烈，赴国事若私难，蹈锋镝若甘饴，国之勃然，盖有由也。今中国……不求保种之道，则无以存中国。保种之道有二，一曰学以保其心灵，二曰医以保其躯壳……"（《饮冰室合集·医学善会叙》）戊戌六君子之一的康广仁（广东南海人）曾跟嘉约翰学过三年西医，其时在澳门主持《知新报》，也经常发表关于考求医事以强种的文章。光绪二十四年（1898）光绪谕称："医学一门关系至重，极应另立医学堂考求中西医理，归大学堂兼辖，以期医学精进。"梁启超奏曰："医者……泰西大学为一科，今特许增之，实为维新之一政也。"学习西方医政制度，考求中西医理，成为维新运动的一项重要内容。梁启超还曾著有《西学书目表》，其中，医学书是一大门类，他在书中列出已翻译到中国的各种西医书（包括"全体学"，即人体解剖学）近60种，其中经他作圈为记，以示读过并作评价的就有30多种。

　　19世纪中叶太平天国运动的后期领导人物洪仁玕（广东花县人），兼通中西医理。他本以中医出身，在乡间研究过中医，曾在广东东莞县行医一年。又在香港接触过西医，与当时活跃在广东、港澳一带的传教士医生合信、裨治文等相善。洪仁玕曾试图在太平天国中实施西式医事制度，其《资政新篇》倡学"西艺""西知""西政"，其中就有"兴医院""立医师"的条文。咸丰十年（1860）左右，在其干王府内还开办了一所医院，是中国自办的第一所近代医院。

　　清政府中的洋务派，如广东丰顺人丁日昌任上海道期间，于同治四年（1865）作为总办主持成立了洋务运动中最重要的机构之一——江南机器制造总局。同治六年（1867），局中设翻译馆，聘请多名西方传教士为译员，其中有傅兰雅、麦高云、伟烈亚力等，均为传教士医师，近代流传极广的许多西医译著如《儒门医学》《西药大成》等皆自此辈译出。

此外更有孙中山由学医而接触新思想，转而走上革命道路。西医在广东的发展以及社会认同的情况，当然会对岭南传统中医产生影响。因此，中医近代史上的一个新学术流派——中西医汇通派诞生了。

中西医汇通派，是近代中医界与西洋医学接触后的产物，也是近代中医史上最引人注目的新思潮。它得名于唐宗海于光绪二十年（1894）出版的著作《中西汇通医书五种》，所谓汇通，或称"会通"，是对不同思想和观点进行融汇、沟通的一种认知方法，这在中国素有传统。早在明末，徐光启面对利玛窦等人带来的西方历法、数学、地学（地理）等科学知识，就率先提出了中国学术"欲求超胜，必须会通"（徐光启《历书总目表》）的思想。当时也有学者如方以智、金声、王学权等进行医学方面的会通，但因对西医所知尚少，见闻限于纸上，故仅讨论了"脑神说"，其他未能有所进展。但在此时，广东已成为中西医学交流的枢纽，西洋医学从广东传入中国，而中国的中医药学术，亦途经广东传至西方，如《利玛窦中国札记》曾向西方介绍中医云："中国的医疗技术和方法与我们所习惯的大为不同。他们按脉的方法和我们的一样（引者按：原文如此，实则中西医脉法大为不同），治病也相当成功。一般来说，他们用的药物非常简单，例如草药和根茎等诸如此类的东西……"传播中医最有影响的是波兰来华的传教士卜弥格（Michael Boym）。他本是波兰御医，后入耶稣会，于顺治七年（1650）来到澳门，适逢当时明末永历帝朱由榔流落两粤，在肇庆建立政权，后迁广西，其大臣瞿式耜等均奉天主教。卜弥格奉命至永历帝帐下任传教士，还曾担任永历政权的使者出使罗马教廷。顺治十五年（1658）返华，次年病死于广西百色。他译述有中医脉学、中医舌诊、中医制剂等书籍，其脉学部分最早由一法人从广州寄回法国格勒诺布尔市并于 1671 年出版，名为《中医秘典》，以后陆续在法国、德国、意大利出版了全书《医钥》（Clavis Medica ad Chinarum Doctrinam de pulsibus）。在近代，广东的中西医交汇亦最早，像嘉庆二十五年（1820）马尔逊与李文斯敦在澳门所设的诊所，便"建立了一个藏有 800 卷以上中医书籍的图书馆，并配备了各色各样的中药。邀请了一位姓李的有名望的中医，有时候还请一个草药专家讲解他所提供的各种草药的性能"。诊所取得了"非常好的成果"。这大概是最早的中西医诊所了。自此之后，西医在中国的发展，使近代中医界终于不仅在理论上，而且在实践中正式面对西方医学。对此，不少医家积极地提出了"汇通"的口号。以汇通名世者，最著者以"四大家"即唐宗海（1847—1897）、朱沛文（生卒年不详）、恽铁樵（1878—1935）、张锡纯（1860—1933）为代表。其中朱沛文为广东南海人，也是汇通派中较早的代表人物。岭南一带由于对外交流广泛，邻近港澳、南洋等西方殖民地，所以岭南医界接触西医是最早且最全面的。认知带来碰撞，岭南中西医汇通医家实际早在"四大家"之前已经产生，是中西医汇通派的最早诞生地。而同时，与其他汇通派重论争不同，岭南中西汇通派表现出重实践、务求实的风气，在汇通派中别具一格。其中，比较突出的有邱熺、陈定泰、陈珍阁、朱沛文、郑观应、黄炽华、梁龙章等人。

二、中西医汇通派医家

（一）邱熺和他的《引痘略》

1. 邱熺简介

邱熺，字浩川，广东南海人，早年从事商业活动，后因学习洋人接种牛痘成功，遂成为中国第一位专施接种牛痘的专业医生，著有《引痘略》一书，刊行于清朝嘉庆二十二年丁丑冬（1817）。生卒年不详，考《广东通志》《广州府志》《南海县志》均无有关记载。从《引痘略·引痘说》中的一段话，可推算出邱熺的出生年为 1773 年。据书云："洋医为于种时，年三十二岁，今已十有三年矣"。而该书的成书年代为"嘉庆二十二年"。查考嘉庆元年为 1796 年，而邱熺于嘉庆十年（1805）四月亲身在澳门接种牛痘，当为 1805 年，其时，邱熺为 32 岁，据此推算，邱熺应是出生于 1773 年。然而，他的卒年，则无从考据了，但也有一说认为邱熺卒于 1851 年。

（1）试种牛痘

邱熺，原以经商为业，常因贸易而行走于欧洲英法各国，懂外国语言。嘉庆十年（1805）四月，"小吕宋舟载婴儿递传其种（指牛痘）以至澳门"，适逢邱熺在澳门从事商业活动，得知此消息，并听说接种牛痘可以"不劳而效甚大"，当时邱熺本人恰逢未曾患过天花，遂以身试之，果获效验。继学习此法，并在家人和亲友之间接种，均获良效。一位初涉医学界的商人，倘若没有一种献身精神，是很难做到以自身作为试验对象。因为天花是一种烈性传染病，患者临床表现有严重病毒血症，病死率高，幸存者皮肤上常遗留痘疤。虽然中国自宋代（大约 16 世纪）就有了"人痘"接种法，"取痘苗絮于鼻孔"，但仍未能"稳操胜券，难保十全"。而邱熺能够以自己未出"天花"之身，冒险试验这一新的种痘方法，这在当时闭关锁国的清朝，人们的思想还比较保守的情况下，确实是难能可贵的。

（2）"善心仁术"

邱熺学习接种牛痘，并且在洋行专门为人接种牛痘。他并不是为了谋取私人利益，而是为了当代和后世的人可以避免生命危险，得以平安健康地成长，诚如《引痘略·自序》中所说："其所以力行此者，则以出痘人所同患，慈幼人之同情，苟可以去险履平，避危就安，少有济于人。"由于这种高尚的医疗道德，促使邱熺学习、掌握和试行牛痘接种术。当然，商行各位同人，捐款筹款，促成邱熺能够完成这一创举，也是值得大书特书的好人好事。因为在当时的社会环境，要接种牛痘并非易事，必须事先将痘苗种在健康小孩的身上，随后选取良好的痘种在健康小孩身上，最后选取良好的痘种并保留痘种，再接种给未患者。这种在人体身上保留痘种，并且保证每隔7—8天能施行接种术的方法，需要一定的资金作保障，例如用于作"果金"的费用，就是一笔数目不少的资金。由于接种牛痘，多在盛夏酷暑之时，即使平时深信这一方法的人，亦多因思想保守，"拘执"而不肯送小孩来，这样，"痘不种则苗无以继"，因此，就得设立"果金"（给带痘种小孩之用），才能保证来接种者"风雨无改"，佳苗也才能"绵绵不绝"，"行之既久，人咸知牛痘之法，虽盛夏亦无疑也"。所以说，担负捐资筹款的商行诸位先生的善心、公益心，也是值得称道的。

邱熺对接种牛痘的技术精益求精，所以十余年来，经他接种过的人，累百盈千，据书所云，已超过万人之众，而无一失误，如书中所举："南城宾谷曾大中丞，年近六旬，艰于得嗣前开藩吾粤时，举一子，命予为种痘，随手奏效，蒙赠以勿药有喜四字扁额，其他所种，万无一失，人所共知，若非身试无误，敢以人为戏乎。"这种严肃认真、对人负责的高尚品德，值得后人借鉴，尤其是现在，值此医学界提倡"以病人为中心"的医德新风尚之时，更是我们学习的榜样。

2.《引痘略》及其影响

（1）《引痘略》的主要内容

《引痘略》一书，内有《引痘略自序》《缮绎外洋各西医种牛痘原序》《原说》各一篇。《原说》内有附图，以及经穴歌，审穴用尺秘考等，而作为该书的主体，《引痘略》只有7000字左右，然而内容却十分丰富，内有"引痘说""首在留浆养苗""次在认识疯疾""引泄法""审苗法""度苗法""出痘时宜辨""出痘后须知"以及"方药"九项内容，概括了种痘的好坏，以及一些对症必须准备的中药处方。当然在"天花"已经在全球被扑灭以及科学相当发达的今天，上述理论和方法看起来显得十分简单，其中的某些提法还不一定符合现代科学的理论，但在当时的历史条件下，能够做出这样的工作，就十分不容易，何况该书内容确实不乏科学性。《引痘略》可以说是中国预防医学的一部专著，它给后人留下了丰富的遗产。今天，我们披览这部书时，仍深感作者的体大思精，很值得一读。鉴于邱熺在接种牛痘方面的杰出贡献，所以今人陈雪楼主编的《中国历代名医图传》中记载了邱熺的生平简介，称他为中国专业施种牛痘之第一人，并附有他的画像一帧。另外，李云主编的《中医人名辞典》中也介绍了他的生平事迹。

（2）接种牛痘，提倡预防为先，引毒外出

邱熺在《引痘略·引痘说》中详细地解释了何谓"引"。"引"者，则是"引毒外出"的意思。邱熺认为，"痘之为毒，受于先天，感于时气，散于经络"，也就是说，痘毒一方面来源于先天的胎毒，一方面外感于时行六气。此外，痘毒有深浅、轻重之分，认为"痘之毒发"于肾为最深、最重，而发于脾为最轻、最浅，不论发于脏腑、筋骨、肌肉之毒如何，其出路均通过经络、皮毛而引出。认为在两臂之"销烁，清冷渊"二穴上下交连之处种之，能够总领五脏六腑营卫经络，通内外左右上下之气，所谓"得其关要之处引之，直从皮毛血脉肌肉经络……""亦自然同时引挈而出，如引路然，引诸坦途，则无颠踬之患。如引丝然，引其端绪，则无纷乱之忧，金鉴所谓引其毒于未发之先者，即此意"。这是中国传统医学中所说的"治未病"，即"预防为主"思想的体现。该书还分析了接种牛痘的必要性，以解除人们对其做法的疑虑。他说："譬之捕盗，乘其羽翼未成，就而擒之，甚易矣。譬之去莠，及其滋蔓未延，芟而除之，甚易矣……""今牛痘则止种四颗或六颗，小儿嬉笑饮食，一切如常，旬日之外，告厥成功，无灾无害，不惟小儿省却疾苦，即育子者亦省却忧劳，法诚善也。"

（3）接种牛痘，态度认真，讲究方法，强调管理，切实可行

邱熺在《引痘略》中分列九个专题，除了上述之外，他认为接种牛痘，首先应留好佳苗。什么是佳苗呢？就是要选取健康儿童来种痘，以其灌浆留苗，绝不能要身体瘦弱的、不健康的，尤其是病孩的浆苗。他提出要"认识疯疾"，这一点，显得特别重要。为了要"认识疯疾"，就必须要掌握疯疾的病因、病机、发病特点等，而邱熺本不是医生，不懂得鉴别该病，因此他认为必须在这方面加强监督管理，必须配备有这方面专门知识的医生前来鉴别，所以他在接种牛痘时，必须"呈请有司，派令养济院认识疯疾之人，具结存案，逢期到局伺候，凡来种者，先令验过，然后取苗"。这说明邱熺已经认识到当时尚无社会保健、医政管理的具体情况下，要做到安全、有效、健康地种痘，必须采取一种比较有保障的措施，即通过政府行为作为保障，这大概就是医政管理的早期表现。

其次，他提出审苗法。认为佳苗是"痘顶小尖，脚不斜，不皱，不黄，不暗，不破，要如经线围绕，收束坚实，色若珍珠宝光者，又察此童现在无疮癫瘰病胎毒皮肤血热疳积疾病等症者"，并且还指出应如何度苗接种，以及痘苗的保存方法。

再次，指出"出痘"时须辨真假，"出痘"后应注意的事项，以及出痘期间的饮食宜忌等。最后，对于"种痘"期间可能出现的问题以及如何处理及服用哪些药物等，他都吸取中医的有关理论和治疗方法，尽可能作了介绍。如他指出：种痘后，"间有夜睡略惊搐，略烦躁者，主心经也；有略多眼眵者，主肝经也；有略作咳，略作闷呕及泄泻者，主脾经也；有略咳嗽及喷嚏者，主肺经也；有夜睡齿乞牙者，主肾经也"。他认为这些症状都是正常现象，无须服药。又指出"胎毒"是天花和麻疹的"病根"。因此，麻疹与"出痘"有一定关系。如出痘后即出现麻疹者，可用中药疏散发表，若种痘出现局部感染，可用"豆心渣（即豆腐渣）或三豆散，紫花地丁芙蓉膏，四围敷之，留顶勿敷，使毒由顶出"，所有这些，说明邱熺不但引进了西医先进的牛痘接种方法，在实施过程中，又结合实际，糅合了中医的理论和方法，更充实丰富了牛痘接种法，这也是中西医汇通的一个实际行动。

书中多处提到"丝毫不取人之利"或"损此而益彼"之句，批判了那些为了自己私利，"见有好痘，捏破痘浆，盗以作种"的医疗行为，认为这种行为容易出问题，甚至出危险，这也是造成人们对接种牛痘持怀疑态度的主要原因之一。

从《引痘略》一书，我们可以看到，邱熺作为一名商人，由于具有中华民族乐善好施的美德，认真学习西洋各国的牛痘接种方法，并以身试之，行之有效，如此弃商从医，遂成为专一接种牛痘的医生，并将接种牛痘的技术加以总结，推而广之，以至十多年来，经他手施种牛痘者，不下万人之数，这是十分难能可贵的。他既弘扬了中华民族的美德，又向世人树立了一位具有崇高医德医风的先贤形象。法国启蒙思想家、哲学家伏尔泰在谈到中国16世纪发明的"人痘"接种法时是这样评价的，他说："我听说一百年来中国人就有这种习惯，这是被认为全世界最讲礼貌的一个民族的伟大先例和光辉榜样。"据说后来"人痘"法传到国外，欧洲人受到"人痘"法接种的启发，又发明了"牛痘"接种法，因此，在某种意义上说，"牛痘"接种法是源于"人痘"法的。

邱熺的儿子邱昶，子承父业。邱熺晚年时，邱昶受邀入京传种痘术，邱昶以其父年迈欲辞，而邱熺却坚决让邱昶赴北京，为数百婴孩接种并授徒五人，使种痘之术传至京师，后还曾到广西等地传术。邱熺去世前，"犹谆谆以牛痘之事，使昶永其传"。这是后话，但也可以说明邱熺为了引进西方医学的先进技术，结合传统医学的理论，孜孜不倦，鞠躬尽瘁，死而后已，真正把自己的一生贡献给中华民族接种牛痘的事业上。

（二）中西医汇通世家陈氏三代

岭南中西汇通派之繁盛，还在于出现了中西汇通世家，如陈定泰及其儿孙形成的世家。西方医学传入中国不过百年，在岭南已有中西医汇通世家出现，为全国仅有，可见岭南得风气之先的程度。兹将陈定泰、陈相静、陈珍阁祖孙三代的情况介绍如下。

1. 中西医汇通第一人——陈定泰

（1）生平简介

陈定泰，字弼臣，广东新会人，生卒年月今已无考，可肯定的是光绪元年（1875）其著作《医谈传真》出版时他已去世有年。陈定泰本习经史，因屡试不售，遂专心于医，同时还嗜好道流，奉吕纯阳为师，死后被封为"碧云真人"。著作有《医谈传真》四卷、《医学总纲》一卷、《风月楼谈医》二卷、《症治辨源》四卷、《医一贯》一卷和《本草亲尝》二卷等，生前仅《医学总纲》行世。后其子陈相静将《医谈传真》付刻。

陈定泰自少学医，却苦于不验者多。道光九年（1829），因母病访医羊城，得遇王昭孚。王其时正旅次羊城，陈定泰从其处得闻王清任脏腑之论。王清任，字勋臣，是清代河北著名医家，他认为学医当先明脏腑，但历代经典对脏腑论述不详，为此他亲赴刑场、坟场等地，观察残尸脏腑骨骼，遂于道光十年（1830）出版著作《医林改错》，声言改古经之错，在当时引起震动和争议。其所论有的确能"改错"，亦有不少误断之处，但毕竟令中医界重新关注起脏腑形质及解剖的问题。王昭孚不知与王清任是否相识，但他能在《医林改错》未刊前一年在广州向陈定泰转述，表明当时王清任对脏腑的论述可能已经通过种种途径流传开来了。

陈定泰对王清任的脏腑之说极感兴趣。但他又觉得王清任之说尚不全面，认为该书"于脏腑考得其真，而于经络尚未得其确"（《自序》）。这时友人胡琴川告诉他，西医有解剖尸体的做法，"欲考经络之真，非西洋之医不能"（《自序》），并介绍了曾目睹解剖的中国人梁嶙山与其相识。经多次拜访梁后，梁便带他直接去见西洋医生，遂得以细读西医解剖著作及图谱。结果令陈定泰极为震动，觉得与古传医书相较，"孰真孰假，判然离矣"，而"脏腑经络既真，则从前所有医书，觉治法竟有大别者！不得已另有发挥"。（《自序》）于是他反复研究了王清任的观点和西洋解剖图，至道光二十四年（1844）写成了《医谈传真》。

在《医谈传真》中，陈定泰非常重视认识脏腑，他认为"学医之序"是："先识藏窍经络之真，次识营卫阴阳之分，次识内外感伤之病，次识用药制方之宜，次识望闻问切之法，次识本草气味之真。"（《原始》）其书即按此排列。书中最突出的一点，是第一次在中医著作里系统引用了西医解剖图谱16幅，加上他对中西有关理论所作的辨析，所以医史学家范行准称："第二次西洋医学之传入，当权舆于定泰之书。"肯定了陈定泰为近代中西汇通医家第一人之地位。

(2)《医谈传真》的贡献

《医谈传真》涉及了两个有关中西医学的焦点问题。第一个问题是关于脏腑。近代西医的解剖学在当时已发展得相当成熟，解剖图谱比较详尽，是中医古书所未曾有的，陈定泰对此十分叹服，他将此称之为"真"，以与古书所载相对，还对后者提出了批评。如说："自来医书皆言五脏六腑九窍十二经十五络，而不佞考其真则九脏九窍二经二络也。"例如他说传统五脏六腑中心包络一腑，据新知可以毫不犹豫地否定："……见真脏腑内，心包络一腑并无其物。各图则以心蒂中之些小白膏当之。夫既名为腑，应如肠胃胆之类，内能藏物方可，若以些小脂膏便可称腑，则处处皆有脂膏，何以不改一某腑之名？此心包络一腑，可无庸说也。"（《附录·五脏六腑说》）同时他也据肝胆连生而认为胆"即肝中辅物，肝病即是胆病，胆病即是肝病，不能分也不应另名为腑"。（《附录·五脏六腑说》）依此五脏六腑去其二，便是他认为的"九脏"。又如九窍，他的论述与传统也不同，他把精道和溺道，咽和喉分列开来，认识到汗毛孔、女子乳腺均为一窍等，这些都非有解剖知识不能为。中医五脏六腑之说，有其历史渊源，多少含有一些数字比附的内容。陈定泰从实证出发，重新论定脏腑器官，比诸古代医书是一种进步。不过陈定泰又说："九脏男子也，女子多一胞肠，为十脏；九窍亦男子也，女子多两乳之窍，为十窍。所以然者，阳九阴十，天地自然之数也。"（《脏窍经络之生篇》）仍然去凑足所谓"阳九阴十"，尚未能全免于此。而且，关于肝胆的论述也未免牵强。此外，就这"九脏"，中西医有关生理功能的论述是否相同，尚未见他提及。更可知他由于未通英文，还未能完全学习解剖生理，只能单靠图谱来对比而已。

另一个问题是关于经络。陈定泰本是带着求证经络的疑问去接触洋医的，但他未能找到理想答案。相反，他得出了一个结论："向以太阴太阳少阴少阳厥阴阳明，分手足十二经，又以冲任带督阳维阴维阳跷阴跷为奇经八脉矣。愚向信之亦甚笃，且不佞详考其支络，及针灸之穴度。孰意考诸真经络，则见其大不然也。第予以为非，而不见真经络者，莫不以予为非矣。不知有易明之法在：试以手按腋下及肘中，验是一脉跳动，是三脉跳动。如三脉跳动，是予说之非；倘一脉跳动，则非古说之是。所以神农本经无一字说及太阳太阴等名目，《周礼》疾医、疡医两篇，亦并无一字言及，岂二圣俱不知十二经八脉之为要乎！"（《十二经八脉说》）

其大意，竟是以传统十二经络为非！细审文意，是因为他将经络与解剖图中的循环、神经系统等同，例如他提出以腋下血管搏动来验证经脉。他在是书中亦不再提及经络和归经，转而认为人身只有"二经二络"，其中"营为一经，卫为一经"，而按其对"营""卫"线路和描述，实际"卫"指神经，"营"指血管，这可见于他为所引的图谱作的标题：神经系统图为"西洋营卫总管傍脊图"，循环系统图为"西洋营经血脉全图"。这在今天来看是不正确的，现代已经证明经络系统与循环、神经系统是不相同的。而且经络系统实质至今也未能在解剖中找到，仍是国际瞩目的重大课题。陈定泰算是第一个从解剖角度寻求经络实质的中医学者，但其断言经络穴度为"大不然"却完全错误。这种错误固然情有可原，因为中医理论原本认为气血行于经脉之中的，而经络的一些表现也似乎可用神经系统来解释，陈定泰又是头一个接触这个问题的中医学家。但这毕竟也暴露了陈定泰早年学医勤于用功却苦无所验带来的某些欠缺，假如他具备一定针灸理论与实践，是可以发现问题并作更深入思考的。

如上所述，陈定泰初次提出了中西汇通的一些关键问题，但未能有所建树。这表明如果未继承好中医精髓，则汇通之路有可能走岔。由于中西医对人体的观察和认知方法不同，医学理论存在极大差异，这种差异从医学最基本的人体结构知识部分就开始存在，因而给任何一个初接触西医的中医学者带来困惑。现代学者提出，中医的脏腑理论是一种黑箱结构，主要是一种功能单位，而不能对应于解剖脏器。这种认识正是在汇通学派百年来艰苦探索的经验和教训中总结出来的，其间也历尽曲折。陈定泰作为第一个接触这个问题的中医学家，对此尚不能完全正确认识并不出奇。尽管如此，他的著作还是具有两方面的意义：

其一，在观念上，他对西方医学具有正确认识。由于对西方的不了解，近代民间社会曾广泛流传洋人结构异于华人的言论，或者视洋教士之解剖活动为"挖眼剖心"的恶行。陈定泰作为医学家，肯定和接受解剖学为"真"，并将之引入中医著作，有利于澄清社会观念和促进医学发展。

其二，在学术上，他虚心接受新说，并勇于改造古论，体现了与王清任一致的革新精神；而且得益于西医图谱，他又显得更加有理有据。陈定泰明显地受到了王清任的强烈影响，接受了重视脏腑和古书可改的观念。不过，与王清任直言"改错"招来抨击不同，陈定泰采取了一种迂回的方式，他说"事不师古"，"无以取信于后人"（《自序》）。虽无法以古医书为证，却颇费苦心地从正宗儒家经典找出《周礼》中的"医师""疾医""疡医"三篇，认为这才是先圣论医的正宗，将它们"按诸真脏腑"，"觉无一字不合，更无一字不精，真千古仅存之硕果也"，反而是《内经》等传统经典偏离了圣人之道。不过《周礼》论医实在太过简略，陈定泰便将自己的观点拿来作《周礼》的注解，自称是"据其言，衍其义，而传其真也",不免有所牵强。

陈定泰在医疗实践中仍是一个纯粹的中医生,他毕生业医均是纯然的中医中药。他见识过一些西医手术,如:开颅术、白内障手术、灌肠术,以及各种"割瘤破疮"手术。但他认为这些"惟得真传精练,而临症之际复加小心,谨慎而后为良也"。(《附录》)而自己既未得其传,便不敢乱用,还是坚持"方药能代诸法",他说:"上古治病,原有割皮解肌、湔肠涤胃、针灸敷涂等法,后世圣人神明于药,遂代其法而专用方药。"(《制方用药之篇宜》)并不太强调学习西医此方面的长处。当然,西医外科直至 19 世纪末才广泛实现无菌操作,在陈定泰之时外科手术成功率不高,可能也是他不敢尝试的原因之一。

2. 刊刻《医谈传真》的陈相静

陈定泰之医传子绥尊、绩尊,及孙茂楠、茂梧。据《医谈传真》序末云:"新会陈相静绥尊唐门氏序",绥尊即陈相静,陈家长子(唐门)。他幼承庭训习医,自称"于医虽不甚精,未尝不嗜之笃",惜无著述传世。他也自觉"身为三世医后,继述未能,心甚愧焉"(《医谈传真·序》)。后他的道门师父命其专心业医。陈相静时时以刻印乃父著作为念,但力有不逮,至道光二十四年(1844),他在同坛门人帮助下,方筹款刻印了《医谈传真》。并在《医谈传真》的卷后编附《良方便用》一卷。该卷道流气息颇浓,如《治邪祟门》,内有"治邪术用柳童""治摄青鬼""张祖师治木匠泥水弄鬼及谋夫教邪术吐血方"等不经之谈;另外许多治病方也挂上了"仙授"之名,充满了神秘色彩。在陈氏三代中,陈相静虽无著述,但继承家学,刻印《医谈传真》,对汇通学术有传承之功。

3. 南洋学医的陈珍阁

陈珍阁,又名宝光,是陈定泰之孙,著有《医纲总枢》。

但此二名均不见于《医谈传真》书前"同校人"名单，该名单却有"孙茂楠真觉、茂梧效觉等同校字"字样。其中"真觉"与"珍阁"粤语音同，据《广州音字典》均为 zen¹ gog³，故彼"真觉"应即是此"珍阁"，即陈珍阁。

陈珍阁，生卒年不详。据其在《医纲总枢》自序中云，他研读乃祖著作，并将西洋医图与王清任之图参看比较，"觉古传之谬，不言而知。唯于王图与洋图，又有不同者，其同者十之八，不同者十之二，虽部位相若，而形状略殊。初以为洋人与华人面貌不同，或者脏腑亦异，疑而未确"。带着这个疑问，他远涉南洋求学，他说："光绪丙戌，余亲赴南洋星嘉坡埠英国王家大医院内（此医院内所有唐番各色人等凡在院内病死，即剖割视之以为教诸生徒），剖验人身脏腑经络筋骨肌肉皮毛，层层剖视，其有细微难见者，则制一影大镜以察之（如一头发影之大如竹管，见发内有孔有油有液，了了可辨）。余寓于此考验三年，然后知华夷脏腑同一式，即王清任先生之剖验能见其大，亦不能见其小也。今欲录出亲见亲闻，绘一全图，以传于世，而恐今之业医者，不知古传错误，转疑余之背乎前贤；若不绘一全图，以传于后．又恐后之业医者，不知相沿错误，伊于胡底？特不嫌鄙陋，述庭训之秘旨，阐脏腑之细微，修成一帙，名曰《医纲总枢》，俾人人得明纲领，扼定柄枢，将济己以济人，寿身而寿世，是吾之所厚望也夫！"光绪丙戌年是 1886 年，《医纲总枢》则成于光绪十六年（1890），现存光绪十八年（1892）醉经楼刻本及 1913 年广州第七甫六经堂重镌本。据载，陈珍阁尚著有《陈氏秘方》一册，光绪乙未年（1895）刊本，惜已无传。

光绪十二年（1886）之前，西医在中国已初成气候，合信等人的中文译作大量发行，陈珍阁所接触到的西医知识自非乃祖可比。特别是他得地利之便，就近赴新加坡的正规大医院学习了三年。三年考验，所学颇醇，获益较多，故所作汇通之论，深入到西医生理病理组织细胞等方面。

在脏腑方面，陈珍阁首先完成了祖父未竟的工作。他是中医界最早进行系统解剖实践的人物，并以此辨证旧论。他说："余亲适南洋剖视人之脏腑，绘成全图，以传于世"，因而"将古传之讹误，一一辨证，以明千古之惑，以破万世之疑"。（《医纲总枢·附·辨古传五脏六腑五行十干之谬》）他说："古传脏腑，俱是互相辨驳，纷纷无定，其实不见脏腑，凿空妄谈。"（《医纲总枢·附·辨古传五脏六腑五行十干之谬》）列举种种旧说之谬，加以抨击。他继承了陈定泰的主要观点，以其亲身见闻证验、扩充乃祖之论，如证实"心胞络"不存在，云"盖心胞络一腑，余亲剖验，心上并无其物"；继承乃祖人身五脏四腑说；批判经络学说："十二经八脉，古今奉以为然……今余剖验细查，并无如此之经络，故余以为非。"（《医纲总枢·附·辨十二经八脉之谬》）还有中医眼科中的"五轮八廓"学说，他也斥之为"虚妄之"。其次，陈珍阁抨击旧说中五行十干与脏腑、与本草药性的某些配法，认为"有此五行、十干之名，则后人泥此五行而说病"（《医纲总枢·附·辨古传五脏六腑五行十干之谬》）本末倒置，实则"凡脏腑百骸处处皆有五色、五行，缺一不能生"（《医纲总枢·附·辨古传五脏六腑五行十干之谬》）；旧论本草药性"论某形某色某气某味，专入某脏某腑，殊觉误入非浅"，"不惟医死人不知其所以死，即医愈人亦未知其所以愈，此由不经剖验，故虚测而难知也"。（《医纲总枢·附·辨古传五脏六腑五行十干之谬》）所以，"药不经验，方不对症，恃才立论，忖度立法，虽有活人之心，实作杀人之事，可不畏欤！"（《医纲总枢·附·辨古传五脏六腑五行十干之谬》）陈珍阁对中医部分理论抨击甚烈，但他的主旨是借新知批判旧学术中的玄理思辨倾向，呼吁重新确立中医传统的实证精神，这与后来废医派抓其一点否定全部是不同的。陈珍阁毕生仍是个卓有成就的中医临证家。

由于陈珍阁对中西医学都进行了完整的学习，《医纲总枢》遂能对中西脏腑的功能与生理病理及临床等各方面进行深入讨论，避免了中医汇通学者大都精于中而不通西之弊。该书体现了他对两大医学系统的认识。全书结构：卷一论脏腑生理，多采西方解剖；卷二是本草、四诊和中医病机病理；卷三是传统中医病证，像中风、喘证、哮证之类，以证为主，但多引西医病理认识为解析；卷四内脏受病总论，则基本按西医内科学分系统排列，以病为主，非常详尽全面。总的治法则是以中医药为主。而且，陈珍阁将两种医学尽量贯通，在论述西医疾病时进行中医辨证分析，而对中医传统病证则加入西医生理病理知识以互证。例如："头痛"一证，他按传统中医分表里虚实辨证论治之后，补充云："有卫筋痛而头痛者，必无表里之症，又无虚实之脉，其痛或偏左或偏右，痛在一处，痛无增减，或痛有一定之时，此卫筋不安也。治宜舒筋，鸦片樟脑酒（鸦片、八角油各一钱，樟脑七分，酒二十四两，用一钱）服之即止。如痛有一定之时，则用金鸡纳霜治之。"（《医纲总枢·卷三》）"卫筋"指神经，"卫筋痛"之名古所未有，他是结合西医，在辨证中加入辨病，补入了神经性头痛的内容。

又如"肺肉发烧"（指肺炎），陈珍阁论述其病理演变云："大抵此症初起，发烧处必积血，越一二日，积血处起浆结脓，至五六日，或十一二日，则转症，又越四五日而全愈，斯为顺证。"并述及各种变证（如"成痨伤""肺肉变实""累及脑"等），又指出："夫肺肉发烧之症，多因外感风寒，内伏热毒，加以劳神伐气而作也。其症病形三等。一，初起头痛鼻塞，喷嚏呕吐（此因风热而起）……；一等，初起一二日，咳嗽干呛，胸痛有痰（此因风热而起）……；一等，初起身热日轻夜重（此因热毒而起）……"（《医纲总枢·卷四》）用中医病因病理结合西医病理来讨论肺炎，这样的认识方法，对疾病的了解比较全面。治疗上，陈珍阁也是以中医中药辨证论治为主，如对"肺肉发烧"，"治之者，症之初起，外有表邪，宜散表凉血化气，紫苏发表汤主之；至积血时，用天葵退热汤以汗之；如胸痛难忍，起浆时，宜化浆退热止痛，鸡鸦散主之，外用芥末贴痛处，贴至皮起红热为度，次用丹皮泻肺饮以泻其毒；如见谵语，则病入脑，忌鸦片，此时肺之脉管肿塞，宜川贝杏仁桃仁轻轻润之……"（《医纲总枢·卷四》）结合了西医病理分期来辨证论治，颇有今天中西医结合辨证与辨病相结合的趋形。可见当时陈珍阁达到了相当先进的境地。

此外，在对疾病的诊断上，陈珍阁也进行了有临床意义的汇通实践。例如他就"霍乱"尝论如下："余尝在医院，剖验疫死者三人，见有肠胃中多白水，内皮变白，血路管血满而黑，大肠与膀胱缩小，内脏多伏黑血。此可知患斯疾者，周身之血液迫聚肠胃之间，并之而泻，至气乏之时，欲泻不能，留聚肠胃，故肠胃中多白水也；气血尽竭，故大肠膀胱缩小，内皮白色也；血阻不行，故血路血满而黑，内脏多伏黑血也。治之者以行血解毒为主。血行可治愈，血死难生活。"（《医纲总枢·霍乱》）这开了取西医尸检结果入中医辨证的先河，亦与当代中西医结合提倡的利用西医检查手段，扩大四诊辨证范畴之意相符。而在当时汇通医家中，只有陈珍阁因为曾亲身实践西医，才有这样的具体认识。

基于对中西医学的对比，陈珍阁除了抨击中医中不切实用玄理部分外，还提出了改良的主张，例如在脉学上，传统脉学的繁杂为人所病，但未有新知时无从论其是非，而陈珍阁据解剖指出:"盖脉乃脉管中气血,流动之物也,源由血府脉总管发出,分布四肢百骸,无处不有,随处可诊。而专诊掌后之脉管者,不过此处皮薄,易于诊验也。"(《医纲总枢·切脉》)所以,"诊脉之法,乃候脉管气血之现也。流动可以候阳,充满可以候阴。然候阳于流动,有强弱迟数之分,候阴于充满,有虚实滑涩之异。而浮沉大小长短,则统于其中,洪濡脱伏结促微散,亦相兼于内。总之和缓从容,生气也;劲急强硬,死气也。脉以有神有根为主"(《医纲总枢·切脉》)。结合循环系统的解剖生理,对脉学作了简化,以强弱迟数虚实滑涩八脉取代过去的 20 多种脉象,颇切合临床实际。

总的来看,陈珍阁是陈氏汇通世家的集大成者,其汇通成就不下于四大家。可惜,他虽对中西医学在临床运用上的汇通结合颇有心得,但未去进一步从理论上研究和阐明中西医学的差异。这与岭南医风一向务实、少作宏论有关,但这也使陈氏一家在汇通史上少为人知。

陈氏一门业医者当不止于此数人,但除此数人外,留下的资料更少。《医纲总枢》前有"授弟茂锦琼阁同订"字样。陈琼阁,生平也未见有记载,惟 20 世纪初南海医生罗绍祥、黎梓初等筹建"医学求益社",先曾遍邀各地中医生来穗共同商议,据回忆,其中即有陈琼阁,想亦是业医有名者。

(三)罗浮山人及《历脏篇》

《历脏篇》,手抄本,目前仅于中国医学科学院图书馆见有一册。作者自署"古粤罗浮山人",其真名已失考。罗浮山在今广东省博罗县内,自古为道教名山,有"第七洞天"之称。"罗浮山人"似是羽士之名。

《历脏篇》是关于人身脏腑的专著,书凡一卷,另有附录《鼠疫病性验方》,为"古闽第三布衣"所加。卷前有《题弁》一篇,题"古闽第三布衣撰";继有《序言》一篇,后题"皇清光绪十有七年辛卯夏六月二十四日丙辰古粤罗浮山人自序于梦梅别墅"。光绪十七年是 1891 年。此书首页至第一篇《生生说》，及附录首页，均钤有篆书"蠖隐草堂"白文印，未知谁属。附录后另盖"古闽力轩举子舒东收藏医书"之章，疑即该"古闽第三布衣"之真名。此书虽是手稿，但肯定已非"罗浮山人"的手迹，因"古闽第三布衣"的《题弁》是在光绪二十二年（1896），又与罗浮山人并非素识，而此本正文与《题弁》字迹一致，只能是后来所抄。

这本著作，从内容上看，同样是在近世王清任《医林改错》和西医解剖学传播之后对"真脏腑"之说带来冲击所作的一种回应。它力图沟通中西学说中关于脏腑认识的异同，对人体结构和生理作一个完满的解释。由于作者自述并非"医人"，故是书鲜有病理及临证内容，只是愤于"医者不明脏腑，杀人相踵"，所以他才"不揣谫陋愚固，述撰人生生之所以然及脏腑真形，为说一十二篇，以告世人之为医者。其以仆为狂妄多言，或以为恐惧忧患必不能已之言，不计也"。是这种"恐惧忧患必不能已"的责任感，使并非医家的他不避越俎代庖之嫌，写成此书。其观点大致有二：

第一，医学动态发展观。

罗浮山人说："自农黄以降，医者辈出，皆足以名后世，震惊一时，然究其利弊，功罪相半。后世主其说，行之实事，功一罪九，何哉？"（《历脏篇·自序》）这一方面是因为古经深奥，文义难解，后世医家各执一词之故。此外，中国各门学术，像"名物象数杂技之学"，包括医学，都是"前圣发其端而未尽，惟资后贤修补以究其成"（《历脏篇·自序》），需要不断发展的。在医学上尤其明显，例如，古人与今人体质、习俗就有很大变化："夫古今相去悬绝，世运升降，造化生人日繁，而得气亦日以益薄。持元明健儿，较周汉弱息，盛衰之势，犹恐弗敌，故中古多寿，晚近多夭。且古人慎言语，节饮食，其气纯固，后人六淫之侵，十倍古人。曲糵伐性，床笫戕生，同一病也，同一剂也，以投古人，生枯起朽；以投今人，弦断矢折，则今古殊异，一也。"（《历脏篇·自序》）古今气运相异，默守古法自然不当。同时，中国地方广袤，"南北五带，寒燠相戾，岐伯以下，长沙以上，中国版舆狭隘；至黄农之世，九州土壤，北极燕代，南尽江汉，荆楚吴越，悉为蛮夷，盖无论矣。江海之民脆弱，边塞之民强力，质异而气候复不齐，则疆域乖违，二也"。（《历脏篇·自序》）地理情况千差万别，医学则不能由一家之说尽括。由于上述时空两方面的制约，光执古代医家（即使是圣人）的学说，难免会"利弊、功罪各半"。何况对医学钻研不深者，"不明生生之理，焉知造化生人功用之实；不洞烛脏腑经络之情状，焉知疾病所从传解？而贸贸然予以刀圭，有以人命试其技术之得失而已！"（《历脏篇·自序》）这就更不足道了。

身处复古之风颇浓的清季，罗浮山人毫无厚古尊经倾向，而能正确地从理论上阐明学术发展的必然性，这是难能可贵的。他指出随时代条件和地理环境的不同，人的体质和疾病情况会有变化，历代医家创立的各种学说，就是顺应疾病变化对《内经》《伤寒论》进行的补充和发展，因而值得肯定。这有力地反驳了当时某些医家声称"《内经》《伤寒》以后医书皆不必读"的错误观点。

第二，参察内观，验明脏腑。

罗浮山人论人体颇见其道流本色。如谓："人始生色赤，稍长而白，壮而青，老而黄，及死而黑，故导引之旨，主于还丹，老子之道，贵在守黑。"（《历脏篇·死说》）这都是道教学说。及他接触西医解剖，乃对其精确感受甚深："脏腑真形，今欧西医家者流，为得之亲见，仆尝见其图，叹为精绝。"（《历脏篇·自序》）相比之下，中国古代医论中，"脏腑明堂，古有图说，然率伪误相沿"（《历脏篇·自序》），不如西说。不过，他又认为：西医固精，"然犹憾其验诸既死遗骸，恐有违失"；"厥后又读《参同契》'历脏'之产，恍然悟于古导引内视之术，以之躬自体脏腑经络之实，往往有得，以参欧西图绘，庶几得实，而有以纠往昔之谬"（《历脏篇·自序》）。来自"既死遗骸"解剖的生理知识是否符合生人功能？这种怀疑不是没有道理的，是对近代西医机械论色彩的质疑。他试图以气功内视来弥补其阙。

考魏伯阳《周易参同契》中云："是非历脏法，内观有所思。""历"是历现，"历脏"即现其脏器之意。此文原意是指传统气功入静时，反观内视，体察自身的一种境界。在现代，有学者亦认为，中医古代脏腑经络理论的形成，一部分来自原始解剖，一部分得自针、灸时的经络传感，除此之外，气功内视很可能也是一个重要来源。高明的气功导引家声称能够在内视中"见"到自身的脏腑、经络，而且是在活体、动态状况下。虽然这种"见"与实际解剖可能是两种不同的状态，但如能认真结合讨论，对人身也许可以有更全面的认识。罗浮山人在当时就已提出这个观点，并自谓曾躬行其术，以之名书，这颇引人注目。

但在《历脏篇》一书中，罗浮山人所作的描述许多在医学角度来看并不正确。他的脏腑观点许多还是补充、修改王清任、唐宗海等人的观点，有的甚至是误改。如他说："三焦者，气府也，色红紫，形如倒垂鸡冠花，世称板油，又曰鸡冠油，处胃下小肠上，抱小肠，前又及腹，后端属两肾之间，为藏元气之所。"（《历脏篇·三焦说》）以"板油"（大网络）为三焦，是唐宗海所创论，实未见有助于阐发三焦功能。此外他沿用王清任心不藏血，血府藏血之说后，进一步说："心包络者，血府也……"（《历脏篇·心包络说》）认为血藏于心包络之中，这既不合中西之说，又不见于临证有所增益。而他批评王清任"气血合脉"论，另倡"脉为气管"，而且认为脉不藏血，别有血管（《历脏篇·三焦说》），这也不如王说合理。

罗浮山人参用西医之处也不少，如说："胃有津管，有遮食，又有极细丝管无数。此丝管为小津管，外属津管，内属胃，胃热则小津管出酸涎，渗入胃，由胃脘出为唾。"（《历脏篇·脾胃说》）他又据"脑为藏精之府"，把神经系统都叫作"精管"，"贯脊大管即精总管，十九椎短管之上，有短管十一，并前通气总管。脊左右上下各有小精管，旁通肩胁臂腕腿足诸骨中。"他接受脑神说，谓脑为"百体之君"，统管全身，而心则"非宅神之府也"（《历脏篇·脑说》）。这些认识基本正确。

总之，《历脏篇》虽然也是某种意义上的汇通，在道教内景学和气功学上是否有其合理内容尚待研究，但从纯医学角度而言，可说并无多少进步。然而作《题弁》的"古闽第三布衣"却这样评价："向者所疑于古书所言脏腑及今西夷所为图说异同，于是冰释。"（《历脏篇·题弁》）洵觉太过。他还说："夫今中国至敝至弱，百家执技以生者，夺于异类且尽，医亦然……（是书）可正古书之讹，弥夷说之漏，为中国医者一洗之。"进而寄望："夫今天下大江南北，奇材异能、杰出众中之士亦伙矣，亦念西夷之小我易我夺我如医者，且遍至于无穷，而思所以竭忠尽智殚能以雄胜之，以制其生死之命。呜呼！如是，其必有天地山川神祇环视周列，悉告以所奥秘者矣！"（《历脏篇·题弁》）看来，在近代百年的风云变幻中，国家凋敝令人痛切，而传统文化的动摇更令知识分子有如椎心，情绪化影响着他们的判断，往往借题发挥其自强思想。这也体现着近代中西医学的交流不可能纯粹学术化，而是融入了更多的时代因素。

（四）朱沛文与《华洋脏象约纂》

1. 朱沛文简介

朱沛文，字少廉，又一字绍溪，广东南海人，清代卓有成就的中西医汇通医家，生卒年不详，从他传世的唯一著作《华洋脏象约纂》可以推测，他约生于清咸丰辛亥年（1851）前后。

朱沛文出生于一个数世业医的家庭，其父从事临床医业60年，远近数十里内皆视其为神医，朱沛文与胞兄朱成文（字碧溪），从小就受家庭的熏陶，懂得医药，尤其对医书有特别的爱好，经常手不释卷，即使在公众场合也是如此，"甚至袒卧吟哦，旁若无人"，因此常遭人白眼。

朱沛文年轻时胸怀大志，才华出众，曾经想走科举出身的道路，清光绪十三年丁亥（1887），广东首次录取医学经古，朱沛文是入录经古24人中医学二人之一。考试题目是《灵枢·卫气篇》中的一句话："本在锐骨之端，标在背腧说"，涉及中医经络。朱沛文以其深厚的理论修养，予以详解，获得主考官的赏识，评语是："脉络贯通，考据明权，至其旁征博引，由其义蕴毕宣，非寝馈《素》《灵》者不办。"当年十月初七，朱沛文在复试中又应付裕如。当时复试的题目是"就嗜鸦片烟受病提出治疗方法"。朱沛文在答卷中指出，"鸦片功用始详于东璧（即李时珍），贩售首毒乎西夷"；提出"制治之法，总以培育元气为主……，烟家易泄，固肾为先，烟客多痰，调中为要"。"又因烟家脏腑多弱，多燥，故不可过用攻伐及发详之方"。朱沛文的这些见解，说明他具有相当扎实的中医理论和丰富的临床经验。他的答卷再次受到主考官的赏识，为此，主考官汪柳门书赠"业绍丹溪"四字，以资嘉勉。以后，朱沛文还参加多次经古考试，成绩平平。至光绪十八年壬辰（1892）的考试，又获好评。被当时的广东督学使者徐花农录取为一等生员，公服簪花，与新进生员同观九曜石（广东省重点保护文物，今广州西湖路南方戏院内），并拔送广雅书院（为清末科举考试的补习机构，创建于 1888 年，两广总督张之洞为校长，聘请有名望的学者主持或讲学，学生多来自两广才志出众者）肄业，但值该书院无空缺而作罢。朱沛文虽然得中秀才，也曾得名家的赏识，但"乡试三北，荐而不售"，终于未能步入仕途。父亲过世后，由于"嗜古成癖，不解治生"，"技拙逢迎"，家境立见困顿。迫于饥驱寒役，朱沛文接受了朋友的劝告，放弃举业，专志悬壶。为此，他怅然叹道："从此溷迹尘廛，恐将以长桑老矣，噫！"

朱沛文主要生活于清咸丰至光绪年间，时值西方医学传入中国，这对长期处于封闭状态下的中国传统医学产生了极大的冲击和影响，中医学界继而产生了各种学术流派和争议。有的人认为，祖宗流传下来的东西是国粹，必须无条件地保留下来；有的人认为中医学不科学，西方医学才是先进的，科学的，要坚决接受西医，摈弃甚至消灭中医。面对如此错综复杂的局面，朱沛文坚决果断地打破传统观念，勇于正视中医学中的不足，从理论到实践，主动学习西医；同时，他也自信地看到中国传统中医学中的优势，力图使中西医汇通，走中西医结合的道路，成为当时全国中西医汇通派的代表人物之一，被誉为岭南中西医汇通派的先驱。

朱沛文一生著述颇丰，如《医论》二卷（1887 年呈送汪学政的书稿）、《医门管见》、《华洋证治约纂》（惜未刊行）；此外还编辑有针灸书（惜未刊行或失佚）。《华洋脏象约纂》是朱沛文唯一的传世著作，也是真实反映他的中西医汇通思想的唯一的代表作。

2. 《华洋脏象约纂》的主要内容及其中西医汇通思想

（1）《华洋脏象约纂》的主要内容

《华洋脏象约纂》约成稿于清同治十年（1871）至光绪元年（1875）间，以后经20年的临证（临床实践），才最后定稿。又因当时朱沛文的父亲去世后，家境贫寒，无力付梓而耽搁至清光绪十八年壬辰（1892），才由梁黄初、袁槐卿两人襄助筹款付梓。此时，朱沛文已届不惑之年。该书的序文是朱沛文的胞兄朱成文写的。据说，朱成文写序文时正值一个"风雪交加之夜"，他"倚败被，移残簏"，写下了这篇"动情"的序文，记叙了其书撰写始末。

全书共四卷，今存本是清光绪十九年（1893）的佛山首刻本。《华洋脏象约纂》又名《中西脏腑图象合纂》，是因为章炳麟在将《华洋脏象约纂》收入《医学大成》时改名而得。今有清光绪二十三年（1897）的宏文阁石刻本。本书叙述主要参考清光绪十九年（1893）佛山首刻本。该书卷首，录朱氏医学论文十四篇，另有上、中、下三卷。上卷为五脏六腑形态，部位功能；中卷为眼、鼻、耳及骨骼结构；下卷为十二经脉气血营卫等生理作用及西医脏腑解剖图谱。全书结构、体例独具一格，别出心裁，可谓匠心独运。

（2）朱沛文的中西医汇通思想

朱沛文对中西医学的态度主要有两方面：

第一，中西参合，互补长短。

朱沛文对中、西医都有比较深入的了解。因此，他在该书凡例中云：所引诸书"皆先华后洋"，而对集后附刻之脏腑官骸图式，则"皆选自洋医，非弃华从洋"，因为从绘画等工艺来说，"洋人较胜耳，至此集原为汇纂脏腑官骸起见，故华医经络俞穴等图，亦未附入"。他接触到的十几种西医书，以英美医书居多，"惟英文简练雅驯，初学之士，较为明晰，故拙集所引，英国为多"。他认为，西医的解剖图谱比较精细，于是断然直接转绘于《华洋脏象约纂》之后，又如"命门真火"，中医可求，而"泥象以求"，则妙手空空，杳冥鸿蒙而无朕。所以，中西方法，各有长短。至于如何取长补短，朱沛文在该书中列出几个方面，加以论述。一是脏腑形态：华书深奥，洋书为胜。朱沛文在《中西脏腑图象合纂凡例》中说："华书所载脏腑长短、大小、轻重之说，不能无疑。"而"洋医剖骸验视"，"既而言之凿凿，著有成书，按谱可寻，自非无据"。如有关"脑筋、回血管、胆汁、精珠等说，尤能补古之未备"。因此，他认为"（华书）言脏象者，莫如《内经》，但文义渊奥，蹊径难寻，使非寝馈日深，不能得其旨趣。惟西医剖验脏腑，拆影洗涤，有形可据，初学入手较易"，并进一步指出"洋说更征实"。

二是脏腑功能：各有是非，不能偏主。朱沛文虽自称此书"专为发明脏腑官骸形体功用，故说象之文较详，说理之文较略"，但从书中《肾脏体用说》所论肾脏的生理功能来看，朱沛文对中西医在肾脏的生理功能方面的理论已有相当深刻的认识。他说："按运溺之说，洋医语焉甚洋，足以疏证内经'肾为水脏'之旨。但徒以外肾生精，而不详求内肾外肾同出一源。"他认为这是洋医之不足，并指出中医之肾包括了泌尿和生殖两个功能。接着指出："肾精成而脑髓生，人之灵机记性皆在于脑，作强技巧，孰大于是？藏智之义，夫何间然！洋医谓知觉运动，皆由于脑，亦与华义通，但不言脑与肾相关，则义缺。"此外，朱沛文从病症方面对中西医治疗方面的优劣也作了一些比较，认为"西医药较峻厉不能尽合华人脏腑，是以西书可参见，西药不宜浪用也"。（《读书门径·读治虚劳书也》）"至若跌打刀针等法，中华载籍，久已失传，间有一二妙手、专门，亦各秘为家珍，不愿推广。惟泰西医士，授受既

无私秘，器械又极精良。吾党有志是科，宜求诸海外。"（《读书门径·读治外科书也》）

综上所述，朱沛文认为中西医理论从总体来看，"各有是非，不能偏主"，因此，在运用上必须取长补短，"有宜从华者，有宜从洋者"。

第二，求同存异，合而折中。

朱沛文在中西医汇通方面，特别强调求同存异，能通则通，不能强合。例如，关于"甜肉"（胰脏）一物："洋医云：甜肉者，中土无名，医书不载。……但此物洋之所有，华之竟无？反复思之，莫明其故。"（《甜肉体用说》）就功能看，它近似于脾，但脾脏已见，岂能有二？"后阅危亦林《世医得效方》云'脾有两叶'，则甜肉盖即脾也。……洋言形如犬舌之甜肉，中有一管，乃华所谓'形为刀镰'（本《医学入门》）、'中有珑管，水液由两边分流'（本《医林改错》）。"（《甜肉体用说》）说明中医之"脾"，其实包括了西医的脾、胰在内。

又如朱沛文在《筋膜体用说》中引用了中医十二经筋说，之后，他又指出："洋医论筋，约分两种，一曰脑气筋者，由脑而生，白如丝缕，分布周身，以司觉悟运动；一曰肉筋者，附肉而生，坚韧光白，络连周身，以助肉之运动焉。洋之脑气筋，华所未言；华之十二经筋，殆洋所谓肉筋也，但洋无十二经，故所言不能强合云。"还有，他在《肝脏体用论》中指出："《经》云'肝藏魂'，又云'肝主筋'，肝藏筋膜之气也。洋医云肝之为用无他，主生胆汁而已。蒙按魂之属肝，丹经确有明征，筋之属肝，医家久承古训，但洋以脑为灵魂所用之机，其言虽是，而不言属肝，则未免偏枯。洋以脑气筋属脑，补华未备，义固独超（华书有十二经络，无脑气筋，洋则反是），而白节筋，大肉筋谓由骨肉所生，不以属肝，揆之华理，终未释然。"既然中西医书，各有所论，又未能释然，那么，就应该存异以使后人观察、研究。

由此可见，朱沛文是一位学贯中西，富有学术性、思想性、创新性的中西汇通医家。他的汇通不局限于一般的表象和文字的争论，而是体现了一种更高深的哲学思考，他不但总结了当时中西医学体系之间的差异，而且从理论上探讨存在差异的根源，并且指出中西医均应求同存异，合而折中。即使从今天的角度来看，这种观点无疑也是正确的，值得后人在进行科学研究时，尤其值得在中西医结合方面作为借鉴。

3. 朱沛文的治学精神

朱沛文是一位学者型的医家，习医自有一套方法，在他总结临证20多年经验的同时，也在《读书门径》一文中详细记叙了他20多年来读书的方法和心得。归纳其治学观点，主要有两个方面：

第一，强调"读书"与"临证"的辩证关系。

经过长达20年的临床实践，他深深地体会到，一名成功的医家，必须掌握"读书"与"临证"的辩证关系，才能精益求精。他说："谚云：熟读王叔和，不如临证多，至哉言也！虽然有善读医书而不善临证者，然断无昧于医书而精于临证者，故先必读书以培其根柢，后临证以增其阅历，始为医学之全功焉。"（《华洋脏象约纂·读书门径》）这里讲的"王叔和"，并非孤立的指王叔和本人，而是泛指医学书籍。"熟读王叔和"，就是指熟读众多的医学书籍。他又说，读书是"培其根柢"，是获取医学知识的重要途径。如果一名医生什么医学书都不读，那他也不可能"精于临证"。所以要做一名成功的医家，"先必读书以培其根柢，后临证以增其阅历"。

第二，主张"读书"一要面广，二要精深。

朱沛文自幼勤奋好学、博览群书，他说："古今症状无穷，一人阅历有限"，"若不博观，何以扩充识见"。（《华洋脏象约纂·读书门径》）为了编写《华洋脏象约纂》，他博览了古今中外近百种医学书籍及有关书籍。如中国的《内经》《难经》《甲乙经》《巢氏病源》《千金要方》《本草纲目》《医宗金鉴》；日本人著的《难穴纂要》《素问识》；朝鲜人编的《东医宝鉴》等30余种医学专著。同时，参考了《人镜经》《白虎通》《释名》《说文》《周礼》《道德经》《太平御览》等近20种与社会哲学关系密切的古代名著。此外，还阅读了当时在中国发行的英美医学书籍约十几种。仅就上述书目，足可以说明朱沛文读书涉及知识面之广泛。

朱沛文认为，凡习医者，要"溯医源，参证候，习方药，研脉法"，要"自《内经》始"，循序渐进。一句话，就是学习医学，必须钻研深透，并且了解其历史渊源。因为《素问》说的是"天地运行之机，人身脏腑之奥，疾病之变，诊候之宜"，《灵枢》谈的是"经络之转输，脏腑之度数，俞穴之多寡，针灸之规模"，所以要反复钻研。有时为了弄通一部古代医学文献，要参阅许多有关参考书。如《黄帝内经》，注释的医家甚多，比如唐代医学家王冰注释的《黄帝内经素问》，明代医学家马莳撰写的《黄帝内经灵枢注证发微》、明代医学家张景岳的《类经》、清代医学家汪昂的《素问灵枢类纂约注》，等等，他通过对照、比较、反复钻研，认为这些著作各有特点，指出王冰、马莳的注释"随文行义，不失次序"，张景岳的注释"割裂比附，便于参考"，汪昂的注释"择精守约，易于记诵"，并且认为清代医家张志聪的《黄帝内经素问灵枢集注》是"擅改经文，或多陈肤说，不甚可师"。以朱沛文对各注家的评价，可以反映出其对中医经典钻研之精深。

（五）郑观应汇通中西卫生学

1. 郑观应简介

郑观应（1842—1922），字正翔，号陶斋，别号杞忧生、罗浮俦鹤山人，香山（今广东中山）人，是近代著名实业家、政治家、中西汇通医家。他早年从学徒出身，逐步起家，在上海经商办实业。在实践中他日益感到外商的压力，认识到与外人周旋是刻不容缓的事，适逢清政府在上海开办对外的官商机构轮船招商局，他应聘加入其中，自述这个阶段是"初则学商战于外人，继则与外人商战"，为民族工商业的发展付出了许多努力。中法战争起他从戎奔走于南洋，为中国筹款筹武器。其后于澳门、广州隐居立言，著述颇丰。晚岁复出，再入招商局，务商务政，至1922年病逝。他的著作，最有名的是其评论时政的《盛世危言》。《盛世危言》成于光绪十八年（1892），是近代史上很有见地也很有名的一本论著，曾影响过一代青年。据李锐的《毛泽东同志初期的革命活动》记载，毛泽东早年即很喜欢读《盛世危言》。

　　郑观应同时也是一个医家，他曾专门著有两本医学著作，一是《中外卫生要旨》，光绪庚寅年（1890）编成四册，后续编一册为五册，于光绪乙未年（1895）刊印；二是《备急验方》，光绪十五年（1889）刻印，是从其架藏医书中选辑出来的中草药验方。而其政论书《盛世危言》中《医道》一篇，讨论了中西医学。其有关中西医学的思想，即主要集中在《中外卫生要旨》和《医道》篇中。

　　2.《中外卫生要旨》与《医道》篇的主要学术贡献

　　（1）《医道》篇论中医"五不如"

　　郑观应在自身的商务活动中，与西人打交道较多，得以对近代西医有较详尽完整的认识，同时，也因为在商务活动中，他深感向西方学习、进而与西方抗衡的重要。因而这种忧患意识也反映到他的中西医学的比较思想上。他的《盛世危言·医道》篇是检讨中西医学得失，实行医学汇通的一份总纲。篇中以触目的言论，直陈中医"不如西医"者五条：

一是中医无考核。西方早已形成医生凭证上岗的制度，中国周代曾有的医生考核制度却未能继承下来，郑观应建议尽快参考西方建立考核制度："宜考诸周书，参以西法，自太医院始一律详加考核。内证主以中法，外证参以西医。各省、各府、各州、县、镇、市之间令殷户集资建立医院，考选名医充当院长。肄业诸生，须由院中主教考其文理通顺者，方准入院学习，悉心教授，无玩无欺，先将《灵枢》《素问》《内经》《难经》熟读，博览仲景、思邈及唐宋四家之成法，参以西医之图器，剖割之奇方，精益求精，不分中外，学习数载，考验有成，酌予虚衔，给以执照，方能出济世。"

二是中医无解剖。他说："西医皆明脏腑血脉之奥……今中国习医绝无此事，虽数世老医，不知脏腑何形。遇奇险不治之症，终亦不明病源何在。"这是中医的一大弱点，虽然中医有中医气化的特长，但不明脏腑，在许多方面仍然难有突破。

三是在生理、病理上，中医有些观点无根据。如关于切脉，他引述西医血管之说然后认为："（脉）不与他脏相属，何以知各脏之脉必现于此耶？且直通一管，何以知三指分部界限毫不相紊耶？故谓一脉可验周身之病则可，谓某脉独主某经之病则不可。"这种看法应该说对中医脉学后期愈来愈繁琐的倾向是一种批评。

四是治疗、用药上，"治病之法，中医则曰木克土，治脾胃者先平肝；火克金，治肺者先泻心；水克火，治心者先降肾。或曰三焦皆空虚之处，或曰六经有起止之方。西医则何处之病即用何处之药，而犹以保脑筋、养肠胃为主"。在这些方面，郑观应不是认为中医不可取，而是相对而言，中医在具体、局部的病的认识上的确比较薄弱，而且某些理论过于"玄奥"，这也是一个缺点。

五是器械、学风上不如西医。"西医事事征实，日日讲求，又有显微镜能测目力难见之物，故能察隐洞微。中医多模糊影响之谈，贵空言而罕实效。"近代西医用科学技术来装备自身，取得了很大成就，这是中医相形见绌的。在学风上，西医出版刊物，积极交流，与许多老中医将经验秘不授人相比也进步得多。

值得指出的是，这"五不如"，是郑观应为作"危言"计，因而集中论述了中医落后的一面，但并未否定中医。实际上郑观应认为中西医在医学学术上是各擅胜场的，他曾说："窃谓中西医学，各有短长。中医失于虚，西医泥于实。中医程其效，西医贵其功。"所指的落后，主要是指当时中医的医政体制、学科发展以及学风、交流等方面，西医在这些方面确实有胜长之处，"亦不必曲为讳饰"，关键是应奋起学习，着手进行全面革新。这是具有强烈世界意识的呼吁，也是其议国大政中一个组成部分。

（2）《中外卫生要旨》融通中西保健精神

《医道》篇由于是政论书《盛世危言》的一节，对于医学，仅就中西汇通提出了一个大纲。他的《中外卫生要旨》则是做了一些比较实质的工作。

《中外卫生要旨》是郑观应光绪十二年（1886）归隐岭南后，认真辑著而成。他在序言中说，他自归隐后疾作，延医无效："始知近世名医，鲜能追踪和、缓。且从远道延至，诊脉开方，俄顷之间，岂能望闻问切四字兼到乎？陈修园云世人死于病者少，死于药者多，至言破的，实深感叹！"所以，最理想是能全民强身，绝其病源："闻中西医云，人能自保其身，较易于医者之治病。"因此辑成此书，"即付手民，以期天下人不必延医服药，咸登寿域"。（《卷一·序》）是书有光绪十六年（1890）羊城增刊本五卷和光绪十九年（1893）居易山房刊本四卷。

是书五卷：头一卷是养生言论选辑。次卷为导引气功之学，均以中医传统养生内容为主。三卷选用王士雄《随息居饮食谱》，而"爰将西医格致卫生之理补入，以备卫生者考察焉"。（《卷三·序》）补入的内容不少，诸如饮食用水卫生、茶叶等食物化学成分、饮食消化生理过程等，还有关于鸦片及其戒法的。他评价西医说："西学之用食物，不敢自恃聪明，虚心查核，于百十年前，名医迭出，渐明化学之法，用显微镜以察各食物原质若何，兼函油、糖浆、水、蛋白各类若何，深知有益无益，益多益少……凡名物之功用，无一不从化学推考而出，非恃一时之察识，便可得其微妙也。"例如茶叶，是国人常用之品，"西人云，茶叶内函有香油及茶精，兼炭匿酸盐类等质。但所函之油必使化去，若收贮陈久，或煎滚其油飞去，所函之炭匿酸，每百分多则十八分，少则不及。所以茶叶浸入，或浓煎，则叶涩苦……所函之茶精，可补脑开胃提神，若多饮浓茶，则入脑，令人不寐，身弱者心跳有之……"（《卷三》）似此等等。四卷是"泰西卫生要旨"，采录外国名医养生要语，介绍锻炼身体、冷水浴、温泉浴等西方个人卫生以至城市卫生建设等。五卷是续编，详细介绍饮食、酒醇、消化、呼吸等西医生理卫生常识和人体衰老学说。

总的来说，他认为中医保身之法，"大要慎起居，节饮食，寡欲清心，存神养气而已"，而"西医格致之士，培养精神，以绝病源有六要理：曰光，曰热，曰空气，曰水，曰饮食，曰运动"。（《卷一·序》）比较之下，他认为中医更得精粹，但也承认西医发展大有前途，二者是能殊途同归的："西法虽精求卫生之道，全在形质上考求，不知无质生质，无形生形之妙。我国讲求修养之术者，如洞悉真阴、真阳造化之旨，服气延年，非但不患土性盐类结聚，且能返老还童，岂西医之所能知，纵知亦不信而大笑也。惟愿其格致日精，终知神仙之

道。修行者立功立德，同登阆苑；不修行者无灾无病，亦享遐龄，岂非五大洲一快事哉！"（《卷五》）

郑观应虽不以医为业，但他评判中西医政，结合当时西方医学的先进经验指出中医学在管理等方面的不足，并对中西医的养生保健进行了比较，认为中西医的卫生保健方法虽有不同，但却殊途同归，都是强调强民健身、治未病。这确有其独到之处。

（六）其他持汇通思想的医家

1. 黄炽华

黄炽华，字砺山，广东花县人，生卒年月不详。他幼攻举业，贡生出身。而尤嗜医书，自云"阅二十年稍稍有得"。（《医学刍言·自序》）戊戌年（1898）赴都应试，深受当时维新派医学保种之论的影响，称："方今时代讲求卫生保种之方，医为其要，用特不揣愚陋，谨拟医学刍言十则……若果能此道实事求是，则政日以修，即学日以进，我国医术可致中兴。"（《医学刍言·自序》）这正是他著《医学刍言》一书的目的。该书成于光绪二十八年（1902），出版于宣统元年（1909），是一本关于中医医政改革的专论。其十则言论分别是："凡监督之政令约举四端，学习之规章条列六事。"前者有《严考成》《立治案》《聘通材》《禁伪药》；后者为《博学》《专家》《通方》《因人》《审时》《酌地》。（《医学刍言·自序》）其中虽未明确倡导西学，但许多论点明显是参考西方医政而来的，如提出建立医生考核制度，医院"宜敦聘品学优长之通人，万勿滥厕谫陋钻营之俗子"（《医学刍言·严考成第一》）；建立完善的病案纪录；实行药品市场管理；医学教育要善于接纳新知，要"阐新理，革墨守"，"识古权，达时变"（《医学刍言·自序》），从而"保国粹，振中医"（《医学刍言·自序》）。

黄炽华是带着维新志士的忧患意识来倡导中医改革的,希望能够"探本知源,昌明中学。则我历代相传之宗旨,不至晦盲否塞,贻诮外人。神州四千载,勿谓秦无人!"(《医学刍言·聘通材第三》)"吾愿阐岐黄之坠绪,绵绵震旦之宗传,庶我国七十万方里,四百兆人民,病疾不足患,种族以于强,卫生而繁育,永甲乎环球!"(《医学刍言·聘通材第三》)是书于光绪三十四年(1908)上呈当时广东地方政府,广东巡警道(清末粤省卫生属警察署管理)阅后,特据其"禁伪药"一条出布告申令各铺执行,产生了积极作用。当然其他改革,牵涉面大,就不是可以轻易立办的了。

2. 梁龙章

梁龙章,字达樵,广东南海人,生卒年月不详,著作有《辨证求真》(1905)。梁龙章之生平,据其友人所述,可谓是"一代伟人"(《辨证求真·程海序》)。他"少有大志,器宇不凡,学问优良,经济宏通",未冠即从戎,领有兵权。同时还精擅医学,"读书临症三十余年","四方造庐而请者,车填咽门。以次按行,东之西怨,南之北怨,病者望之如望岁焉"(《辨证求真·杨凤朝序》)。可见其医名之隆。还曾受聘于南洋,"治文莱(今印度尼西亚之文莱岛)国王时年百十八岁、苏绿(多作苏禄,今菲律宾南部苏禄海西缘之苏禄群岛)国王、暹罗(今泰国)国王、吕宋(今菲律宾)兵总吗于吧呼洒,均获奏效"(《辨证求真·医议》)。还致力于善事,平粜粮价,救治疫症,出力甚大。广东近代几度疫症大行,伤人甚众,粤省医家为之可谓殚精竭虑。而梁龙章于治疫则有"一得之长",曾先后受聘于广州、新会、顺德、香港等地各善堂、医院,"历年存活不下十万之多"(《辨证求真·医议》)。

梁龙章《辨证求真》是讨论疫症治疗之作,其间比较中西医学,很有见地。其要有二:

一是比较中西医政，倡议中国变法。梁龙章在《辨证》一篇中借西人之口，比较中西医政云："西国论华医，谓中国公家无试医科大吏，无提倡、无毕业出身明文。既乏专门教育，医学固无根底。"所以中国"举国皆医"，"无论九流三教，科甲举贡生员，读书不第，涉猎医书，皆称儒医"，而且往往各执一端，各矜己能，难怪西人"谓中国医学废弛，流品最杂，无专门医学"。相反，"在西国学医不同，选少年聪颖子弟，入院读医书，学人形图，究五脏生长，审六腑气化，明大经大络毛络孙络筋骨窍道气血隧道，知化学，考药石，制药水，学成乃得与试，如超拔高等，国中荣之。有毕业纸，然后挂牌医人，主权甚大。而国家即有差，分派皇家大医院、水陆师船，有兼数缺，每年薪金，多则数万，少则数千。此与中国异也"。"西人真有专门之学乃敢治病，且本国多少博学之士，纵有学贯天人之才，非习专门亦不敢干预医事也"。而且治病，"更请三五医亦同一治法，无两歧也"。（《辨证求真·辨证》）"大抵外国无他，认真而已；中国无他，粉饰而已"。所以，中国目前实在应"以变政为急务"。"无论中外，亦有所长亦有所短，是在能取彼之所长以补我之所短焉"（《辨证求真·求真》），梁龙章深知变法是大势所趋，即使"一时不能尽行其言"，亦寄望"存此一议，安知异日不施行也?"（《辨证求真·求真》）

二是通过中西治疫，比较中西医学。梁龙章认为，西医治疫，"于此证尚未得要领"。他是有据而言的："东南洋各岛、野人埠等处，上年孟咪埠疫核盛行，所伤西人不下拾万之多，各国西医云集研究疫核，所闻未得妙法。""西医治疫症，凡病人初到，以一定药水令病人饮之。"梁龙章以自身经验，对此表示异议，说："疫有轻重不同，施药亦异。"他举了自己治愈的两个病例，证明"同一样疫核之症，一以清凉，一以辛温之品，可见不能以一定之药水治之也"。(《辨证求真·辨证》)同时西医依赖化验血液确诊疫症，往往因时间过长耽误病情。他认为中西医法不同，未可通用，但尚未有沟通之法，暂宜各行其是："惜乎中西不同，饮食亦异，有宜于西不宜于中，有宜于中不宜于西。如疫症一道，以中国药强西人服之断不可，以西药水强华人服之亦不可，究不如各从其便之为愈也。"(《辨证求真·辨证》)他在香港时，因港法规定疫症死者必需剖尸，他对此吁请当局能免剖华尸，他认为只要"识力真、宰病确，是疫与非疫，不必剖也"。(《辨证求真·辨证》)而且疫病多年来，西医剖尸"何止盈万？不可谓不考究，至今十有余年，仍未中窍"。(《辨证求真·辨证》)既然如此，他希望能顾全华人传统观念，免于剖视，倒不是因为守旧才反对的。

通观梁龙章所论，虽似未曾学习西医，但岭南独特的环境，使他对西医学各方面有直观的了解，而且在中西医临床一线的直接对比中，他更明白中西各有所长，因而他提出中国医学要"变政"，要"取彼之所长补我之所短"的主张，这是符合时代潮流的。

3. 其他

除以上诸人外，另据顺德《龙山乡志》载，有广东顺德沙富人谭楷（1794—1872），字平山，"善医"，"尝欲著《中西医论》以传世"。这应该也是属于中西汇通性质的著作，惜未传。

又有广东大埔人涂献廷，号省斋，出身世医之家，生活在19世纪末20世纪初。自幼学经史复嗜医，著有《伤寒撷要表》。据载他曾诏其子曰："吾家自祖父西园公医为业，救济多人，至今尚口碑载道。汝等于读书之暇，当留心此道，虽非份业，然此先绪不可坠，常识不可少缺也。如能沟通中西以成学术，则尤吾所愿望。"也是具有中西汇通思想的医家。

当时社会人士中，也有不少讨论中西医问题且颇有见地的，如广东嘉应州（今梅县）人黄遵宪，曾任使臣出使日、美、英、新加坡各国，在其煌煌四十卷巨著《日本国志》中，考察了日本开国到明治维新的历史，有意为中国维新运动立一鉴镜。其中也有章节述及日本汉医在近代的变迁，评价云："今则朝廷所尊洋学，日辟直就原书以研考其理，其必有兼中西之长、擅内外之治，以其术鸣于世者矣。"表达了对中西医相兼的期望（《日本国志》卷四十《工艺志》）。

而广东佛山近代著名小说家吴趼人，笔名"我佛山人"，在笔记小说《研雷笔记》中的一篇《红痧》里，表达对中西医学的意见，他说："西医非不可备一格，然遇难起之症，医者束手，姑以试之，可也；或夙知某症为彼族专长，就之，亦可也。"亦即认为西医学是有长处的，"西医固未可尽诬"，但也认为西医有些方面确不如中医，例如："西医之治伤寒（外感热病），几曾见其愈一人也？"所以应该各取其"专长"。只是某些国人，学了一点西医，就恶意诋毁中医，他对之深恶痛绝，他说："更有狂悖之徒，就医学于彼族，犹未毕业，即狂吠而言曰：'中医将绝于世界。'"这是忘本，对中医在中华民族"传种"中的历史功绩视而不见，也不正视临床事实。他以自身"目疾"分别经中西医治疗，而由中医治愈的过程，证明了中医确有价值，所以他说："吾特恶夫挟西医以诬中医者耳。"这些先进人物对中西医学的正确评价，对中西医学合作的期许，无疑有助于人们正确认识中西医学和认识中西医汇通派。

第三节　岭南中医革新思潮

汇通医家针对的主要是医学学术的差异，基本的态度可说是既承认西医先进之处，又坚信中医有其独特价值，汇通医家们为此与某些崇洋派废医人士进行了激烈的论战。但同时，他们也意识到，中医在医疗机构设置、医疗质量保证、卫生防疫制度和医学教育等方面的确存在不足。因此，20 世纪初在中国医界涌现出不少提倡中医革新的人士，他们提出了不少革新的口号。这些是汇通学派在民国新时代下的合理发展，兹将岭南提倡中医革新的主要代表医家及其思想简介如下：

一、谭次仲与"中医科学化"

谭次仲（1897—1955），广东省南海县人，曾任梧州中医学会正会长，广东仁爱善堂中医股股长，香港保元中医学校校长，抗战时期在梧州行医，光复后，回广州开业，不幸于1955 年 3 月 6 日，因十二指肠球部溃疡急性出血救治无效而逝世，生平著述甚丰，已刊见于世者有《医学革命论战》《中医与科学》《伤寒论评注》《金匮削繁》《中药性类概说》《医理浅释》《病理学讲义》《肺痨病自疗法》等。

谭次仲的业绩，主要在于努力阐明中医之科学性，正如他"自称是'主张中医科学改革最力之人'"（甄志亚《中国医学史》）所言，其毕生所做的事，就是着重整理和评价有关的中医理论，具体来说，谭次仲整理中医中药的标准有三：一是应用现代科学知识，阐明中医经验理论，以为实验与统计的准备，从而达到"理真效确"的严密和科学境界。二是整理中医"学理与事实宜并重"，其行之有效的确当经验，虽学理或有未明，暂时无法解释，则留待他日，决不能以未符学理而轻弃之。三是研究中药，先要以中医的经验理论着手，否则劳而无功。

谭次仲整理中医中药的方法，归纳有八：整理中医中药；设立规模庞大之实验院；改善原有的国医病院，国医学校；选拔优秀年轻中医，派送国内国外的高等医校；整理历代中医著述；举办针灸、跌打、眼科等专习所；搜求民间草药方及种种治疗秘法；中药炼制与剂型改革。谭次仲整理的目的是去其芜杂，采其精华，革新中医中药的内容，使其纳入世界医药体制。关于经典医学著述，谭次仲认为《伤寒》《金匮》是祖国医学的精华，张仲景是中国医学的伟大人物，他认为张仲景《金匮要略》大概多属各脏器病，且所论大半合于个性。

关于中药的著述，谭次仲将其分为二十大类：一为解除热剂，二为泻下剂，三为涌吐剂，四为理胃之剂，五为理肺之剂，六为利尿之剂，七为血分之剂，八为强壮之剂，九为兴奋之剂，十为提戢之剂，十一为降辑之剂，十二为溢敛之剂，十三为驱虫之剂，十四为调缓之剂，十五为退炎之剂，十六为养阴之剂，十七为气分之剂，十八为发汗之剂，十九为平抚之剂，二十为专治之剂。

谭次仲所著《肺痨病自疗法》一书，内容分为："其一为精神疗法，其二为安静疗法，其三为自然疗法，其四为强壮疗法，其五为药物疗法。"在药物疗法中又分为甲：钙剂与健胃剂；乙：肺痨的症状和诊断；丙：肺痨的原因和诱因；丁：肺痨之中药处方（其方共十个：仿小建中汤以健胃镇咳；仿金赋麦冬汤以润肺；仿龙骨牡蛎汤作钙剂用；仿仲景射干紫菀镇咳；仿金匮泻心汤用大黄止血为诱导疗法之意；仿黄芪建中汤以补虚；仿酸枣仁汤安眠；仿紫参观汤以止肺痛；仿八味肾气丸之意以止腰痛；仿薯蓣丸之意。此十方俱属于仿拟，并非本方）。

周复生在《中医与科学》序云："谭次仲《中医与科学》之作，以科学根据为中医说理，不偏不倚，既透且彻，其意即欲揭出中医本身之科学价值，并予科学家以中医科学性之认识，俾中医科学性之轨道以迈步前进也。"此言可为谭次仲全部著述与其学术思想的恰当评价。

二、伍律宁与"建设中国本位医学"

伍律宁，字子建，广东台山人，生卒年不详。其祖伍礼明，是斗洞名医，驰誉新开两邑。其父伍泰来，少承家学，长游美，为传教士，自制风湿金疮膏药行于全美50余年。伍律宁少有大志，欲学政治经济，其父劝其学医。当时执港粤中药界牛耳的刘丽堂，是其亲戚，正创办广东中医药专门学校，亦劝其学中医。伍律宁乃开始学医，于1917年入该校，1922年毕业。

伍律宁早年受"中医科学化"运动影响，他说："夫中医之在今日，勿论为国家人民计，抑为中医自身计，中医药之必须科学化，万无因循观望之理。"他认为中医科学化即是"以科学为手段，中药为材料，即根据科学原理，尽量运用中药"。1929年，他就与林德仁、赵卓贤、余进卿等在广州创办了《广州医药月报》，为中医科学化声张。1937年广州人境医庐出版了他的《中医起信论》，收文章13篇。书名的由来，原是仿佛教著作而来，他说："中医起信者，言中国医学有可以起人信仰者也。昔者马鸣菩萨著《大乘起信论》，夫大乘即菩萨乘，佛法之玄理也，尚足起信，岂以中医之有实验为实学，而不能使人生信仰者哉！"话虽如此，在他眼中中医竟到要重新起信的地步，可见当时年青一代对中医信心之不足。伍律宁两年后又出版了《中医起信论》二集。此时正值中国科学界十大教授联名发表了著名的《中国本位的文化建设宣言》，在社会上反响强烈，伍律宁即取为己用，在二集中提出"建设中国本位医学"的口号。他认为医学不必论中西，应在中国本土医学基础上建设属于中国的"本位医学"。这种提法显然比"科学化"高了一层。

伍律宁所处的年代，正是某些人士企图通过政府取缔中医之时，中医界的抗争也风起云涌。他著《中医起信论》，自然也是为中医呼吁，他说中医有"绝大能力""绝大价值""足可超越'天演淘汰'定律"，有存在的必要。不过，伍律宁觉得单靠这种论战，并不足以真正发展中医："近顷之论医者多矣，自云岫余岩倡废置中医以来，吠声之徒，哄然和之，而以卫道自居者，更多反响，论著汗牛，报章充栋，要之各照隅隙，鲜观衢路，互攻其短，恶意批评，挂学术之名，争饭碗之实。"这些是无补于中医学术的。中医要立足，首先要发展学术，而且要顺应时代，破除旧学，植根于科学。这些观点，伍律宁身体力行，谭次仲称颂他"精研勤求""湛精中医，明了科学，蔚为中医科学化之前锋"。评其《中医起信论》"独能循科学之正轨。观其提倡实验，力辟故纸堆中用功夫，尤征卓识"。《中医起信论》两集研究了肠炎、疟疾、天花、肾炎、肺炎等十余种疾病，均是先列西说论病，继用中法辨证，后用中药分证治疗，力求在临床上、学术上沟通中西。这也是一种辨证与辨病结合的正确方向，在当时是较为进步的。

三、张二仲与"中医改进论"

张二仲，名熊飞，号磻访，广东西宁金滩乡人，生卒年不详。他原在乡塾及学校任教，自学医学。"教学而外，稍有暇，无不肆力于中医之学术，更旁参西医之图籍。"（《中医改进刍论·自序》）他多年读书临证，"由是发现中医之学理，真伪杂乱，非亟改善，恐不足以阐先法而式后人，遂矢改进中医之志"（《中医改进刍论·自序》）。曾创办郁南育元医学研究所，为中医"效一度之绵力"（《中医改进刍论·自序》）。著作有《中医改进刍论》。

张二仲"自任改进中医之责"，拟系统著《药学新发明》《证方新发明》《脉学新发明》《仲景全书新编注》《内经新编注》等书。这本《中医改进刍论》就是他初步的规划与思想的反映。

张二仲认为，要改进中医，须做几步工作，分别是"亟宜革新""宜先辨谬""宜先祛蔽""宜务实用""宜务专修"（《中医改进刍论·目录》）。主要是在方法上，不能沿习过去尊经、守旧的陋习。在学术上，反对玄理。他提出两个比较有争议的看法：一是废《难经》。《难经》不但在脏腑之说上错谬百出，不符今之解剖，而且说理也多玄空。二是"发明四时循环之真理而辟五运六气循环之谬说"（《中医改进刍论·目录》）。谓中医是讲究时间医学的，但时间不外四时更迭而已，五运六气之说多为牵强附会，所以当废。张二仲的《证方发明》《药性发明》在此书都各收了一篇，分别论伤寒、说人参，但无多新意。

四、林昨非与"改进中医"说

林昨非，字尧钦，广东新会人，生卒年不详。林昨非少多病，弱冠即有志医学，壮岁悬壶，任新会仁安医院医席28年，后又主仁育堂医席。他平素于"中西医书"，"堆积案头，日夕研求，曾不稍懈"（《改进中医刍言·自序》）。除应诊外，另设有"维新医学研究所"，招生授课，"讲习生理、卫生学、药物学、疗学等各种教科书"。1933年著《改进中医刍言》，阐明其对中西医学的看法，由新会捷元斋书局发行。

林昨非提倡"改进中医"，是"欲求医学与科学化，使医学有统一确实的见识，而扫除旧时藤葛"，他自信"言论翔实，并非杜撰"。（《中医改进刍论·目录》）当时，正值中医界历经抗争，迫使国民党政府于1931年"仿中央国术馆之例"成立中央国医馆，并开始运作之际。林昨非对此充满幻想："可知中央政府整理及改善中医中药使入科学方式已成一定不易方针，任何人不能反对，是显而易见的……立志研求医学真理者，趁此时期若不虚心考究，岂不错过了黄金岁月？"他认为中医"已精而不能益求其精，已密而不能益求其密……至今与欧西新医学日相背驰，而我旧医派，遂陷入淘汰环境，此可为太息而长叹者也"。中医学"尝百草，制医药，与作《内经》，均属破天荒之创举。当其时，实未尝有化学实验之设备，空诸依傍，所著言论，如五气、五运、阴阳等论调，间有宜于古不宜于今者，在所不免"。所以，"准此以谈，吾人研究医学，务宜本前人之发明而光大之，择其陈腐者删改之，认为不背于近代学理者保留之。取新医之长，补旧医之短，又能用旧医之长，补新医所不逮。新旧兼习，造成通材，实为今日肄习医学者的责任"。而"闭关自守，复古救之之说，必成笑话"。

林昨非十分注重吸收现代医学的知识，他说："改进中医办法，以讲求生理学、解剖学、卫生学为第一要义。其次则最低限度，每一医生亦要置时表一个，体温表一枝，听症筒一件，洗肠带一条，以刷新中医耳目，而洗从前简陋积习，破除旧医不得用新医器械的成见。"这是基础医学方面。

临床上，他也做了许多具体工作。一是关于药物。他说："窃谓吾国旧医，虽属退化，而药物未尝不可用，但须将中药分门别类"，"按照新学医理，配用中国药方"。这分门别类，是用西医药物学分类法来重新归类中药，分成兴奋剂、麻醉剂、解热清凉剂等各种，并"将中药逐一化验，提取精液"，即其有效成分，如此，"又何必从五色五味那里暗中摸索，泥古不变，至令卫生当局常常指为非科学，而有取消中医中药的提议呢？"他在此书中就将百多味常用药用这种形式归成16类，且用传统韵文形式写其功效，其如"紫苏含挥发油颇足，有健胃制呕发汗的特长；薄荷含挥发油更多，有防腐镇痛祛风的优点"之类。

二是关于"新病理学与疗学"。林昐非说："病理学必须根据正当科学的秩序，勿为三阴三阳及五运六气等臆说所搀杂，方能贯彻医学真理。"治疗上，则建议参考西医的内科学，"以分别消化器、呼吸器、循环器、泌尿路、生殖器等等，为统一的秩序"。(《新病理学与疗学》) 也就是以辨病为主。下列各系统疾病，简述其西医病理、治法，于中医反不多提，如"霍乱"："旧医治霍乱方，汗牛充栋，随人选用，自可四通八达。若一定指责一二，方以为准绳，则未免有胶柱鼓瑟、刻舟求剑的讥消。他症仿此。"(《新病理学与疗学》) 看似简略，倒也符合中医特色，因为中医本非论病的。不过辨病与辨证怎样结合，他还未曾论及。

林昐非觉得，这样做可以使"中西医学，一拍即合，何致为人取缔，晓晓争辩不休呢？"这多少有些理想主义。而且他的思想有些废医存药的倾向。但总的来说，提倡中医中药与现代科技结合，以及中医临床要吸收西医所长等观点，还是有可取之处的。

近代岭南中西医兼通的医学名家还很多，如卢觉愚、张公让、卢朋著、庄兆祥等，对中西医学也都曾作过认真的探讨，限于篇幅，不再一一叙述。

从整个近代中西汇通派来看，它发源于中西两种医学的碰撞之后，进而与整个中国的近代化进程融为一体，反映了近代中国剧烈的思想变动。汇通学派对中西医学的思考，为人们从方法论、文化和学术等角度认识中西医学作了可贵的探索，也为保护民族医学、抗争旧政府不合理医疗卫生政策提供了思想武器。相比之下，纯医学学术上的研究在当时反倒做得不多，除了早期的文献比较和一些简单的临床对比外，缺乏更多实质性的内容。还是到中华人民共和国成立之后，才为中西医学的发展制定了正确的政策。中医、西医、中西医结合并存发展的"三驾马车"政策，为中西医学的发展以及其交汇提供了更广阔的天地。其中，现代中西医结合运动，被不少人视为汇通学派的延续与后继，它在许多方面把早期汇通医家与革新学者的思想付诸认真、严谨的科学比较与临床研究，使人们对中西医学的认识又走出了更大的一步。现代岭南中医界、中西医结合界在这些方面也取得了可喜的成就。像广州中医药大学热带病研究所，从中药抗疟药青蒿中提炼出青蒿素，研制开发成新的抗疟良药，其成果为全世界所瞩目，就是一个杰出的例子。相信中西医学在未来各自的发展以及相互交融中，还将为人类健康作出更多更大的贡献。

中　编

第四章　岭南温病学

第一节　岭南温病学发展与源流

一、岭南温病学的发展

岭南温病学是岭南医学的一个重要分支，也是岭南中医中具有鲜明的地理、气候、环境特点的一个学术流派。其形成和发展既受到清代叶天士、吴鞠通、薛生白、王孟英等江浙温病名家学术体系的影响，同时，又结合岭南的具体情况，具有鲜明的岭南医学特色，因而也丰富了中国温病学的内容，为完善温病学说作出了应有的贡献。岭南医家对急性外感热病和传染病的认识甚早，晋代葛洪对传染病如丹毒、疟疾、恙虫病等已有论述，《肘后备急方》首载用青蒿治疟疾；宋代陈昭遇等著《太平圣惠方》及元代释继洪著《岭南卫生方》已明确提出岭南之地理、气候、饮食习惯、人的体质均与中原有异，载有不少防治温病的方剂。《岭南卫生方》讨论瘴疟证治，指出瘴疟与伤寒不同，此书较吴又可《瘟疫论》早300余年，在对流行于岭南的传染病的认识上已有很大进步。

清代岭南医家何梦瑶著《医碥》，详论"火"与"湿"证，对后世岭南温病学的发展产生了深远的影响。何梦瑶长期亲自参加温病的诊疗工作，提出"立方救疗，多所存活"。他仔细观察研究热带、亚热带地理气候条件下人体病变的规律，并针对当时景岳学说盛行，不少医生忽视岭南的实际而滥用温补之弊，强调南方"凡病多火""多湿"，运用脏腑经络学说对火热证进行辨治。对于湿病强调合理运用理脾祛湿法，用药有其独到之处。据史料记载，清初南方诸省曾暴发几次瘟疫大流行，提高瘟疫病的诊治水平成为当时医务界的当务之急，不少岭南医家继承了吴又可《瘟疫论》的学术观点，致力于瘟疫病防治的研究。何梦瑶指出瘟疫的病源是"天地之疠气也，邪自口鼻入内"，详细论述了该病的汗、斑、苔、脉变化的临床意义及汗、下法，下后变证、兼证，妇人、小儿瘟疫，瘟疫后遗症等。治疗方面何梦瑶主张立法应重在"逐邪"，对白虎、举斑、黄龙等汤证，从临床证候、辨证要点到立法用药都作了分析和阐述。此外，南海潘大纪著《南北喉证辨异》、李朝栋著《寒温条辨治疫汇编》、梁国珩著《救疫全生篇》、黎佩兰著《良方释疑》等关于瘟疫诊治方法的研究，对岭南温病学发展亦作出了一定的贡献。但总的说来，他们多重于瘟疫的研究，尚未形成完整的温病学理论体系。

随着温病名家叶天士、薛生白、吴鞠通、王孟英以卫气营血、三焦为核心的理论体系的确立，温病学逐渐盛行于大江南北，研究温病学、运用温病方的岭南医家日众。主要原因是：一方面，由于温病是岭南的常见病、多发病，越来越为医家所重视；另一方面，由于叶氏温病学说在岭南的逐渐传播，运用叶派关于温病辨证之理法方药治疗取得一定的临床疗效。其中研究最著者首推番禺潘名熊，著有《叶案括要》和《评琴书屋医略》。潘名熊把叶天士《临证指南医案》之理法方药用于岭南，择其应验，取其精华，著书立说。潘名熊认为温病与一般外感证之不同点在于里热盛、阴津伤，强调清热保津法应贯穿温病治疗的始终。潘名熊治暑证又多从暑湿立法，体现了岭南温病多挟湿的特点。潘名熊对叶学在岭南的传播和发展作出了一定的贡献。

清末和民国期间，由于西方医学传入的影响以及民国时期国民党政府对中医事业的摧残，岭南温病学术与整个中医学体系一样，在斗争中求生存，在曲折中求发展。随着多种中医学术团体的成立和中医专门学校的诞生，分别在广东中医药专门学校、保元国医学校、光汉中医专门学校和新会国医馆任教的陈任枚、刘赤选、梁子居、钟少桃、甘伊周等岭南医家在致力于中医教育过程中，编写了多种《温病学讲义》，其学术内容在整理之中有所提高，继承之中有所发展，不仅完善了叶氏卫气营血理论体系，而且对岭南温病的证治特点亦多有阐发。另外，在岭南医家所编著的各种医著中，尤以儿科医籍更具特色，其中不乏对温病理、法、方、药的新见解和独到经验，如杨鹤龄之《儿科经验述要》、古绍尧之《痘疹证治》及吕楚白之《幼科学要旨》等等。岭南医家十分重视诊籍资料的整理分析，记录了不少温病验案并附加按语，为后人研究岭南温病保存了宝贵的资料，如《郭梅峰医案》《甘伊周医案》《景天室医案》《百砚室医案》《增济堂医案》《星聚草堂医案》《本校赠诊所医案》等。

民初的岭南温病学派中，涌现出一批致力于温病理论和临床研究的专家。如曾任广东中医药专门学校校长的陈任枚，在温病临证和教学的基础上，对温病发生之机理进行深入的研究。指出岭南温病的发生，多是先有伏热体质而复感温邪，"伏气"乃伏热体质。陈任枚的温病辨证以气统卫、以血统营，他与刘赤选合编的《温病学讲义》被认为是当时该校各科讲义编纂质量最佳者。

岭南医家对温病学研究的主要学术成就，是承叶氏之学，对卫气营血理论进行了较系统的整理，推崇以卫气营血为纲，结合所属脏腑进行辨证，亦吸收了六经辨证理论，证治纲举目张。

岭南名医杨鹤龄则在小儿温病证治研究方面成就卓著。杨鹤龄在继承清代江浙温病学派叶天士、薛生白、吴鞠通、王孟英诸贤的理论基础上，根据岭南之气候、地理环境条件，针对小儿的生理病理特点，在小儿温病辨证、治疗、用药、护理等方面形成了自己独特的见解和丰富的经验。

花县钟少桃编著的《温病歌诀》《温病学讲义》中对暑温、伏暑、湿温证治作了概括性的论述，认为它们是"同源而异流"。在钟少桃的温病著作中，用现代天文气象来解释温病的发病机理，诚为中医学的一大进步。

温病治疗方面，用药独具岭南特色的医家亦层出不穷，如善用芳香轻清花类药物的名医杨鹤龄、郭梅峰、吕楚白、吕安卿等，谓其味薄性轻，透湿除陈而不耗及津液。郭梅峰善用花类，治温病强调养阴津，倡甘平之剂；吕安卿论治湿温，谓"用药原则以松、通、清三字为主"。此外，尚有善用石膏而闻名的黄焯南等名家，形成了岭南温病学派的用药特色。

二、岭南温病源流："炎方地卑"与温病发病

中国疆域辽阔，地形复杂，气候差异很大，正如《素问·异法方宜论》指出：同样的病，但治法不同，均能治愈，是"地势使然也"，并指出南方居民"其病挛痹"；又曰：南方者，"阳之所盛也"，"其地下，水土弱，雾露之所聚也"，说明地域不同，也有不同的疾病发生。南方人由于湿热郁结，容易发生筋脉拘急、麻木不仁的疾病。还有温病的发生与季节、地域也有密切关系。五岭之南的广东、海南、香港、澳门和广西东部，位于中国南方，滨濒南海，纬度较低，又有南岭山脉的屏障作用，形成了岭南独特的地理环境和自然气候条

件。对于这种独特的地理、气候环境，岭南医家继承了《素问·异法方宜论》的医学地理学思想，如宋代陈昭遇在《太平圣惠方》中指出："夫岭南土地卑湿，气候不同，夏则炎毒郁蒸，冬则温暖无雪，风湿之气易于伤人。""或至岭外，久在高原，不经湿气，未伏水土。"元代释继洪著《岭南卫生方》亦指出："岭南既号炎方，而又濒海，地卑而土薄。炎方土薄，故阳燠之气常泄；濒海地卑，故阴湿之气常盛。""阳气常泄，故四时放花，冬无霜雪，一岁之间，暑热过半，穷腊久晴，或至摇扇……阴气盛，故晨夕雾昏，春夏雨淫，一岁之间，蒸湿过半，三伏之内，反不甚热、盛夏连雨。"由于天气炎热，地势卑湿，即所谓"炎方地卑"，使岭南地区成为温病的高发地。但是，即使从温病学派的特点来分析，岭南温病学家在继承江浙叶天士等关于温病理论的同时，认为岭南与江浙的地理、气候也不尽相同，因此，其发病特点也各有不同。正如杨鹤龄所说："粤有之与江浙，气候地土又复不同。"因此，清代何梦瑶在《医碥》中对六气中"火"与"湿"有精辟而详尽的论述，指出"温热蒸而为湿"。故"系湿于长夏，六气皆为之"。又道："湿极于夏，燥始于秋，故系湿于长夏，系燥于秋，一以终言，一以始言，乃互文以见意，非谓春无湿而冬无燥也。""此等最宜活看，倘若执运气之说，则于理难通矣。"道出了岭南气候多湿而季节长的特点。陈任枚、刘赤选编著的《温病学讲义》中对岭南之暑与湿论述更为详尽，明确指出："东南濒海之区，土地低洼，雨露时降，一至春夏二令，赤帝司权，热力蒸动水湿，其潮气上腾，则空气中常含多量之水蒸气，人在其间，吸入为病，即成湿热，湿温。"阐明岭南之暑与湿致病多见，非为时令所拘。

第二节　岭南温病的学术特点

一、岭南温病强调湿、热、气阴两虚的体质特点

历代医家十分重视体质的研究。《内经》中已有五方之人体质明显差异的论述，《医学源流论》指出："人禀天地之气以生，故其气体随地不同，西北之人气深而厚……东南之人气浮而薄。"叶天士在《临证指南医案》中也强调："凡论病先论体质、形色、脉象，以病乃外加于身也。"又说："平素体质，不可不论。"

（一）伏热体质

叶天士《临证指南医案》关于体质学说的论述中，木火质、阴虚质、湿热质与温病关系较为密切，而木火质与阴虚质又有其相似之处，区别在于火旺与阴伤的程度不同。木火质属里热之体，若复感温邪，内外相合则呈现表里俱热，传变迅速，历代不少医家认为是"病发于里"，与"病发于表"有别，故分温病为"新感与伏气"，并提出关于"伏邪"的温病病因学说。

岭南医学家对温病"伏邪"学说多有阐发，并据此指导临床实践，其内容已超出前人"感受邪不即发，逾时而发"的内容而重于体质因素。如陈任枚《温病学讲义》篇首即论"伏气"为温病病因，而"伏气者，乃人身阳热之气"。"阳热之气，乃人所固有之正气也，无时不假道于毛窍，以宣泄于外"。否定了前人伏邪后发的观点。在进一步论述伏热体质特点时，他指出："阳热之气，郁伏于人身之内，而不得外泄者也，但伏气未外泄时，不觉有病"，"其郁伏尚浅，而无外邪触发者，仍可随春升之气，缓缓渐散于外，或不为病，即病亦

不甚剧"。伏热体质又与温病的发生发展密切相关："其伏匿深沉，郁极而发，或为外邪刺激而发，或为饮食嗜欲逗引而发，其发也多致内外合邪，势成燎原，不可向迩，此则所谓温病也。"又谓："阳热蕴蓄欲发者，尤感之则病。""一有所感，皆足以触发内伏之阳热，而为温病。"指出伏热体质更易招致温邪为患。而内热与阴虚又互为因果，往往同时存在，阳热偏盛者阴液多虚。从而阐明了岭南人伏热体质的特点并给温病"伏邪"病因学赋予新的科学内容。

（二）蕴湿体质

喻昌在《医门法律·热湿暑三气门》中说："天之热气下，地之湿气上，人在气交之中，受其炎热，无隙可避。"薛生白在《湿热病篇》中概括湿热的成因为："太阴内伤，湿饮停聚，客邪再至，内外相引，故病湿热……"吴鞠通亦说："热极湿动。"这些论述道出了内外相因而成蕴湿体质的机理。

《岭南卫生方》指出岭南阴湿之气常盛，岁间"蒸湿过半"，"饮食衣服药物之类，往往生醭，人居其间，类多中湿"。有的岭南医家则认为"脾胃虚的病人，暑必困湿"，暑湿证的形成"大都为先伏湿然后感受暑邪"。强调内因脾胃湿困在湿热性质温病发生中的作用。

（三）气阴两虚体质

《岭南卫生方》在论述岭南气候、地理环境对体质的影响中指出：岭南"人居其间，气多上雍，肤多汗出，腠理不密，盖阳不反本而然"。提出岭南人腠理疏松的体质特点。何梦瑶在《医碥》中亦说："热盛伤气，壮火食气也。又气为汗泄，则益耗散矣。"这是温病气虚体质形成的原因。《论温病》（郭梅峰遗著）提出温与暑虽为阳热之邪，但其病之不同非时令变迁而相继转属，在温邪致病中，"温暑不同气"，"温热伤阴，暑热伤气"，"阴燥发热为温，气虚发热为暑"，"夏令阳气过泄，所以易感暑病"。阐明暑热伤气的特点，这颇符合岭南温病的临床实际。岭南医家十分重视暑热耗伤气津所形成的气阴两虚的病理体质特点，临证时处处顾护津气，适时益气养阴，就是最好的佐证。

从岭南医家的论述中可以看出，气阴两虚体质的形成主要是因为岭南暑热盛、季节长，酿成伏热之体，阳热宣泄于外，故平素腠理常疏，成为潜在倾向。一旦感暑为患，暑热炽盛迫津外泄，汗泄过多则气随汗泄。《内经》谓："炅则气泄……炅则腠理开，营卫通，汗大泄，故气泄……"另外，因炎暑酷热，暑热直接伤气，《内经》谓："壮火食气。"阴津损伤的体质是温病发生的重要内因和病理特点，而由于岭南人体内外环境的特点，气阴两虚体质又素为岭南医家重视。

由于岭南气候、水土的特性及其作用于人体所形成的体质特点，岭南医家和劳动人民在长期防治温病过程中积累了丰富经验，多种多样的生草药凉茶成为大众化保健方法，独盛于岭南一带，在温病预防和卫生保健事业中起了一定的作用。

岭南生草药凉茶根据其气味、药性和适应对象主要分为三大类（包括复方或单味）：苦寒泻火除湿、甘凉清除郁热、甘凉清热润燥。常用药如：岗梅根、布渣叶、水翁花、金钱草、火炭母、塘葛菜、狗肝菜、金丝草、鸡骨草、木棉花、鸡蛋花、田基黄、土茵陈、崩大碗、三桠苦、地胆头、广东土牛膝、倒扣草、独脚金、白茅根等70多种。其中，有的凉茶已齐名中外，如著名的逾百年历史的王老吉凉茶等，已广泛应用于热性病的预防和辅助性治疗。从另一角度看，岭南生草药凉茶的功效、分类，恰恰针对岭南人有伏热、脾胃湿热以及气阴两虚的体质特点而对温病起预防作用。从岭南温病医家的257例医案的统计分析来看，热势偏盛者132例，占51.4%，气津两伤者57例，占22.2%，脾胃湿困者145例，占56.4%。

可见岭南温病体质特点的客观性，因为体质结构在未病之先具有潜在的倾向性，在既病之后直接影响其发病趋势。

二、温病诊治理论及方法

（一）以卫气营血为纲，三焦及所属脏腑为目

叶天士的卫气营血辨证，虽有大纲，而条目未够系统详尽，故仍有不完备之处。吴鞠通根据叶天士"河间温热须究三焦"之说而确立三焦辨证之法。三焦辨证的优点是把不同的温邪与被侵犯的脏腑（上焦心肺，中焦脾胃，下焦肝肾）结合起来共同辨证，有纲有目，亦吸收了卫气营血及六经理论的内容，在阐明病变部位方面较叶天士卫气营血更为详备，但在临床运用上却不及卫气营血辨证为纲之易于掌握。

岭南温病的学术体系是在继承江浙叶天士、薛生白、吴鞠通、王孟英等诸贤的理论基础上发展而来的，因此，其辨证论治理论既推崇叶天士卫气营血辨证，也推崇吴鞠通三焦辨证，但比较偏重前者。总之，糅合两家之长，互相补充为用，既发展了温病学说，又符合岭南地方的实际。岭南医家的医著医案中不仅贯穿着叶天士等人的温病学术思想的内容，同时亦凝聚他们在岭南的温病防治中所积累的独特经验和体会，故对前贤理论多有阐发。其中温病的辨治纲领，以卫气营血为纲，以三焦及其所属脏腑为目，亦吸收了六经辨治理论，证治纲举目张，使卫气营血辨证论治纲领更加系统化和切合临床。把温病血分证归纳为血分热毒炽盛与阴液亏损两个方面，补充了叶天士只讲到热毒炽盛用"凉血散血"的治法，阐明温病后期，"真阴已伤，邪陷正虚，病情最重"，可以"利用甘润养阴之方，以达到壮水制火为目的"。指出营血分阶段可出现心、肝、肾的证候，补充和发展血分证辨治的内容。

岭南医家对温病气分证治作了较为系统的整理和发挥，如

潘名熊治温病立法，以气分为重点条列温病证治，从气分拟方而随证加减，这样，热邪入血、兼风、挟湿、津气耗伤证治一目了然。有医家主张对气分证治立清气、祛湿及生津法为治疗法则：分温热与湿热两大类型；以胸腹、胃肠病变为专题重点，指出气分篇"归纳热耗津气、留连三焦及内结胸腹、胃肠证候"。体现了岭南医家重视气分证之热邪内结、津气两伤及湿热留连证治的思想。因岭南之人体质多有伏热，温病初起常见内外皆热，卫气同病多见，病变过程中又易出现气营（血）同病，观岭南医家温病医案，可以看出岭南医家之临证熟知病势传变而用药灵活主动以防温病传变，体现在透解当中兼以清气；气分热盛已有传营倾向（临床症候未明显）时，佐以清营凉血之品；昏谵实证，早用"急救三宝"（安宫牛黄丸、柴雪丹、至宝丹），更有医家强调："不能机械地，形而上学地看待卫气营血传变。必须客观地进行辨证，在辨证时要掌握病变的趋势，治疗上争取主动就可以做到'先安未受邪之地'。"

（二）辨舌、察咽相互为用

温病学家十分强调舌诊的重要性，叶天士诊断"必验之于舌"，薛生白临证"凭验舌以投剂"。岭南医家继承这一温病重舌诊的观点，吸收了叶天士等舌诊法的内容，总结出舌诊的意义为判断病邪的性质、兼夹；病邪的浅深轻重；病势的进退及津液的存亡。如在辨温病兼夹之"夹痰水"，有医家指出："痰水之辨，看舌为要，凡苔或黄白而润滑不燥，必夹痰水。"而且强调临证辨舌时要舌质舌苔相互结合，体质与病邪全面考虑，在诊察舌苔时，除注意其色泽、厚薄、干湿外，还应注重苔之有根与无根，紧密与疏松。指出温病的初、中期，正气尚未大虚之际，有根之苔为邪热内结，其病较深；无根之苔为邪气聚于表分，其病较浅。倘在后期，无根之苔乃正气大虚，胃气告溃之征，此苔多是假象，最易误诊。另外，察舌质辨正气之盛衰，鉴别疑似证型，如血热与阴亏，皆可出现绛舌，血分伏热之绛舌则绛干而粗老，色泽较鲜明；阴亏则绛干嫩滑，色泽较晦暗；气阴两虚者舌质嫩红，但阴虚偏干而气虚偏润，结合临床症状可分其主次轻重；肺胃阴伤者，舌尖至舌体瘦瘪枯萎，甚则舌体短缩或颤动。辨舌之法如此严密、细致，再加四诊合参，治疗更为有的放矢。

叶天士《外感温热篇》发展了温病的诊断方法，在辨舌、验齿、辨斑疹白㾦等方面丰富了诊断学的内容。不少岭南医家重视诊察咽喉，认为：咽喉为肺胃之门户，喉属肺系，咽通胃腑，而唾液之源在于肾。因此咽喉部症状与肺、胃、肾有密切关系。温邪侵犯人体，多从口鼻而入，首先犯肺，咽喉首当其冲。湿热初起，咽部常见微红（肿）或微痛；热邪伤津、阴液不足咽部微红微痛，后壁粗糙（滤泡增生）；热毒炽盛，甚则出现脓点；湿重热轻，咽微红或不红，后壁粗糙明显。

（三）顾护津气在岭南温病治疗中的重要作用

岭南温病多火，临床表现一派热势偏盛的症候，清热解毒法为岭南医家所广泛应用。对岭南温病之火热毒盛证，何梦瑶治法强调清凉，用苦寒及甘寒泄火剂，如"实火热盛，用黄芩、黄连、山栀、黄柏，宜下者，用芒硝、大黄，上中二焦火，用连翘，三焦火，用山栀"。并认为黄芩一物煎、丹溪清金丸泻肺中血分之火；泻白散泻肺中气分之火，均为祛邪以护津之法。对火炎水亏之证，倡甘寒清热，曰"其一宜用甘寒，水虚火炎者是也"。又恐时医滥用苦寒，过用苦寒，提出"又寒凉药不可久服，致伤脾胃不救，凡用知、柏、芩、连等寒药，少加枳壳行之，否则凝滞"。

潘名熊以临床证候之热盛与阴伤的特点作为温病与一般外

感的鉴别依据。治疗上强调清热保津，"大旨以清凉为主"，"与一般外感治法不同"。潘名熊认为温病与一般外感证之不同点在于里热盛、阴津伤，尤其是岭南夏暑炎热季节长，热盛汗频泄，不但伤气且多津气两伤并见。强调清热保津法应贯穿温病治疗的始终。如证见邪热未退津气耗伤者，潘名熊立"先养胃汁法"和"甘淡护津气法"，以甘淡凉之剂如南豆皮、地骨皮、鲜荷叶、西洋参、麦冬、知母、冬瓜皮等；若邪热已退，津气耗伤则宜"益气保水法"，诚如《叶案括要》中说："炎暑烁金，懒倦、多汗、口渴，益气以保水之源"，用生脉汤加知母、南豆肉，体现了顾护津气的思想。

对于清热祛邪法的运用，岭南医家不拘于苦寒法，对甘寒法的运用可谓卓有成就，体现了清热解毒兼护津气的思想，观潘名熊之处方用药，以甘寒为主，配以苦寒辛凉，或以甘微辛之品，常用药如：芦根、花粉、沙参、竹叶、石膏、知母、麦冬、石斛、梨皮等，且善用鲜品。郭梅峰自订效方温病方（组成：细生地、茅根、糯稻根须、小环钗、白薇、小甘草、生麦芽、莲子肉、蝉花、菊花、南豆花、橙汁）对温病之气营血分证加减运用，多用甘凉之品，认为：治疗阳热之症，按法固然当用寒凉，但不当滥用苦寒，免化燥伤阴至成功反弃。郭梅峰治温病强调调养阴津，倡甘平之剂，指出"温病，甘寒养津；后期，甘润健脾；湿温，甘淡驱湿；温病白㾦，邪虽出而气液枯者，必得甘药补之。"观其医案亦有用黄芩、水翁花之品，皆辨证准确、体壮实热之躯者。有的医家认为邪热应以凉泄里热之品，适当用甘凉、甘淡予以护阴，邪热炽盛入里，或温邪久羁，以致阴津耗伤者，必须用甘润之品以养阴。提出以甘寒清热为主的祛邪护阴法。清热解毒法的运用，多苦寒与甘寒伍用，或以苦寒为主，或以甘寒为主，或配辛凉、咸寒，当以辨证为据，以清热护阴为原则，诚如吴鞠通《温病条辨》所说："于应用芩连方中，必大队甘寒以监之，但令清热化阴，不令化燥。"

对于气阴两伤证，若但清热，则气恐致脱，若仅扶正，则助邪更炽，故宜清补两施，而单纯补阴有鞭长莫及之虞。钟少桃提出此时"非加人参以固正阳，白虎亦不能独建奇功也"。潘名熊在《叶案括要》中提出"炎暑烁金，懒倦，多汗，口渴，益气以保水之源"。对气阴两伤证，根据邪热与津气耗伤程度立甘淡护津气法和益气保水法，前者以王氏清暑益气汤加减，后者用生脉汤加知母，生扁豆，南枣肉；常用西洋参，辨证严谨，步步是法，避免"直率而往"之弊。刘赤选总结了薛生白《湿热病篇》中论暑（湿）热伤气的有关论述，对元气本虚、内有蕴湿复感暑邪而呈暑湿兼气虚之证，则倡用李东垣清暑益气汤以益气健脾、清暑化湿。此方为现代岭南医家所用治体虚暑湿证之效方，笔者在随师临床实践中亲睹该方加减对暑湿长期低热证的确切疗效，实纠徐灵胎论东垣此方之偏颇。

三、暑湿治宜宣通三焦

暑湿为岭南常见温病。岭南气候湿热，体外合化已盛，而内有蕴湿，人受其气，内外相引，暑湿交蒸，湿遏热伏，酿成暑湿之证，证候上，有的医家认为："大都为表里同病。""暑湿交争，故暑病常兼见胸闷、吐哕、胃呆、厌食、疲倦困怠等现象。"又因岭南人具有伏热体质，故一旦感受暑湿之邪，易于热化。此即"随人身之气而变"也，亦是"阳旺之躯，胃湿恒多"的表现。又岭南人多素有蕴湿之体，故感受暑热之邪，蒸动在里之湿，也可以酿成暑湿之证，即何梦瑶所说"温热蒸而为湿"。刘赤选谓："脾胃热病，津液不行，聚于肠胃，而成为湿，湿与热合，胀满、泄泻、腹痛等症，相继而起。"《温病学讲义》兼湿证治中论述更详，指出："伏热内发，温邪外感，一二日后，病势内传，肠胃之气，滞而不宣，则停聚水谷，蕴酿湿热，而益其邪，此时热甚蒸湿，湿闭胃腑。"其证见："发热汗出不恶寒，脘胀，胸痞、恶食，舌苔白或黄、渴不引饮、小便不利，体重肢怠，为兼湿必有之证候。"岭南医家运用清解暑湿法，重芳香、运脾、渗湿之法，以宣通三焦，独具特色。

民初岭南草药家萧步丹的《岭南采药录》中载有不少气味芳香、微苦微辛之花叶类药物，为岭南医家治疗暑湿证所常用，后又续有增益，不仅发展了岭南温病的治疗特色，而且通过对卓有成效的民间药、地方药材的应用，推进了中药的扩展。岭南医家常用的花叶类药物如：扁豆花、川朴花、葛花、鸡蛋花、木棉花、橘红花、菊花、蜡梅花、银花、藿香叶、佩兰叶、荷叶、香薷、青蒿等，大部分气味芳香，具透解暑湿之效。

芳香微辛之品，透解暑湿而不伤津气，即从吴鞠通治湿邪忌汗之说，又不拘其说而微以发汗。郭梅峰谓："诸花皆散，故外感用之以散邪，花类质轻，是轻剂取胜。"常用南豆花、菊花等，不仅用于透卫气分暑湿之邪，且用于透营分之热邪，郭梅峰医案中有花类透营热一案，刘赤选说："其味薄性轻，透湿除陈，而不耗及津液。"以芳香微苦辛性凉之品，或配伍芩、连、柏、栀等苦寒药，既透热中之湿，又清湿中之热，适用于热重于湿之证。刘赤选常用土茵陈、黄芩等味，便是此法。而芳香微苦辛性温之品，或配伍枳壳、陈皮、川朴、苍术等苦温之品为主，既能外透暑湿，又能内化湿浊，且有辛开苦降之意，暑湿郁结，湿郁化浊，胃肠道症状多较明显，用芳化之品合苦温之味，能醒脾运脾，辛开苦降则气机宣畅，湿浊既化，热则易清，适用于暑湿郁蒸，湿遏热伏，湿重于热之候。

观岭南医家医案，上述数法，多配合使用，重在辨析湿热轻重。

暑湿证因其具有体内外湿热合化和脾胃功能障碍的特点，而脾胃功能障碍，又每致夹痰夹滞之证，故临床上运用运脾之法亦为岭南医家治疗暑湿证之重要环节。

运脾之法，既有芳香醒脾、透湿除陈之法（如上所述），又有合消导之品，如神曲、麦芽之类，理脾化滞，以助湿化，适用于暑湿挟滞之证，更有运用健脾渗湿者。《温病学讲义》中指出："湿与温合，酝酿而成秽浊，内阻脾气输运"，"若一经兼湿，即连带发生脾证"，尤其是"湿热重证，必伤脾胃"。治疗上"须运脾胃，而佐以利湿，佐于清热药中"，"治疗之法，于清热方中，不可不加健脾渗湿之药"。对暑湿郁结的治疗有一定的指导意义。刘赤选在治暑湿方中多以茯苓、薏苡仁，甘淡健脾渗湿以助湿化，同时又可以"甘淡化苦和胃气"以避免方中苦寒药清湿中之热时伤及中气。此为岭南医家所常用。

刘赤选根据叶天士提出之"或透风于热外，或渗湿于热下"之意，立清热利湿为主、佐以芳香化湿之法治疗，自创茵陈白薇汤治之（土茵陈、白薇、黄芩、南豆衣、生薏苡米、茯苓、藿香、佩兰），效果显著。他认为，该方选芳香微苦之土茵陈，既能透湿中之热，又能渗热中之湿，较绵茵陈之清热利湿，其透解之力更胜，配白薇透热外出，利湿热，退伏热；黄芩清里，南豆衣清热利湿；再配以芳香化湿之藿香、佩兰，而健脾渗湿之茯苓、薏苡米，又可"甘淡化苦和胃气"，故透热渗湿清泄而不伤中，诸药合用，恰到好处。此外，他用治暑湿、湿温初起的"古欢室湿温初起方"亦为岭南医生所喜用。

杨鹤龄论治小儿湿温主张"治法初起以渗湿、清热为主"，选用土茯苓、土茵陈、冬瓜仁、连翘壳、生薏苡仁、布渣叶、佩兰叶等清热化湿之品。

暑湿内困，又有伤阴者，又当"以清养之品，如沙参、石斛、银花、甘草养津止渴，薏苡仁、扁豆、滑石、竹叶、冬瓜皮清暑（湿）退热"。"此方无渗利亡津之弊，故暑伤脾胃之阴者，最为合适。"

四、"伏暑、暑温、湿温证本一源"

吴鞠通在《温病条辨》中就指出："伏暑、暑温、湿温证本一源，前后互参，不可偏执。"又谓："暑温伏暑，名虽异而病实同，治法须前后互参。"伏暑与暑温关系是"名异实同"，而暑温与湿温则为"暑兼湿热，偏于暑之热者为暑温，多手太阴证而宜清；偏于暑之湿者为湿温，多足太阴证而宜温；湿热平等者两解之，各宜分晓，不可混也"。如此可见，吴鞠通对湿温、暑温、伏暑论治重在分湿热孰轻孰重，分途而治而不拘于病名。王孟英亦指出："既受湿又感暑，即是湿温；亦有湿邪久伏而化热者。""内湿素盛者，暑邪入之易于留着成湿温病也。"

对于四时感受之气，从岭南的实际情况来看，立秋至秋分，天气仍相当炎热，四时气候变化不明显，经调查广东风温、暑温、湿温在各个月份的发病情况，发现这三种温病全年均可发生，这亦说明，立秋过后感受暑湿之邪是完全可能的。陈任枚在《温病学讲义》"论湿"中指出："人在其间，吸入为病，即成湿热、湿温又曰暑湿，此即外感温病兼湿之谓也。"阐明暑湿、湿温有共同的病因病机。有岭南医家认为湿温病与暑温病相似，因暑多兼湿。但湿温偏重于湿，发病较缓，表现为身热不扬或午后潮热，同时伴有明显的脾胃湿困的证候，缠绵难愈；暑温偏重于暑，发病较急，病程相对较短，以热象为主，挟湿者亦可兼有脾胃湿困的证候，但不如湿温者显著，辨治法可以互相参照。暑温见于秋季的称"伏暑"。辨治中"不必再从这些病名划分"。钟少桃对暑温、伏暑、湿温证治作了概括性的论述，认为它们是"同源而异流"。由于钟少桃所著《温病学讲义》以"施于实用为宗旨"，故对前贤之论敢于提出疑问，认为吴鞠通《温病条辨》"原注谓湿温者，长夏初秋，湿中生热，即暑病之偏于湿者句，似不尽然，盖土寄旺于四时，但凡湿中有热，热中有湿便是，不必拘泥何时"。从而指出"不得因非其时，遂谓非其证也"。"伏暑证，其实即暑证之偏于湿者也"，"故因论暑湿而引出伏暑，复因伏暑而递及湿温"。得出温病不拘于四时，暑湿伏暑毋须划分的结论。在辨证上因其"两邪相兼，必有偏胜"，故只须实际上辨识某气偏多、某气偏少，而不必于名目及条文上以求之，强调辨识湿热轻重。这样执简驭繁而又切合岭南温病的临床实际，正如钟少桃所说："但欲使人于暑温、伏暑、湿温各证，实际认识，则治法自有尺寸，雅不须多立名目，以乱学者之耳目也。"

暑温、伏暑、湿温在病机上均存在湿与热这一对矛盾，由于岭南气候、体质上的特点使暑温、伏暑的共同性更显突出。湿温的时令性难于清楚划分，观岭南医家之辨证用药又多有相同之处。

岭南温病学的形成和发展，诚如陈任枚在《温病学讲义》绪言中说："大抵学术之变迁沿革，必随自然之趋势，以适合其环境所需要，足以创造学说，而卓然自成一家，医学何独不然，明清以迄于今，研究温病学者日多，其方法亦日以精密，则此五百余年中，为温病最盛之时代，断然而无疑也。"

第三节　岭南温病学派主要代表人物

一、葛洪

（一）葛洪简介

葛洪，字稚川，号抱朴子，丹阳句容（今江苏省句容县吴陶镇）人，约生于284年，卒于364年（一说生于281年，卒于341年）。为东晋著名医学家、炼丹术家和道教理论家。葛洪年幼丧父，家业中落，好学，性木讷，不好荣利，但若为寻书问义，则不远千里崎岖跋涉，期在必得，究览典籍，尤喜神仙导养之术。其祖葛玄，以道术名世。葛洪早年从葛玄之弟子郑隐学炼丹术，后从南海太守鲍玄（一作鲍靓）习"内学逆占"（道家修炼法）之法，兼习医术，鲍玄器重其才，许女（鲍姑）为妻。

太安二年（303），葛洪曾从军参与镇压张昌、石冰起义。元帝司马睿为丞相时，征葛洪为掾，后咨议、参军等职，因镇压农民起义"有功"赐爵关内侯。后选为散骑常侍，葛洪因辞不就。晚年欲炼丹以祈长寿，闻交趾（今之越南）出丹砂，乃求为勾漏（今广西北流县）令，帝允，葛洪携子侄南行到广州，刺史邓岳固留之，乃居罗浮山炼丹，优游闲养，著述不辍，年81岁（一说61岁），卒于罗浮山。

（二）主要学术思想和贡献

葛洪学术渊博，著述甚丰，其中涉及诗赋、杂谈、兵事、方技等，据史志所载，葛洪著述约58种，其中也有不少是方士假托葛洪名义之作，然散失者过半，其中炼丹术代表作有《抱朴子内篇》，书中有《金丹》《白》《仙药》诸篇，记述了炼丹过程中物质的分解、化合、置换等反应以及关于某些制药化学的实验。其属医药著作的主要有《金匮药方》《玉函煎方》《肘后备急方》等，其中尤以《肘后备急方》为最著名。

《肘后备急方》初名《肘后卒救方》，"肘后"乃便于携带、取用之意，与现时医学手册性质相似。后经梁代陶弘景增修，得方一百一首，名《补阙肘后百一方》。至金代杨用道又取《唐慎微本草》方附于下，名《附广肘后方》。现行版本中葛洪、陶弘景部分已混杂难辨。该书共八卷，分七十三篇（缺三篇），所论疾病主要包括某些急性传染病，以及内、外、妇、儿、五官各科常见疾病。书中所载药物的药效有的已被现代药理学所证实，有的已开发成新剂型。该书是中国医学史上一部极为宝贵的医学文献。

1. 树立验、便、廉的用药原则

葛洪十分体谅民众的疾苦，其书中所述内容及所采集方药，皆着眼于贫苦民众，总以验、便、廉为准则，凡篱边道旁信手可采而不花钱或少花钱且又有效的药物始作采用，他在该书自序中曰："余既穷览坟索，以著述余暇，兼综术数，省仲景、元化、刘戴秘要，《金匮》《绿秩》《黄素》方，近将千卷。患其混杂烦重，有求难得，故周流华夏九州之中，收拾奇异，捃拾遗逸，选而集之，使种类殊分，缓急易简，凡为百卷，名曰《玉函》，然非有力不能尽写。又见周、甘、唐、阮诸家，各作《备急》，既不能穷诸病状，兼多珍贵之药，岂贫家野居所能立办？又使人用针，自非究习医方素识明堂流注者，则身中荣卫尚不知其所在，安能用针以治之哉……余今采其要约，以为《肘后救卒》三卷，率多易得之药，其不获已须买者，亦皆贱价，草石所在皆有。兼之以灸，灸但言其分寸，不名孔穴，凡人览之，可了其所用，或不出乎垣篱之内，顾眄可具，苟能信之，庶免横祸焉！世俗苦于贵贱远近，是古非今，恐见此方，无黄帝、仓公、和鹊、俞跗之目，不能采用，安可强乎！"这足见葛洪的大慈恻隐和救含灵疾苦之心。

2. 留下珍贵的医药学文献

《肘后备急方》记述了很多珍贵的医药学资料，其中对恙虫病和天花的记载是世界医学史上最早的；所记载的某些药物的药效，也被现代药理学和临床所证实。

（1）"水毒""溪毒""沙虱毒"似恙虫病

葛洪在卷七《治卒中溪毒方第六十四》中曰："'水毒'中人，一名中溪，一名中洒，一名水病，似射工而无物。其诊法：初得之恶寒，头微痛，目注疼，心中烦懊，四肢振淅，骨节皆强，筋急，但欲睡，且醒暮剧，手逆冷。三日则复生虫食下疮，不痛不痒不冷，人觉视之乃知。不即疗，过六七日下部脓溃，虫食五脏，热极烦毒，注下不禁，八九日，良医不能疗。觉得急当深视下部，若有疮，正赤如截肉者为阳毒，最急；若疮如蠡鱼齿者为阴毒，犹小缓……"

卷七《治卒中沙虱毒方第六十六》中曰："山水间多有沙虱，甚细略不可见，人入水浴，及以水澡浴，此虫在水中，著人身，及阴天雨行草中，亦著人，便钻人皮里。其诊法：初得之，皮上正赤，如小豆、黍米、粟粒，以手摩赤上，痛如刺。三日之后，令百节强，疼痛寒热，赤上发疮，此虫渐入至骨，则杀人……"

这些描述与"恙虫病"极为相似。1930 年日本长马又郎发现其病原体为一种立克次体，其寄生于沙虱（恙虫）体内，当恙虫螯刺人体时，则侵入人体内，引起发病。葛洪的记载比日本人早 1000 多年，可谓创见。

（2）"时行发疮""虏疮"似天花

葛洪在卷二《治伤寒时气温病方第十三》中曰："比岁有病时行，仍发疮头面及身，须臾周匝，状如火疮，皆戴白浆，随决随生，不即治，剧者多死。治得差后，疮瘢紫黑，弥岁方灭，此恶毒之气。世人云：永徽四年，此疮从西东流，遍于海中……以建武中於南阳击虏所得，仍呼为虏疮……"

葛洪对"时行发疮"（《外台秘要》卷三引《肘后备急方》时为"天行发斑疮"）和"虏疮"的描述与天花极为相似。这可能是对"天花"的最早记载。

（3）"尸注""鬼注"似结核病

葛洪在卷一《治尸注鬼注方第七》中曰："尸注、鬼注病者……即是五尸之中尸注，又挟诸鬼邪为害也。其病变动，乃有三十六种至九十九种。大略使人寒热，淋沥，恍恍，默默，不的知其所苦，而无处不恶，累年积月，渐就顿滞，以至于死，死后复传之旁人，乃至灭门。"葛洪在该卷附方中，又引"食医心镜，主传尸，鬼气，咳嗽疹癖，注气，血气不通，日渐羸瘦"之论，较为客观地描述了结核病的症状、分类和可传染旁人的特征。其处方中所引用的药物如桑白皮、桃仁、松萝、獭肝等也是目前治疗结核病所常用的药物。特别是松萝、桃仁，其治疗结核病的药效已被现代药理学所证实。

（4）"马嚼人作疮"似马鼻疽

葛洪在卷七《治卒毒及狐溺棘所毒方第五十五》中曰："马嚼人作疮，有毒，种（肿）热疼痛……人体上先有疮而乘马，马汗，若马毛入疮中，或但为马气所蒸，皆致肿痛烦热，入腹则杀人……又剥死马，马骨伤人手，毒攻欲死。"其论所述似"马鼻疽"。欧洲在4世纪时，也认识到该病由动物传染于人。1787—1889年，经过马鼻涕实验，证实了病马鼻涕能使健马感染，发现了该病之病原是马鼻疽杆菌，而中国在东晋就已认识了该病的症状和传染途径。

（5）"虏黄"似急性传染性黄疸型肝炎

葛洪在卷二《治伤寒时气温病方第十三》中曰："比岁又有虏黄病，初唯觉四体沉沉不快，须臾见眼中黄，渐至面黄及举身皆黄，急令溺白纸，纸即如柏染者，此热毒已入内，急治之。若初觉，便作瓜蒂赤小豆散，吹鼻中，鼻中黄汁出数升者，多差。"

其所论似急性传染性黄疸型肝炎。方中所用之瓜蒂（甜瓜蒂），现代研究认为有逆转细胞免疫缺陷和激发细胞免疫功能等作用，有类似转移因子的功效。有研究认为，甜瓜蒂水提物，在慢性肝炎的治疗中，其淋巴细胞转化率、玫瑰花结形成率普遍上升，O·T试验37/69例增强，植物血凝素皮试阳性率从治疗前的11/19人升至19人，二硝基氯苯皮试阳性率及双链酶皮试反应均有上升，这表明其对非特异性细胞免疫有明显激发作用。现甜瓜蒂可用于治疗肝癌、病毒性肝炎等疾病。

（6）疗猘犬咬人法，记述了最早的"免疫"疗法

葛洪在卷七《治卒为猘犬所咬毒方第五十四》中指出："杀所咬犬，取脑敷之，后不复发。"19世纪法国科学家巴斯德（Louis Pasteur，1822—1895）证实了狂犬脑中含有抗狂犬病物质，用外敷狂犬的脑以防治狂犬病可能是最早的免疫治疗方法。

（7）擅长用针灸治疗急症

葛洪在《肘后备急方》中共收录了100多条针灸处方，其中大多数是灸治方，在这些处方中，他简明扼要地介绍了操作方法、注意事项和疗效。《肘后备急方》中所载病证共73类，其中采用针灸疗法者有29种，这些病种涉及了内、外、妇、五官各科的急重症。如卷一《救卒中恶死方第一》中载有"灸其唇下宛宛中承浆穴十壮，大效矣"。《救卒死尸厥方第二》中载有"针百会，当鼻中入发际五寸，针入三分，补之。针足大指甲下肉侧去甲三分；又针足中指甲上各三分，大指之内去端韭叶；又针手少阴锐骨之端，各一分"。《治卒中五尸方第六》中，载有"灸乳下一寸，随病左右，多其壮数，

即差"。《治卒心痛方第八》中载有"灸心鸠尾下一寸，名巨阙，及左右一寸，并百壮。又与物度颈及度脊如之，令正相对也。凡灸六处……"在卷二《治卒霍乱诸急方第十二》中，载有"卒得霍乱，先腹痛者，灸脐上十四壮，名太仓，在心厌下四寸，更度之"。又"转筋者，灸厥心当拇指大聚筋上六七壮，名涌泉。又灸足大指下约中一壮，神验"。"若绕脐痛急者，灸脐下三寸三七壮，名关元，良"。在卷三《治卒发癫狂病方第十七》中，载有"治卒癫疾方：灸阴茎上宛宛中三壮，得小便通则愈"。在卷四《治卒患腰胁痛诸方第三十二》中，载有"去穷骨上一寸灸七壮，其左右一寸，又灸七壮"，或"灸腰眼中七壮"。在卷五《治卒阴肿痛颓卵方第四十二》中，载有"灸足大指第二节下横文理正中央五壮，佳"。在卷七《治卒中沙虱毒方第六十六》中，载有"疗沙虱毒方：以大蒜十片，著热灰中，温之令热，断蒜及热柱疮上，尽十片，复以艾灸疮上七壮，则良"。等等。葛洪用针灸治疗急重症，其应用范围广泛，方法简便，切实可行。这些疗法至今仍有较高的实用价值。

（8）所载药物的疗效不少已被现代药理学和临床所证实

葛洪在卷三《治寒热诸疟方第十六》中记述了用"青蒿一握，以水二升渍，绞取汁，尽服之"，以及用常山为主治疗"老疟""温疟""瘴疟"等方法。

现代研究认为，青蒿和常山均有很好的抗疟作用，青蒿主要通过杀灭疟原虫红细胞内期无性体，从而有效地控制疟疾的发作。常山中有所含的常山全碱，其抗疟的效价为西药奎宁的26倍。葛洪在记述用青蒿治疗疟疾虽只是寥寥几个字，初看起来也似乎很原始，但他却为后世提供了治疗疟疾的重要方法和使用青蒿治疟不能高温煎煮的有待阐发的关键问题。可以断言，葛洪用青蒿"水渍"、绞取汁的字眼，是他经过多次实践所得出的经验，这一经验为后世青蒿素和青蒿素衍生物的提炼、合成提供了极为宝贵的线索。

葛洪在卷一《治卒心痛方第八》中，记述了用"黄连八两，以水七升煮取一升五合，去滓，温服五合，每日三服"和"苦参三两，苦酒升半，煮取八合，分再服。亦可用水，无煮者，生亦可用"的方法。

现代研究认为，黄连所含的主要成分"小檗碱"有抑制血小板聚集、抗血栓形成和广谱抗心律失常的作用。苦参也有明显的对抗心律失常、扩张冠脉、降低血脂等作用。这些药理作用对卒心痛（即心绞痛）、心悸（即心律失常）均有很好的治疗作用。

葛洪在卷一《治尸注鬼注方第七》中，记述了用松萝、桃仁治疗该病。现有研究认为，松萝对革兰氏阳性菌，如结核杆菌、肺炎球菌、溶血性链球菌、白喉杆菌均有很强的抑制作用，对革兰氏阴性菌，如百日咳杆菌、枯草杆菌、肺炎杆菌、大肠杆菌、变形杆菌以及某些病原体如原虫、阴道滴虫等均有抑制作用。桃仁也有较好的抗结核作用。

其他如用皂角、石菖蒲救卒中恶死；麝香治卒心痛；川芎治头风、风痰；苍术、羊肝治雀目（夜盲症）；虎杖"压一切热毒""破血"等。这些药物的疗效均已被药理学所证实，成为临床上用之有效的良药。

（9）早期传染病的防治方法

葛洪在卷二《治瘴气疫疬温毒诸方第十五》中记述了很多传染病的防治方法，如：

"辟瘟疫药干散：大麻人（仁）、柏子人（仁）、干姜、细辛各一两，附子半两，炮、捣、筛，正旦以井华水，举家各服方寸匕，疫极则三服，日一服。

"老君神明白散：术一两，附子三两，乌头四两，桔梗二两半，细辛一两，捣、筛，正旦服一钱匕，一家合药则一里无病，此带行所遇，病气皆消，若他人有得病者，便温酒服之方寸匕，亦得。病已四五日，以水三升煮散，服一升，覆取汗出也。

"赤散方：牡丹五分，皂荚五分炙之，细辛、干姜、附子各三分，肉桂二分，真珠四分，踯躅四分，捣、筛为散，初觉头强邑邑，便以少许内鼻中，吸之取吐，温酒服方寸匕，覆眠得汗即差。晨夜行及视病，亦宜少许以内粉（鼻）粉身佳。

"度瘴散，辟山瘴恶气，若有黑雾郁勃及西南温风，皆为疫疠之候方：麻黄、椒各五分，乌头三分，细辛、术、防风、桔梗、桂、干姜各一分，捣、筛，平旦酒服一盏匕，辟毒诸恶气，冒雾行尤宜服之。

"太乙流金方：雄黄三两，雌黄二两，矾石、鬼箭各一两半，（羚）羊角二两，捣为散，三角绛囊贮一两，带心前并门户上，月旦青布裹一刀圭，中庭烧，温病人亦烧熏之，即差。"

其他还有"辟天行疫疠方""辟温病散方""赵泉黄膏方""外台秘要辟瘟方"等这些方法，在当时的情况下对于防治传染病均有一定作用。现有报道说以芳香辟浊、通神利窍的中药末，制作成香囊佩带身上，有预防流感及呼吸道传染病的作用，用某些中药烧烟熏也有很好的灭菌减毒作用。

当然，由于受到历史条件的限制，该书中也难免遗留某些不科学的东西。

二、释继洪

释继洪，元朝汝州人，其生卒年代不详，撰有《岭南卫生方》三卷和《澹寮集验秘方》十五卷，是中国元代岭南较有影响的医家之一。

（一）《岭南卫生方》简介

《岭南卫生方》原为宋代李璆、张致远所辑，后经释继洪纂修而成，全书三卷，上卷主要辑录了李璆、张致远《瘴疟论》，王棐《指迷方瘴疟论》，释继洪《卫生补遗回头瘴说》《治瘴用药七说》和汪南容《治冷热瘴疟脉证方论》。

中卷主要辑录了章杰《岭表十说》，释继洪《治瘴续说》，附常用方剂和治蛇虺螫噫蛊毒诸方。下卷为明以后医家所增附，共收录了娄安道《八证标类》，李杲《药性赋》（可能是后人托名之作）和日人山田简之《募原偶记》。该书为元朝海北廉访所刻，明景泰间（1450）重锓，因岁月既久，原版已佚。明正德八年（1513）广东行省据钞本重刊，明万历四年（1576）复经邹善校刻，并命娄安道增入八证及《药性赋》于其后。日本天保辛丑（1841），梯谦晋造氏据数本校雠付梓，付入《募原偶记》。由此看出，该书的主要内容正如释继洪所言："继洪南游既久，愈知瘴疾不易用药，故再直述之于兹焉……五岭之南，不惟烟雾蒸湿，亦多毒蛇猛兽，故前贤有诗云：雾锁琼崖路，烟笼柳象州，巴蛇成队走，山象着群游。又编类集及《岭外代答》《本草》诸书，备言广郡多蛇虺蜈蚣。愚既表出瘴疠论方，又不得不附治蛇虺螫噫数方，以济人之缓急。"该书比吴又可《温疫论》早300余年，书中根据岭南的地理环境、气候特点，因地制宜地提出瘴疟等疾病的辨治方法，为元代岭南治瘴疟之论文集。

（二）指出岭南的地理环境、气候特点和常见病证的关系

李璆曰："岭南既号炎方，而又濒海，地卑而土薄，炎方土薄，故阳燠之气常泄；濒海地卑，故阴湿之气常盛。""阳气常泄，故四时放花，冬无霜雪，一岁之间，暑热过半，穷腊

久晴，或至摇扇，人居其间，气多上壅，肤多汗出，腠理不密。""阴气盛，故晨夕雾昏，春夏雨淫，一岁之间，蒸湿过半，三伏之内，反不甚热，盛夏连雨。""人居其间，类多中湿，肢体重倦，又多脚气之疾。""阴阳之气既偏而相薄，故一日之内，气候屡变：昼则多燠，夜则多寒，天晴则燠，阴雨则寒。人之一气，与天地通，天地之气既尔，则居其间者，宜其多寒热疾也。又阳燠既泄，则使人本气不坚，阳不下降，常浮而上，故病者多上脘郁闷，胸中虚烦；阴湿既盛，则使人下体多冷，阴不上腾，常沉而下，故病者多腰膝重疼，腿足寒厥。予观岭南瘴疾证候，虽或不一，大抵阴阳各不升降，上热下寒者，十盖八九。"

李璆客观地分析了岭南的地理环境，指出岭南的气候特点是天气炎热、雨湿偏盛，在这种特定环境生活的岭南人，由于多种因素的综合作用，形成了"腠理不密""阳不下降""阴不上腾""上热下寒"的体质特点以及多"中湿""脚气""寒热""瘴疟"等病症。

（三）瘴疟的病因和辨治方法

1. 瘴疟的病因

王棐曰："南方天气温暑，地气郁蒸，阴多闭固，阳多发泄，草木水泉，皆禀恶气，人生其间，元气不固，感而为病，是为之瘴。轻者寒热往来，正类疟疾，谓之冷瘴。""若夫热瘴，乃是盛夏初秋，茅生夹道，人行其间，热气蒸郁，无林木以蔽日，无水泉以解渴，伏暑至重，因而感疾。或有饮酒而不节者，或有食煎煿而积热者，偶成此证。"

章杰在《岭表十说》中也指出："岭表之俗，多食槟榔。""夫瘴疟之作，率因饮食过度，气痞痰结，而槟榔最能下气，消食去痰，故人狃于近利，而阔于远患者。""峤南地热，食槟榔故脏气疏泄，一旦病瘴，当下则虚羸而本不能堪。"此外，

"饮酒过度""起居饮食失节""劳役""饮汲不洁江水""信巫不信医"等因素皆是导致正气亏虚易感邪致瘴之因。在当时的条件下，这些认识仍然是可贵的。

2. 瘴疟的辨治方法

《岭南卫生方》把瘴疟分为"冷瘴""热瘴""痖瘴""回头瘴"等四类进行辨治。

（1）冷瘴

释继洪曰："其证身热而复寒，谓之冷瘴，不换金正气散主之。若身热胸痞，或呕或噫，大便不利者，嘉禾散。若病轻而觉有积聚，兼进些少感应丸。""若病稍重，便不可妄为转利，当温中固下，若冬末春初，因寒而作大热者，愚鲁汤，柴胡可减，夏月因暑气者，六和汤。"

汪南容认为："冷瘴初用药法，不问先寒后热，先热后寒，多热少寒，少热多寒。""宜先下感应丸，以去积滞；又下陈皮半夏汤，以去痰涎。""初发瘴后，次日专服和解散，一日五六服。""此药能和脾胃，又逐风邪，神妙不可具述。""瘴病既久，气血虚，服药必不作效，宜灸膏肓并大椎骨下及足三里。"

（2）热瘴

释继洪曰："若身极热而头极疼，脉数者，谓之热瘴。宜用挑草子法（'卷其上下唇之里，以针刺其正中，用手捻去紫血，又以楮叶擦舌出血，又令病人并足而立，于两足后腕横缝中青脉刺之。血出如注，乃以青蒿水与服，应手而愈'）"，"此证病深最难治，盖凉药多不可用，热药须得法以用之，如附子汤冷服者是也"。"若身热而汗不多，头痛未解，且与和解散，若腰以上极热，腰以下稍凉，胸膈烦渴，腰腿重疼，或大便稀滑，其脉多数，按之不实，此阳浮阴闭也，李待制生姜附子汤最妙。""若病经日久，汗愈多，虚烦潮上，则惟恐其不敛不降，宜用熟附干姜沉香，冷服。若大便利，则不宜用沉香，烦甚少加竹茹，渴甚多加人参北五味，咳逆加丁香、淡竹叶。若烦躁而有异象眩惑，夜不安寝，可略与温胆汤。"

（3）痾瘴

释继洪曰："痾瘴即热瘴之甚者，医书谓，血得寒则淋泣，得热则淖溢，故热瘴面赤心热，舌破鼻衄，皆瘴热沸其血，涌上所致，故宜用挑草子法。甚则血上塞其心窍，故昏不能言，或但噫噫作声，即痾瘴也。治之当散其血，近有明医，用麦门冬汤，下黑神散，立见神效。"

（4）回头瘴

释继洪曰："回头瘴者，大概与在广而发瘴，及方入广而不伏水土者不异。""今回头者，乃先染广中之气，复感外方之气，冷热相忤，寒暄不调，遂作阴阳相搏之疾。"其证候为："寒则惨慑战栗，热则怫郁烦躁，战栗后多由得汗而解。"治疗上："须度时之寒温，量元气之厚薄，审燥湿之宜，资药石之助。乃若回头瘴，并不伏水土者，服药当以四时天气斟酌之，且如出岭于孟冬者，时则广尚多暄而少寒，或转北风间有暴冷，愚谓届途之际，宜服和解散、神术散之类，和脾胃逐风邪。及乎外方，则天寒地冻，露结水凝，愚谓将及境之际，可早服正气散，养胃汤之类，绝旧瘴御新寒。"

除上述分证辨治方法外，张致远吸取了李舍人、王子仅的治验，指出："凡得病，或一二日，或三五日，憎寒壮热，身体疼倦，头痛项强，呕逆烦躁，胸膈不利，病之证不出于此，但只以正气散、姜附汤调理。发热烦躁闷乱，心神不宁，与冷汤。发热烦躁吃水，水入口即吐，与五苓散。引饮多汗，小便赤涩者，不得吃五苓散。汗出更利小便，必亡阳也。""若发热烦躁，不渴不呕，大便或一日，或二日，依旧一次，小便赤而通利，亦依煎法调理，不可与性寒凉药。若五日以上，发热烦躁，狂言引饮，思冷水不欲汤，及不大便。三五日，小便赤涩，用药令黄芪汤解利。吃此药其热不去，与小柴胡汤解利。""岭南瘴病，才初得不可便吃瘴药，直至十余日以上，寒热或只发热，一日一次，或隔一日一发，或隔二日一发，明见发作有时，老虚之人，寒热瘴与七枣汤。病人气稍实，发寒热瘴，与厚朴饮子。无寒只发热瘴，与木香饮子。若服药瘴已，与黄芪建中汤，大养脾丸，平胃散调养，凡治病，脉与证不可偏废。"

李璆认为："余观岭南瘴疾证候，虽或不一，大抵阴阳各不升降，上热下寒者，十盖八九。""余悉用温中固下，升降阴阳正气药，及灸中脘、气海、三里，治十愈十，不损一人。"若"别无湿冷，只灸大椎或第五椎，随年壮。二穴皆能止瘴疗寒热，屡曾获效"。"下焦湿冷已去，气渐向平，即须少服常山药，常山药惟七宝到散为妙，盖常山能去皮肤毛孔中瘴气……欲除根本，非常山不可也。"

上述虽将瘴疟分为"冷瘴""热瘴""痖瘴""回头瘴"等四类，其辨证仍欠明确。在对各种瘴疟的治疗方面，各家均囿于"属上热下寒者，十盖八九"之说，故其用药多属"温中固下，升降阴阳"之剂。在具体治疗方法上，多数医家主张除服药外，还配合使用针灸、挑治等综合方法，且将青蒿、常山作为治瘴要药，则属可师之法。

（四）《岭南卫生方》所载方药及其特色

《岭南卫生方》中共载有处方82首，这些处方按其功效和适应范围大体上可分为：解表、和解治疟、清暑祛湿、清热止痢、治霍乱吐泻、温中固下、补益、理气、利水渗湿、芳香化湿、调理脾胃、燥湿化痰、治风、治蛇虫咬伤及解毒、开窍、催吐共16类。在这些处方的组成中，大多采用了芳香化湿、调理脾胃的药物，这是颇具地方特色和综合临床实际的。

在和解治疟类处方中，载有"截疟散"（组成：常山、茯苓、肉桂、甘草），"一方"（组成：常山、甘草、槟榔、乌梅），"瘴疟丹"（组成：常山、缩砂仁、三棱、莪术）等方，这些药方至今仍有一定使用价值。

在"治蛇虺螫蠚诸方"中，释继洪指出："五岭之南，不惟烟雾蒸湿，亦多毒蛇猛兽。""愚既表出瘴疠论方，又不得不附治蛇虺螫蠚数方，以济人之缓急。""凡遭蛇虺蜈蚣蝮蝎等伤，急取香白芷黄末靛花生蓝汁之类，且服且傅，立有功效，或但得白矾，火上炙溶滴在所伤处，解其毒亦可也。治虎犬咬，亦宜以白矾末掺疮封裹之，自愈。一方用醋煮白矾治蝎伤。""凡恶虫所螫，马汗入疮，可取艾灸其伤处。""治赤蜈蚣毒，用桑枝汁同盐擦痛处，或溶蜡于痛处，肉赤为度，又方用皂角於咬上炷艾灸，热则去之。""治胡蔓草毒方"中云："胡蔓草（编者按：胡蔓草即钩吻，又名大茶叶）叶如茶，其花黄而小，一叶入口，百窍溃血，人无复生也。"治之之法："即时取鸡卵抱未成雏者，研烂或麻油灌之，吐出毒物乃生，稍迟即死也。"这些记载，均十分符合岭南的实际情况，而且这些治法，至今仍有其实用价值，值得进一步探讨和研究。由于受到历史和当时科学条件所限，在该书所载的治法中夹带有迷信色彩的"解毒符咒"也是难免的。

三、潘名熊

（一）潘名熊简介

潘名熊，字兰坪，广东番禺人，生于嘉庆十三年（1808），约卒于光绪十二年（1886），为清末岭南著名温病学家。他的学术思想和临床风格深受温病学派代表人物叶天士的影响，但又能结合岭南地区的气候特点加以发挥。著有《评琴书屋医略》和《评琴书屋叶案括要》（下称《医略》和

《括要》）。

潘名熊以儒通医，少年于读书之暇，喜涉猎叶天士著作，常用以疗己身疾病，并为亲友诊治，屡见良效。于是专志攻医，自张仲景以及各家，广泛研读，而最后归诸叶天士。他认为叶天士《临证指南医案》一书"诚学医者暗室明灯，患病者孽河宝筏"。潘名熊生平遵照叶天士方法治疗各种疾病，辄能力挽沉疴，着手回春，因而在羊城一时颇负盛名。《医略》选证简明实用，略而有要，方严药精，为后人所乐用。《括要》为潘名熊从《临证指南医案》及《叶案存真》中，选取其方之妙者、论之精者、或实验有效者汇编而成，在继承叶天士的学术思想和临床经验的基础上又有所发挥，对"叶学"在岭南的传播有一定的影响。

（二）主要学术思想和贡献

1. 辨温病异于寻常外感，证因论治均各有别

感冒一症，前人专篇论述甚少，叶天士亦无详论。潘名熊在《医略》中将感冒立为一门，分春夏秋冬四时论治，认为感冒"即伤风症，稍贪风凉，最易感受，见症头痛，鼻塞，或发热，咳嗽"。而在春日外感中提出："春日受风，其气已温，须防夹入春温一症，倘口干、舌燥、壮热、烦冤，便是春温症，当从春温法治。"阐明春日之感冒病病因较单纯，如"春伤于风""夏伤于温""夏易感暑""秋伤于燥""冬伤于寒"，而春温症乃"春令阳升，温邪发故"，或"外邪先受，引动在里伏热"。在病因上强调了温热病邪致病特点。

在症候上，一般感冒以头痛鼻塞为主症，发热咳嗽为或然症，而温病则多见热盛津伤证候。如认为风温初起"身热汗出咳嗽"为必见之症；春温初起有"壮热烦冤，口干舌燥，必然并见"，暑温有"发热而心烦"等症。在治法上，虽见"因时用药"之共同原则，但其遣方用药及药量却又有不同。

温病治法"最忌辛温散药劫伤津液,与寻常外感治法不同","冬主藏,用药辛散些不妨,但冬温症非所宜耳"。其一般感冒用药多苏梗、葱白、淡豆豉、杏仁、防风、栀子壳、青蒿梗、神曲等,且用量较轻。温病初起亦用杏仁、青蒿梗、薄荷、莲叶等透邪,但同时又以清热保津为要旨,药用花粉、芦根、连翘、栀子、竹叶、黄芩、莲心、麦冬等,用量稍重。在感冒中常用神曲一味,加减中注意消食导滞,温热初起则虑涸其津而重清热保津。总之,感冒之治,在于轻透外邪;温热之治,着眼清热保津,佐以透解。

2. 治温热法宜清热保津,清攻养液施治有序

潘名熊承"叶学"之要旨,治疗温病中刻刻顾护津液,其论多着眼气分阶段。在《医略》中,从气分立基本方而随症加减;在《括要》中,条列温病证治亦以气分为重点。其顾护津液的观点除强调"忌辛温散劫伤津液"以及甚少用苦寒攻下之剂外,对气分热盛多用甘凉微苦之品以清热,对叶氏温热案中的护津思想备加推崇。

在风温篇中,对"风温上侵,肺受热灼"治以宣通兼以清降,用甘凉微苦辛之品,如花粉、桑叶、杏仁、沙参、瓜蒌仁、栀子、芦根等;春温篇中,对"身热,津因邪竭",用"甘凉合啜",药如梨皮、花粉、竹叶、知母、甘草等;更有"热伤气分,用辛凉方,竹叶加入,煎白虎汤";"冬令不冷,易感冬温,急存津液",药用桑叶、沙参、玉竹、甘草、糯米、生薏仁、麦冬等;暑温虽见"下脘不通,不饥不食不大便",但认为是"暑伤气结,无形无质",治法"不可清攻"而用蒌皮、杏仁、白蔻仁、郁金、浙贝、通草以宣畅气机;在春温、暑温证治加减法中突出"渴""心热烦渴""烦渴甚",常用麦冬、鲜梨皮、鲜芦根、花粉、莲子心、竹叶心或用西瓜汁、淡水梨汁代茶饮以救津。

潘名熊在温病论治中还注意审查体质之虚实、邪正之盛衰。若邪盛津伤不甚，以清热为主以间接护津；邪热津伤俱甚，当清热生津并举。当夏暑气机升泄之时，热盛汗频泄，炎暑伤气，又多津气两伤并见，潘名熊立"先养胃汁法。如症见"（脉）关大尺数、烦冤食减"，为"元气热伤"，治以"先养胃汁（候秋肃天气降，再以固纳培植下焦），酸甘法良"，药用沙参、麦冬、甘草、乌梅、木瓜、扁豆等以酸甘化阴。此时虽津气耗伤，但邪热未尽，益气恐助其热，故宜先养胃汁，以防气耗更甚；若津气耗伤明显而邪热未尽，则宜先用"甘淡护津气"法。以甘淡凉之剂如南豆皮、地骨皮、鲜荷叶、西洋参、麦冬、知母、冬瓜皮等，后用"益气保水"法。若邪热已退，津气耗伤，则宜"益气保水"法。如此辨证之严谨，用药之精良，遵循了叶天士所说"切莫直率而往"之训。体现了潘名熊顾护津液（气）的思想和特点。

3. 治暑证每从暑湿立法，清上宣肺亦颇必要

《医略》中对暑证有专篇论述，其说虽从前贤有阴暑、阳暑之辨，然观其治法，阴暑多属体虚受暑湿，或暑湿郁表（或兼寒）证，阳暑多属热证和暑热盛挟湿之证，对单纯暑热证治论之甚少。观其论证组方多从暑湿立足。对"阴暑"潘名熊用三物十物香薷饮、李东垣清暑宜气汤，乃承前人之旨，而对阳暑论治，其立法加减多兼顾祛湿。潘名熊谓"长夏湿热交蒸，暑必挟湿"，其解暑之法，注意辨析暑湿偏盛，随盛加减。治暑证基本方中用滑石 12 克、茵陈 5 克、青蒿梗 9 克、甘草梢 3 克、木通 5 克、杏仁 5 克、鲜莲叶 9 克、鲜丝瓜叶 9 克，又常加入西瓜翠衣、冬瓜皮、鲜嫩竹叶、绿豆衣等解暑之药，无汗者少佐香薷。

该方体现了对暑湿证分消走泄的治法，对湿邪偏重较为适宜。辨证加减尤为独到。如若暑热偏盛者：气分热盛加石膏、

知母或栀子、芩、连，以清暑热为主，兼以祛湿；津伤口渴，去木通、茵陈，加麦冬、莲子心或鲜竹心、鲜芦根；若暑入心营，则去杏仁、青蒿、木通、茵陈，加犀角、麦冬、生地黄、金银花、连翘、玄参、菖蒲，以清营热为务。

潘名熊治暑湿还十分注重治肺，强调肺气宣降机能的重要作用。在《括要》中，他认为"暑湿伤气、肺气皆痹"，"肺受暑邪，理应清上"，常用香薷、丝瓜叶、杏仁、桔梗、荷叶、芦根、连翘等，对"暑伤气结"之不大便用宣畅肺气法，对暑湿弥漫三焦之证，常用丝瓜叶、竹叶、藿香叶、杏仁等理上焦，茵陈、白蔻仁、厚朴、茯苓理中焦，滑石、茯苓皮、通草、生薏仁理下焦，使上能轻开、中能运化、下能淡渗，邪有出路则事半功倍。对治伤暑脉虚、体虚伤暑或劳倦挟暑，则慎用辛寒苦寒之品，或用轻清宣化以解暑化湿，或用养正透邪以护其虚，所拟方药亦合拍入扣。

四、陈任枚

（一）陈任枚简介

陈任枚（1870—1945），广东南海县狮山乡人，近代岭南著名温病学家。陈任枚家本清寒，自幼读书赖父亲勤俭供养。及长，因科举不就，乃在乡设塾课徒度日，其时适遇一归隐先辈精于医而藏书甚丰，陈执弟子礼事之，终结为忘年交，由是"抱济世心，敝屣仕途，笃好医学"，但仍操教学职务。当清末民初之际，相继任南海小学校长，南海中学教师兼学监，业余时间则为人治病，后以活人甚多，求诊日众，遂辞去教育职务，1921 年迁居广州设医寓于龙津西路，曰"陈敬慎堂"。

省城交通发达，人口稠密，易于染疫疾病流行，陈任枚每日接诊，多属急性高热症，故对温病发生之机理进行深入研究，认为叶香岩《三时伏气外感篇》之说有临床实践作依据，又受吴鞠通《温病条辨》湿温（疟、痢、疸、痹附篇）理论影响，深感温病学说乃治疗流行性传染性感染性发热性疾病一大法宝。1924 年，广东中医药专门学校创办，陈任枚受聘于该校主讲温病学，撰写《温病学讲义》上篇总论部分（下篇各论由刘赤选编写），被公认为 20 世纪 20 年代全国中医学校教材讲义编纂质量最佳者。因此，《温病学讲义》代表了陈任枚对温病研究的成果，同时也反映了他的学术思想。

（二）学术思想

1. 评论温病之意义及性质

《温病学讲义》开篇即阐述温病之意义，解释"温"与"热"的概念。风寒热湿燥火，六气中无温字，故后世言温病者多以"温"混称为"瘟"，两者应有区别。陈任枚认为："盖温者火之用，暖之象也，其究极必归于热，而后乃至于杀人，所以古人称温病者，多曰温热，尤言寒曰寒凉，燥曰干燥也。温之与热，二而一，亦一而二者也，吾不能不为明了之判别，曰温者热之渐，热者温之极。而瘟者多有毒，酿成病疫，震泽吴氏著《瘟疫论》，补偏救弊，风靡一时，然究非治温病之正法也。能治温病者仍称叶氏（叶天士）、吴氏（吴鞠通）、王氏（王孟英）。大抵学术之变迁沿革，必随自然之趋势，以适合其环境所需要，乃足以创造学说，而卓然自成一家，医学何独不然？明清以迄于今，研究温病之者日多，其方法亦日以精密，则此五百余年中，为温病最盛之时代，断然而无疑也。"

陈任枚上述论点，指出温病学说之创立，是适合其临床环境需要而卓然自成一家的。温病之意义，既包括瘟疫等烈性流行传染病，同时也包括感染性发热性疾病，两者有区别而又密切相关，都可以运用温病学说的理论指导防治。明清以来为温病最盛之时代，说明这一学科在当时具有实践指导意义，应该把它摆在教学的重要位置上。查陈任枚在 1929 年曾任全国中医院校统一教材编委会主席，无其他著述见存，唯有《温病学讲义》一书，体现了他对温病学科意义的认识。

温病性质。陈任枚曰："前言温为火之用，其火即其体也……盖伏邪内发，烈焰熏天，气逆不降，遂至于死耳。且病温剧甚者，必为阴精枯燥之人。《金匮真言论》曰：'精者身之本也，故藏于精者，春不病温。'谓无燥之可就也。非然者，土膏下竭，野草焦枯，遗火一星，燎原立发，可畏也已。夫寒之体为水，水弱而性缓；温之体为火，火烈而性急。伤寒多卒感，病自外来；温病多伏邪，病从内发。自外来者，由阳入阴，其行以渐；自内发者，直升横进，其变无方。故温病伤人，视伤寒为尤速，则其性之暴烈使然也。"

陈任枚认为温病性质，其火即其体也，温之体为火，火烈而性急，温病多伏邪，病从内发，自内发者，直升横进，其性之暴烈使然。广东地处亚热带，为海洋性气候，其温病之特点，多是疲劳不慎，热气熏蒸，积而暴发，一起即见气分高热，甚至气营两燔、血分证候，其势焚乱而迅速，这也是由温病本身具有火热的性质而决定的。他说："温热之病，其总因不外阴虚，谓阴精衰竭，邪乃乘之也，然析而论之，其因有三，一曰伏气，二曰外感，三曰内伤。"在基于对温病性质认识基础上，陈任枚尤其主张"伏气"温病说。

2. 主张"伏气"温病说

根据岭南地方气候及人群体质的特点，陈任枚提倡"伏气温病说"。他认为："伏气者，乃人身阳热之气，郁伏于人身之内，而不得外泄者也，但伏未外泄时，不觉有病，其郁伏尚浅，而无外邪触发者，仍可随春升之气，缓缓散渐于外，或不为病，即病也不甚剧。其伏匿深沉，郁极而发，或为外邪激刺而发，或为饮食嗜欲逗引而发，其发也多致内外合邪，势成燎原，不可响迩，此则所谓温病也。"

陈任枚伏气温病理论源于《素问·金匮真言论》："夫精者，身之本也。故藏于精者，春不病温。"生理上精为生身之本，阳热之气，乃人身所固有之正气，阳热潜藏于阴精中，得所涵濡，虽值春令升发之时，亦不浮越于外为病温，此即阴平阳秘精神乃治之义。若冬令收藏未固，寒邪郁伏于中，至春令融和，东风解冻，其时热虽未盛，而令主生长，性善发越，一有所感，皆足以触发内伏之阳热，而为温病。经云"冬伤于寒，春必病温"，其义如此也。

陈任枚对伏气温病的解释，在今天看来虽仍未能令人完全信服，但岭南地区常见的急性温热病如春温、暑温、伏暑等，其发病过程、临床证候、治则方药的确需要用"伏气"理论指导。春温发病急骤，往往未见卫分证已气营并见；暑温初起即见壮热烦渴，传变迅速，易伤津耗气，多闭窍动风之变；伏暑起病即见暑湿暑热内伏，病势较重且又缠绵。其治法用药，如抽丝剥茧，层出不穷，不比外感温邪由卫分及气而营而血也。现代中医学家邓铁涛教授（陈任枚学生）在编写岭南医学丛书时，专门谈及温病外感与伏气问题，指出：从实践来看，所谓春温，往往见于流行性脑脊髓膜炎，所谓暑温、伏暑，往往见于流行性乙型脑炎。而所以感染这些来势比较凶猛的传染病，一方面与季节、气候有关，一方面的确与体质有关（所谓藏于精者春不病温）。例如20世纪50年代北京乙脑流行之湿邪内伏，与广州乙脑流行之湿热之邪内伏，它启示我们在治病时要注意气候的变化与体质的关系，病有邪热入里与热自内发的关系及证候特点，而不是潜伏期的问题。

3. 卫气营血辨证结合五脏，注重舌脉

叶天士创立温病卫气营血辨证体系，陈任枚非常赞同，但对吴鞠通三焦辨证有不同看法。陈任枚认为"吴鞠通著《温病条辨》，强分三焦，以板法限活病"，而三焦部位有各属之脏腑，应该以卫气营血结合三焦所属之五脏进行辨证。所以陈任枚在温病"病象"一章中说："病象者，温病所独有之形状，发见于外，而厘然可辨者是也。今以卫、气、营、血、五脏，分别条列，其目凡九。"这九条是，一曰卫之病象，二曰气之病象，三曰营之病象，四曰血之病象，五曰肺之病象，六曰心之病象，七曰脾之病象，八曰肝之病象，九曰肾之病象。每一病象，陈任枚详列其证候，如营之病象：舌质绛色，心神不安，病夜甚，无寝，或斑点隐隐，为邪在营分必见之病象。又如脾之病象：胀满，泄泻，腹痛，左胁下痛，目白睛黄浊，面色皮肤萎黄，困倦，不喜食，皆为邪在脾脏必见之病象。

温病辨证要注重脉象，尤其要注重舌象。陈任枚认为温病脉之真象，不可不辨，一曰常脉，二曰变脉，三曰险脉，四曰败脉。温病辨舌，乃中医经验最精之法也，陈任枚参考近代江浙名医何廉臣看舌十法，别为舌本、舌苔两项，分别形色而详述之。

舌本（舌质），陈任枚总结舌本之形凡六：一曰老嫩，二曰干润，三曰荣枯，四曰胀瘪，五曰软硬，六曰战痿。病之虚实，以舌之老嫩决之；病之进退，以舌之干润断之；病之凶吉，以舌本荣枯判之；胀瘪可觇痰血之盈胸；软硬可验气液之存亡；战痿原于脑筋，即视为肝风鸱张之兆。辨舌本（舌质）更要辨其颜色，分红、紫、蓝、灰、黑五种。红舌无寒，当分在表在里；紫舌多热，兼辨带黑带青；蓝舌以有苔无苔辨吉凶，仍当兼参外候；灰舌纯色间色辨轻重，切勿误认寒邪；至黑舌无苔，必辨其形色之枯润瘦胖以判寒热。此以舌色诊断温病之大法也。

舌苔，陈任枚总结舌苔之形凡九：一曰有无，二曰厚薄，三曰松腻，四曰偏全，五曰糙黏，六曰纹点，七曰瓣晕，八曰真假，九曰常变。病之新旧，以苔之厚薄辨之；邪之盛衰，以苔之松腻决之；证之内外、虚实，以苔之偏全判别之；糙黏有秽浊痰涎之分；纹点有土燥虫蚀之异；黑瓣未满，仍可望生；灰晕多重，恐难起死；至于苔之有无、真假、常变，为病之有非疑似所由分，尤应辨之于始。辨舌苔更要辨其颜色，分白、黄、灰、黑、酱色五种。白苔有表里寒热虚实之分，最宜判别；黄苔则表里实热，却无表里虚寒；灰苔主湿，有热无热，须辨胶粘；黑苔阳虚，是真是假，兼参脉证；酱色多错杂，既夹宿食，更郁热邪。此以苔色诊断温病之大法也。

4. 注重温病兼夹证诊治

陈任枚对吴鞠通《温病条辨》湿温篇非常有研究，他参阅吴鞠通"实者单病躯壳易治，虚者兼病脏腑夹痰饮腹满等证，则难治矣"句，认为温病单纯者易治、错杂者难治，因此要很好研究温病的兼夹证。

陈任枚说："诸传染病之发生也，有一病独发者，有与他病并发者，然温热之并发他病，实视别病为尤多。盖伏邪内起，来势甚凶，必夹身中固有之患，互结而成其疟，或与外围不正之气，相引而益其邪。"他总结温病兼夹证共有九，其中兼证五，分为兼寒、兼风、兼暑、兼湿、兼燥。夹证四，分为夹痰水、夹食滞、夹气郁、夹血瘀。

五个兼证，陈任枚对"兼湿"的论述最为详细："东南濒海之区，土地低洼，雨露时降，一至春夏二令，赤帝司权，热力蒸动水湿，其潮气上腾，则空气中，常含多量之水蒸气，人在其中，吸入为病，即成湿热、湿温，又名暑湿。"他认为"兼湿"之发生，广东一年四季皆可有，但多在春生夏长（长夏）之时，病气随时令之发，是已兼夹有蓬勃不可遏抑之势。气候复杂，晴雨无时，脾胃受病，湿郁成热，薛生白所云"湿温之病，属太阴阳明者居多"，洵非虚言。

四个夹证，陈任枚认为"夹痰水""夹血瘀"病情较重。

痰热内陷血分，脉络阻塞不通，血液循环多窒，必致舌强喉痹，发生舌蹇语涩之证。若痰水盘踞胸胃之中，大气郁而不舒，府气实而不降，则痞胀满闷呕吐秽逆之症生矣。若热传营血，其人素有瘀伤，宿血在胸膈中或蓄郁下焦，则胸中满痛或少腹急结，如狂发狂，大便易而黑，为夹瘀之证候。

陈任枚《温病学讲义》上册总论部分没有谈及各种温病的治疗，下册各论治疗用药部分由广东另一著名温病医家刘赤选编写。关于陈任枚临床用药，散载于广东中医药专门学校出版的《中医杂志》"陈任枚先生订方"中。由于他主张伏气温病说，认为温病伏邪，自内而发，一起即见气分高热，甚至气营两燔、血分证候，其势焚乱而迅速，治宜清气透营两解之法。临床时须执简驭繁，以气统卫，以血统营，治分两类，羚羊犀角，当用即用，是非有意求异于古人也，期有裨于实用而已。处方下药，擅用青蒿、白薇（广东草药毛大丁草）、地骨皮、枯黄芩，取其直清阴分里热之义。对温病伏热不易退者，主张辛（苦）凉透泄，滑利二便，使温邪无所蕴伏，枳壳、滑石、竹茹等为常用药。又谓岭南土卑地薄，春夏淫雨，潮湿特甚，春温暑温，须加生薏仁、绵茵陈、丝瓜络、白通草、大豆卷等。

陈任枚对岭南温病学说研究作出贡献，同时他又是一个出色的中医教育家（详见本书第二章岭南中医教育）。他的学生，现有不少是广东省广州市名老中医，如张阶平、区金浦、林夏泉、李仲守、关济民、杜明昭、简锡禧、甄梦初、罗广荫、罗元恺、钟耀奎、赵思兢、陈少明、彭玉林、杜蔚文、朱钊鸿、邓铁涛、司徒铃、关汝耀、刘仕昌等。港澳海外中医界知名人士如刘云帆、潘诗宪、卢觉愚、饶师泉辈均是师事陈氏为入室弟子者。因此，陈任枚与刘赤选一样，在近代岭南温病学发展史上都占有重要地位。

第五章　岭南儿科学

第一节　岭南儿科学的发展

历史上，由于岭南地处南方边陲，医学的发展与中原地区差距很大，儿科的发展同样也是起步较晚，宋代以前的史料很少，直到南宋时才有刘昉的《幼幼新书》出现。刘昉，海阳（今广东省潮州市）人，一向喜好方书，尤其注重幼科，南宋初时主编《幼幼新书》，全书共四十卷，五百四十七门，主要整理汇集了宋以前儿科的学术成就，如巢元方、孙思邈、《颅囟经》、王怀隐、钱乙等的临床经验，并附有己见，是当时世界上内容最完备的儿科学著作。

明代有郑大忠的《痘经会成》。郑大忠，字英翰，揭阳（今广东省揭阳市）人。生活于明嘉靖至万历年间，以名儒攻医，究心儿科，历二十年，精通痘疹，经治患儿十有九效，晚年时汇集痘疹诸书，择其精要效验，参以自己临床经验，于明万历二十七年（1599）撰成《痘经会成》九卷，又名《痘经会成保婴慈幼录》，现存日本天明抄本。日本丹波元胤《中国医籍考》著录，是现存较早的岭南痘疹专著。

到了清代，岭南儿科得到较快的发展，出现陈复正、程康圃等儿科名医，出版了以《幼幼集成》为代表的一大批儿科文献。

陈复正，字飞霞，惠州府（今广东省惠阳县）人。幼时体弱多病，而究心医道，立志成为济世良医。及长拜罗浮山一位名道士为师，尽得道士卓越医技，然后下山济世，竹杖芒鞋，四海云游，人称飞霞道士，所至之处，救死扶伤，多有奇效，尤擅幼科，治愈患者无数，且医德高尚，贫者疗之不受酬，更资以药物。陈复正晚年定居滦阳种杏草堂，乃取在昔幼科诸书，参互考订，按之本人临证心得，附以经验之方，于乾隆十五年（1750）写成《幼幼集成》六卷，刊行面世。该书是流传最广的岭南儿科名著，奠定了陈复正在中医儿科学的重要地位。

程康圃，名德恒，高明（今广东省佛山市高明区）人。生活于清道光至光绪年间（1821—1908），祖辈六代业医，幼科最良，程康圃弱冠即遵从祖训，专业医门，从医五十年，学验俱丰，晚年将祖传经验及自己临证所得编成《儿科秘要》一书，又称《小儿科家传秘录》，传与后人。清光绪十九年癸巳（1893）广州麟书阁永成堂据樵西福幼氏手抄本刊印，1919年广州九耀坊守经堂刊印该书，1936年广西黄奕勋、萧九成等人重刊该书。1987年邓铁涛教授将其编入《岭南儿科双璧》，由广东高等教育出版社出版。程康圃《儿科秘要》成书之后，几经传抄，多次刊行，在岭南儿科界广泛流传，影响深远，对岭南儿科学的发展贡献卓著。

清代是岭南儿科发展鼎盛的时期，留下了大量的儿科学和痘疹学著作，儿科学专著除上述的《幼幼集成》《儿科秘要》外，还有陈方济的《儿科撮要》（1862）；余梦塘（客居粤东）的《保赤存真》（1876）；新会任赞的《保赤新编》（1884）；南海何梦瑶的《幼科良方》（1895），顺德叶桐的《小儿全科》（1903），新会周贤宰的《小儿全科》（1903），无名氏的《小儿哑科》（1903），广州黄仲贤的《慢惊条辨》（1907），德庆梁尧龄的《小儿科摄要》，南海邹锡思的《幼幼集成评》和《蛋家小儿五疳良方记》，南海任韵孺的《儿科我见》，南海张思济的《小儿疳眼黄膜论》，中山汤宸槐的《幼科便览》，大埔何叔夷的《儿科秘要》，东莞张应奎的《保赤良篇》，东莞钱颖根的《婴儿初生十则》，南海马信道的《保赤三要》，洪朴友（客居揭阳）的《活幼宝镜全书》，桂平程炳珍的《童人二面》等。痘疹学专著有南海郑崇谦的《种痘奇书》（清嘉庆年间），南海邱熺的《引痘略》（1817），同怡喧（客居粤省）的《痘疹经验录》（1867），番禺任寿昌的《痘症备方》，又称《小儿痘症备方》（1878），顺德必良斋主人的《痘疹心法歌诀》（1879），新会伍学乾的《牛痘新编》（1890），胡仕梁的《牛痘新论》（1890），番禺周滋生的《增补痘疹玉髓金镜录》（1891），南海何梦瑶的《痘科良方》（1895），惠阳黄平辉的《麻痘辑要》（1903），南海马中岳的《麻痘撮要》（1905），新会周贤宰的《痘疹心法》（1905），大埔萧城斋的《广济新编》（1906），顺德关履端的《治痘歌诀》（1908），高要郑海鲲的《痘疹便览总论》，揭阳林介烈的《麻疹全书》，顺德黄廷矩的《痘疹杂抄》，顺德袁永纶的《痘科指迷》，丰顺张缵烈的《麻痘验方》，番禺刘敬时的《痘科秘要》等。

民国时期，岭南儿科继续有所发展，积累了一些新的经验，如杨鹤龄在小儿温病治疗上取得了可喜的进步。

杨鹤龄，大埔人，家世业医，祖父杨湘南，郡庠生，由儒通医，于医学素有心得。父亲杨继香承先祖之学，在广州各善堂及广东育婴堂当官医生职。杨鹤龄自幼随父习医，17岁即考取清代医官。父亲逝世后，经考核接任育婴堂官医生职。诊治大量病婴，特别是危笃重症患儿，故在这方面积累了丰富经验。育婴堂停办后，杨鹤龄退居广州旧仓巷家中设"杨吉祥堂"，以幼科驰誉羊城，城市四乡纷至求诊。杨鹤龄日诊二三百人，甚为匆忙，却能一验指纹，即报称其症候，几乎十不爽一，而所处药方看似平淡，仅寥寥七八味，却能一二剂而起沉疴，颇令同行叹服。晚年将临症 50 年的儿科经验总结，撰著《儿科经验述要》一书刊行于世。

民国时期，广东创办了一批中医药学校，如广东中医药专门学校，广东光汉中医专门学校等，这些学校都开设有儿科学和痘疹学，因而编写出一批儿科学和痘疹学讲义，如陈汝来的《儿科学讲义》（广东中医药专门学校教材）；古昭典的《儿科学讲义》和《痘疹学讲义》（均为广东中医药专门学校教材）；吕楚白的《幼科要旨讲义》（广东光汉中医专门学校教材），这些讲义博采众说、撷百家精华，内容系统全面，是对岭南儿科的有益总结。

第二节 岭南儿科学的主要学术特点

一、勤求古训，学有渊源

尽管岭南地处边陲，医学发展与中原地区有相当差距，但综观有成就的儿科医家均能勤求古训、博览群书，有深厚的学术渊源。刘昉编著《幼幼新书》，就全面收集儿科"古圣贤方论"，汇集整理宋代以前有关儿科学的典籍，如《诸病源候论》《千金方》《颅囟经》《太平圣惠方》《外台秘要》《小儿药证直诀》等的精华。陈复正编著《幼幼集成》，对前代"幼科家言"，"其理明义畅有裨实用者取之"，他推崇万密斋的经验，指出"痘科之书……惟万氏明显，可以济急"，将万氏的麻痘歌诀 170 余首、附方 130 则经删订后收入《幼幼集成》，作为该书的第五、六卷。陈复正对惊风妄名的批判，就是受喻嘉言的启示，他在《幼幼集成》卷二"惊风辟妄"中就引用了喻嘉言的四段论述。他还罗列当时各种惊风妄名的言论，然后以《内经》《伤寒论》的观点逐一批驳，显示陈复正对"惊风辟妄"有完善的理论依据。

二、立足临床，勇于创新

岭南儿科医家除了有深厚的理论基础外，还不乏创新精神，在临证时善于观察，善于思考。善于总结，并敢于提出不同看法，著述有真知灼见。陈复正和程康圃等都是这样的医家。

陈复正的《幼幼集成》首创"禀赋""护胎"学说，认为胎儿与母亲的精神、饮食、劳逸等密切相关，所以孕妇应充分注意生活调摄。此外，该书对小儿指纹的诊断作出恰如其分的评价，认为既不能全盘否定，又不能任意夸大，并对指纹在小儿辨证中的具体作用提出新的见解，如"浮沉分表里，红紫辨寒热，淡滞定虚实"的辨证方法，这一新的辨证方法为多数医家采纳，并且一直在临床上应用至今。陈复正还将《内经》的小儿大、小、缓、急四脉修正为浮、沉、迟、数，提出以有力无力辨虚实，切合临床实际，这些诊断方法的创新对中医儿科学作出了较大的贡献。

陈复正还为纠正当时惊风妄名的流弊而大声疾呼，指出惊风妄名的危害并分析其原因，新立"误搐""类搐""非搐"三证代替惊风病名，分门别证，以正后学，"误搐"即伤寒病痉，"类搐"即杂病致痉，"非搐"为竭绝脱证。

陈复正认为"小儿脏腑未充，则药物不能多受"，因此他在《幼幼集成》中大力倡导应用外治法，并收集和创立不少适合小儿的外治法，如针刺、按摩、艾灸、灯心灸、热敷、贴药、针挑、刮痧、磁锋砭法、吹药、蜜导、引痰、熏蒸等。《幼幼集成》还广泛使用民间验方，如马齿苋治疗痢疾，鸦胆子治疗冷痢、久痢。

陈复正著术《幼幼集成》，能广泛采集诸家学说，并结合自己的临床体会来阐发，言之有物，切合实用。从他的编著体例来看，每一节首立标题，然后引经据典，继而论述病机症候，最后提出治法方药，并附有简便方和外治法，颇为实用，后世习儿科者，都将此作为必读之书。

清代程康圃的《儿科秘要》将儿科病症归纳为以风热、急惊风、慢惊风、慢脾风、脾虚、疳积、燥火和咳嗽这八种病证为纲，将儿科的治疗方法归纳为"平肝补脾泻心"六字。程康圃的八证六字，条理分明，执简驭繁，使初学者能由浅入深，掌握儿科临证要领，正如程康圃在卷首所说："小儿一科，诸书名曰哑科，以其有病不能自言，唯医者度其气候消息而决之，非善此道者不能辨也。……兹举八症六字而言之，是医之捷径，愿与同学参看，若能融会其间，幼科思过半矣。"八证六字学说是程康圃积 50 年的临床经验的总结，不乏创新性和实用性，在岭南儿科学上独树一帜。

刘昉的《幼幼新书》在立论和选方虽以《千金方》《外台秘要》《太平圣惠方》等古籍为主，但也十分重视当代医生的经验和民间行之有效的方药，特别是收集了许多民间的验方，反映编者法古而不泥古、继承与发扬并举的科学态度。

三、因地制宜，岭南特色

中医强调治疗要因地制宜，岭南的地理环境、气候特点和生活习俗决定了岭南的儿科疾病的病种、病因与北方不同，与江浙也有差别，所谓"地势使然也"，因而治疗原则、遣方用药皆有不同。在这方面，杨鹤龄的《儿科经验述要》是个很好的例子。

杨鹤龄特别注重岭南地理、气候、环境对儿科疾病的影响，因为"吾粤土卑湿"，故"湿温一症，小儿感染颇多"，指出不能"执古代北人治病之法，以疗今时南人之疾"。岭南有些病种像大癥、痧癥、疟癥等，其他医著极少提及，杨鹤龄"由先父传授治法，自己复悉心研究，治验颇多"，例如治疗大癥用生蟾蜍（癫蛤蟆）剖腹外敷，每例病人要用数百只蟾蜍，后改用"在广州随处有之"的生蓖麻头外敷，药物容易取得，疗效也佳。

杨鹤龄用药也很有地方特色，《儿科经验述要》曰"所用药物，其中本草所不载者，乃吾粤草药，治病卓著效能"，他善用花类入药，素馨花、南豆花、白莲花、蜡梅花、玫瑰花、木棉花、鸡蛋花、刀豆花等，他都能取其芳香行气、化湿、透邪以治岭南儿科温病。他喜用象牙丝、芒果核、金蝉花、糯稻根、佩兰叶、红萝卜、苦瓜干等岭南中草药，他还创用禾秧芽、蔗鸡、野芋头、咸竹蜂、生竹必、番石榴干等地方药材。

第三节 岭南儿科医家及其著作介绍

在岭南儿科学的发展过程中，历代出现不少有影响的儿科医生，留下了大量的儿科学及痘疹学（此类疾病多见于婴幼儿）著述，为岭南医学的发展作出了不少贡献。不过，这里除了重点介绍著名医家刘昉、陈复正、程康圃和杨鹤龄外，其他一些儿科医家或由于其专项不在儿科（如何梦瑶等）或因现存资料不全，故仅作简介。

一、刘昉与《幼幼新书》

（一）刘昉生平简介

刘昉，又名旦，字方明，宋代海阳县（今广东省潮州市）人，确切出生年月未详，卒于绍兴二十年（1150）。刘昉出生

在一个士大夫世家，是中山靖王之后裔，高祖刘表在咸平四年
（1001）举贤良方正，官大理寺评事。曾祖父刘默，在景祐二
年（1035）举五经拜文林郎，化州推官。祖父刘克俊，是五
马朝请的大夫。父亲刘允，绍圣四年（1097）进士正奏第三
甲，任循州（今广东省龙川县）户曹，改知程乡（今广东省
梅州市），权知化州（今广东省化州市），赠左金紫光禄大夫。
《海阳县志》卷三十五列传四记载："刘允字厚中，胸臆夷旷，
博极群书，甫冠四，荐礼闱登绍圣四年进士，任循州户曹，厘
剔宿弊，……所著文存者二百余篇。"他以廉洁著称，被誉为
潮州八贤之一。刘允亦通医学，著有《刘氏家传方》。刘昉在
家庭的影响下，一面刻苦攻读，从仕途方面努力，于宋徽宗宣
和六年（1124）取得三甲进士，授左从事郎，绍兴五年
（1135）改左宣教郎，除宗正。绍兴九年（1139）以祠部员外
郎兼实录院检讨，后改礼部员外郎。绍兴十年（1140）试太
常少卿，因不附和议而被罢职，起为荆湖转运副使。后擢直秘
阁，知虔州（今江西省赣州市）。绍兴十三年（1143）移知潭
州（今湖南省长沙市）。绍兴十五年（1145）升直徽猷阁，翌
年迁直宝文阁。绍兴十七年（1147）移知夔州（今重庆市奉
节县）劝课农桑，修武侯八阵图及杜甫故居，旋罢。以直龙
图阁，主管台州（今浙江临海县）崇道观。复知潭州兼荆湖
南路经略安抚使，直至绍兴二十年（1150）在潭州病逝。因
他三帅潭州，位至龙图阁学士，故后人称之为"刘帅""刘龙
图"。另一方面刘昉对医学情有独钟，镇抚之暇，尤喜方书，
将父亲所传《刘氏家传方》加以充实，据陈锦荣、张长民考
证："《刘氏家传方》一书，为刘允、刘昉父子所抄集，但从
现存内容看，搜集广博，或附效验，似多出于刘昉之手。"该
书现已佚失。刘昉对儿科疾病尤其关注，每患小儿疾苦，不惟
世无良医，且无全书，孩抱中伤，不幸而隙于庸人之手者，其

可胜计，决心编纂一部内容完备的儿科全书，遂命干办公事王历（羲道）主其事，进士王湜（子是）编其书。该书资料来源主要有三部分："古圣贤方论""近世闻人家传""医工技工之禁方，闾巷小夫已试之秘诀"。即全面收集古代典籍，近世名家医籍、医生和民间验方中有关儿科的内容。经过一年多的努力，已编成三十八卷，但这时刘昉已病重不起，荆湖南路转运官楼璹代理公务，问刘昉的部属，刘公有什么要事未办完，部下告之，那就是《幼幼新书》的编纂。楼璹命人取来书稿细阅，见"古今医家之书，若方与论为妇孺设者，无不毕取，包并总统，类聚而条分之"，有很高的学术价值，觉得应当成人之美，尽快完成刘昉未竟的事业，于是组织人力，加快编写工作，将最后两卷合为一卷，另汇集历代求子方论作为首卷，仅一个多月时间就将四十卷书稿编纂完毕。刘昉在病榻之上仍念念不忘《幼幼新书》，临终时对主管学事的湘潭县尉李庚说："《幼幼新书》未有序引，向来欲自为之，今不遑及矣，子其为我成之。"李庚深受感动，欣然应允写序，可见《幼幼新书》倾注了刘昉的全部心血，可惜他没有能够看到该书的出版就与世长辞。刘昉逝世后安葬于他为官之地潭州，在他的家乡潮州尚有两处衣冠冢，一处在今潮安县登塘的凤地山，另一处在潮州市笔架山后。现在潮州市东津仍有刘昉的后裔，他们还保存有他的遗像。可以告慰刘昉的是，《幼幼新书》于绍兴二十年（1150）出版问世，成为中国历史上一部有影响的儿科巨著，刘昉也因该书的流传而青史垂名。

（二）《幼幼新书》的学术价值和对儿科的贡献

800多年来，《幼幼新书》的刊本较少，据载目前大约有五种版本，即：①宋本，仅存第三十八卷，现为日本丹波氏"聿修堂"所收藏。每半版高七寸一分，幅四寸六分，左右双边，半页十行，行十六字，版心有刻工姓名。②明人尹少川抄本，为残本。③明人刘氏抄本，为足本，日本丹波元坚收藏，并于宽政年间仿抄，即现在的日抄本。④明万历年间陈履端删节重刊本，称为明刊本。⑤《幼幼新书集要》旧抄本，不著撰人，仅存一至三卷。其中明刊本为现在的主要流传本。明代江苏吴县陈履端，为江南儿科名医，少年时得到《幼幼新书》残本，捧读后爱不释手，千方百计要得到全本，经过20多年的搜集抄录，校勘整理，删繁理乱，稿凡四易，于万历十四年（1586）重刻《幼幼新书》问世，为保存《幼幼新书》作出了贡献。1981年中医古籍出版社据明万历十四年陈履端重刊本出版影印本，1987年人民卫生出版社据明人影宋抄本出版点校本。

《幼幼新书》的学术价值和对儿科学的贡献可概括为五个方面。

1. 对后世儿科学的发展有深远的影响

《幼幼新书》是一部内容丰富的儿科专著，全书约100万字，四十卷，五百四十七门，从新生儿的养护、常见疾病防治，到小儿内科杂病、外科疾病、五官科疾病等500多种病证、病因和证治，都有详细的叙述，正如江育仁主编的《中医儿科学》评价道：该书"整理汇编宋以前各种有关儿科学术的成就，并有己见，内容详尽，取材广博，是当时世界上内容最完备的儿科学专书"。在南宋时作为太医习业必读的儿科著作，对后世的影响也较大，宋至明代的一些医籍多有引载，如朱橚的《普济方》标明引载《幼幼新书》的，计有论二条、方二百六十七首，没有标明但内容和排列与该书一致，可以肯定为引自《幼幼新书》的就更多，有论数十条、方数百首。王肯堂的《幼科证治准绳》虽没有标明引载《幼幼新书》，但收入大量《幼幼新书》的内容，仅有十五首方提到"刘氏"或"刘氏家传"。

《幼科证治准绳》引载的这些内容又为清代儿科著作所转引，间接地对清代儿科产生影响。陈文中的《小儿病源方论》也有引载《幼幼新书》的内容。《幼幼新书》在日本亦颇有影响，丹波元坚刊于1853年的《杂病广要》引载《幼幼新书》26首方。冈西为人《宋以前医籍考》和丹波元胤《中国医籍考》对《幼幼新书》均有著录和述评。

2. 丰富了儿科望诊内容

儿科又称"哑科"，因为婴儿不会言语，较大之小儿虽可说话，也无法准确叙述病情，问诊比较困难，加上小儿就诊时啼哭吵闹，影响闻诊、切诊，因此望诊在儿科诊断学上显得特别重要。《幼幼新书》在现存儿科专著中最早提出诊三关指纹，甄志亚主编的《中国医学史》指出："儿科诊断方面，宋代又发明了指纹观察法，如刘昉于1150年撰写的《幼幼新书》中载有虎口三关指纹检察法。"《幼幼新书》卷二《方书叙例·三关锦纹第十二》，引用《仙人水镜图诀》《宝童》、庄氏、茅先生、杨大邺、飞仙等各家有关指纹的记载。《仙人水镜图诀》以风关、气关、命关排列，茅先生则以气关、风关、命关排列，各家对纹形、纹色主病的认识也有差异，反映了当时正处于指纹望诊的早期阶段，各家仍未形成共识，《幼幼新书》将各家观点兼收并蓄，保存了指纹诊法发展过程的客观情况，并为后人研究该法提供了宝贵的资料。

《幼幼新书》还介绍一种望指（趾）甲法，卷二十《热蒸汗疸·劳气第六》，引用东方先生诊法："劳疾诸证，应男女小儿得患，未须察脉，但看指甲美恶知何劳候，病热甚看脚甲，甲青黑者传尸证，红白正色候，黄白者酒色候，红紫者气劳候。"这种诊法简便易行，颇有临床应用价值。

3. 重视新生儿疾病的防治

《幼幼新书》十分重视新生儿的保健和新生儿疾病的防

治，在卷四《形初保育》中，从断脐法、灸脐法、裹脐法、乳儿法、哺儿法、浴儿法以至拭儿口法等二十二门，系统地介绍新生儿的保健、护理和养育方法。接着在卷五《初生患病》中介绍 17 种新生儿疾病的症候和治疗方药。《幼幼新书》在这方面的内容要比《诸病源候论》《千金方》《太平圣惠方》《外台秘要》《小儿药证直诀》等书更加全面、系统和详细。如对断脐后的处理，有庄氏烙脐法、丁时发灸脐法、张氏裹脐法、庄氏封脐法等方法，都能达到预防脐风（新生儿破伤风）的作用。

4. 总结宋代的儿科临床经验

《幼幼新书》在立论和选方上虽以《千金方》《外台秘要》《太平圣惠方》等古籍为主，但也十分重视当代医生的经验和民间行之有效的方药，特别是收集了许多民间的验方。如卷六《禀受诸疾·行迟第十六》，在辑录《颅囟经》《千金方》《太平圣惠方》的方药之后，又介绍张涣的"麝茸丹"（麝香、鹿茸、生地、当归、黄芪、虎胫骨）内服治法，和良方右经丸（草乌、木鳖、白胶香、五灵脂、当归、斑蝥）内服治法，以及丁时发续命丹（防风、乳香、蔓荆子、牛膝、麻黄、羚羊角、酸枣仁、草乌、没药、白术、茯苓、天麻、胡麻、当归、续断、川乌、黄芪、蒺藜）内服，配合外洗方（草乌、当归、地龙、木鳖、紫贝草、椒目、葱须、荆芥）和熏法（柴胡、草乌、赤小豆、吴茱萸、羌活、晚蚕沙）的综合疗法。这些方药都颇切合临床实际应用。

《幼幼新书》对于惊风记载以及药物使用的范围，都比较详尽广泛，对于蟾酥、麝香、龙脑、曼陀罗、南星等强心、醒脑、镇痉药物已能恰当地使用，反映了当时较高的治疗水平。

5. 保存大量宋前医籍内容

《幼幼新书》所引文献均有严格体例，在引文上方标明所引书目的名称，全书收录从《颅囟经》到宋代的 140 多种医籍，汇集了大量宋代以前医籍中有关儿科学的内容，其中不少医籍现已佚失，如宋以前的《仙人水镜图诀》《骨蒸病灸方》《石壁经》《兵部手集》等，宋代的《婴孺方》《婴童宝鉴》《灵苑方》《惠眼观证》等。有 50 种以上的古医籍为中国医籍志和地方医籍志所未收录，属于湖南的医籍有 20 种，属于广东的有刘昉自己的《刘氏家传方》，该书现亦已佚失，《幼幼新书》保存该书论一篇，方一百二十六首，分见于《幼幼新书》四十卷五百四十七门中的二十七卷七十一门，多为儿科常见病、多发病和急症的验方，有较高的应用价值。由此可见，《幼幼新书》为保存宋代以前儿科医籍作出了贡献，是研究宋代以前儿科文献的主要著作。

《幼幼新书》取材广博，内容详尽，为我们辑佚古籍提供了大量的素材，如卷二《论受气第十》引用《颅囟经》"天地大德，阴阳化功，父母交和，中成胎质，爰自精凝血室，儿感阳兴，血入精宫，女随阴旺……"这段文字，为今本《颅囟经》（明代辑佚本）所无，可辑补该书现行本之遗。又如卷二十《骨蒸第三》引用唐代崔知悌的《骨蒸病灸方》（现已佚失）灸治骨蒸方法，与《外台秘要》所辑内容相似，但更为详尽全面，有"取穴图""用尺寸取穴法""艾炷大小法"等内容，对辑佚该书并进而从中研究古代灸法有重要价值。《幼幼新书》中引用《伤寒论》的藁本粉、赤茯苓汤、竹茹生姜汤、黑奴丸等方药，为现在各种《伤寒论》刊本所没有，这些内容有助于经方的研究。

二、陈复正与《幼幼集成》

（一）陈复正生平简介

陈复正，字飞霞，惠州府（今广东省惠阳县）人，生活于清乾隆年间（1736—1795），生卒年不详。陈复正自少好学，网罗百氏，淹贯群言，于《周易》《尚书》《参同契》诸书皆穷其枢要。因体弱多病而究心医道，立志成为济世良医。及长拜罗浮山一位名道士为师，道士不但是玄门正宗，还精通医学，陈复正被带回道家圣地罗浮山修炼，尽得道士卓越医技，然后下山济世，竹杖芒鞋，四海云游，人称飞霞道士，所至之处，救死扶伤，沉疴立起，尤擅幼科，行医四十年，治愈患者无数，且医德高尚，贫者疗之不受酬，更资以药物。陈复正晚年定居在潆阳种杏草堂，对当时赫赫有名的大型医学丛书《医宗金鉴》有关儿科内容的欠缺，特别是面对当时不少庸医不论外感内伤，遇发热则以"惊风"而妄治的实际，陈复正深感忧虑。陈复正指出："《医宗金鉴》遍周海宇，……惟幼科一门，不无遗憾。虽喻嘉言微启其端，而其言未竟。予每读惊风之书未尝不三叹而流涕。"有感于此，陈复正立志对儿科证治进行刻苦研究，他博览群书，尤其注重幼科诸书，参互考订，去粗存精，去伪存真，加之本人临证心得，附以经验之方，于乾隆十五年（1750）写成《幼幼集成》六卷，刊行面世。该书对以往儿科学著作中出现的错漏起到了矫枉纠偏的作用，同时，也奠定了陈复正在中医儿科学的地位。江育仁认为，陈复正"为清代有代表性的儿科学家之一"。

（二）《幼幼集成》述评

1. 全书概况

（1）《幼幼集成》的出版情况

200多年来，《幼幼集成》得到不断刊印发行，现在知道的就有30多个版本，包括乾隆十五年（1750）广东初刻本登云阁藏版，乾隆十五年冬至会藏版，乾隆十五年翰墨园藏版，乾隆间金裕堂刻本，日本文化十一年（1814）林权兵卫刊本，清吴氏三让堂刻本，庐陵刘猛校正积秀堂藏版本，学库山房藏版刊本，同治二年（1863）羊城华经堂刻本，同治十三年（1874）刻本，光绪十八年（1892）溉棠轩刊本，光绪二十一年（1895）刊本，光绪二十六年（1900）重刻本，光绪二十八年（1902）经元书局刻本，光绪三十三年（1907）上海文海阁石印本，光绪三十四年（1908）益元堂校刻本，宣统元年（1909）潮郡蕉鹿仙馆刻本，宣统三年（1911）上海会文堂石印本，聚奎堂刻本，清紫黄仙馆重刻本，崇顺堂梓行本，1915年耕道堂木活字本，1917年锦章书局石印本，1925年和1954年上海鸿文书局石印本，铸记书局石印本，上海进步书局铅印本，1938年上海大东书局《中国医学大成》铅印本，1956年上海卫生出版社铅印本，1962年上海科学技术出版社新一版铅印本，1988年人民卫生出版社点校本等。可见《幼幼集成》是刊行最多、影响最广的岭南儿科名著。

（2）《幼幼集成》的主要内容

全书共六卷，第一卷论述有关指纹、脉法、看病诀、望诊、简切辨证、五脏辨证等儿科诊断方法，并介绍了赋禀、护胎、保产、初诞救护、脐风（新生儿破伤风）证治、初生护持方法等围产医学的内容；第二卷论述胎病、惊风、痫证、乳子伤寒、伤风、伤暑、伤湿以及霍乱的证治，重点论证惊风的辨证施治，力辟"满口惊风"、滥用金石脑麝的流弊；第三至第四卷介绍咳嗽、哮喘等44种小儿常见病多发病的辨证、治法和方药；第五至第六卷专论痘麻，主要是经陈复正增删修订的万密斋痘麻歌赋，陈复正在该书凡例指出，痘科之书，以万密斋最佳，"可以济急"，但原版毁于明末，康熙二年（1663）复梓者错漏百出，故予以"详悉删润"。《幼幼集成》一书虽然篇幅不是很大，但内容翔实，从围产医学到小儿疾病无所不备，无愧于"集成"之称，是一部完备的儿科专著。

2. 《幼幼集成》的学术价值和对儿科学的贡献

陈复正的《幼幼集成》以《内经》为理论指导，总结历代儿科文献精华，收集当时民间的儿科验方，结合陈复正40年的临证体会，"存其精要，辨其是非"而成书，简明切要而又有独特见解，在儿科学的发展中占有相当重要的地位。下面就其主要特点及对儿科学的贡献作一分析。

（1）总结出实用的儿科指纹诊断方法

指纹诊法，陈复正认为始于宋代名医钱乙，但钱乙的《小儿药证直诀》并无指纹的内容，据考证，最早记载指纹诊断的是唐代王超的《仙人水镜图诀》，该书现已佚失。宋代刘昉的《幼幼新书》里引用有《仙人水镜图诀》有关指纹的内容，现存文献中指纹的记载始于宋代许叔微的《普济本事方》，"凡婴儿未可脉辨者，俗医多看虎口中纹颜色与四肢冷热验之，亦有可取"。但后来也有些医家过分夸大指纹的作用，甚至提出可辨人惊、畜惊、雷惊，说什么"指上辨青纹，认是四足惊，虎口脉青色，是猪犬马惊，黑色因水扑，赤色火人惊，紫色多成泻，黄即是雷惊"。而明代程知的《医解》，清代夏禹铸的《幼科铁镜》则对指纹持否定看法。陈复正在《幼幼集成》中既强调指纹在儿科望诊中的作用，又反对过分夸大指纹作用，对"怪诞不经"之说"不胜发竖，欲为规正"，陈复正说："小儿自弥月而至三岁，犹未可以诊切，非无脉可诊，盖诊之难而虚实不易定也。小儿每怯生人，初见不无啼叫，呼吸先乱，神志仓忙，而迟数大小已失本来之象矣，诊之何益？不若以指纹之可见者，与面色病候相印证，此亦医中望切两兼之意。"陈复正并提出"浮沉分表里，红紫辨寒热，淡滞定虚实"的辨证方法，对儿科诊断学作出了较大的贡献。这种方法一直在临床上应用至今，并为《中医儿科学》教科书收载。

（2）对小儿脉诊的发展

陈复正除了对指纹的诊断作出贡献外，对小儿脉诊的发展也有不小贡献。在书中"小儿脉法"指出："《内经》诊视小儿，以大小缓急四脉为准，予不避僭越，体其意，竟易为浮沉迟数，而以有力无力定其虚实，似比大小缓急，更为明悉。"把《内经》的小儿大、小、缓、急四脉修正为浮、沉、迟、数四脉，提出以有力无力辨虚实，这是陈复正在学术上既潜心研究《内经》等中医典籍，但又不拘泥于《内经》的古说而勇于创新的表现。陈复正这种脉诊方法，抓住关键，简明扼要，切合实用，至今仍为儿科临床所习用。

（3）强调保护脾胃，勿轻服药

针对当时一些医生"误以婴儿为一团阳火，肆用寒凉，伤胃败脾"的实际情况，在卷一特意加上"勿轻服药"一节，强调初诞之儿，未可轻药，盖无情草木，气味不纯，原非娇嫩者所宜，认为小儿是稚阴稚阳，并非火之有余，实为水之不足，恣投寒苦，则遗大害于日后。就是肥儿丸、保和丸之类的消导药，也不可多用，以免耗气伤正。这种重视脾胃的思想贯穿全书，正如陈复正指出："凡欲治病，必先藉胃气以为行药之主，若胃气强者，攻之则去，而疾常易愈。"因此，该书用药十分注重养护脾胃，常用四君子汤、异功散之类调理脾胃，对于那种"无论虚实寒热，但用海底兜法，而悉以散风消食，清痰降火，行滞利水之剂，总不出二十余味，一套混用，谬称稳当"的做法极为愤慨，呼吁："饮食之宜调，而药饵尤当慎也。"

（4）对惊风的不同见解

惊风一症，始于北宋《太平圣惠方》，在钱乙的《小儿药证直诀》中已有急惊风、慢惊风的论述，宋以后惊风的范围更为扩大，产生偏见，但见小儿发热，无论外感内伤均称之为

"惊风"，乱投金石脑麝，"后世之小儿受其害者，不知千百亿兆"。"不特举世儿科满口惊风，而举世病家，亦满口惊风"，杜撰出"天吊惊""看地惊""鹰爪惊""鲤鱼惊""蛇丝惊"等繁多的名目，据说惊风名称一度有 72 种之多。"习俗相沿，竟成一惊风世界"，这些谬误引起喻嘉言、夏禹铸等医家的异议和反对，但仍不足以扭转这种世俗，在《幼幼集成》中，陈复正大声疾呼，唤醒人们对这种世弊的认识，他先引用喻嘉言对惊风之说的批驳，再补充喻嘉言之未言，指出当时不少儿科医生"临证不察病源，惟以惊风二字横于胸臆，及至诊视，但见发热昏沉，即以惊风名之，辄以开关镇坠截风定搐之死法，以治变化莫测之伤寒，抑遏其表邪，邀拦其出路，乃至荼毒以死"。陈复正又罗列当时各种惊风论说，用小字逐条注释，以《内经》《伤寒论》的观点进行批驳。最后引出立论：以搐概之，曰误搐、曰类搐、曰非搐，条分缕析，证治判然，名目既正，庶治疗不惑。即去除惊风病名，设立误搐、类搐、非搐三门以正其名，他的误搐是伤寒病痉，类搐是杂病致痉，非搐是竭绝脱证。

陈复正不仅易惊风为"三搐"，还对误搐、类搐、非搐的辨证论治有完善的理论和治疗措施，如误搐为伤寒病痉，依仲景学说按柔痉、刚痉辨证论治，并介绍十条成方的适应证、组成、药量、运用体会等，供后学者参考。类搐为杂病致痉，则依所患杂病辨证论治，分暑证、疟疾、痢疾、咳嗽、丹毒、疮痈、痘疮、霍乱、客忤、中恶十种病证论述。非搐为竭绝之证，"应急救真元，维持竭绝"，不可再予金石脑麝，滥用攻伐。

这里需要指出，陈复正主张废除惊风病名，另立"三搐"，是为了纠正时弊，拯救赤子，愿望是好的，但由于惊风之名已得到广泛认同，断然废之，反而有矫枉过正之嫌，因为重要的是不可将小儿发热都诊为惊风，不要滥用镇惊熄风之药，而不是病名的更改。尽管如此，陈复正在这方面还是功不可没。

（5）妙用灯火灸治疗脐风

灯火灸是用灯心草蘸植物油点燃，在患儿腧穴焠烫的一种灸法。陈复正对这种灸法特别推崇，认为是"幼科第一捷法"，"能疏风解表，行气利痰，解郁开胸，醒昏定搐"。在卷一《脐风证论》中，专列一节"用火口诀"，详述灯火灸，并绘制集成神火图，示意所用腧穴，制作集成神火歌介绍所用25个腧穴及其操作顺序，朗朗上口，容易记忆。然后又详细列出灯火灸的适应证为脐风、伤寒致痉、食伤脾胃、风寒痰气闭塞等证。禁忌证为小儿四时感冒、内热证、虚极之证、虚热证。最后附上夏禹铸《幼科铁镜》的脐风灯火法和夏氏脐风灯火图，以追溯这种方法的源流。全身灯火灸在当时的医疗条件下，对抢救像新生儿破伤风这样的危重疾病，是难能可贵的，可惜这些治疗急症的方法，今天已难见到，现在的灯火灸仅限于角孙或耳尖穴。因此，有必要发掘、整理这些行之有效的古老疗法，使之应用于急症治疗。

（6）收集应用民间验方和倡导外治法

陈复正曾瓢笠云游、行医济世40年，一直生活在民间，并积极搜集民间经验方药和疗法，这些精粹被编入《幼幼集成》，使该书增色不少。陈复正在凡例中点明："治疗自有正方，其未尽者，复以经验简方并外治之法，附于方后，内有起死回生之诀，若能留心记览，随宜酌用，其利无穷。"如书中介绍用马齿苋治疗痢疾，用鸦胆子治疗冷痢、久痢，都被后人证实是行之有效的。书中用到的外治法有刮痧、引痰、针刺、针挑、按摩、热敷、贴药、艾灸、灯心灸、磁锋砭法、蜜导，以及中药外敷、搽、涂、吹鼻、熏蒸等法。如治疗小便不通，服药无效，用商陆五钱研末，入麝香少许，先以旧夏布盖于脐上，将药放布上，待药气入腹，一时即通。还有苏叶熏蒸，食盐热敷，莲须、葱白热熨，以指入喉探吐，皂角吹鼻等外治法。卷三《发热证治》一节之后，附有"神奇外治法"九条，包括疏表、清里、解烦、开闭、引痰、暖痰、纳气、通脉、定痛九法，并指出："以上九法，非古书所有，实予异授心传，经验既久，神应无方，笔之于书，以公世用。"陈复正根据民间经验总结出来的这些外治法，适合小儿体质，与内治配合，相得益彰，这也符合陈复正勿轻用药的指导思想。

三、程康圃与《儿科秘要》

（一）程康圃生平简介

程康圃，名德恒，高明人。生卒年不详，考《广东通志》《广州府志》《肇庆府志》《高明县志》等地方志均无记载，故对他的生平知之甚少。现在只能从其所著《儿科秘要》的内容、序言、后跋和刊行年代推测，程氏为清代道光至光绪年间（1821—1908）人，出生于中医世家。据程康圃自言："余幼读书，年才弱冠，即专业医门。惟凭祖训，今五十年来，所幸取信于人者，首以小儿之症。"又说："我家六代业医，幼科最良。"由此可见，程康圃家族，医传六代，尤精儿科。程康圃在这样良好的医疗环境中成长，从小耳濡目染，自不必说，更可贵的是，他从医五十年，积累了丰富的学识和经验后，晚年才将祖传经验及自己临证所得编成《儿科秘要》一书（又称《小儿科家传秘录》）传与后人，可见其治学之严谨。清光绪十九年癸巳（1893）广州麟书阁永成堂据樵西福幼氏手抄本刊印，卷首有南海罗崧骏（芹生氏）为刻印该书而写的序言及凡例各一篇，罗崧骏在序言中谈到："昨友人携来儿科一帙，盖程氏家藏秘本也，嘱余校定，将付梓以广其传。"凡例中也指出："是编程氏家藏秘本，友人购而得之，醵金付梓，以广其传，……是编原系抄本，其中讹错甚多，兹为细加厘定……编中如惊风散、万应丹等所载各方，原附卷末，剥蚀不可复辨矣，当斟酌补入，庶称完璧。"1919 年广州九耀坊守经堂刊印该书，正文内容与麟书阁本基本相同，卷末附有苍梧（今广西梧州）谢允中（心一）所作后跋。1936 年广西黄奕勋、萧九成等人重刊该书。程康圃《儿科秘要》成书之后，几经传抄，多次刊行，在岭南儿科界广泛流传，影响深远，对岭南儿科学的发展贡献卓著。20 世纪 80 年代广州中医学院邓铁涛教授带领刘小斌、肖衍初、邱仕君三位研究生对程康圃的《儿科秘要》进行版本搜集、研究和点校工作，邱仕君还以此为研究课题，深入研究该书的学术思想，将原文与研究成果一并编入《岭南儿科双璧》，于 1987 年 2 月由广东高等教育出版社出版。

（二）程康圃的学术思想及临床经验

根据程康圃《儿科秘要》内容及后人对该书的研究，概括起来，程康圃的学术思想和临床经验有以下五个特点：

1. 证候繁复，赅以八门

中医儿科病证的分类一直比较复杂，如《诸病源候论》将儿科病证分为 255 候，《幼幼新书》分为 35 类病证 547 门证候。程康圃从临床实践中总结出"儿科之症，唯八症为多"的经验。《儿科秘要》全书以风热、急惊风、慢惊风、慢脾风、脾虚、疳积、燥火和咳嗽这八种病症为纲，首列外候，次析病机，再论治法方药，后附随症加减，叙述条理分明，可起到执简驭繁的作用，使初学者能由浅入深，掌握儿科临证要领。正如程康圃在卷首所说："小儿一科，诸书名曰哑科，以其有病不能自言，唯医者度其气候消息而决之，非善此道者不能辩也。……兹举八症六字而言之，是医之捷径，愿与同学参看，若能融会其间，幼科思过半矣。"八证学说是程氏的心得体会，发前人之所未发，有较高的临床价值，程康圃在论述八证后总结道："以上八般症候，小儿日常有病不外乎此。间有别症，亦古板之症，当求古书一定之法，予不能赘录。惟向日常所见而治法与人不同，自己试验者，录而存之，今分详八则，证方并授。但能熟习，混活通融，首中尾皆相应，则有数十症候，深意无穷矣。"

2. 治法执简，约以六字

程康圃根据"小儿肝常有余，脾常不足，心火常炎"的生理病理特点，在八证学说的基础上又提出"平肝补脾泻心"的六字治法，以平肝、补脾和泻心三种治法概括八证的治疗，形成完整的辨证施治体系。六字治法是通过分析八证的病因病机而总结出来的，有充分的理论依据，这里试将程氏在卷首《释八症六字说》中的论述归纳为下表：

《儿科秘要》中有关八证六字的论述

八证	病因病机	治法
风热	肝属木主风，心属火主热，肝木心火相搏而成风热	平肝、泻心
急惊风	心主惊，肝主风，二经相合便成惊风	平肝、泻心
慢惊风	急惊失治，则传入里，肝木克脾土	平肝、泻心兼补脾
慢脾风	慢惊失治，风热传入脾，惊无可去，风无可祛	大平肝、大补脾
脾虚	肝木乘而克之，其脾越困	平肝、补脾
疳积	肝主郁怒，肝气郁，脾气虚，故成疳积	平肝、补脾
燥火	心主火，火太旺而燥热生	泻心
咳嗽	心火克肺金，肝木旺反胜肺金而成咳，脾虚受湿，生痰壅肺而成嗽	平肝以理脾、泻心以理脾

3. 辨证要领："两法""两要"

在中医辨证方面，程康圃继承中医望、闻、问、切四诊方法，结合自己的临床心得，总结成"两法"和"两要"，即手纹法、诊脉法、看外症秘要和问诊要诀，按先望手纹，次诊脉候，再看外症，最后问诊的顺序进行，有较高的临床应用价值。程康圃对望手纹有一些独特见解，如强调手纹必须与脉象、症状、患者体质相参，"一色手纹，主一病症，又有两色主两症，当相兼而看"。十八种手纹"不是有此症必有此纹，间或有之"。手纹"但要看人之旺弱、病之新久浅深，兼测其外候断之"。程康圃认为手纹是客观存在较易观察，先诊手纹，则对该患儿的病证已先有个初步诊断。程康圃强调"小儿病脉，必兼手纹同参，方为有准"，因此诊过手纹，紧接着切脉，以便纹脉合参，"两手纹相连两手脉，部位脏腑，有病浑同参看"。通过手纹脉候合参，诊断已较为明确，再用望、闻、按等方法看外症，验证诊断，并可了解患儿的体质禀赋。最后再有的放矢地问诊，修正和完善诊断。

如上所述，程康圃强调诊脉要与手纹合参，他认为诊脉可以分清紧、数脉以辨寒热，"脉最要紧分明紧、数两般，差之则相反。盖紧为寒，数为热，昭昭有力应手为数，紊乱无力，应手左右弹指如牵绳状为紧"。

4. 遣方用药，独具匠心

在泻心、平肝、补脾六字的原则指导下，程康圃针对八症各自订一基本方，并列出随症加用药物，使理法方药连贯一体。除了自制新方之外，程康圃还特别推崇一些"惯常用，屡验"的古方，如导赤散、泻黄丸、泻青丸、泻白丸、六味地黄丸、四君子汤、四苓汤、小柴胡汤、生脉散、保和丸、宣风搜热散、加味冰硼散和玉屏风散等，并指出将古方"或参入自己方中，或独用，或加一味用"，既吸取古方之长，又有

"自己用药秘验"。

程康圃在论述八症的辨证论治之后，另立一章《八症论治用药》，专门介绍自己的用药心得体会和经验，如淡竹"最去上焦风热，平凉佳品"，钗斛"大退脾经虚热，且清元气"，尖槟"破滞最好，若胃脘心窝有痰水，非此开导药不能到"，小儿燥火"为热症，治当泻心，次清胃，次清脾，次清肝，肾无几何要泻热也。但小儿热症用凉药，泻心肝药虽大凉，无过寒之患，若泻肺脾胃之凉，虽热症亦当慎用"。这些确为经验之谈。

程康圃用药还有个特点是汤剂与丸散配合使用，如风热在基本方基础上，风重热轻加服惊风散，热重风轻加服玉露散，夹伤食加服胃苓散，有痰加服珠珀惊痰散。又如急惊风在基本方基础上加服急惊散，慢惊加服万灵散、慢惊散，慢脾风加服至宝丹、万应丸或慢惊散，脾虚加服胃苓散，疳积加服疳积散或失笑散，燥火加服玉露散或保婴丹，咳嗽加服珠珀惊痰散。丸散具有专病专方、疗效确切、可即时使用、容易服食、量少效高等优点，可弥补汤药之不足，在儿科有很高的应用价值。可惜《儿科秘要》中有些丸散诸如惊风散、珠珀惊痰散、急惊散和慢惊散的组方现已佚失。

5. 崇尚医德，语重心长

程康圃在全书介绍儿科临床经验之后，卷末一再告戒后学者要有高尚的敬业精神："尤当勤学，莫问平生名利济与不济，只问自己学术精与不精，惟常恐学问不足，务使守道有恒，日久功深学粹，自然水到渠成。"同时要有良好的医德修养："业斯道者，虽为衣食计，亦要有存济世之心，幸勿专图财利，不顾名功。倘有症治，则常存父母之心，务尽生平所学，必求病愈为念。""凡入人家看症，必须至诚礼貌。"对业医同道，"贤良者，我则谦恭待之，以资学益；或论高于我者，则潜学之，或明以请教"。与其他医生同在病家，"切勿疵人短处，又勿贬其方药"。这些谆谆教诲，至今仍有深刻的现实意义。

四、杨鹤龄与《儿科经验述要》

（一）杨鹤龄简介

杨鹤龄，清光绪元年（1875）生于广东大埔，1954 年卒于香港，享年 79 岁。杨鹤龄生长在一个中医世家，祖父杨湘南，郡庠生，由儒通医，于医学素有心得。父亲杨继香，承先祖之学，在广州各善堂及广东育婴堂当官医生职，至清光绪三十三年（1907）病逝。杨鹤龄自幼随侍在父亲身边，一方面熟读医书，一方面跟随父亲诊病见习，无间寒暑。年长在育婴堂帮父亲诊视患婴，17 岁时将年龄虚报增大，考取清代医官。32 岁时父亲逝世，经考核接任育婴堂官医生职。据清两广盐运使司谕文称："考其医学，颇有心得，于儿科尤精素谙，当经饬令到堂试诊，取阅所订药方，尚属稳慎，以之接充婴堂内科医生，是于婴孩有裨。"广东育婴堂位于广州东山，为清政府两广盐运使司设立的慈善机构，收养婴儿 600 余人，分为七栅，其中有一栅全住病婴，都是危笃重症，大多数为父母多方求医诊治未效、病势日深、已无生还希望而送来育婴堂者。育婴堂设内科医生和外科医生各一名，杨鹤龄为内科医生，每天一早到育婴堂诊治病婴，直到午后方回家休息，下午四五时再到育婴堂察看病婴服药后情形，如有急症，随时施治。杨鹤龄比当时一般的门诊医生或坐堂医生面对更多的危重病婴，这些病婴随时都有生命危险，但是，由于病婴都集中于育婴堂，他又比一般门诊医生或坐堂医生更为有利于观察病情变化。如患儿服药后反应如何？所用方药是否收效迅速？有无不良影响？均能细心观察。因此，他任职虽然只有 6 年，但他潜心诊治，积累了丰富的儿科临床经验，为以后成为一代儿科名医打下了扎实的根基。正如他自己所说："常见各种症候，几日可以痊愈，以至某症虽危，尚可以救治，某症不可救药，概可了然于心。"清朝政府被推翻后，1912 年育婴堂停办，杨鹤龄退居广州旧仓巷（现中山四路一内街）17 号家中，设"杨吉祥堂"，城市四乡纷至求诊，患者多为婴幼儿，每天上午 8 时开诊，直至下午三四时始得用饭，废寝忘餐，日无余暇。杨鹤龄日诊二三百人，甚为匆忙，却能一验指纹，即报称其症候，几乎十不爽一，而所处药方看似平淡，仅寥寥七八味，却能一二剂而起沉疴。当时西医不能治者，杨鹤龄每能治之，令毕业于中山大学医学院的张公让医生叹服，觉得杨鹤龄对儿科疾病的诊断甚为高明，以致他遇到疑难儿科病例，即介绍与杨鹤龄诊治。杨鹤龄不但医术精湛，医德也很高尚，任求诊者致送诊金，遇穷苦者更是赠医赠药，在所不吝，但求患者能转危为安，仁心仁术，驰誉羊城。晚年应学生邹复初之请，将临症 50 年的儿科经验总结，撰著为《儿科经验述要》一册。杨鹤龄在该书凡例中指出："本书专述儿科诸症，尚有男女科重要治验及奇难怪症，俟异日编成，另行出版。"可惜这一计划最终未能实现，一代名医留给后人者，唯此一书。

（二）杨鹤龄《儿科经验述要》对儿科的贡献

《儿科经验述要》成书于 1949 年春天，同年 6 月由杨吉祥堂刊行，广州九耀坊文华印务局印刷。书中附有清光绪三十三年（1907）两广盐运使司经厅任命杨鹤龄为广东育婴堂内科医生的谕文影印件两份，书前有周绍光序、杨鹤龄自序，书后有邹复初跋各一篇。20 世纪 50 年代初，香港执业医生张公让用现代医学知识对《儿科经验述要》进行评注，在方德华、李健白主编的期刊《国医报导》上连载。未及全部发表，该刊已停办，后于 1955 年在香港结集出版单行本，书名《杨氏儿科经验述要评注》，该书附有张公让序一篇。20 世纪 80 年代，广州中医学院邓铁涛教授带领刘小斌、肖衍初、邱仕君三位研究生点校杨鹤龄的《儿科经验述要》，邱仁君还以该书为研究课题，对该书的学术思想临床经验进行深入研究，一并编入《岭南儿科双璧》，于 1987 年 2 月由广东高等教育出版社出版。

杨鹤龄《儿科经验述要》的特点和对岭南儿科的贡献可概括为四方面：

1. 因地治病，重视湿温

该书是杨鹤龄 50 年儿科临床经验的总结，他特别注重岭南地理、气候、环境、生活习俗对儿科疾病的影响，认为广东儿科疾病的病种、病因、用药皆与北方不同，就是与产生温病学派的江浙一带，也有所差别，不能"执古代北人治病之法，以疗今时南人之疾"。病种如大瘰、痧瘰、疟瘰为其他医著少及，而杨鹤龄专列瘰症一节详述，书载："清代末年，余在广州执业，遇有大瘰症者，病险而奇，遍考医书，鲜有说及。"病因如湿温症，因为"吾粤土卑湿"，故"湿温一症，小儿感染颇多"。用药也很有岭南风格："本书所用药物，其中本草所不载者，乃吾粤草药，治病卓著效能。"杨鹤龄常用的广东中草药有象牙丝、咸竹蜂、生竹必、素馨花、南豆花、禾秧芽、苦瓜干、蔗鸡、野芋头等。他还喜欢用花类入药，常用素馨花、南豆花、白莲花、蜡梅花、玫瑰花、川红花等，取其芳香行气、化湿、透邪。如治燥火，在主方基础上，春天加牡丹花、玫瑰花，夏天加白莲花、莲蓬，秋天加白杭菊、素馨花，冬天加蜡梅花。

2. 治病救人，注重实效

杨鹤龄本着"普救众生、造福同胞之宗旨，凭个人五十年来之经验，审知其确具实效者，择要照实录出，毫不隐秘，以成此书"，没有过多的理论铺陈，重在临床实用的诊断方法、辨证要点、治疗原则、处方用药。该书开篇先论"看症用药大要"，示人以诊治基本原则；次论"儿科诊断纲领"，强调"四诊之中，望诊最为重要"；再列"儿科证治"，详细介绍 18 种儿科病症的病因病机、证候特点、治法方药，"所用方药，注重实效，有从先贤遗方化裁而成，惟仍以凭个人经验得来者为多，此种经验药方，乃多年治验，始行采入"；最后附上"医案摘录"，通过 5 个案例，体现杨鹤龄辨证施治特点。全书篇幅不长，仅区区 4 万字，所论均为临床要点，经验之谈，非常实用。

3. 辨证精确，分经用药

杨鹤龄指出："治病之法，不外察其表里寒热虚实，以平阴阳而已。故医者辨证精确为第一要紧，能辨证精确，始可以言用药，否则用药之道，亦不必谈，盖未有不识证而能用药切当者也。"不但要辨清表里寒热虚实，还要"根究其病在何经"，使"病情无所遁形"。分经辨证的目的在于指导分经用药，"看症固须分经，用药尤须分经，倘能判定确是某经之病，即用某经之药，收效自宏，得心应手，全在此处"，否则"苟执治肺之寒品，以治肝经之热症，难期收效"。分经用药，使处方用药少而精，力专而效速，"药味不在多，多则影响药力，反为不美，譬如心经热病，投以清心热之品，斯已对症矣，倘用药杂乱，夹入与病毫无相干之品，引入他经，则清心热之力反薄"。分经用药，还指正确使用引经药，如杨鹤龄曾治一发热患儿，一剂热退而愈，月余后又发热，症候与前相类，其母因畏久候，姑执旧方煎药与之，服两剂而热益炽，乃向杨鹤龄求治，处方与旧方仅一二味不同，且属平淡之品，然而当日服药后竟热退身凉，效如桴鼓。杨鹤龄分析，"效与不效，全在不同之一两味，盖入经不同，其作用大异也"。

4. 配合外治，内外兼施

杨鹤龄不但长于内治，也擅用外治，该书所述 18 种症，有 7 种症使用外治法，共 9 种方法，13 首处方。在内治的同时配合外治有三个作用：一是即时应急治疗，不用配药、煎药，为急救赢得时间，如治急惊风抽搐大作的生油喷面急救法，治脐风锁喉症的灯芯火法，治痧癞症的刮痧法；二是药物直接作用于患处，补内治的不足，如白屑症（鹅口疮）用白屑散外涂，大癞症用蟾蜍（癫蛤蟆）、生蓖麻头外敷，疟癞症用鸡蛋白开糯米粉搓擦去毛丝；三是内服的同时配合外治，"以增药效"，如治脐风锁喉症的封脐法，治慢脾风的封脐法（共 3 首方），治脾虚自汗盗汗的外扑法，治疟疾的外治方。

杨鹤龄的《儿科经验述要》记载他积 50 年之丰富经验，为岭南儿科医学留下了一份宝贵遗产，值得我们深入研究和借鉴。

五、其他医家及其著述

（一）何梦瑶与《三科辑要》

清代岭南名医何梦瑶对儿科也颇有研究，著有《三科辑要》二册，包括《幼科良方》《痘科良方》《妇科良方》，现存清光绪二十一年（1895）广州拾芥园藏版刊本及 1918 年两广图书馆刊本。

（二）张应奎与《保赤良篇》

张应奎，字静徽，号鱼门，清代东莞人，据 1921 年《东莞县志》卷七十四《人物志》记载，张应奎"工医，尤长于儿科，番禺沙湾、市桥等乡镇以神仙目之。光绪乙未、丙申间疫起，出秘方制药施赠，活者甚众"。著有《自适轩医案》和《保赤良篇》，《东莞县志》卷八十六《艺文志》著录。

（三）郑崇谦与《种痘奇书》

郑崇谦，南海人，生活于清乾隆至嘉庆年间，当时有外商传入牛痘种到广东，郑崇谦为洋行商人，积极参加推广接种牛痘工作，编写《种痘奇书》一卷刊印问世，并招募学生研习种痘方法，后来这些学生都精通接种牛痘，从业种痘。

光绪五年（1879）《广州府志》卷一百六十三《杂录》曰："乾隆间，蕃商哆啉哎，携牛痘种至粤。其法用极小刀向小儿左右臂微剔之，以他小儿痘浆点入两臂，不过两三点，越七八日，痘疮即先向点处发出，比时行之痘大两倍，而儿并无所苦，自尔不复出，即间有出者，断不至毙，诚善法也。洋商郑崇谦司马刊《种痘奇书》一卷，以广其传。"

（四）梁尧龄与《小儿科摄要》

梁尧龄，字祝廷，清代德庆人。光绪二十三年（1897）《德庆州志》卷十一《人物志·方技》载："梁尧龄，字祝廷。乐善坊人。监生。通《颅囟经》，自合治惊风丸散，活孩无算。凡诊视无论贫富，悉却其金。著有《小儿科摄要》一卷。"

（五）林介烈与《麻疹全书》

林介烈，名俊亮，揭阳人，生活于清乾隆年间，著有《麻疹全书》三卷，其裔孙林坤将传抄本改编，于1935年刊印。上卷论麻疹初起及用药治法，中卷论麻疹已出用药治法，下卷论收靥用药治法及麻疹期间之杂症用药。

（六）叶荫桐与《保赤全科》

叶荫桐，女，南海人，生于清同治年间，祖父和父亲都是有名的中医。叶荫桐自幼阅读中医书籍，长大跟随父亲学医，结婚后随丈夫定居上海，后在上海悬壶行医，著有《保赤全科》1927年刊行，全书分饮食、衣服、精神、啼哭、声气、面色、二便、起眠、暑雨、种痘和要言共 11 章，用中医理论阐述婴幼儿的保健和护理知识，是一本中医儿科保健和护理的书籍，江静波曾撰文介绍。

（七）陈伯坛与《麻痘蠡言》

陈伯坛，近代岭南著名伤寒派医家。初行医于广州，曾任广州陆军医学堂中医总教习，主讲伤寒论。1924 年在广州教育南路书坊街开设伯坛中医夜学馆，学员多为广州执业名医。1930 年举家搬迁香港，在文咸东街文华里开设伯坛中医专科学校，并悬壶香港。著有《读过伤寒论》十八卷、《读过金匮要略》五卷。对痘疹有独到经验，香港一度痘疹流行，西医认为痘疹要从外治，一见灌浆，即加洗刷，以此十不一生，陈伯坛用中药内服救治，多所全活，因而载誉香江。著有《麻痘蠡言》一册，刊于 1930 年。

（八）吕楚白与《幼科要旨讲义》

吕楚白，字绍珩，生于同治八年（1869），卒于 1942 年，鹤山人。执业羊城，擅长妇儿科，历任广东光汉中医专门学校、广东中医药专门学校教师，编写有《幼科要旨讲义》《妇科纂要讲义》《内经纂要讲义》等教材。

第六章　岭南针灸学

第一节　岭南针灸学的发展

岭南针灸学的发展历史，可追溯到晋代客居岭南的葛洪和他的妻子鲍姑。葛洪，字稚川，号抱朴子。丹阳句容（今江苏省句容县）人，约生活在284—364年，东晋著名道家及医药学家，晚年在广东罗浮山中，过着炼丹、采集民间验方和著书立说的隐居生活，著有《肘后备急方》，为中国古代的急救医疗手册。另撰《玉函方》一百卷和《抱朴子》内、外篇。《肘后备急方》收载的处方突出验（有效）、便（便利）、廉（价廉）三个特点，灸法在该书中占相当比重，在介绍灸法处方时遵照"灸但言其分寸，不名孔穴，凡人览之，可了其所用"的原则，强调易学易用。《肘后备急方》用针灸治疗包括内、外、妇、儿、五官、神经、精神科等病症共30多类，61种，如尸厥、心痛、霍乱、疟疾、中风、腰痛、痈疽、奶发、颓疝等病症。收载的99个针灸处方中，单用灸法84个，单用针刺3个，爪切和熨法等12个。灸法除直接灸外，该书还首创隔盐灸、隔蒜灸、隔椒灸等间接灸。所选针灸处方中，有许多都是用于急症的救治，如爪切人中穴救治昏厥，至今仍在沿用。特别是灸法的急救应用，内容尤为丰富，有灸法救治尸厥、心痛、霍乱、癫狂、卒中急风、卒死、客忤、五尸、蛇咬伤、射工毒虫等急症。该书还使用一些经外奇穴如脐中四周、腰眼、十宣、中魁、内踝、外踝等穴，为前人所未用。总之，《肘后备急方》是含有丰富针灸内容的古代医籍，对后世针灸学的发展具有相当的影响。

葛洪的妻子鲍姑是晋代著名的针灸医师。鲍姑，名潜光，约生活于309—363年。先祖鲍宣原籍东海高城（今河北省盐山县），后迁徙上党（今山西省长治市）。父亲鲍靓，曾师事真人阴长生，得炼丹之术，累次征召至黄门侍郎，后任广东南海太守，鲍姑因而定居岭南并嫁与葛洪。在父亲和丈夫的影响下，鲍姑培养了对医学的兴趣和志向，走上行医济世的道路，她娴熟地运用丰富的灸疗方法，救活无数岭南人，深受人民欢迎。她行医、采药的足迹甚广，遍及广东的南海、番禺、广州、博罗、惠阳等县市，所到之处的县志、府志皆有记载。鲍姑精于灸法，尤以治赘瘤与赘疣见长，因地制宜，就地取材，采用广州越秀山下漫山遍野生长的红脚艾，灸疗赘瘤、赘疣等疾病，治好无数患者，据《羊城古钞》载："每赘疣，灸之一炷，当即愈，不独愈病，且兼获美艳。"鲍姑没有留下著述，但她的灸法临床经验，可能融汇到她丈夫葛洪所著的《肘后备急方》中，葛洪在撰写《肘后备急方》时，有丰富灸疗经验的鲍姑可提供不少素材，对提高选方的质量必定大有帮助。鲍姑的医学成就得到人民群众的称赞，她仙逝之后，岭南人民为她修祠庙、凿井，现在广州三元宫有鲍姑殿、鲍姑亭、鲍姑井等建筑物纪念这位深受岭南人民热爱的女针灸家。

唐代崔知悌的《骨蒸病灸方》是最早的灸法专著，但该书现已佚失。南宋刘昉《幼幼新书》卷二十《骨蒸》第三引用该书灸治骨蒸方法，与《外台秘要》所辑内容相似，但更为全面详尽，有"取穴图""用尺寸取穴法""艾炷大小法"等内容，保存了古代灸法资料，有重要文献价值。

明代丘濬对针灸学在岭南的传播起到一定的作用。丘濬，字仲深，号琼台，明代琼山（今海南省海口市琼山区）人。少孤，七八岁能赋诗，敏捷惊人。景泰五年（1454）进士。授翰林院编修，历官掌詹尚书、文渊阁大学士。弘治八年（1495）卒于官，年76岁，赠太傅，谥文庄，《明史》有传。丘濬一生嗜学，博览群书，旁通医术，遇良方辄录之，著有《群书抄方》《重刻明堂经络前图》《重刻明堂经络后图》《本草格式》等医著，这些著作在《国史经籍考》《中国医籍考》《中国分省医籍考》中均有著录。

清代岭南的针灸医学得到较大的发展，出版了不少针灸专著，如叶广祚的《采艾编》、叶茶山的《采艾编翼》、何梦瑶的《针灸吹云集》、易艮山的《男女小儿针灸》、胡天铭的《金针撮要》、孔继溶的《经穴异同考》、朱珩的《针灸秘诀辨证》等。

叶广祚，字明传，新兴县（今广东省新兴县）人，祖父叶澄泉，得异人传授灸法，传至三代，治疗多验，于康熙七年（1668），由叶广祚编著成《采艾编》。该书共四卷，主要内容有采艾考、十二经释名、周身经穴汇疏、禁穴释考，以及内外妇儿各科病症的灸治法。《采艾编》是清代一部有特色的灸法专著。

《采艾编翼》是一部灸法专著，约成书于清康熙五十年（1711），作者为广东新兴县人，姓氏不详。该书由叶茶山家藏，后经叶茶山校订补辑，于嘉庆十年乙丑（1805）刊行问世。从书名到体例来看，该书为《采艾编》的姐妹篇，是对《采艾编》的补充。全书分三卷，主要内容为十四经分经图谱、解说及综要，经脉主治要穴歌诀，灸法须知，以及内外妇儿诸科113种病症的取穴处方、灸法要则及药物治疗等。该书内容简明扼要，经验独特，针灸与中药并用是其特色。

民国时期，岭南的针灸学继续有所发展，受中西汇通的影响，曾天治用解剖学、生理学、病理学和药物学等现代医学知识来研究针灸学，提出针灸有兴奋、镇静、诱导等作用。他临证时作详细的病案记录，对腧穴的主治特性、选穴数量及主次配合、针刺深度、刺激强度、留针时间、疗程长短、针刺消毒等均作过研究，7年多的时间里共治疗数万病人，涉及170多种病症，将临床观察的结果汇成《科学针灸治疗学》一书。该书第一次提出针灸的科学研究问题，在临证治疗上也颇有心得，是当时重要的针灸文献。曾天治还发表有关针灸学方面的论文数十篇，出版有《针灸治验百零八种》等著作。

民国期间广东创办了广东中医药专门学校、广东光汉中医专门学校，广州汉兴国医学校等一些中医药学校，这些学校均开设针灸学课程，编写了针灸学教材，传授针灸学知识，要求学员掌握针灸临床技能，培养了针灸人才。现存有周仲房1927年编撰的广东中医药专门学校教材《针灸学讲义》二册，以及曾天治1934年编写的广东光汉中医药专门学校教材《针灸学》、1936年编写的广州汉兴国医学校教材《针灸医学大纲》。

第二节　岭南针灸学的主要学术特点

一、重视灸法应用

重视灸法是岭南针灸学的一个重要特点，无论从葛洪的《肘后备急方》，还是《采艾编》与《采艾编翼》等灸法专著的出版，都表明岭南针灸医生对灸法的重视。本来灸法来源于中国北部以畜牧为主的民族，北部地区风寒凛冽，先民们离不开烤火取暖，加上他们野居乳食的生活习惯，容易患腹部寒痛、胀满等症，非常适于热疗，经过长期的经验积累，发明了灸法。正如《素问·异方法宜论》所说："北方者，天地所闭藏之域也，其地高陵居，风寒冰冽，其民乐野处而乳食，脏寒生满病，其治宜灸焫，故灸焫者，亦从北方来。"后来灸法流传到全国各地，并在临床上逐渐发现灸法一些新的功用。由于患者可以自灸，葛洪认为灸法救治急症的作用很大，因此在《肘后备急方》中收载的灸法方远远超过针刺方，并且在论述灸方时，但言分寸，不名孔穴，以方便病家使用。晋代鲍姑已用灸法在岭南治疗赘疣、赘瘤等疾病，并取得良效。唐代时人们发现温灸有预防瘴疬温疟的作用，孙思邈的《千金方》记载："凡宦游吴蜀，体上常须三两处灸之，勿令疮暂瘥，则瘴疬温疟毒气不能着人也，故吴蜀多行灸法。"（当时岭南属吴国）清代陈复正对灸法在儿科疾病中的应用深有体会，指出："火功为幼科第一要务，济急无捷于此"。叶广祚借"火攻一道，常善救人"，著《采艾编》，载内科、小儿、胎产、妇科、外科100多种病症的灸疗法。《采艾编翼》记录岭南针灸医生用'灸法治病的独特临床经验。所有这些都说明灸法在岭南得到重视，在临床上广为应用，在防治疾病、保健卫生中发挥着重要作用，深受岭南民众欢迎。

二、创新温灸方法

对灸法的发展创新，首推葛洪的《肘后备急方》，该书首创间接灸，又称隔物灸，书中对隔蒜灸、隔盐灸、隔椒灸均作了介绍，如卷五《治痈疽妒乳诸毒肿方第三十六》载："灸肿令消法，取独颗蒜，横截厚一分，安肿头上，炷如梧桐子大，灸蒜上百壮……勿令大热，但觉痛即擎起蒜，蒜焦更换用新者，不用灸损皮肉。"葛洪曾亲身体会过这种方法，他说："余尝小腹下患大肿，灸即瘥，每用之，则可大效也。"又如卷二《治卒霍乱诸急方第十二》载："以盐内脐中,上灸二七壮。"再如卷五《治痈疽妒乳诸毒肿方第三十六》载："一切毒肿疼痛不可忍者,搜面团肿头如钱大,满中安椒,以面饼子盖头上,灸令彻痛,即立止。"除了首创间接灸之外,葛洪还记载最早的温灸器灸雏形"瓦甑熏灸"和"艾管熏灸"。如卷三《治中风诸急方第十九》载："若身中有掣痛不仁,不随处者,取干艾叶一斛许,丸之,内瓦甑下,塞余孔,唯留一目,以痛处着甑目下,烧艾以熏之,一时间愈矣。"又如卷二《治伤寒时气瘟病第十三》载："烧艾于管中熏之,令烟入下部,中少雄黄杂妙。"

鲍姑就地取材,用岭南漫山遍野生长的红脚艾为灸材,治疗赘疣、赘瘤,取得很好效果,也丰富了艾灸的施灸材料。红脚艾即广东刘寄奴,为菊科,艾属植物白苞蒿(Artemisia lactiflora Wall),与常用的菊科,艾属植物艾(Artemisia argyi Levl et Vant)为同科同属不同植物,现在广东民间将红脚艾尊称为鲍姑艾,为广泛应用的地方草药和食疗蔬菜。

"太乙神针"灸法是以乳香、没药、麝香、穿山甲、硫黄、雄黄等药物粉末与艾绒混合,用棉纸制成艾卷,施灸时点燃一端,隔七层布,按于腧穴上。清代雍正年间,粤东潮州总镇范毓𪩘(号培兰),留心寿世,修合丸丹,广为施济,精诚所感,有道人踵署谒见,传授太乙神针秘方,后范毓𪩘、周雍和出版刊行《太乙神针附方》,记有太乙神针的药方、制法,广为流传。由于这种"太乙神针"灸法来源于岭南,有可能为岭南医家所创造。

灯火灸是一种用灯心草进行熨烫的灸法。施灸时灯心草一端蘸植物油,点燃后快速接触患者腧穴,此时从穴位点引出一股气流,在灯草端爆出,随即发出"啪"的爆焠声,火随之熄灭。陈复正对这种灸法特别推崇,认为是"幼科第一捷

法"，"能疏风解表，行气利痰，解郁开胸，醒昏定搐"。在
《幼幼集成》卷一《脐风证论》中，专列一节"用火口诀"，
详述灯火灸，并绘制集成神火图，示意所用腧穴，更将所用
25 个腧穴及其操作顺序编成"集成神火歌"，方便记忆。

　　《采艾编翼》特别介绍灸法在外科疾病和急症中的应用，
如卷二《痈疽》中用隔蒜灸治疗痈疽，可使痈疽移位以免影
响重要部位："诸疮相其经络部位，如在上下而关系官窍、隐
曲者，可移使上下，如果毒在髀枢未甚，则灸下部而移之，将
成则灸疮顶而压之。"通过灸疗经验穴治特定的痈疽："乳痈
腋疬，灸手部而散之。鼻痔，通天消之。鼻瘜，龈交灯火弹
之。马嘴疗，正生人中一日死，灸百会七壮即消。"又如卷二
《救急》中介绍用灸法抢救断肠草中毒的方法："吾邑山多苦
蔓藤叶，一名断肠草，食之即痰壅咽喉，须臾气绝。冥顽负恚
者往往食此破人家产，丧己性命。此方活人甚多，凡心头尚暖
者可救。先灸涌泉下痰，艾要坚实如黄豆，每三五壮；次灸劳
宫退逆气，艾坚如绿豆大，每三五壮；次灸章门疏五脏，艾坚
实如绿豆大，每穴三壮，若取穴者取本人两手踤尖尽处是；次
灸天突清气，艾坚如米，三壮。白羊血灌之亦效，但恐不便，
则灸法为效速。"

　　总之，由于灸法适合治疗岭南的疾病，被岭南医家广为应
用，在实践过程中有许多创新，施灸材料、施灸方法、适应证
都有所发展，大大丰富了灸法的内容。

三、创新发展、领驭全国

（一）岭南陈氏针法

　　广东省级非遗项目——"岭南陈氏针法"历经陈宝珊、
陈锦昌、陈全新、陈秀华等五代人两代弟子逾百年的发展、传
承与创新，是岭南中医针灸最具代表性的学术流派之一。临证

以"阴阳互济、通调和畅"为学术思想,首创"岭南陈氏针法"体系,包含飞针法、分级补泻法和导气法;其中,飞针法奠定中国"无痛针学技术"里程碑;分级补泻手法首次对补法和泻法进行量化,乃针刺手法规范化和量化发展史上质的飞跃。导气手法,飞经走气、通关过节、气至病所,极大提高了临床疗效。

"岭南陈氏针法"又称"陈氏飞针",入选广东省第六批省级非物质文化遗产名录,广东省中医院治未病中心主任陈秀华为代表性传承人,陈秀华带领团队系统挖掘、整理、传承、培训和推广,获得国内外同行的一致认可,社会影响力大,该技术治疗失眠、面瘫、多囊卵巢综合征、颈椎病、特应性皮炎等疾病效果显著。

(二)靳三针疗法

靳三针疗法,简单说来,就是以广州中医药大学针灸学院靳瑞教授为创始人的"靳三针"组穴配方为主的一种临床针灸处穴流派。靳三针是指每次取穴三处的针刺疗法,发明人为靳瑞,故称靳三针。它简单、易学,而且实用有效。经其弟子彭增福博士整理而成的《靳三针疗法》刊出以后,在国内外的影响正在节节上升。靳三针疗法也因此多年成为国家中医药管理局的国家级医学继续教育项目。靳三针来源于临床,扎根于《内经》,靳三针的"三"体现了医易同源的理念,"一生二,二生三,三生万物","三"为阳数,属少阳,阳气初生;谐音"生"寓生而不息之意。三之为数,尊而且贵,以其蕴含世间诸多事理。靳三针属传统针灸,有别于其他流派,基于《内经》《甲乙经》《千金翼方》《针灸大成》等历代名著经典对经络腧穴的补充和发展,以经络腧穴学为主,辅以靳瑞在50余年临床实践经验上的体会,加以增修和完善。所谓的"靳三针"有两层意义:一是某些病症针刺三次即可控制的意思。二是在几十年的实践中总结出治疗某些疾病的三个最重要、最常用的穴位。"靳三针"现已成为对靳瑞精湛的技术、神速的针灸疗效的美誉而蜚声国内外，也成为岭南针灸学派的重要学术内容。

如"颞三针"用以治疗中风后偏瘫，中风后血管性痴呆等病症，通过多位博士研究生的临床与实验研究，同时得到了广东省自然科学基金的立项资助，研究成果获得了广东省科技进步三等奖，之后靳三针疗法在治疗中风后偏瘫、中风后失语、中风后假性球麻痹等相继在临床中开展了多项研究工作，在靳三针疗法治疗脑病方面获得了重大的突破，其成就得到了国内外同行的肯定，2005 年，"靳三针治疗脑病的系列研究"获得了广州市科技进步三等奖。靳三针疗法对中风后失语、中风后球麻痹、中风后痉挛性偏瘫的临床疗效，取得了国家中医药局诊疗技术项目立项。在"十五"国家科技攻关计划中"基于信息挖掘技术的名老中医临床诊疗经验及传承方法研究"的课题，靳瑞学术思想及临证经验研究作为纵向课题之一，其研究的主要内容是靳三针疗法治疗脑病，特别是靳三针疗法在中风后遗症中的治疗作用研究。

2007 年，靳三针疗法又被纳入"十一五"国家科技支撑计划课题——"针灸诊疗方案和评价研究之中风后遗症循症针刺治疗优化方案及影响疗效共性技术的临床评价"项目进行重点研究。现有大量临床研究经验表明，应用靳三针疗法治疗对肢体的痉挛性瘫痪、失语、假性球麻痹、血管性痴呆等中风后遗症症状改善明显，有较好的临床疗效。目前，靳三针疗法治疗中风后各种后遗症已经形成一系列完整、规范的治疗方案，并在临床应用中取得了满意的疗效。

第三节　岭南针灸医家及其著作介绍

岭南针灸学发展过程中，出现过一些有影响的针灸医家，如著名女灸家鲍姑，有的还撰写了不少针灸著述，可惜很多已佚失，现存的只有《采艾编》和《采艾编翼》等寥寥数部针灸学专著，有些则保存于其他医著之中，如《肘后备急方》中的针灸方、《幼幼集成》中的灯火灸法，为岭南医学的发展作出了不少贡献。这里，除了对女灸家鲍姑和著名灸法专著《采艾编翼》作重点介绍外，其他一些医家和医籍因现存资料不全，故仅作简介。

一、女灸家鲍姑

（一）鲍姑简介

鲍姑，名潜光，生卒年代不确，大约生于西晋永嘉三年（309），卒于东晋兴宁元年（363）。先祖鲍宣原籍东海高城（今河北省盐山县），后迁徙上党（今山西省长治市），故有些古籍谓鲍姑为东海人，也有些谓其为上党人。虽然鲍姑不是岭南人，但她的一生主要生活在广东，尤其是她的医疗生涯是在岭南，她娴熟地运用丰富的灸疗经验，救治无数岭南人，对岭南地区针灸学的发展有深远的影响，因此，将鲍姑作为岭南医家进行介绍是应该的。

鲍姑出生于方士之家，其父鲍靓，字太玄，据载，他"禀性清慧，学通经史，修身养性……明天文，河洛书"，曾拜真人阴长生为师，得炼丹之术。累次征召，官至黄门侍郎，后要求外放，出任广东南海太守，鲍姑因此随父定居岭南。鲍姑的丈夫葛洪，字稚川，晋代著名医学家、养生家和炼丹家，也是神仙道教的代表人物。鲍姑与葛洪一起过着清淡的生活。

鲍姑不论在父家，还是在夫家，都受到淡泊名利、修身养性、乐善好施的家庭环境影响，同时，也培养了对医学的兴趣和志向，使她走上行医济世的道路。她以精湛的医术、良好的医德为民众解除疾苦，深受人民欢迎，她行医、采药的足迹甚广，遍及广东的南海、番禺、广州、博罗、惠阳等县市，所到之处的县志、府志皆有记载，在当时封闭的社会里，一个妇女能跋山涉水，外出行医采药，而且能以自己出神入化的医术治病救人，实在令人称奇，难怪，这些地方志均把鲍姑神仙化，列入"仙释"，称之为"鲍仙姑""女仙"，她所用的艾被称为"神艾"。鲍姑逝世后，葬于她多年采药、行医、生活的罗浮山上，人民修井、建祠、建庙以缅怀鲍姑的业绩，据《南海百咏》载：在弥陀寺、菖蒲观和景泰寺均凿有鲍姑井。《罗浮山志合编》记载：为了纪念鲍姑，在罗浮山罗汉岩修建有一座庭宇宏邃的黍珠庵。不过，这些建筑早已不复存在，现在尚存的与鲍姑有关的遗迹只有广州越秀山下的三元宫，该宫原名"越冈院"，是鲍姑的父亲鲍靓于东晋大兴二年（319）创建的道观，作为修真成道之所，后来这里也成为鲍姑为老百姓治病的地方，鲍姑用院内的井泉和越秀山的红艾灸治赘瘤、赘疣。鲍姑仙逝后，人们为了纪念她而在院内设鲍仙姑殿，她用过的"虬龙古井"被称为鲍姑井，明代万历崇正年间重修，改名三元宫，鲍仙姑殿中供奉坐禅的鲍姑像。殿前有鲍姑井，井旁的一间古屋相传为鲍姑得道之"仙迹"，1946年修成藏经阁，保存古代先贤经典。宫内还有一块清代嘉庆壬申年（1812）造的道家练功兼针灸腧穴图象石碑，是给道徒上课用的教具，该碑有经络腧穴图示和约3000字的说明，是鲍姑医术历代相传的实证。尚有刻于1944年的"广东省广州市粤秀山三元宫历史大略记"石碑（原文如此，"粤"通"越"），碑文清晰可辨，记述鲍姑的医事活动和用红脚艾为民众解除疾苦的事迹，

碑文曰：鲍姑"藉井泉及红艾为医方，活人无算"。可惜十年
"文革"时，鲍姑殿和藏经阁被毁，鲍姑井被填平。直到1982
年7月重新开放三元宫，才逐渐修复鲍姑殿、鲍姑井、鲍姑
亭，以纪念这位为岭南医学作出贡献的女针灸家。

鲍姑的精湛医术相传了好几个朝代，据《罗浮山志补》
记载："鲍姑亦传于黄野人，乃稚川之徒。"黄野人从葛洪学
炼丹、行医，而灸疗医术则由鲍姑向其传授，后黄野人擅长炼
丹和行医，尤精于治疮痿之疾。相传唐代的崔炜曾间接得到鲍
姑的灸疗术，《太平广记》"崔炜传"记载崔炜得鲍姑之传，
用越井冈艾治疗疾病。这说明鲍姑医术流传广泛及疗效卓著。
直到明清仍有人不畏艰辛求取鲍姑艾治病救人，这有鼎来初的
一首诗为证："越井冈头云作邻，枣花帘子隔嶙峋，乃翁白石
空餐尽，夫婿丹砂不疗贫，蹩辟莫酬古酒客，龙钟谁济宿瘤
人。我来乞求三年艾，一灼应回万年春。"

（二）鲍姑的灸疗成就和对针灸学的贡献

鲍姑精于灸法，尤以治赘瘤与赘疣最为擅长，用广州越秀
山下野生的红脚艾灸疗赘瘤、赘疣等疾病，治好无数患者。据
《鲍姑祠记》载：鲍姑取"越冈天产之艾，以灸人身赘瘤，一
灼即消除无有，历年久而所惠多"。据杨顺益考证：红脚艾即
广东刘寄奴，为菊科，艾属植物白苞蒿（Artemisia lactiflora
Wall），别名甜菜子，广州地区称为鸭脚艾，潮汕地区则称为
真珠花菜，其性味甘、微苦、辛，有理气活血、调经利湿、消
肿解毒之功。现在广东省民间仍在广泛应用，并已作为食疗蔬
菜栽培，在大街小巷随处可以买到，可见鲍姑艾在民间应用
广泛。

鲍姑虽然没有留下著述，但她的灸法临床经验，可能融汇
到她丈夫葛洪所著的《肘后备急方》中，葛洪专注于炼丹，
精力不可能都在行医，尤其对灸疗的实践可能不如专攻灸疗的

鲍姑，因此，在撰写《肘后备急方》时，鲍姑丰富的灸疗经验为葛洪提供不少素材。《肘后备急方》的针灸学成就，特别是在灸法方面的建树颇多，在东晋以前的医学著作，存在着详于针而略于灸的不足，《内经》除在"骨空论"中论述灸寒热十七穴外，只在其他各篇偶尔提到灸法；《难经》没有论及灸法；《伤寒论》虽在三阴经病证有几处涉及灸法，但更多的是关于"火逆""火劫"的告诫；《针灸甲乙经》对灸法的论述也十分简略；而葛洪的《肘后备急方》则对灸法作了详述，全书八卷73类疾病中，有30多类选用灸方，总共99首针灸方，其中有84首是灸法，占有绝对优势，弥补了前人重针轻灸的不足，使针灸医学的内容得到充实和完善。该书首创隔物灸，如卷五"灸肿令消法，取独颗蒜，横截厚一分，安肿头上，炷如梧桐子大，灸蒜上百壮，……余尝小腹下患大肿，灸即瘥，每用之，则可大效也"。又如卷二用隔盐灸治卒霍乱诸急方："以盐内脐中，上灸二七壮。"再如卷五用隔椒灸治一切毒肿疼痛不可忍者，"搜面团肿头如钱大，满中安椒，以面饼子盖头上，灸令彻痛，即立止"。所用灸法有艾炷灸、药艾灸、隔盐灸、隔蒜灸、隔椒灸、温器灸、艾管灸等多种灸法，特别是灸法在急救医学方面的应用，内容尤为丰富，有灸法救治尸厥、心痛、霍乱、癫狂、卒中急风、卒死、客忤、五尸、蛇咬伤、射工毒虫等急症。该书取穴的特点是精练，在99首针灸方中，仅用穴名34个，部位76处，有少提穴名而详细说明穴位的部位分寸的特点，以方便病家使用。取穴部位以四肢末端、胸腹部最多，头部仅百会、承浆、人中、地仓等穴，背部仅灸脊椎等处，这些都便于病人自己操作。该书还使用一些经外奇穴如脐中四周、腰眼、十宣、中魁、内踝、外踝等穴，为前人所未用。由此可见，《肘后备急方》为灸法的发展作出了较大贡献，著名针灸学者魏稼教授对此有很高评价，他指出："特别是他的妻子鲍姑还以善用灸法而擅名一时，这些都为提高他的选方质量和写作水平提供了有利条件。鲍姑是我国历史上唯一的著名女灸师。……显然，葛洪在学术上取得的光辉业绩，与鲍姑的密切合作也是分不开的。"

甄志亚主编的《中国医学史》对鲍姑的评价甚高，肯定她对针灸学作出的贡献，称其为"医学史上第一女灸家"。

二、《采艾编翼》

（一）《采艾编翼》的作用和辑校者

《采艾编翼》是岭南的一部灸法专著。据载，该书约成书于清康熙五十年（1711），作者为广东新兴县人，姓氏不详。该书从书名到体例来看，为《采艾编》的姐妹篇，是对《采艾编》的补充。该书辑校者叶茶山的序言曰：

> 是篇藏弃虽久，尚未校订，盖以前编残阙几半，痛无力以补辑，不暇痛心。戊子春，妹夫君以载，忾然自任，捐赀镂复。庚寅冬，以载复趣余抄正是帙，而同社顾君昆苑、陈君其统、彭君达海、李君子创成愿捐助，登之梨枣，于是与每野、活人二家兄检视校订，阅两月而编就，书林弟文大亦蹰工六之一，成之，俾公之同志云。

从这篇序言可以看出，《采艾编翼》由叶茶山家封藏已久，原书残缺不全，叶茶山想要校订编印该书，但难度较大，心有余而力不足，直至乾隆三十三年戊子（1768），在亲戚支持下开始筹划补辑出版该书；乾隆三十五年庚寅（1770）得到亲友资助，叶氏三兄弟合力补充、编辑和校订书稿，交付刻版。书商则通过减免六分之一的出版费以帮助该书出版。历经35年后，终于嘉庆十年乙丑（1805）刊行问世。因《采艾编》

为叶广祚所著，署名茶山草木隐，而有关叶茶山的其他事迹则未见地方志记载，故这里叶茶山是真名还是托名，尚待考证。

1985 年，中医古籍出版社认为该书是"针灸宝库中尚未发掘的珍品"，将其列入《中医珍本丛书》系列，据中国中医研究院图书馆所藏的清嘉庆十年（1805）六艺堂刻本影印出版。

（二）《采艾编翼》的主要内容和学术特点

全书分三卷，卷一为十二经脉循行部位歌诀及图谱，十四经分经图谱、解说及综要，经脉主治要穴歌诀，以及灸法须知；卷二为临床各科疾病"治症综要"，收录内、外、妇、儿诸科 113 种病症的取穴处方、灸法要则及药物治疗；卷三为"肿疡主治类方""肿疡敷贴类方""溃疡主治类方""洗涤类方""膏药类方""去腐类方""生肌类方"，介绍中医外科疾病的内服外治方剂近百首。

目前还未见到对《采艾编翼》的系统研究，有关的介绍甚为简略，如林昭庚、鄢良的《针灸医学史》是这样介绍该书："《采艾编翼》3 卷，叶茶山辑，约成书于 1711 年。卷 1 为经穴部分；卷 2 为临床各科的灸治及药治；卷 3 则收录简便外科验方百余首，与针灸不相关联。本书治病的方法是灸药并用，几乎参半。"安徽中医学院与上海中医学院合编的《中国针灸学词典》对《采艾编翼》释义："本书于灸法之外兼及药物，是《采艾编》的补充本。书分三卷，卷一，为经络、俞穴及灸法总论；卷二，'治症综要'，为各种疾病的灸法并配合药物治疗，其中介绍很多经验方；卷三，'肿疡主治类方'为治疗外科病的一些方药。"

笔者深入研读，发现该书有相当篇幅的内容辑录自《医宗金鉴·外科心法要诀》，计有：卷首"十二经循行部位歌"至第 21 页的"足膝外内歌"共 5 首歌诀及注释和 8 个图谱；

卷一第99页"分配藏府脉图"至第121页"肿疡溃疡结代脉歌"共1个图谱及按语和28首歌诀及注释；卷三"肿疡主治类方""肿疡敷贴类方""溃疡主治类方""洗涤类方""膏药类方""去腐类方""生肌类方"的全部内容均辑录自《医宗金鉴》卷六十二，其中《采艾编翼》第274页与275页之间上下文无法连贯，对照《医宗金鉴》此处缺少琥珀蜡矾丸、护心丸、透脓散和托里消毒散等4首方剂，显然是脱页。还有数处脱字：如第289页"草乌狼毒半夏南星各等分"缺"乌""狼毒""各"字，第290页"真君妙贴散"缺"妙"字，第304页"溃疡主治类方"缺"方"字，第305页"八珍汤"缺"珍"字等。如果按中医古籍出版社为该书写的前言及林昭庚、鄢良编著的《针灸医学史》，《采艾编翼》大约成书于康熙五十年（1711），而《医宗金鉴》刊行于乾隆七年（1742），那么，上述这些内容可以肯定为后人加入，联系前述叶茶山的序言，这些内容很可能为叶茶山三兄弟从《医宗金鉴》中补辑进来。如果从现版本《采艾编翼》里剔除后人补辑的内容，本书就是上、下两卷的一部完整的灸法专著，这一点可在第23页和第123—126页的原书目录得到印证，该目录如下：

上　卷

铜人全图正伏侧三大幅各高四尺……

十四经络图说综要十五络纂

脏腑全图说经脉主治要穴诀脉诀

灸法须知标本论略水之宜食物宜忌

　　　　　　下　卷

大人科

　　中风　历风　癜风　历节　鹤膝……

　幼科

　　相貌　诸部　五位　总领　摘指……

　妇科

　　虚劳　月事　交媾　妊娠　产育……

　外科

　　痈疽　疖疮　紫金锭　救急十九条

　　可见该书上卷为针灸学基础，主要论述经络、腧穴、灸法治则等。下卷为针灸治疗学，主要论述临床各科疾病的灸法治疗方法，虽然其中也配合使用药物，但是针灸在前，药物在后；针灸为主，药物为辅。

　　本书与同类针灸典籍比较，有以下几个特点。

　　1. 内容简明扼要

　　该书经络、腧穴部分多采用歌诀形式，且精简短小，朗朗上口，易读易记。卷一《经脉主治要穴诀》，用五言、六言或七言歌诀，扼要介绍十四经脉重要腧穴的主治功能，言简意赅，如"脾热泻大都，冲脉公孙求，三阴阴症取，寒汗大横收"，"心起少阴中，少海寒热攻，五痫悲惊恐，神门及少冲"。

　　卷一《十四经络图说综要》，每条经脉图示、解说之后，都有提纲挈领的"综要"，介绍该经主要腧穴的取穴要点、主治要点或刺灸法要点。如："大肠经综要合谷：要穴，孕妇慎。温溜，多热头痛。曲池，伤寒余热不尽，肢痛。肩髃：臂痛举臂取"，"胆经综要曲鬓：急病，酒风。完骨：偏风。风池：风寒。肩井：坠胎后手足厥逆。环跳：侧卧伸下足屈上足取，风痹。风市：两手平垂中指尽处，一切风痹。阳陵泉：膝下一寸陷中，膝伸不能屈，冷痹偏风。悬钟：足五指痛皆可治。"

2. 经验独特实用

卷二《痈疽》中用隔蒜灸治疗，可通过灸法使痈疽移位以免影响重要部位："诸疮相其经络部位，如在上下而关系官窍、隐曲者，可移使上下，如便毒在髀枢未甚，则灸下部而移之，将成则灸疮顶而压之。"可通过灸经验穴治疗特定的痈疽，"乳痈腋疟，灸手部而散之。鼻痔，通天消之。鼻瘜，龈交灯火弹之。马嘴疗，正生人中一日死，灸百会七壮即消。"通过针刺后吸吮恶血治疗极毒疽疮："凡手指及诸处疮将发觉痒不可忍，身热恶寒或麻木，此极毒之疮，一时医药不便，急用针刺破痒处，挤出恶血数次，忽口含凉水嗽之，必吮至痒痛皆止即好。"这些方法丰富了针灸治疗痈疽的内容，在临床上颇为实用。

卷二《救急》中介绍用灸法抢救断肠草中毒的方法："吾邑山多苦蔓藤叶，一名断肠草，食之即痰壅咽喉，须臾气绝。冥顽负忿者往往食此破人家产，丧己性命。此方活人甚多，凡心头尚暖者可救。先灸涌泉下痰，艾要坚实如黄豆，每三五壮；次灸劳宫退逆气，艾坚如绿豆大，每三五壮；次灸章门疏五脏，艾坚实如绿豆大，每穴三壮，若取穴者取本人两手踭尖尽处是；次灸天突清气，艾坚如米，三壮。白羊血灌之亦效，但恐不便，则灸法为效速。"用灸法能抢救如此危重的急性中毒，实属难能可贵，此类针灸急救经验，确实很有发掘价值。

3. 针灸方药并举

该书强调针灸与方药并用，卷二介绍内、外、妇、儿各科113种病症的症治，其治疗措施大多数为针灸与方药参半，一般先陈述灸法治疗，再介绍方药治疗，如"疟证"的治疗方法为：

后溪（此穴截冷）、间使（掌后三寸，此穴截热）、大椎（总领）。补火，因经取穴，若脚先冷，太冲（足大趾次趾岐骨上寸半）、绝骨（外踝上三寸）、阳陵泉（膝下外廉骨陷中），病深日久加曲池、风门、中脘、足三里。

药：常山、知母、白茯苓、甘草、尖顶槟榔各六分，姜三片，将黄酒一盅半煎八分，打地雾勿使人知见，次早临发前一时服。

十神汤：紫苏二钱，川芎、干葛、白芷、陈皮、赤芍、升麻、白茯、香附、甘草各一钱，生姜三片，葱头二个，温服盖被取汗，冬月去白茯加麻黄，心腹胀满加枳实、半夏，发热、头痛加石膏、细辛，潮热加黄芩、麦冬，痢疾加枳壳、黄连，泄泻加白术，大便闭加大黄、芒硝，咳喘急加枳壳、桔梗、半夏，胸腹胀加枳实、桔梗，呕吐加藿香、半夏，本病加草果、槟榔。

有少数病症仅列针灸方法，如小儿痫证治法："耳尖上（约宽一指，男左女右，回炷一壮）、少商（手大指内侧近甲旁一壮）、乳外侧（赤白肉际一壮）、章门（脐上二寸，横开六寸一壮）、下脘（脐上二寸一壮）、阳关（十六节骨尖上一壮）、大敦（足大趾生毛起近甲一壮），若病深加中冲，中指内表一壮，合两指灸更妙。"也有个别病症仅介绍方药，未介绍针灸方法，如中风所附的厉风、癞风、历节风三证。总之，灸法与方药相互配合的治疗方法是该书的一大特色。这种方法既有灸法的简便速效，又有方药（包括汤剂和丸、散、膏、丹、酒等成药）的疗效巩固，而且方药还可防止灸法太过温热，更适合岭南的气候特点，两者配合，相得益彰。

三、其他医学家及其著作

（一）丘濬与《重刻明堂经络前图》《重刻明堂经络后图》

丘濬，字仲深，号琼台，明代琼山（今海南省海口市琼山区）人。少孤，七八岁能赋诗，敏捷惊人。景泰五年（1454）进士。授翰林院编修，历官掌詹尚书、文渊阁大学士。弘治八年（1495）卒于官，年76岁，赠太傅，谥文庄。《明史》有传。丘濬一生嗜学，博极群书，旁通医术，遇良方辄录之，著有《群书抄方》《重刻明堂经络前图》《重刻明堂经络后图》《本草格式》等医著，在《国史经籍考》《中国医籍考》《中国分省医籍考》中有著录。长子丘敦、季子丘京均通医术，丘敦著有《医史》，是岭南较早的医史著作。

（二）叶广祚与《采艾编》

叶广祚，字明传，新兴县（今广东省新兴县）人，清代针灸家，祖父叶澄泉，得异人传授灸法，传至三代，治疗多验，于康熙七年（1668）由叶广祚编著成《采艾编》四卷。道光《肇庆府志》载："叶广祚，顺治八年贡。所著《采艾编》及《荔谱参》，俱见康熙《新兴县志》。"

《采艾编》是一部灸法治疗的专书，共四卷。卷一为汇引、条例、经脉、采艾考、十二经俞穴、十二经形图、周身总图、十二经俞募会络、宁一玉的《析骨分经》、十二经症候；卷二为十二经穴主治、十二经释名、周身经穴汇疏、禁穴释考、周身尺寸、望而知、闻而知、问而知、切而知、脉理部位、全图、汇解；卷三为中风至痛风等86种内科病证的灸治法；卷四为小儿、胎产、妇科、外科病证的灸治法。刊于清康熙七年戊申（1668），署名"茶山草木隐"。《新兴县志》著录，现存康熙七年刊本。

潘毓珩序曰："宇内方脉诸书，托始于岐黄，而灼艾一种，义每从略，岂火灸多妄，存而不论，故医学恒阁置欤？余少多病，尝抽阅青囊，怖其奥渺精要，虽心知其意，而丝分条达，戛戛乎其难之。明传先生正业之外，于二氏九流饶有综核，而火攻一道，常善救人。盖乃祖澄泉老先生遇异人传异书，兼以宦游多所博济，三世薪传，思以公之海内。读是编者，于诊视调摄，种种端绪，如见垣一方，和盘托出，其稽古实理，悯世婆心，视术流局曲之技，大有径庭，将与《难经》《外台》典要前籍，长留于天地间矣！康熙七年岁次戊申初夏，他山潘毓珩拜题。"

据《中医图书联合目录》，《采艾编》现存两个版本：一是清康熙七年（1668）刻本（附《析骨分经》），藏于上海中医学院图书馆；二是清刻本，藏于中华医学会上海分会图书馆。

（三）易艮山与《男女小儿针灸》

易艮山，字经国，清代电白北桥人，生卒年不详，据《电白县志》记载："易艮山，……三世皆以庠生习医术。至艮山尤精，切脉能先数年卜人生死；制方得法，差以分厘。幼习儒，累试不遇，以医名世。贫者不受酬谢，当道多旌奖之。考古方，参之心得，著有《内外方脉》《治验元机》《男女小儿针灸》等书。子孙多以医名。"所撰《男女小儿针灸》等医著，在《高州府志》中有著录，现均佚失。

（四）何梦瑶与《针灸吹云集》

何梦瑶，清代南海人。见道光二年（1822）《广东通志》卷一百九十四《艺文略》及光绪五年（1879）《广州府志》卷九十二《艺文略》三。著有《针灸吹云集》，该书现已佚失。

（五）胡天铭与《金针撮要》

胡天铭，惠州人。清光绪七年（1881）《惠州府志》卷四十《人物·耆寿表》："胡天铭，业医。尤精针法。纂有《金针撮要》《拣炼五瘟丹方略》等书。寿八十四。"

（六）孔继溶与《经穴异同考》

孔继溶，清代番禺人。著有《经穴异同考》一卷，见1931年《番禺县续志》卷三十《艺文·子部》。

（七）朱珩与《针灸秘诀辨证》

朱珩，号楚白。清代花县人，著有《针灸秘诀辨证》一卷，见1941年《花县志》卷十《艺文志·书目》。

（八）周仲房与《针灸学讲义》

周仲房，增城人，广东军医学堂针灸科毕业，历任香港港侨医院中医部主任，广东光汉中医专门学校教师，广东中医药专门学校教师、教务主任，曾代理校长，1927年编撰有教材《针灸学讲义》二册，现存1927年广东中医药专门学校铅印本。

（九）曾天治

曾天治，五华人，因家族为疾病所苦，乃辞去中学教师职，专心研究针灸疗法，后考取广州卫生局中医师职，悬壶于广州、香港、桂林、重庆等地，以针灸为人们解除疾苦，享有盛名。时光汉中医专门学校校长赖际熙为之题词"神针济世"，省港名医黄焯南也题词"功满杏林"。曾天治有关针灸学方面的论文较多，不下数十篇，著作有《科学针灸治疗学》《针灸治验百零八种》《针灸医学大纲》等，其针灸临床经验尚有待发掘。

《科学针灸治疗学》成书于1942年，该书参照西医的解剖学，考订了十二经脉、奇经八脉的经穴位置、主治、针法等；参照西医生理学、病理学论述了针刺的作用，根据临床经验介绍了各种疾病的治疗方法。书中注重针灸理论的研究，作了一些中西汇通的探索。该书于 1942 年在香港出版，1944 年在重庆再版，现存有 1944 年重庆科学针灸医学院铅印本。

《针灸治验百零八种》，1934 年广州著者铅印本，现藏广东省立中山图书馆。《针灸学》，1934 年广东光汉中医药专门学校铅印本，现藏北京中医药大学图书馆。《针灸医学大纲》，1936 年广州汉兴国医学校铅印本，现藏北京医科大学图书馆。《实用针灸医学》，1936 年铅印本，现藏广西壮族自治区第一图书馆。

（十）罗哲初与《针灸发微》

罗哲初，字树仁，号克诚子，广西桂林人，生于光绪四年（1878），卒于 1938 年。清末举人，性好方术，博览医书，对《灵枢》钻研尤深，擅长针灸，精通子午流注针法。曾任教于桂林国立体用学堂、桂林师范学堂等。30 余岁时师从名医左盛德学习伤寒、针灸，尽得其术，后至江、浙、皖等地行医，并以针灸授徒。有《针灸发微》及《脉纬》等著述。

（十一）罗兆琚

罗兆琚，字佩琼，号黄竹老人，广西柳州人，生于光绪二十一年（1895），卒于 1945 年。少习岐黄之术，精研医理，潜心于针灸，师从罗哲初等人学医，尽得其传。1933 年任无锡中国针灸研究社研究股主任，兼《针灸杂志》社编辑。后悬壶柳州，并收徒传授针灸学术。施针强调针感，主张宜先分清谷气与邪气，再行补泻手法，提倡从卫取气之浅刺法，多用捻转手法，并采用指压穴位及针尖以控制经气上行下传的特技，效果颇佳，对怕针者用指压腧穴亦能取效。有《中国针灸外科治疗学》《中国针灸经外奇穴学》《针灸实用旨要》等著述。《中国针灸外科治疗学》现存 1936 年无锡中国针灸研究社铅印本。

第七章　岭南草药学

岭南地处中国的南端，其南面濒临南海，而北部则以五岭形成一个天然屏障。由于历史原因，加上交通不利因素，一向远离中原，在医学上虽然受到中原的影响，甚至是源于中原，但由于其所处的特殊的地理环境及气候特点，因此，岭南医家及民间在预防及治疗疾病方面，尤其在中草药的应用上，形成了其特殊的一面。

从古至今，岭南的许多医家和民间在治疗疾病方面，善于运用生长于岭南本地的草药或药材，并积累了大量的临床用药经验，为保障岭南人民的健康作出了贡献。

岭南本地草药，从已有记载分析，多属植物性草药，而且多为一年生的草本植物，其性味多苦寒，其功效大多具有清热利湿或祛湿的作用，比较适合岭南人由于地理、环境、气候因素或生活习惯等原因而导致的疾病。

第一节　岭南草药发展概况

一、晋以前岭南草药的发展

据考古学家考证，广东韶关马坝乡有古人类生存，马坝人生活年代约距今 10 万年，他们当时已懂得使用火。由此推测，从那时起，可能已有了原始的卫生保健活动，即用火烧食物，从而减少肠胃病，用火御寒，可以祛寒、防止伤风。但是，无论从考古方面的发现或是后人的文字记载，这方面的资料都较少，直至秦以前，考古方面都未有重大发现。

秦统一六国后，兵分三路南下，其部将赵佗等率兵从广西灵渠南下，进驻岭南地区，随着秦兵的进驻，带来了中原的文化，也带来了中原的卫生保健知识和经验，对当时岭南的医疗保健卫生工作产生了较大的影响，促进了岭南与中原的医药交流。如将中原的药散带来，而岭南的龙眼、荔枝则因其美味可口而作为佳果被介绍到中原，后来则因其具有一定的药用价值，而逐渐为内地医家所采用。在南越王墓出土的文物中，有较多的熏炉。据考证，当时人们将某些植物放入熏炉内点燃，利用其燃烧过程中产生的"香气"驱逐秽气，这对于长期居住在岭南地区，面临山岚瘴气威胁的人们来说，确实能起到预防某些疾病发生的作用。从这里也可以看出很有趣的一个问题，即中原文化与岭南特色的互相结合，因为各种熏炉器物是秦时中原的产物，而岭南的草药在燃烧过程中产生的香味可除秽气，二者结合，达到预防保健、治疗疾病的目的。

秦汉以来，内外交通日益发达，特别是张骞、班超先后出使西域，打通了丝绸之路，西域地区的药物不断输入内地，原产于东南亚地区的药材也通过海路源源不断地经岭南输入中原，如南越王墓出土文物中的乳香、没药等，这些都是原产于波斯地区的药材，通过海上丝绸之路被运入中国的。交通的发达、人员的往来、药品的交流，大大丰富了当时人们医药方面的知识及用药的经验。

汉代杨孚，字孝元，广州河南漱珠岗人，汉章帝时做过议郎。他的作品《异物志》是一部用散体古诗写成的具有岭南独特风格的风物志，也是广州最早的动、植物志。作者在书中精确地描述了广东特有的动、植物的特性，这些动、植物中有些是可以入药用的，该书对岭南药物学的发展有一定的影响。

葛洪（283—363），原籍江苏，东晋初年著名的道教理论家、炼丹术家、养生学家、医学家，亦有人称其为现代化学合成药物的先驱。青年时代起长期生活在岭南，熟悉岭南的地理风貌，他的主要业绩和著作都是在岭南完成的，故岭南人民没有忘记他，将他视为岭南名家。葛洪的主要著作有《抱朴子》《肘后备急方》等。《抱朴子》是一部包括宗教哲学和科学技术内容的书，分为《内篇》和《外篇》。《内篇》主要论述炼丹、养生、气功等内容，其中"金丹""药丹""黄丹"三卷专讲炼丹。在当时，他已有还原硫化砷而得砷的记录，他从炼丹的实验中，观察到化学反应。如"丹砂炖之成水银，积变又成丹"，这是一个可逆的化学反应（$HgS \underset{}{\overset{\triangle}{\rightleftharpoons}} HgtS$）；又如"以曾青涂铁，铁赤色如铜……外变而内不化也"，这是一个置换反应（$CuSO_4 + Fe \longrightarrow FeSO_4 + Cu$）；"铝性白也，而赤之以为丹，丹性赤也，而白之以为铝"，这是对铝的化学变化作了一系列实验之后得出的结论。在炼丹实践中，葛洪还发现了各种有医疗作用的化合物和矿物，如铜盐有杀菌作用，密陀僧有良好的防腐与杀菌作用，还记载了硫、石胆、硝石、石膏等百余种炼丹原料的物理和化学性质，扩大了人们应用自然矿产的范围，也增加了许多矿物使用品种。

炼丹术的起源及发展与当时统治者长生不死的观念和追求更多的金银财富的想法有关，它的发展主要是吸取了当时的冶金技术，并且与当时的科学技术发展水平密切相关。但是，妄想成仙、长生不老是不可能达到目的的。不过，在炼丹的客观实践过程中，人们亦积累了大量的原始化学知识。随着时间的向后推移，到了唐代，中国的炼丹术已经相当先进，还开始传向阿拉伯地区，并由此传向欧洲，使之成为近代化学发展的重要基础。炼丹术的发展，理所当然地为中医制药提供了许多新的炼制方法及新的药物，如用红升丹拔毒生肌、白降丹治疗疮痕等，至今仍广泛地用于中医临床。同时，在药学史上，炼丹术被视为制药化学的先驱，因为它提高和扩大了化学药物的效用和范围，近代化学兴起之前，化学药品很少，而其中的绝大部分是先在中国制造和应用的。正如撰写《中国科学技术史》的英国著名学者李约瑟博士说："医药化学源于中国。"而葛洪在这方面的作用不可低估。

葛洪在《抱朴子·内篇》中亦记载有用植物治疗疾病的内容。他在医学上反对不切实用的方法，在其所著的医书中收集的处方，都是经自己或其他医家使用过的验方，药物则是容易得到的草木，极少使用贵重药品。他所著《肘后备急方》是中国医学文献中的一部杰作，涉及内容十分广泛。书中所介绍的药，多为山乡易得之物，如黄芩、栀子、葱、姜等，治疗疟疾，则取随处可生的青蒿绞汁服用。在当时，用青蒿治疗疟疾不仅疗效显著，更为现代药理研究提供了线索。据称，开始研究青蒿治疗疟疾时是按制药的一般途径制作的，但却没有得到期望的结果，后来人们从葛洪生用青蒿绞汁的经验中得到启发，低温加工，最后才从青蒿中提取出青蒿素，使之成为一种高效、速效、低毒的抗疟疾新药。青蒿素及从青蒿中提取的其他成分在治疗疟疾上的作用，对现代中药研究产生了重大的影响。

葛洪所创的四庵，是晋唐时期罗浮山药市形成的前提。葛洪的妻子鲍姑，也是一位值得称道的生草药专家，她采用岭南地区盛产的红脚艾为患者灸治疾病，疗效卓著，受到人们的崇敬和怀念。

还有一位与葛洪生活于同一时代、对后世医家有一定影响的医家，他就是支法存。

支法存（？—457），本是胡人，长期生活于广州，妙善医术，著有《申苏方》五卷。《申苏方》现已佚失，但在《肘

后备急方》《外台秘要》等书中，共辑录了支法存的存方 17
条，如有：疗中蛊毒吐血或下血皆如烂肝方，疗饮中蛊毒令人
腹内坚痛、面目青黄、淋露骨立、病变无计方，治蛊已蚀下部
肛尽肠穿者方，支太医有十数传用方，解百毒散在后药毒条中
亦疗，药子一物方（即船疏树子），栀子豉汤，支太医桃叶蒸
法，疗疟鸡子常山丸方，竹叶常山汤，龙骨丸，防风汤，疗小
儿口疮方，疗妇人百病诸虚不足方等。其中他用于治疗脚气的
处方，使他成为中国治疗脚气病的先驱者。"防风汤……南方
支法存所用多得力，温而不损人，为胜于续命、越婢、风引等
汤，罗广州一门南州士人常用，亦治脚弱良方。"这是《千金
方》中引用支法存治疗脚气的方子，文中所谓"温而不损
人"，即后世所说温而不燥，这从中反映出支法存的学术特点
与遣方用药的特色和风格。支法存虽然是胡人，但他长期居住
岭南，与岭南人民生活在一起，并且虚心学习岭南的民俗及流
传于民间的医疗方法，终于使他在岭南医家中占有一席之地。
如用蒸气疗法治疗溪毒（沙虱），虽是一种民间疗法，但支法
存活用此法，用以治疗伤寒，即：汗解伤寒，这一治疗方法对
后世医家影响较大，如张茵、阮河南、徐文伯、许宗等人都受
其启发，并进一步将这种方法改进、提高，成为现今的熏蒸疗
法。现在熏蒸疗法的运用，在中国的北方比南方更广泛。

　　在当时，岭南地区的医药学者除与中原一带交流医疗方法
外，还从其他地区引进药物。除依靠政府或商人有组织地引进
药材外，民间的交流也有助于从其他地区引进药物。如《后
汉书》卷二十四有关薏仁的记载："初援在交趾（即今越南）
常饵薏苡实，用能轻身省欲，以胜瘴气……援欲以为种，军
还，载之一车。"说明薏仁就是当时从交趾引进种植的。《神
农本草经》中将其列为上品，而《金匮要略》中将其作为主
药，与败酱草等组成薏仁附子败酱散，治疗肠痈。时至今日，

这个处方仍有一定的临床作用，尤其用于治疗肠痈（即阑尾炎），疗效比较显著。隋唐以后则用薏仁治疗脚气病。将薏仁配伍不同的药物，治疗不同的疾病，说明当时的人们已经掌握了薏仁的性味，功效以及应用范围。宋代苏东坡流寓岭南，在罗浮山留下诗篇《小圃五咏》，咏人参、地黄、枸杞、甘菊、薏米五味中药，其咏"薏苡"曰：

> 伏波饭薏苡，御瘴传神良。能除五溪毒，不救谗言伤。
> 谗言风雨过，瘴疠久亦亡。两俱不足治，但爱草木长。
> 草木各有宜，珍产骈南荒。绛囊悬荔支，雪粉剖桄榔。
> 不谓蓬荻姿，中有药与粮。春为艾珠圆，炊作菰米香。
> 子美拾橡栗，黄精诳空肠。今吾独何者，玉粒照座光。

晋代嵇含著有《南方草木状》三卷，书中记载的植物皆生长在岭南，其中有一些植物为药用植物，如槟榔等。

嵇含（262—306），字君道，谯国人（今安徽宿县），祖父嵇喜，父亲嵇蕃，由于自幼丧父，是由叔父嵇绍抚养成人的。嵇含于27岁时投身军旅，在军旅中，听到别人讲述岭南的一些草木，就把它们随时记录下来，然后选择整理，编辑成《南方草木状》一书。该书大约成书于西晋永兴元年（304），距今已有近1700年的历史。

《南方草木状》全书共分为上、中、下三卷，介绍的草木分为四类，计80种。上卷草类29种，中卷木类28种，下卷果类17种、竹类6种。这些草木，即是生长在高州南沟、番禺、高凉、交趾、合浦、桂林、日南、九真、林邑和大秦（即现在广东、海南、广西以及中南半岛、东南亚、波斯湾一带）的一些奇花异草、巨木参竹，其中也不乏岭南所有的草药，如："槟榔树，高十余丈，皮似青铜，节如桂竹，下本不大，上枝不小，调直亭亭，千万若一，森秀无柯，端顶有叶，叶似甘蕉，条派开破。仰望渺渺，如插丛蕉于竹杪；风至独动，似举羽扇之扫天。叶下系数房，房缀数十实，实大如桃李，天生棘重累其下，所以御卫其室也。味若涩，剖其皮，鬻其肤，熟如贯之，坚如干枣。以扶留藤、古贲灰并食则滑美，下气消谷。出林邑，彼人以为贵，婚族客必先进，若邂逅不设，用相嫌恨。一名'宾门药饯'。"

《南方草木状》除记载了药物外，还记载了一些食物，如雍菜、甘薯、荔枝等。这些草木，既可入药，也可食用，以后各朝的药物学专著，如唐《新修本草》、宋《经史证类备急本草》、李时珍《本草纲目》都有收录，可见该书对后世影响之巨大。

二、南北朝至隋唐、五代岭南草药的发展

南北朝是中国历史上民族大融合的重要时期，大量少数民族居民的内迁，入住中原，带来了他们的用药经验。两晋时期，官民大量南迁，又把进步的生产技术和文化带到南方。隋唐两朝设置的太医署，建立了完整的医学教育体系，经济实力的强大、交通工具的发展，促进了对外交流，大量外来药物的传入，丰富了人们的用药经验，晋至唐时期炼丹术盛行，为化学制药的产生创造了条件。这些共同的因素，使这时期的医药学著作大量增加，这无疑也对岭南的医药起到一定的促进作用，因此记载具有岭南用药特点的方书亦较多，计有：

李珣《海药本草》二卷

李继皋《南行方》三卷

李暄《岭南脚气方记》一卷

无名氏《岭南急要方》三卷

上述有关岭南草药、方剂方面的专著，大都已佚失，仅有五代李珣所撰《海药本草》现存。

李珣，字德润，梓州（今四川省三台县）人。其祖父是波斯人，以售香药为业，李珣自幼耳闻目染，成年后遨游岭南，并接触大量引进的药物，故立志撰著一部以介绍海外药物为主的本草著作。据现存本记载，《海药本草》收药物 124 种，说明海外产地的有 96 种，其中番药达 50 余种，如：青木香、荜拨、红豆蔻、丁香、零陵香、乳头香、降真香、没药、甘松香等等。这些药物多为现代习用。从李珣的《海药本草》可以看出，当时中外文化交流已相当发达，尤其是药物的交流。这也可以说明，由于岭南的地理位置，使它在中外文化交流史上扮演着重要角色。

以岭南为基地，从海上传入进口南药，可以追溯到汉代武帝时期，当时的商船多数从雷州半岛起航到东南亚各国采购药材，后来隋文帝在广州黄埔庙头乡建南海神庙，以至到宋代，在广州设市舶司，由政府统一管理进口物资与商船。岭南，尤其是广州（当时称南海）作为对外通商第一港口，对促进南药的进口及其在中国的使用发挥了非常重要的作用。

唐以前，在现海南省已有人工种植中草药，如槟榔、益智仁、藿香、砂仁、沉香等的记载。海南所产的药物中，有 10 余种药物原产地就是海南，如槟榔、益智仁、巴戟天、砂仁、沉香、银花、山栀子、藿香、降香、红壳松。另有十余种据考证，是从国外引进的品种，如丁香、玉桂、玉果、苏木、儿茶、胖大海、檀香等。明代李时珍所著的《本草纲目》对某些药物的疗效大加肯定，其中种植于岭南的槟榔、益智仁、藿香、砂仁等药，被称为药中佳品。

唐朝，堪称中国封建社会的鼎盛时期，在经济、文化及科学、教育等方面都有较大的发展，对外交流更加频繁，当时的长安，外国使者和商人云集，极大地促进了中外的文化学术交流和物资的流通。在中外文化交流及商业活动兴旺的过程中，岭南作为对外交流的一个重要口岸，在其中起着不可估量的枢纽作用：一方面是加强了岭南与中原一带的文化交流；一方面是促进了岭南与海外的交流，其中也包括药材的交流。岭南中草药无论在品种与数量上都较以前有较大的发展，并形成了一定规模的药市，如罗浮山药市即是最典型的一例。

罗浮山是晋代以来岭南著名的宗教"圣地"。罗浮山道教建筑始于葛洪所创四庵。此外，在东晋南朝之际已建立了最早的佛教寺院天宫寺。寺观内的宗教徒常借行医施药而引发群众的宗教信仰，达到向社会布道的目的。如《太平御览》记载："沙门支法存者，岭表人，性敦方药，自永嘉南渡，士大夫不袭水土，皆患脚弱，唯法存能拯救之。"又有仰道人，"岭表僧也，虽以聪慧入道，长以医术开怀。因晋朝南渡，衣缨士族不袭水土，皆患软脚之疾，染者无不毙路。而此僧独能疗之，天下知名焉"。"僧深，齐宋间道人，善疗脚弱之疾，撰录法存等诸家方三十卷，经用多效，时人号曰课师方焉"。王焘在《外台秘要》卷十八《脚气论》中称，治疗脚气"晋朝仕望多获全济，莫不由此二公"。支法存与仰道人以善治脚气之病而闻名东晋，反映了岭南佛教寺院医药学的发展。在唐朝，中原一带的人民向岭南移民，至唐朝后期罗浮山开始了以寺观为核心的大规模农田垦殖，包括种植药材在内的多种经济作物、对山林物资的商品初加工等，促使罗浮山成为岭南最大的药材市场。

三、宋元时期岭南草药的发展

宋元时期，政府和医家编著了大批方书，整理了前代的本草文献，总结了当时全国药物调查成果和临床方药的新经验，在药物辨识、采集、栽培、炮炙、应用以及药政管理等方面都取得了卓越的成就，因此，当时的药物学领域处于世界领先的地位，对后世本草学、方剂学的发展产生了深远的影响。岭南草药学在这一大环境下，也比以前有了较大的发展。陈昭遇著《太平圣惠方》一百卷，释继洪撰《岭南卫生方》三卷。

　　陈昭遇，南海人，世为名医。宋开宝初年（968）至京师，授翰林医官。太平兴国三年（978），宋太宗诏翰林医官院各献家传经验方万余首，连同太宗亲收医方千余首，命王怀隐、陈昭遇、王佑、郑奇等人开始编纂，淳化三年（992）书成。此书分1670门，载方1.68万多条，内容包括中医理、法、方、药四方面，为一部临床实用方书，其中亦有食疗的部分，如用鲤鱼粥或黑豆粥治水肿病，用杏仁粥治疗咳嗽等。

　　释继洪，汝州（今河南省临汝县）人，宋元间释而长于医者，据他称："早岁南游，辄刊瘴症诸方于岭表，或谓可以济人缓急，兹复以生平所取杂方，编次门类，叙以鄙见，质之同志。"其纂修的《岭南卫生方》的特点为专门论述岭南所特有疾病的治疗方法，如明万历四年（1576），广东布政司右布政使安成颖泉邹善原序曰："比至岭南，见外方至者，病不虚日，虽居民亦鲜有不病者。因思岭以外号炎方，又濒海，气常燠而地多湿，与中州异。气燠故阳常泄，而患不降；地湿故阴常盛，而患不升。业医者，苟不察粤地山川窍发之科，有以夺阴阳运历之变，而徒治以中州常法，鲜有不失者。"对《岭南卫生方》成书的条件及作用做了中肯的介绍。而明正德八年（1513）广东承宣布政使司古田罗荣原序曰："惟其言为岭南，则又一方书也。"由此可见，宋元时期，由于地理和气候的特点，岭南医家和民间在运用草药治疗疾病方面已积累了丰富的临床经验，并且运用中医理论加以总结，使之在系统的理论指导下，形成具备地方特色的、具有显著疗效的独特的岭南草药学派，即使是科学进步到现在，岭南民间仍喜欢用草药治疗和预防一些常见疾病，如在夏天喝广东凉茶等。这些植根于民间的治疗方法，是我们今天中草药发展的坚实基础。

四、明清时期岭南草药的发展

明清时期，是中国医学史上的重要时期之一，在这一时期，有许多意义重大的医学创造与发明，撰写编纂了大量的医籍，产生了一些新的医学流派、中外医药交流空前活跃。至清末，随着科学技术的发展，制药业掀起了另一个高潮，有许多加工中成药的药厂诞生。

明清时期的本草书，不仅收载的药物多，而且对药物性质、功用及治疗效果的叙述更为详尽。在岭南，有专门论述药物性味的专著《本草格式》。

《本草格式》一卷，是一部专门论述中草药性味的书籍。作者丘濬在序言中说："医书之有《本草》，如儒家之有字书也，不识字义者，断不能为文，不识药性者，又安能治病哉……予以此故，即邵子观物之说，本《周礼》五药之目，拟为《本草格式》及采取条例一编，藏之巾笥，以俟后人用焉。"丘濬还著有《群书数方》一书。在明代，有关岭南的草药方剂书还有：

罗浮山人《菉竹堂经验方》六卷

从化刘邦永《惠济方》四卷

南海曾仁鉴《医方》四卷

东莞方桂源《医方奇剂》

东莞梁宪《易简单方集》《笔补神农食物本草》

一些中原或江浙一带出生的人，成年后长期在岭南任职，逐渐地将自己的知识与岭南的气候环境、人文景观结合起来，编著具有岭南特色的草药书，如冯时可，华亭（今上海市松江区）人，但"居粤涪陵"，他的《众妙仙方》是"荟蕞成集……袭先名也"。

浙江慈溪人王伦，为官历广东参政，湖广广西布政使。他精通医术，为官所到之处，均为人治疾，无不立效，著有《本草集要》问世。王伦著此书是为了"使穷乡下邑，无名医者，可按方治病"。

此外，还有不少关于本草的著述，如：翟登云，明东莞人，博闻强记，托迹罗浮山，乐道著书，有《集简本草》。

郭治，字元峰，南海人，精于医术，著有《药性别》。

何梦瑶，清代官吏、文人兼医学家，旁通百家，撰有《本草语》等。

黎景垣，著有《经验良方》。

谭瑀著有《验方备考》。

邹汤恩，著有《景岳新方歌诀》。

岭南地区，自秦汉以来，2000余年，涌现了不少杰出的医药学家，他们在继承前人的基础上，依据岭南所处的特殊地理位置、自然气候环境及人们的生活、饮食习惯，不断改进前人的治疗方法，形成了岭南地区的用药特色。这种用药的方法，是对中医药理论的充实，而且，在临床上具有实际意义。进入清朝，岭南地区出现了一批专门使用草药的医家，并逐渐形成了一个流派。他们是：何克谏的《生草药性备要》、赵寅谷的《本草求原》、萧步丹的《岭南采药录》及胡真的《山草药指南》。

第二节 生草药学家及其著作

一、何克谏与《生草药性备要》

（一）何克谏简介

何克谏，原名其言，以字行，别号青萝山人，广东番禺人。约生于明代崇祯六年（1633），殁时80余岁。其家原业儒，约在 26 岁时，明亡，随父兄隐居于番禺沙湾附近的青萝峰，其别号即来源于此。他终其一生采药著书，兼为乡亲治病。

何克谏隐居山中，采药为人治病时，留心使用草药的经验，并拜一道士为师，经过研究与整理，于康熙辛卯年（1711）写成《生草药性备要》二卷。该书原序云："其时岁在康熙辛卯，从友延师，授其草性相传，博览药味合成之方，如果效验，约计二百余，虽此《本草纲目》未有所载……其草药多属粤东土产，故著家藏篇内。"何克谏在使用草药方面积累了丰富的临床经验，但在《生草药性备要》中仍不忘告诫后人："从其寒热温凉之体，始非诵诗读书之理助云。其效虽胜似岐黄妙术，犹当指的参详，未可尽以为据。"由此可见何克谏治学态度的严谨客观。

何克谏是岭南草药发展史上的重要人物，他继承了清代以前岭南地区药物学发展的成就，所著《生草药性备要》，第一次系统地整理了岭南民间使用草药治病的经验，对后世医学家，尤其是生草药名家如赵寅谷、萧步丹和胡真等颇有影响，萧步丹在《岭南采药录·序》中就说："前清何克谏有生草药备要一书，是书坊间多有刻本，于岭南生草药，采集颇多，足见苦心孤诣。"何克谏还与其侄儿何省轩将西湖沈季龙编写的《食物本草》进行增补，编辑成《增补食物本草备考》二卷，上卷有水类如井水、雨水、露水等，食类如粳米、糯米、陈仓米等及菜类、果类。下卷有禽类、兽类、鱼类、味类等共 350款。后附有食治方，分风、寒、暑、湿、燥、火、脾胃、气（郁）、血、痰、热、阴虚、阳虚十三款，每款下有食治方若干条，如患风病可服葱粥，患寒病可服干姜粥或饮肉桂酒等。这本书中所介绍的食疗方，至今仍在百姓中流传、使用，可见其影响力之大。

（二）《生草药性备要》的学术特点

《生草药性备要》全书共计两卷，上卷收载草药七叶一枝花等143种，下卷收载大枫艾草药151种，共计305种草药。（不同版本，记载的草药种数不同。）每种药物均注明其药性与功效、别名、形态、采集等，对于某些有毒的草药，对其治疗范围更做详细说明，某些药物注有使用禁忌证。书中涉及250余种疾病的民间疗法、外治法、专科用药及极具岭南特色的食疗。此外，何克谏借助于中医药理论对民间的医疗经验进行归纳整理，便于后人学习及推广应用，这也是其著作《生草药性备要》对后世医学影响较大的原因之一。

岭南医家使用草药治病，历史久远，秦朝已有方士安期生在罗浮山采服九节菖蒲长生不老的记载，以后在一些书籍中亦有零星记载，但岭南医家对使用草药治病却从未进行系统的整理，亦无一本专著介绍岭南草药。自何克谏的《生草药性备要》始，才第一次总结了明代以前岭南医家运用草药治病经验，奠定了清以后岭南草药学发展的基础，如赵寅谷的《本草求源》、萧步丹的《岭南采药录》及胡真的《山草药指南》，是清代以后较有影响的草药专著，但它们都继承了何克谏的《生草药性备要》一书的理论体系，在此基础上有一些补充与发挥。由此可见何克谏的《生草药性备要》对后人的影响及其承先启后的作用。该书学术特点体现如下：

1. 注重土产，强调性味

何克谏的《生草药性备要》一书，共载有岭南草药305种，均是何克谏"从友延师，授其草性相传，博览药味合成之方"。书中所记载的各种草药都是"《本草纲目》未有所载"，"草药多属粤东土产，故著家藏篇内研究"。如七叶一枝花、九里明、火炭母等，这些药物主产或特产于岭南，在岭南地区广泛使用。时至今日，仍有许多草药在防治疾病上起到与中药同样的效果。

何克谏在《生草药性备要》一书中，将每一味草药的性味都作介绍，让后人注意到草药性味、功效、主治与治疗疾病的关系。他认为读药书当以治病求，不以文字求，需要掌握的是药性的寒凉温热，故云"非诵诗读书之理"。

2. 结合实际，反对滥用

何克谏在强调草药性味的重要性的同时，也不拘泥于此，他认为："其效虽胜似岐黄妙术，犹当指的参详，未可尽以为据。"何氏在临床使用草药中积累了丰富的经验，其治学态度非常严谨、客观，他虽然盛赞岭南草药的功效"胜似岐黄妙术"，但仍客观地认为在临床用药时需仔细详辨，哪些病当用草药，哪些病当用中药，哪些病应中、草药合用，不可尽以草药为依据。

二、赵寅谷与《本草求原》

赵寅谷，字其光，广东新会人，生于 19 世纪，具体生卒年月不详。著有《本草求原》四卷，成书于道光二十八年（1848）。他是岭南研究本草学较有贡献的医家。兹试析其学术成就如下：

（一）纵论诸家，本草求原

赵寅谷在《本草求原》一书中，纵论神农以下历代本草之著述："《神农本经》一书，从五形、五色、五臭、五气、五味，及生长收藏之时令，推测而得其所以治五脏六腑，十二经脉之故，故同治一症，而或从或逆，或反或正，各有其原。汉长沙《伤寒》《金匮》诸方，悉从《本经》精义而出，故一加减，而治症各异，效如桴鼓。自梁陶弘景作《别录》，增《本经》而倍之，其言气言味，与《本经》多有异同。"具体说明通晓药性，方可取得临床疗效，以及梁朝以前本草学研究状况。又说："后之集本草者，遂不讲《本经》，徒增药品，只录其当然，而不推其所以然，其他貤贲者固无论矣。"并举出李时珍、汪仞庵、刘潜江、张洁古、李东垣、王海藏、朱丹溪以至徐录胎、叶天士、陈修园等诸医家的著作进行评价；同时，说明自己撰写《本草求原》的思想，即："虽不敢自谓毫无遗义，而较于世之传书，颇为明备，号曰《本草求原》，非夸也。所以明代刘、徐、叶、陈四家之注，一皆疏解《本经》主治之原，予则求原于四家，为之增其类补其义，以无失古圣前贤先后同揆之原，非敢专执一人之说以鸣高也。故又名之曰《增补四家本草原义》。古有云：'群言淆乱，当折中于圣。'此则予之志也。四家先得我心也。"

（二）详究药性，辨证用药

赵寅谷在《本草求原》中详细地描述了药物性能、药物采集、炮制与配伍应用情况，并对一些谬误说法予以纠正。他说："不晓症脉，不知病原；知病原而不知物性，亦不知病之何以治，即知某药治某病，而不知其所以治，则用古人方，仅守古人之法，仍不知古人治方之意。"强调研究药性理论的价值。他对药物的性味、色泽、形态及其功用颇有研究，指出："某药入某经、治某病，皆从形、色、气、味而出。盖天有五气，地生五味，以应人之脏腑，如春气温，应于肝胆；夏气热，应于心与小肠、命门；秋气平，应于肺、胃、大肠；冬气寒，应于肾与膀胱；四季之气冲和，应于脾胃，此以气治也。酸属木，入肝胆；苦属火，入心命、小肠；辛属金，入肺、胃、大肠；咸属水，入肾、膀胱；甘属土，入脾、胃，此以味治也。红入心，青入肝、胆，黄入脾、胃，黑入肾、膀，白入肺，此以色治也。凡禽兽之心入心、肺入肺，及沙苑象肾入肾，牛膝象筋入筋，橘柚之皮象毛孔、走皮毛之类，此以形治也。又虎啸风，蝉鸣风，皆去风，此以类相从也。他若犬咬以虎骨，鼠咬以猫粪，鸡内金能化谷以治谷哽之类，是以相制而治也。蝉蜕、蛇蜕善退脱而去翳，谷麦本属土，发芽则曲直作酸，土得木疏，故消食，此以意治也。"说明药物之用以治病之性能。此外，他对于药物产地和季节，药物的采集、药物的功效与炮制的关系，也颇有研究。如他说："用根采于秋冬而后实（人参春夏采则轻浮）；或采于未花之时而色鲜（紫草是也）；用芽叶者，采于芽初叶长；用花者，采于花盛；用实者，采于成实之时，此其大概也。"

用药方面，赵寅谷重视因时因人因地之异，强调"受清受补，各有随地之殊"，"受补受攻，亦各有随人而别"。对于配伍应用之须使恶反说，赵寅谷认为"虽不必泥而不可不知"。赵寅谷在本书中编排药"不分品第，以类聚之，非变性也，欲人便于查阅，经义明而性品自明也"。

（三）治学严谨，数易其稿

赵寅谷编著《本草求原》，"稿凡之易，七越冬夏而稿始成"，可见其治学态度的严谨。赵寅谷在自序中还客观地说："古今土产名殊，如牛黄、首乌等，已非前时所产，气味不同，功效亦别，欲详考其实，而耳目所见无多，犹俟高明正之，倘有时下新出之品，果见殊能，堪采治者，亦望识者增予之甩不逮焉。"

三、萧步丹与《岭南采药录》

（一）萧步丹生平简介

萧步丹，南海人，出身医学世家。祖父萧绍端，清代南海名医，著有《妇科微旨》一书。父亲萧巽平，数十年采摘生草药为人治病，积累了丰富的使用生草药经验，并将所得传授与萧步丹。

萧步丹认为："百粤地濒热带，草木蕃殖，中多可采以治病……一经服用，即庆霍然，是生草药亦医者所不可轻视也。"所以，他"历数十年收集采访，择其药品经验有得者，手录之"。搜集两粤出产之岭南草药480种，成书《岭南采药录》一册，在1936年再版时增补了200余种，书中共介绍了近700种岭南草药，再版的内容比初刊本更加充实。

萧步丹虽出身于医学世家，师从于祖父、父亲，积累了丰富的使用草药治病的经验，但他仍虚心地向民间百姓学习，他在《岭南采药录》序中云："乡居时，尝见野老村妪，遇人有疾苦，辄踔躟山野间，采撷盈掬，归而煎为汤液，或捣成薄贴，一经服用，即庆霍然，是生草药亦医者所不可轻视也。"

萧步丹在学术上与何克谏一脉相承，他对何克谏的治学态度作了充分的肯定："前清何克谏有生草药备要一书，是书坊间多有刻本，于岭南生草药，采集颇多，足见苦心孤诣。"但对于何克谏的学术思想并未一味附和，而是批判地吸收，认为何克谏的《生草药性备要》"惟叙述性质功用，阙略不少，板亦陋劣，舛误甚多"。

萧步丹在《岭南采药录》中虽深受何克谏的《生草药性备要》影响，但他还旁通博引，参考近代植物学诸书，对《岭南采药录》中记载的药物从形态方面作了详细的介绍，如："杨桃叶乔木类，高五六丈，大者数围，花红色，一数实，穗结两次，圆大如拳，外成五瓣剑脊形。"这对岭南草药是一个发展，可防止后人在采集使用草药时出现偏差，也为草药鉴定提供了依据。

（二）《岭南采药录》的学术特点

1. 专写岭南土产草药

萧步丹在《岭南采药录》中所记载的草药多是主产于岭南地区，并且是"神农所未尝，本草所未录"者。如记载了山桔叶、杨桃叶等岭南特有的草药。在书中详细地介绍了每一种药物的性味、功效及用法。如山桔叶"味苦性涩，略有毒"，有"去瘀生新"的功效，"凡跌打骨痛皮肿，用其叶捣烂，下铁锅炒至将焦，即入好酒者沸，取酒饮之。以其渣敷伤处，消瘀散肿"。为后人提供了详细的使用方法。

2. 以方代药，阐明治法

《岭南采药录》主要是介绍单味草药的性味、功效、应用及形态等，但在某些草药名下，若某病使用由这种草药做主药组成的方剂有奇效时，其方也列于草药后，这也是该书编写的特点之一。

3. 编写体例采用四声，别具一格

《岭南采药录》体例上以"平、上、去、入"四声相从。平声目次，共计有高良姜、三七等213种草药；上升目次共计有九重明等100种草药；去声目次共计有化州橘红等67种草药；入声目次共计有石蒜、七十一枝花等102种草药，总共400余种岭南草药。由于萧步丹对生草药的应用与研究，较前人有所突破，实用价值较高，所以，该书成书后，一版再版。近代许多医家，在临床上广泛使用生草药，并取得较好的疗效，与这些前辈的著作有关。

四、胡真与《山草药指南》

（一）胡真简介

胡真，字莞沧，广东省东莞县人，生于清同治十三年（1874），卒年不详。胡真自幼习儒，读书才气过人，毕业于两广高级师范学校，历任广东中医药专门学校学监、广东中医院筹建委员会委员、上海全国中医代表大会秘书、广州大学秘书、广东仁慈医院董事等职。

胡真研究山草药多年，确知其治病有特殊效能，所谓"往事一二味，应验如神，令人不可思议"。遂于1942年著

《山草药指南》一册。

（二）《山草药指南》的学术特点

1. 道地野生，经验总结

岭南，由于其特殊地理环境，草药生长丰富，易于采集，人们普遍使用草药治疗疾病，特别是在农村地区，草药的使用更具有普遍性，人们常用草药治疗常见病、多发病，并取得了良好的效果。胡真常说："药无分贵贱，效者是灵丹。"基于这种思维，胡真在继承他之前几位岭南草药学医家的学术体系时，总结了前人使用草药的经验，著成了《山草药指南》。

2. 按部分类，中西融合

《山草药指南》按人体的部位，结合药物使用的功效，将岭南草药分为头面部、口舌部用药等65类，对指导临床用药有一定的帮助。胡真所处的年代较前几位草药学家晚，他所生活的年代，现代科学技术有了较大的发展，西医学理论已传入中国，这些变化对胡真都有影响，所以，在他的书中，对于草药的描写不单与前人一样，有草药的性味、功效、主治等内容，也融入了一些现代科学技术知识，这是对前人理论的发展。虽然他的某些观点用现在的眼光来评判不一定完全正确，但这种做法为后人树立了一个榜样。

3. 廉简便验，病患为本

胡真看到"舶来之品，一药破中人之产！贫寒之家，不幸抱病，多数无力购用，虽有良医，未有不束手待毙者"。所以，他极力提倡使用草药治病。这种以患者为本的思想，不管在当时或现在都具有一定的意义。

第三节　岭南制药业的发展

明清两代是中国封建社会后期，地处岭南之地的广东、海南（原属广东）及广西部分地区，也逐步形成一些工商业都市，在这些都市中，药店、药厂的建立是其重要的一环。而在几百年前成立的这些药厂、药店，经历了几个世纪、数个朝代，几经沧桑，走过了一条漫长而又坎坷的道路，至今仍有许多药店、药厂保留下来。他们之所以能够保留至今，其根本原因主要是由于他们本身所具有的特色。

明朝万历年间，南海县人陈体全、李升佐共同合资创建"陈李济"中草药店。由于中草药店是由陈体全、李升佐合伙经营，并且同心济世，故名"陈李济"。

"陈李济"成立后，致力于搜集古代固有的成方、验方，选用上乘药材作为原料，悉心研究炮制技术，终于以精湛的工艺，制成多种别具一格的古方成药。如原材料中使用中药的阴枝则不用阳枝，应用根茎而绝不用其叶，严格遵循药材的炮制加工规范，保证了产品的质量与疗效。

当时，"陈李济"的主要产品有"天王补心丹""紫雪丹""追风苏合丸""附子理中丸""虎柏抱龙丸""全鹿滋肾丸""救急通关散""万应如意油""参茸卫生酒""万应午时茶""太乙紫金锭"等。其中以首创的各种蜡壳药丸声誉最高。"陈李济"为扩大影响，趁每年学子赴京应考之机，运送大批药品进京。这种独特的蜡壳药丸引起了人们的注意，学子们考完试后，回到原地，便以京都见闻来传播"陈李济"的蜡壳药丸，这种蜡壳药丸遂成了"广药"的代名词。

有一次，同治皇帝患感冒，并有腹痛，吐泻不止，御医使用"陈李济"生产的"追风苏合丸"，治愈了皇帝的病，皇上大喜，遂敕赐"杏和堂"三字为封号，并钦准"陈李济"的旧陈皮为贡品。"陈李济"的产品不仅上贡朝廷，也远销新加坡、马来西亚、越南、泰国、缅甸、印尼等国家，以及我国云南西双版纳等地区，并在上海、香港、澳门等地开有分店，所以，中草药制造业素称北有"同仁堂"、南有"陈李济"。这是对"陈李济"的美誉，也说明"陈李济"药厂在当时的影响已经遍及全国。

康熙元年（1662），"黄中璜药店"始创，几年后，又有"保滋堂药店"创立，还有"马伯良药店""广芝馆""集兰堂""梁财信""刘贻斋""瑞草堂""橘花仙馆""卢畅修""迁善堂""善德堂""两仪轩"等药店在百年内相继成立。这些药店生产的成药有膏、丹、丸、散、茶、油、酒等七大类，当时都享有盛名。由于店号的创始人多为行医者，对草药有一定的认识，并有丰富的临床经验，他们将实践中行之有效的验方制成成药销售到各地，有的药品由于疗效好，出现了供不应求的现象。如梁财信是一名跌打医生，他制成的"梁财信红花跌打丸"即是如此，潘务庵的"保婴丹""保济堂丸散"，集兰堂的"肾气丸""眼科磁珠丸""犀牛丸""金锁固精丸""虎潜丸""人参再造丸"，马伯良的"礞石滚痰丸"，橘花仙馆的"清心牛黄丸""安宫牛黄丸""湿热至空丸"等，都有适应性广、疗效显著的特点，从而为这些药店赢得了声誉。正是这些小药丸，支撑着这些大大小小的药店跨越了3个多世纪而长盛不衰。

乾隆五十五年（1790），浙江慈溪商人钱树田因治好一巨商儿子的重疾，巨商为感谢钱树田的救子之恩，出资相助，在广州城南门口挂牌成立了"敬修堂"。当年经营的产品为"圆田牌""回春丹""如意膏""乌鸡白凤丸"，还有少量其他的丸、散。"敬修堂"成为当时有一定声誉的中成药厂，亦是今天的广州敬修堂药厂的前身。

"王老吉凉茶"在当今广州可是家喻户晓的一种常备药，它的最早配方是王泽帮（乳名阿吉）于道光八年（1828）所创。阿吉的祖辈及阿吉本人、他的儿子都以上山采药、医治奇难杂症为生。阿吉不但上山采药，开诊治病，亦好研究岭南草药，搜集民间验方，不断总结临床经验，最后配成了以岭南草药为主组成的"王老吉凉茶"，并在广州十三行路靖远街开设了一间专卖"王老吉凉茶"的水碗凉茶店。

"王老吉凉茶"主治四时感冒、恶寒发热、牙痛、红眼，有消暑解毒、去湿消滞、止渴生津之功效，并可解酒，男女老少皆宜。至道光二十年（1840），为服用方便，又生产了"王老吉凉茶包"，不用火煮，用开水浸泡后即可服用，使"王老吉凉茶"更具有生命力。时至今天，不但在广州，在湖南、江西、湖北、北京、上海，甚至在东南亚一些国家，不分男女老少，都在饮用"王老吉凉茶"。"王老吉凉茶"可以说是岭南地区民间运用中草药治病的一个代表作。

19 世纪中叶，在广州的海珠路、天成路、大新路、杨巷、解放南、河南同福路等地散落着岐生堂、岐寿堂、何世昌、梁家园、梁和昌、吴一堂、何熙明、杏芳园、林来安堂、成记、杨华昌、李科明、叶永生、润生氏、潘人和、冯了胜、海辐寺、梁广济、顺济堂、欧家全、杨东山、许耀庆、何亦民、黄福药庄、新生药庄、粤发药庄、冯了胜寿和堂等 20 余家店铺作坊。这些店铺是现今广州奇星药厂的前身。当时这些药铺都自立门户，或加工本地药材，或制作丸散膏丹，前店后厂，自产自销，产品主要有"白凤丸""七厘散""保安丹""补肾丸""苏合丸""附桂理中丸""宁神丸""益母丸""回春丹""紫血丹""紫金锭"等。

清代光绪年间，广东开平人潘百世、潘应世二兄弟在广州高弟街设药铺，店号"长春洞"。"长春洞"采用前店后厂的方式，生产有"卫生丸""理中丸""保肾丸""白凤丸""宁神丸""镇惊丸"等，产品不仅行销岭南，还远销至秘鲁、暹罗、新加坡等地。在潘百世、潘应世兄弟相继去世后，潘百世的四子潘郁生接手经营，他考虑到南方气候炎热多雨，人们容易患伤风咳嗽，但当时的市售中成药多为单味中药熬炼而成，疗效不显，于是他将具有润肺化痰、止咳功效的川贝母、桔梗、枇杷叶等药一起熬炼，加入糖浆，取名"潘高寿川贝枇杷膏"。此药一出产，就行销省港澳及台湾等地，而现在，使用此药的人分布更广。

"保济丸"于光绪二十二年（1896）首先在佛山面世，至今已有百年历史，无论社会如何变化，它都是兴而不衰。据传，"保济丸"的组方是李众胜堂创始人李兆基的姑母在梦中从佛祖处求得。由于组方合理，对食滞感冒、舟车晕浪、水土不服、肠胃不适等症非常灵验。李众胜堂在当时除生产"保济丸"外，还生产"保胜油""保和茶""金蝉散"等10余种药。其制造工艺十分严格，如为保证"保济丸"不霉变，阴雨天从不制丸；为保证原料中有效的芳香物质不挥发，所有的材料拣洗后均采用自然干燥。由于在选料及制作工艺上严格把关，保证了产品的质量，再加上疗效显著，李众胜堂很快便名声大噪，业务逐渐发展，20世纪初在广州、香港开设了分行，40年代又在上海开设了分销店。

此外，如保灵堂保婴丹，它是选用燕窝、珍珠、琥珀等药物制成的成药，主治睡眠不宁，肠胃不适，不思饮食等。还有罗浮山百草油等都深受百姓喜爱。都是国内知名品牌，同时它们的制作技艺入选国家级非物质文化遗产名录。

下　编

第八章　岭南医家、医案、医话及其他

第一节　医家

一、陈昭遇

陈昭遇，南海人，世为名医。据《广东通志》载，开宝初（968）至京师，为所知者荐为医官，遂留家开封。暇日多留意医术，藏名方千余首，皆有验。及即位，召翰林医官，各县家藏验方以献，又万余首，命陈昭遇与王怀隐等参对编类，成一百卷，御制序，名曰《太平圣惠方》。镂版颁行天下。又尝被召，与医官刘翰、道士马志等详定本草，既成书，新旧药凡982种，并目录二十一卷上之。昭遇于医术无所不究，著述精博可传。往来公卿家，诊脉对症多奇验，性谨慎，以此被宠眷不衰。《古今医统》载称："陈昭遇，岭南人，善医。太宗时为翰林医官，治疗多效。"

按《太平圣惠方》一百卷，由太平兴国七年（982）开始编集，至淳化三年（992）成书，历时11年，参与其事者，除陈昭遇外，尚有王怀隐、王佑、郑奇三人。至于《开宝新详定本草》二十卷，为陈昭遇及刘翰等九人集体所作。《太平圣惠方》中对岭南土地之卑湿、气候之炎热以及湿气之易于伤人等已有论述，指出："夫岭南土地卑湿，气候不同，夏则炎毒郁蒸，冬则温暖无雪，风湿之气易于伤人。""或至岭外，久在高原，不经湿气，未伏水土。"提出岭南独特的气候环境与感邪发病的特点。

二、何梦瑶

（一）何梦瑶简介

何梦瑶，生于康熙三十一年（1692），字报之，号西池，晚年自称研农，广东南海县云津堡（今佛山市南海区西樵镇崇北村）人，清代岭南著名医学家。何梦瑶"颖悟绝伦，十岁能文，十三工诗"，雍正年间，成进士。博学多才，旁通百家，"纵论古今世事，烛屡跋不肯休"，特别与朋友"极论西历、平弧、三角、八线等法"，说明何梦瑶对西方文化亦有研究。清康熙辛丑年（1721），何梦瑶时年29岁，遇长州天牧惠士奇督学广东，驻羊城九曜官署（今广州教育路南方戏院），检考郡邑诸生，对何梦瑶甚为器重，认其为"入室弟子，亲受其业"，与劳考兴、吴世忠、罗天尺、苏珥、陈世和、陈海六、吴秋等一时并起，故有"惠门八子"之称。雍正甲辰年（1724），大学使惠士奇再督粤学，考举优行，特免何梦瑶检试，且曰："何生文行并优，吾所素悉"，并赞誉其为"南海明珠"。

何梦瑶历任广西义宁、阳朔、岑溪、思恩等县县宰和奉天辽阳州牧，为官廉正，两袖清风，常"不名一钱"，"贫不能具舟车"，虽居官位，却不热心做官，自愿为老百姓治病。在当县宰时，他"风益烟江，霜轮沙碛"，行走于民间，不断为人治病，而且疗效显著。如当思恩县疠疫流行时，"西池广施方药，饮者辄起，制府策公，下其方于郡邑，存活甚众"。何梦瑶58岁时弃官自辽阳归里，以医为生，"悬壶自给"，1764年"以医终老"，享年72岁。

何梦瑶一生著述甚丰。诗文方面有《菊芳园诗抄》《庄子敬》《皇极经世易知录》《庚和录》《胡金竹梅花四体诗笺》《大沙古迹诗》《紫棉楼乐府》等；数学方面有《算迪》《三角辑要》等；医学方面有《医碥》《伤寒论近言》《妇科辑要》《痘疹辑要》《幼科辑要》《本草韵语》《针灸吹云集》《神效脚气秘方》《乐只堂人子需知韵语》等书。

（二）主要贡献

纵观何梦瑶毕生的成就与贡献，对后世影响最大的还是医学。由于他生性颖悟，聪明好学，兼之涉猎极广，故其对医学方面的知识相当丰富，其著述几乎包含了内、外、妇、儿各科。其代表作是《医碥》，全书贯串着何梦瑶的超卓见解及丰富经验，集中体现了其学术思想和特点。

《医碥》以王肯堂《证治准绳》为蓝本，但对王肯堂既有继承又有发展。王肯堂采撷明代以前医家之精华，辑成《证治准绳》，其医学特点是：兼收各家所长，无门户之见；寒热温凉，用药无所偏废。《四库全书总目》曾给予比较中肯的评价："于寒温攻补无所偏主，视缪希雍之余派虚实不问，但谈石膏之功。张介宾之末流，诊候未施，先定人参之见者，亦为能得其平。"

何梦瑶对《证治准绳》一书很是推崇，誉之为"近代书之冠"，他不仅自己习诵，而且还"虑其奥博难读，因作《医碥》以羽翼之"。于是以《证治准绳》为蓝本，"芟其繁芜，疏其湮郁，参以己见，洇为一书"，名曰《医碥》，共七卷，前四卷为杂症，卷五为诊法，后两卷为诸方。

何梦瑶写《医碥》有两方面的原因，一方面继承了王肯堂的学术主张，另一方面又针对当时医家偏于温补的流弊，所以用"碥"字，一指便于登车的履石，作者想让初学者"藉此以登，如履碥石"；二是隐含针砭时医弊病之意，如《医碥·凡例》说:"河间言暑火,乃与仲景论风寒对讲,丹溪言阴虚,乃与东垣论阳虚对讲,皆以补前人所未备,非偏执也。后人动以刘、朱偏用寒凉,矫以温补,立论过当,遂开酷烈之门,今日桂附之毒等于刀锯,梦瑶目睹时弊,不得不救正其失,初非偏执,读者幸勿以辞害意。"何梦瑶这种不问流派、取长补短、兼容并蓄、承前启后的学术风格十分令人钦佩。

王季同对《医碥》用方进行了分析,认为何梦瑶医学,学本百家,而以王肯堂为主;用方无寒热补泻的偏向;经方时方共同应用;对温病外感的治疗有所发展。

总之,何梦瑶的医学思想主要体现于他的著作《医碥》之中,该书是以临床医学为主,深入浅出,在普及的基础上提高的医学专著,在清代医学中有一定地位,是我们研究清代医学及何梦瑶医学思想的重要著作之一。这部书时人评价颇高,潘湛深说:"其根究病源,常有深透数重之见,其辨论杂症,更有不遗毫末之思,洵足见,触类旁通,无法不备矣。"辛昌五认为:"其书文约而意赅,深入显出,当与《准绳》并传无疑,盖其足以行远也。"的确,该书自问世以来,先后曾刊刻数版,影响较大。日本丹波元胤把此书列入《中国医籍考》中,该书在20世纪80年代作为卫生部重点校勘整理书目之一出版。

1. 对内伤杂症的研究

对于内伤杂症,何梦瑶潜心究察,立论得当,内容丰富,"书中时出创见,颇有裨于医学"。

(1)对虚损的研究,颇有见地

何梦瑶认为,"虚者血气不足,久则肌肤脏腑亦渐消损,故曰虚损",并且指出,虚损的病机"关乎五脏""责之于脾""肾为最重"。对于治疗,主张"大纲须分气血阴阳",然后根据五脏气血虚损的程度而辨证施治,如"气虚者,四君子汤、补中益气汤、保元汤等，不外扶脾保肺；血虚者，四物汤、当归补血汤、地骨皮饮、六物汤、加味四物汤等，不外养肝清心；气血两虚者，十全大补汤、人参养荣汤等。所谓阴阳，皆指肾言。阳虚者，肾中之火虚也，脉右尺必弱，八味丸主之；阴虚者，肾中之水虚也，脉必细数，六味丸主之。"

何梦瑶强调虚劳之疾，宜黏腻之物填之，宜滋润之物濡之，对于久病虚损证仍力荐温补，说明何梦瑶虽抨击桂附之毒而不持偏见。尤其可贵的是，何梦瑶辨证虚损，注意虚实夹杂的情况，这对后世研究虚证特别是老年虚证具有启发意义。如他说："虚劳之证，大抵心下引胁痛，盖滞气不散，新血不行也，尤宜用膏子加韭汁、桃仁泥。如欲行瘀血，加入醋制大黄末、玄明粉之属；欲行痰，加入竹沥之属。"又说："虚损，久为劳瘵，积热骨蒸……火灼血干，虽用滋阴之剂，亦不得效，以死血不去，则经脉壅塞，气血无以流通，热终不除也，若其人能食而大便结者，尚堪攻下，急用大黄䗪虫丸，以行其死血。"又说："虚劳危证，不受补，大便泄泻，筋骨痛极，偏睡失音，脉弦数，皆危证也。"

此外，何梦瑶还强调食物疗法或脏腑疗法，用药强调煎剂膏剂，可见，何梦瑶对于虚损病的辨治有丰富的经验。

（2）关于痰的形成和辨证

何梦瑶认为痰病的形成与气失和平有关。"苟气失其清肃而过于热，则津液受火煎熬，转为稠浊，或气失其温和而过于寒，则津液因寒积滞，渐致凝结，斯痰成矣。"

关于痰之诊断，不拘泥于传统之"白痰多寒、黄痰多热"论，认为"大抵稀白吐疏者必属寒，而初感咳嗽吐痰频急者，虽稀白亦当属热，乃由于火势迫逼之故也。"

关于痰之辨证，他从脏腑角度分辨疾病，将其分为风痰（肝）、热痰（心）、湿痰（脾）、气痰（肺）、寒痰（肾）等证型，"当痰饮变生诸症，不当为诸症牵掣，当以治痰为先"，实为临症之龟见。

关于治痰，何梦瑶强调："法在平调其气，善治痰者，不治痰而治气，气顺则一身之津液随之而顺也。"要在根据痰之辨证确定相应的治法，如：风痰用水煮金花丸、川芎丸、防风丸等；热痰用黄芩利膈丸、滚痰丸等；湿痰用白术丸等；气痰用玉粉丸、桔梗汤；寒痰用姜桂丸、胡椒理中丸等。

（3）关于热证的研究

根据岭南地处热带、亚热带地区，气候炎热的特点，何梦瑶认为"火热"最为常见，推崇河间、丹溪之说，"凡病多火"，并结合临床所见各种火热症状，进行了归类。"五脏有邪，各有身热，其状各异"，根据其病位和病性而施方用药，如黄芩一物煎、丹溪清金丸泻肺中血分之火；泻白散泻肺中气分之火；泻青丸、六味地黄丸清肝火；泻黄散、人参黄芪散清脾热等，既有标本之别，又有攻补之分，对治疗火热诸证的方法有所发展。这些治疗原则，尤其适合于南方温病的客观实际。

关于温热病的发病机理，长期以来，人们尊奉"春夏多温热病，皆由冬时触寒所致"的理论，这种"伏寒说"阻碍了温病学的进一步发展。对此，何梦瑶从理论上加以深刻分析，并予以纠正。他认为《内经》"冬伤于寒，春必病温"之"寒"字当从"肾"字解，乃由冬季不重视生活起居保养，致阴精亏损，正不胜邪，在春夏感受温热之气则发为温病。进一步从体质因素的角度阐发了温病发病的内在条件，其重视体质的认识，已超越了前人将体质因素局限于"伏气论"的认识水平。

关于温热病的病因，他认为"感温气者自病温，感热气者自病热"，明确指出温病之气感，"自是温暑之气，于伏寒无涉"，在感邪性质上将温病与伤寒区分开来。

（4）关于湿证的研究

岭南濒海卑湿，雨雾特重。何梦瑶久居广东、广西两地，对湿病的病因病机、致病途径和特点等都作了精辟论断。

何梦瑶把湿邪分为内外两种，外湿得之于"冒雨卧湿，岚障熏蒸"，并认识到"雨露伤上，止犯皮毛"，"泥水伤下，侵及骨肉"。但二者皆自外入。其病机为湿邪阻滞气血。轻者为痹为痿，重者"逆入攻心，则昏迷沉重矣"。内湿多为饮食所致，由于饮食不节、饥饱不匀致脾失健运而生内湿，病自内发。内外湿在病变过程中常相互关联，互相转化。

至于湿邪致病的特点，何梦瑶认为：不论内外湿邪，致病皆缓慢，且其致病"上下中外，无处不到"。此外，何梦瑶还指出湿邪致病的季节性，湿邪易与他邪相合为患及湿性重浊等特点。

同时指出湿邪致病的临床表现为："在上则头重、胸满呕吐；在中则腹胀痞塞；在下则足胫浮肿；在外则身肿重、骨节痛。"对湿证的脏腑归属则认为："湿痰属脾，脉缓面黄，肢体重，倦弱嗜卧，腹胀食不消，泻泄，关节不利，或作肿块，麻木不仁……"论及湿证的脉诊，他说："湿脉必缓，兼浮为在表，兼沉为在里，兼弦为风湿，兼数为热湿，兼迟为寒湿。"颇具概括性。

何梦瑶治湿病，以理脾去湿、利小便为原则。常用除湿汤为主，随证加减。并主张治湿"当分部位为治，随所兼寒热温凉以用药，又须察其为何脏之邪"，即结合部位、兼化、脏腑等辨证施治，组方遣药。药物则通用苍术、茯苓、猪苓、木通、木瓜、石斛。在上加防风；在中倍苍术；在两臂加桑枝、威灵仙；在通身加羌活、乌药；在两足加牛膝、萆薢、防己；湿而兼血虚，必加当归；寒湿者，加虎骨、官桂等，并归纳出宣散表湿法、蠲痹通络法、燥湿化浊法等 11 种治法。

他在《神效脚气秘方》中认为，脚气病的病因为湿邪，湿邪入里则气血壅滞不行；病连五脏而以肝、肾、脾为主，甚则上冲攻心。辨证以足肿与否分干、湿脚气，治以宣壅逐湿为主，辅以外治法。

（5）治瘟疫的经验

据史料记载，清初南方诸省曾暴发几次大的瘟疫。何梦瑶生当其时，对瘟疫之研究，实为重要之课题。该书赵序曰："然其在思恩也，疠疫流行，西池广施方药，饮者辄起。"证明何梦瑶治疫成绩卓著。《证治准绳》关于疫病未加论述，而何梦瑶之《瘟疫病论》论瘟特详。何梦瑶继承吴又可之说，认为"瘟疫非伤寒也……此天气之疫气也，邪自口鼻入内。"（《医碥》卷二）他依据自己的经验与体会，对瘟疫的汗、斑、苔、脉的变化及临床意义都加以精确的论述。治疗方面主张立法应重在"逐邪"，介绍了瘟疫的汗法、下法、下后变证、兼证、妇人小儿瘟疫、瘟疫后遗症等经验。对如何使用白虎、举斑、黄龙等汤，从临床症状到辨证要点都做了分析和阐述，其中许多内容确实是经验之谈，值得重视和钻研。

（6）关于痹证的研究

何梦瑶在认同"风寒湿三气杂至，合而为痹"的同时，认为："风即寒也。虽曰风寒湿，实寒湿二者足以尽之。气为寒湿所闭，气盛而寒湿微者，则走注而不甚痛。若气盛而寒湿亦盛者，则不甚流走而痛剧。气弱而寒湿甚者，则着而不行，亦不甚痛，或但麻木也。《经》所谓风胜为行痹者，风有外风内风，以外风言，即寒之浅者，止伤于卫，不甚闭遏，故能流走而不甚痛。若以内风言，则即人身之气矣。是《经》言风，即兼言气可知也。至寒之痛，必由于气盛冲击；湿之着，必由于气弱不运，固可推而得之耳。麻者，非痛非痒，如千万小虫乱行,如麻之乱也,观于脚麻可知。木者,不痒不痛并不麻,顽然一物,自己肌肉如他人肌肉,按之不知,搔之不觉,如木之无知也。河间论麻谓是气涩,东垣谓是气虚,盖气盛能行不麻,全无气不行亦不麻,惟气衰不能运行流利,停滞此处,嘘其津液痰涎,纷乱沸动所致也。或言风者,误也。观人之久坐而起则脚麻,及绳缚久释之则亦麻,岂非气久不行,得起得释而微通,嘘其久滞之血液而然哉……再按外感之寒湿能痹,岂内生之寒湿独不痹乎? 寒能滞气涩血,湿能停痰聚液,观之瘀血痰饮之为痹,而初无外感者可见矣。不特此也,内生之风亦为痹。内风者,热气之慓疾者也。热盛亦生湿生痰矣,热盛则血枯,死血阻塞经络,则亦不通而痹矣。"

关于痹证的治法,何梦瑶认为,虚人痹者,小续命汤加减,风胜倍防风,寒胜倍附子,湿胜倍防己,皮痹加黄芪或桂枝皮,脉痹加姜黄或红花,肌痹加葛根或白芷,筋痹加羚羊角或续断,骨痹加虎骨或狗脊,有汗减麻黄,便溏减防己,寒胜减黄芩加干姜,热胜减附子加石膏。壮者,增味五痹汤,风痹以羌、防为主,寒痹麻黄、附子为主,湿痹防己、羌活为主。三痹通用,木通不见水者二两,以长流水二碗煎一碗,热服取微汗。不愈,再三服,视所胜照前方加味。三痹汤、独活寄生汤并治各痹久不已,乘虚入藏。五苓散加附子治胞痹,加苍术治肠痹。气虚麻木,黄芪益气汤。冷痹,蠲痹汤。热痹,升阳散火汤加犀角、羚羊角。又行痹,黄芪、苍术各酒炒二钱,姜一片煎,调威灵仙末、羚羊角灰、芥子末温服。走注与历节不同,历节是支节疼痛,未必行也。

(7) 关于喘证的研究

何梦瑶认为喘有虚实之分,实喘有由于外感者,六淫外邪,壅闭肺气,以致胸满上喘也。有由于内伤者,七情五志之动火,酒食痰湿之郁热,上壅于肺而喘也。又有一等火郁甚者，其上冲作喘，与诸实喘无异，而阳气内郁之积，不能畅达，以致四肢厥逆，六脉伏涩。此不可以热药投，亦不可以寒药下，惟逍遥散加吴茱萸、黄连，宣散蓄热，得汗即愈，愈后六味调之。虚喘有由于阳虚者，虚则不能运行下降，而但浮越于上也；有由于阴虚者，肝肾阴虚则虚火上炎，乃真元耗损，命门之火自下上冲也。

何梦瑶认为"喘为气有余"，非肺气有余也，气盛当认作气衰，有余当认作不足。肺气果盛，当清肃下行而不喘，以火入于肺，肺气衰乃喘耳。故盛者非肺气盛也，乃火邪盛也。故泻之以苦寒，非泻肺气也，泻肺中之火，即所以补肺气也。

关于"新旧病分虚实"，何梦瑶认为：新病亦有虚者，如其人本虚，而忽感风寒，是新病亦有虚也。久病亦有实者，如其人痰塞肺窍，久而不开，喘何由除，是久病亦有实也。实喘治法，伤风寒者五虎汤、三拗汤、定喘汤、华盖散。

寒束热成痰者，陈皮汤，天寒加桂枝。乍进乍退，得食则减，食已则喘，是痰火，桔梗二陈汤。动作便有痰声是有痰，定喘汤加瓜蒌，三服后照痰证治之，甚者神仙住喘汤止喘。而无痰者为气实喘，苏子降气汤治之，甚者加葶苈、前胡。七情郁结，上气喘急，实者四磨饮、四七汤。诸实喘并忌敛涩升补，燥热酸咸之剂，宜降气清火，润肺辛散。虚喘治法，肺气虚者人参、五味、阿胶之属。人参为末，鸡子清投新水，调下一钱。劳即喘者，胡桃不去衣九钱，人参一钱，杏仁去皮尖二钱，姜、枣煎，带渣服。肾水虚者，相火由冲任直冲而上，非四物所能治，其痰为肾水气泛滥，亦非竹沥、枳壳、半夏所能化，必用六味加门冬、五味，大剂煎服，水升火降，喘自定。若肾火虚者，下焦阴寒之气，逼其浮阳上越作喘。外证面赤。烦躁，脉浮大而数，去死不远，用助元接真镇坠之药，尚可回生。然不可峻骤，且先以八味丸、黑锡丹、养正丹之类，煎生脉散送下。觉气稍定，然后以大剂参、芪、破故纸、阿胶、牛膝等以镇于下，又以八味加河车为丸，遇饥则服，方可保全。火从冲任逆上，则胃气之下行者，亦从之逆上矣。

（8）关于郁证

郁者，滞而不通之义。百病皆生于郁，人若气血流通，病安从作？一有怫郁，当升不升，当降不降，当化不化，或郁于气，或郁于血，病斯作矣。治法：《经》言木郁达之，火郁发之，土郁夺之，金郁泄之，水郁折之。既往训解者多以吐训达，以汗训发，以下训夺，以解表利小便训泄，以制其衡逆训折。何梦瑶认为大概如此，不必拘泥。为什么？木郁，即肝气不舒，达取通畅之意，只要能达到此目的的方法均可，不单升提向上可以达之，而发汗向外、甚而泻夺向下，都为达之之法；其余解释皆可仿此。何梦瑶认为朱丹溪分六郁，制越鞠丸，大要以理气为主，盖气滞则血亦滞，而饮食不行，痰湿停积，郁而成火，气行则数者皆行，故所重在气，不易之理也。《证治准绳》谓郁多在中焦，盖不论何脏何腑郁结，皆关中土也。又谓用药兼升降，盖欲升之，必先降之而后得升也，欲降之必先升之而后得降也。越鞠之用苍术，足阳明药也，气味雄壮辛烈，开发水谷气上升之力多。香附阴血中快气药也，下气之功多。一升一降，互用也。按上升下降，则中焦之郁开矣。

赵献可则以加味逍遥为主，谓肝胆少阳木气，象草穿地而出，此时被寒风一郁，即萎软遏抑而不能上伸，惟温风一吹即畅达。盖木喜风，风摇即舒畅，寒风则畏，温风则喜。其郁甚而热者加左金丸，热非寒品不除，故用黄连治火，实则泻其子。郁非辛热不开，吴茱萸服后木郁已舒，继用六味地黄汤以滋肾水。逍遥风以散之，六味雨以润之，木有不得其天者乎？何梦瑶认为赵献可此论虽精，此方可以通治诸郁之主张太过，有举一废百之嫌。六淫七情，皆足以致郁，如外伤于风寒湿三气，皆足以闭遏阳气，郁而成热，固也。暑热燥三气亦足以令气郁，《证治准绳》谓燥金收涩，收涩则伤其分布之政，不惟生气不得升，则收气亦不得降。至于七情，除喜则气舒畅外，其忧思悲怒，皆能令气郁结，而痰食之遏闭，水湿之停阻，又可知也。

此外，《医碥》对血证、诸中、咳嗽等病证的论述，亦多所发挥，不再赘述。

2. 重视基础理论的发挥

《医碥》首论脏腑，简约叙述了五脏六腑的解剖位置，说得具体清楚而大致不差，二三百年前能做到如此描述实属难得。如"肝叶中有胆，胆中有汁"；"盖喉窍有一会厌，覆之如皮如膜，发声则开，熏食则闭，故水谷下咽，了不犯喉"；"胃之下口连小肠，……小肠之下口，左接大肠"等。

对于有争议的问题，何梦瑶能够提出自己的见解。如三焦的有形与否。他同意张景岳的意见，认为三焦即腔子，"脏腑如物，腔子如囊之括物，人但知物之为物，而不知囊子亦为物，其说甚通"，并进一步阐释说："三焦既即腔子，则为有形，有形则有经脉，凡腔子中之经脉，但不分地立名，难于指称，故将其与各脏腑络系者，分属所系脏腑，名曰某脏某腑经脉，而以其所系属者名三焦经脉。"

除了对脏腑经络的解剖位置明确的阐发，何梦瑶还从生理上论述了五脏生克的相互关系。首先，他继承了"亢则害，承乃治"等经典学说，也同意赵献可《医贯》"水能克火又能养火，金能生水，水亦能生金"等五脏互相影响的观点。在此基础上，他进而阐发："予谓五脏无一脏无血液，是皆有水也；无一脏无气，是皆有火也；无一脏不发生，是皆有土也。知五脏各具五行，则其相互关涉之故，愈推愈觉无穷，而生克之妙，不愈见哉？"

此外，何梦瑶对人体中水与火的关系以及先后天的关系，也有独到的见解，如说："男女媾精以成胎，精即水也，精中之气即火也，水火精气妙合而凝，是为胎元。"说明了水火在生殖生理上的意义。又说："人身中润泽之气即水也，温暖之气即火也。一有偏胜，其致自饮食者，调之甚易；其禀于胎气者，治之甚难，故先天为重。然不以畏难而废治，全赖饮食以救弊补偏，故后天为要也。"

他如阴阳、表里、虚实、寒热、补泻、气血、运气等论，都是经过他在实践中加以运用提炼而成的，文字简要而寓深意，对中国医学的基本理论既有简介，又有独到见解。

3. 致力于医学教育工作

1750年，何梦瑶自辽阳州弃官归，于羊城遇学友罗天尺，此时他已发白齿豁，两人共话前尘，恍然若梦。何梦瑶此时他已无意官场，即主任广州粤秀书院、越华书院、肇庆端溪书院院长，积极从事医学工作。他的学生很多，分布范围很广，医术影响深远，源远流长。

在广西思恩县当县官时，他自编《四诊》医学教材，给当地人授课，"辑以教邑医"，以提高地方医学的诊疗技能，后来经过修改，附进《医碥》，即卷五。其主要弟子及学生有：

陈国栋，字一隅，新会人，精于医，幼师南海何梦瑶，梦瑶深于医，国栋衍其传，由是活人甚众。

郁南庞遇圣再传钟时炯，两人为该县名医。

私淑弟子，番禺后学潘湛深。

还有，儿子何之蛟、曾孙何清臣，何梦瑶家族传至九代，至今仍有人行医。

粤东白云寺僧、中山人黄培芳，以及受业门人番禺崔锟士、广府陈简在等40多人。

由此可见，何梦瑶精湛的医术除传给自己的后代外，还传授给其他人，为医学教育事业作出了自己的贡献。

广东人为纪念何梦瑶对中国医学的贡献，在广州市越秀山上镇海楼内尊放着他的肖像及《医碥》木刻本，供后人瞻仰。

三、梁柘轩

梁柘轩，字希曾，清末嘉应（今广东梅州市）人，以医术精湛而名扬海内外。曾游历上海、香港、新加坡、北京、汕头等地。晚年应聘为汕头检查验病所委员，兼同济医院和延春医院医师。人称他"人本儒素，术妙岐黄，金匮玉函，悉心研究，凡内科外科奇难杂症，多应手而奏效，而于瘰疬一科，尤为独具手眼，具征心得。"著有《疬科全书》一卷。

《疬科全书》的主要贡献在于总结前人经验，结合自己的临床体会，归纳了瘰疬的病因、病机、症候类型以及治疗原则和方法。该书基本体现了梁柘轩的学术思想和特点。试析如下：

（一）瘰疬病因，不外痰火

《疬科全书》首论病源。梁柘轩认为瘰疬的起因与痨瘵病相一致，即阴火与痰，聚于脏腑则为痨瘵，停于经络则为瘰疬。他说："疬之成症，原与痨瘵相表里也，同一阴火和痰，其痰其火，行之脏腑，初则咳嗽吐血，随成痨瘵，行之经络则为瘰疬。有由先天而来者，有由后天而来者。先天之损由人，故其发多在童年幼稚；后天之损由人，故其发虽年至五十六十犹不免焉。"至于该病病机，梁柘轩则认为："随其气之所阻，血之所凝而成。"同时指出，"花柳风火他症而成生者"也有之。

（二）瘰疬症状，缠绵多端

瘰疬一症，在临床上表现多种多样，结节大小，软硬俱有，前后左右、上下内外、变化莫测，但是，不管什么病证，都有一定的特点，梁柘轩凭借丰富的临床经验，指出了瘰疬的二个外部特点：其一是质地坚硬，其二是发生的部位虽然飘忽不定，但多发于两耳之下，颈之左右。他在《疬科全书》中描述为："其结核最坚最实，因其积染郁结至深至远而成故也。""其核之生如竹根焉，非他症结核者之所可比，故其发，忽左忽右，忽东忽西，忽上忽下，忽前忽后，全无定体，甚至或发连腋下，或发连胸前，或两手臂等处，种种怪象，实难尽言。""其发多在两耳之下，颈之左右。"同时提醒后人，瘰疬的发生多因其不痛不痒，不易引起人们的重视。他说："除风火疬一症外，无论初发久发，不痒不痛，所以多为其所误，以为不甚关切，每致溃烂，始恍然大悟，已祸不堪言矣。"这些经验之谈，很能反映瘰疬的特征，对后人及早发现和诊断起到很好的导向作用。

（三）瘰疬辨证，寒热虚实

关于瘰疬的辨证，梁柘轩概括指出主要有寒热二种痰邪，并指出在临床上必须分清瘰疬的虚实性质。他说："要之千种疬症，总不外乎热痰寒痰，实证虚证而已。"至于热痰、寒痰之中，何者居多？何者居少？梁柘轩认为："疬之成症，总不外热痰寒痰两者，患热痰者居其六，患寒痰者居其二，其余如花柳风火，并挟他症而生者亦有二焉。"又说："疬之成症，虚实寒热须辨分明。何谓热症实症？望其舌苔黄，唇色红，颜面有火气，切其脉浮中沉三部俱坚实有力，且其人雄伟异常，全无虚寒体态，则知其症之是由热痰而起者；何谓虚症寒症？望其舌苔白，唇色淡，颜面无血色，切其脉浮中沉三部俱沉迟无力，且其懒弱无比，语言坐卧，俱无精神，则知其症是由寒痰而起者。"

（四）瘰疬宜早治，重在清阴经火

梁柘轩对疬症的治疗，首先强调要防患于未然、及早治疗、早治早愈的原则，他说："患是症者，早为调治，免遗后患。"即达到防患未然的目的。至于具体的治疗方面，梁柘轩首言以辨证为基准："全在审症分明，其治自易。"并着重在清阴经火上，认为肝脾肾三经阴火是本病形成的最重要病理基础，主张"善治者只理其肝脾肾三经之阴火而已"。

梁柘轩在《痫症全书》中详论了痫症的治疗，他根据病因病机、临床表现不同把痫症分为 15 种，如：气痫、血痫、阴火痫、无名痫、老鼠痫、童子痫、催命痫、绝命痫、风火痫、真元虚损痫、伤肝痫、头风痫、伤肺痫、顽核痫、花柳痫等证候类型，然后给出相应的治则和方药。其药方共计 37 条，为丸为散为汤，或内服或外用，各有精义，体现了中医辨证施治、外症内治的思想。尤其值得提出的是，梁柘轩在书中列出了治痫之验方，记载了外用点痫的药物、炮制及用法，内外兼治，以潜消默化，使患者无损于形质而获痊愈。

此外，在痫症的治疗中，梁柘轩反对"用丹吊核或任西医用刀剖割"，认为此类治法将导致"愈吊愈多，愈割愈众，竟至缠绵层叠，环颈破烂，腥臭不堪，命在须臾"的严重后果。最后，他还提出患者应注意调养，避免七情劳逸所伤，以及饮食宜忌等一些问题。他说："凡患痫症者，最宜戒恼怒，并戒燥火生痰之味，藏养肝气，勿使其动，动则其病虽功在垂成之际，必致反剧，骤然肿胀异常……即房劳亦所当戒，否则治亦无济。""痫之成症，最忌夜不成眠，不早眠则必致阴火暴发，其他劳神各事之忌无须言矣。""所以治之者，动辄屡月经年，乃能奏效……愿患痫症者，毋以其医治之时日久远即轻信人言（而弃之）。"这些都是十分重要的。

纵观全书，梁柘轩详述了痫症的病因证治，学验俱丰，可谓痫科证治之专书。从医界同仁对该书的评价，亦可以看出梁柘轩的贡献。据曹炳章说："诊察以观，近世瘰痫之多，皆以治法不当，每致溃烂而夭，爰将是书与李子敬《瘰疬法门》合刊一册，俾世之治瘰疬核者有所取法。"又如，同乡黎伯概1930年在新加坡主编发行《新加坡医药月刊》并于同年第四期中发表他所作《疬科全书》序云："吾乡梁柘轩先生，于瘰疬病，别有心得，效验非常，其方向来不轻示人。当民国纪元前，柘翁亦侨居南洋，历游多阜，居留星洲亦有数载……柘翁亦至北京行道，后又为汕头检查验病所委员，年已老而心益慈善，慨然以其经验瘰疬方刊行，思传世传远，是真诚打破秘方者也。视前贤之方，有过之而无不及，盖于此道三折肱者也，试遵其法而用之，其庶几易疗乎？"

四、黎云卿

黎云卿（1877—1957），广州市著名中医师，广东省中医药研究委员会委员，著有《金匮约言》《伤寒六经表解》等书。

据《金匮约言·序言》说："他一生从事中医学术的研究，很多年来，对内经、伤寒、金匮、千金、外台等各种著作，专心探索研究，因此深懂其中的道理，获得很大的成就。他平日把所学的心得做临床实验，经他医好的人很多。中年以后，黎先生在广东中医专门学校、汉兴中医学校、光汉中医学校等担任教职；日寇投降后，并创办复兴中医学校，因此，门下桃李几遍全省。黎先生在晚年时期，就教学心得，结合实践经验，写成这本《金匮约言》和《伤寒六经表解》二书，帮助后学。"《金匮约言》一书的特点是执简驭繁，简单明了，为后学者铺就一条学习中医的可靠之路。正如黎云卿在本书中所说："《金匮》一书，乃张仲景治杂病之方书也，全书分二十二章，章分为节。顾欲使初学者开卷有益，掌握要点，历久弗忘，必须提纲挈领，由博返约，余在汉兴中医学校，教授

《金匮》一科，本此宗旨，编为约言，以便诸生记忆。但本书须与《金匮》原文参读，方能确实领悟。"因此，"这本书对初学或有志研究中医经典著作的中西医师们，然后阅读原文，当有纲举目张之感"。

该书例言指出，本约言删繁就简，惟注重病状、脉象、方剂，文字只求明白，不尚艰深，每章约言之后，并列汤剂，以便检查，每方并撰方歌，阐明该方作用。如：《约言》篇首概言"脏腑经络先后病脉证"，略谓："脏腑经络，隐而难窥，赖前哲之启发，俾后学之解推：一、治肝实先令脾实，举一脏而其余可例；二、养正气以防客气，察三因则大概无遗；三、望明堂之气色，可定死生；四、闻病人之语声，能知疾苦；五、辨气色而阻逆判；六、听呼吸而虚实分；七、若夫言脉兼言色，应时非时宜别；八、言证而舍脉，太过不及当知；九、浮脉前后分表里；十、厥阳上越定失阴；十一、沉大而滑，卒厥者入脏死而入腑生；十二、脉绝似脱，邪盛者向肢轻而入口重；十三、至于阴阳脏腑，病候固当审详；十四、救里救表、方法尤宜深求……十七、概言诸病，在脏宜攻，精义入神，随文体会。（是篇共十七节一方）猪苓汤方：泽泻、猪苓、茯苓、白术、桂枝。"

黎云卿应用《伤寒》《金匮》经方于临床，济世利民，辄获卓效，而热心教育，致力于中国医学的传播发扬，甘为人梯以为百年之计，乃为后学之幸。

五、程知

程知，字扶生，海阳（今广东潮州）人，清代岭南名医，其生卒年月不详，著有《医经理解》九卷。程知主要学术观点是首倡包络命门说。

脏腑学说是在《黄帝内经》对人体的生理病理粗浅认识

的基础上，经过后世医家不断地修正、补充和完善而发展起来的，它是中医学重要的理论基础。但是，脏腑学说中提到的某些脏器组织如三焦、脑、命门等所指，多有争议。命门之名，早见于《灵枢·根结篇》，它说："太阳根于至阴，结于命门，命门者，目也。"后人均以此认为命门系指睛明穴，为太阳经气所结之处。但从《难经·三十六难》和《三十九难》提出"左为肾，右为命门，精神之所舍，原气之所系"后，以睛明穴为命门之说遂晦，而肾命之说则大昌。

据任应秋介绍命门之说有右肾命门说、肾间命门说、动气命门说、包络命门说等。任应秋所说的包络命门说则以程知为首倡。程知在《医经理解》中明确提出，命门即心包络也。他说："夫包者，包胎之名，即子户也，精以此藏，其在女子者，则有形如合钵，可以系包，其络下联于两肾，而上属于心，故谓之心包络。故《评热论》曰：'包络者，属心而络于胞中，心气不得下通，故月事衰少不来也。'《奇病论》曰：'包络者，系于肾'。"

他反对包络为裹心外膜之说。认为："若云裹心外膜，则经文未有著见也。"并指出："心既为一脏矣，岂有心外膜复为一脏之理脏者，有所藏之名也。遗此人生藏精之户，而以脂膜代之，必不然也。"为此，他还举出大量的文献资料进行论证："包者，抱也，《经》所谓'以抱身形'。《六书证伪》谓：'包胎乃单包字，象子未成形而包裹于中，俗作胞，盖溺胞子也，其音为脬。'故《五味论》曰：'膀胱之胞，薄以懦'。《痹论》曰：'胞痹者，小腹膀胱，按之内痛，若沃以汤，涩于小便。'后人所以相沿而误者，由不知包之为包，又不知胞之非包也，而遂杜撰其说，以包膜为裹心外膜，亦不经甚矣。然，所称命门者，果何脏也？曰：命门即心包络也。《难经·三十六难》曰：'命门者，精神之所舍，原气之所系，男子以藏精，女子以系胞。'夫以命门为藏精系胞之处，则命门之为胞门无疑矣。又名子户，又名子宫，又名血室。道家谓之丹田，又谓之玉房，其门居直肠之前，膀胱之后，当关元、气海之间，以其精气由此出入，男女由此施生，故有门户之称。以其为生之门，死之门，故谓之命门，故命门即包门也，《经》谓之心包络者，以其络属之心也，后人谓之命门者，以其窍通乎肾也。《胀论》曰：'石瘕生于包中，寒气客于子门'，是子门即胞也。东垣亦云：'包络一名命门'，故心主也，包络也，命门也，一言而三名也。虞天民、张景岳知命门之不在右肾，而不知命门之即包络，由不知包之非裹心外膜也。"

总之，程知的论点是心包络即为命门。从其组织形态而言，其络上属于心，下系于包门，故名之曰"心包络"，而绝非护心之膜；从其功能而言，其络为男女精气所出入，生命之所由始，故名之曰"命门"。由此说明，所谓"心肾相交"的功用，主要是通过包络上属于心、下系于肾的结构而完成的。

程知的论点是否正确，值得医界同仁进一步研究。

六、黎庇留

黎庇留，字茂才，又名天佑，广东顺德人，近代岭南伤寒名家之一，著有《伤寒论崇正篇》，于1925年刊行，现已绝版。1958年，其子黎少庇响应政府的号召，在广东省中医药研究委员会的支持下，将黎庇留遗下大量医案"遴选其精英，而增其美辞，复加以评述"，编成《黎庇留医案》一卷，共收入医案50例。

黎庇留一生，推崇仲景，穷究伤寒，积有丰富的临床经验。正如《伤寒论崇正篇·左公海序》所云："黎庇留茂才，博览四部，最癖医书，抗志希文，尊师仲景，读愈万遍，背诵如流，旁览百家，眼光别具，分勘合勘诸注得失，抉其微，以经证经；群言淆乱，一衷诸经，如是者有年，既而造车合辙，延诊者铁限为穿，见病知源，处治者刀圭必效，如是者又有年。洎乎晚年，融汇全书，经临万病，积五十余年之学养，正百数十节之窜讹。从此，治伤寒者如迷途之有老马，如暗室之得明灯，事半功倍，此茂才之宏旨也。"此外，黎少庇也认为该医案"识者称之，以为兴灭继绝，使数千年坠绪阐发无遗，诚仲景之忠实后学者"。以上两段，恰如其分地介绍了黎庇留的生平及其对仲景学说的发挥与良好的医疗技术。

由于黎庇留精通伤寒，并且能在临床中通权达变，因此，每每能够立起沉疴。在数十年的行医生涯中，积累了丰富的医案，给后学留下了宝贵的遗产。如《黎庇留医案·少庇序》言："于编撰之余，就历年所治理诸证，择其堪为研究医学之参考者，或则顽沉、诡异，或则平顺、隐微，叙其过程，论其得失，编成医案，以与《伤寒论崇正篇》相引正，而加深经方运用之信仰。"《黎庇留医案·小言》说："生平论证处方，一是以仲师大法为本，故其手录验案，皆据经方而治效者。"

纵观《黎庇留医案》一书所载 50 个案例，直以"真武治验"命题者就有 4 例，其余各例或径用真武汤原方，或治疗过程中屡用真武，或用真武汤加味，每获良效。至于附子之用，更为频仍，足见黎庇留运用《伤寒》方，使用温热药的精湛技术，已达到炉火纯青的地步。使用经方（当然也包括所谓的时方），尤其是大剂量的温热性药品，若没有驾轻就熟的理论来指导实践，是无法得心应手的。《黎庇留医案》给后人一个提示，即：岭南虽地处亚热带，气候炎热，只要辨证准确，同样可以应用温热之剂，温热之剂虽可以化燥生火，但若运用得当，同样也可以化湿温阳。

继承和发扬中国医学的有效措施是"首先把老年中医的

学术和经验继承下来"。黎庇留作为粤医伤寒大家，是岭南地区近代研究伤寒、运用经方的代表之一，他的验案，值得我们深究。正如萧熙在《黎庇留医案》中所言："医案中关于经方的灵活运用，及推陈出新的手法，便意味着黎氏伤寒学上造诣的深度，从而认识到所记医案不仅是宝贵的活经验，而且在它里面还反映着精深的理论基础。"

七、陈伯坛

（一）陈伯坛简介

陈伯坛（1863—1938），号英畦，欲称"陈大剂"，新会外海（现江门市外海乡）人，自幼刻苦好学，聪颖过人，稍长，博览经史，精通《周易》，尤笃好医学，年二十二悬壶问世，后为光绪甲午（1894）科举人。1905 年受聘于广州陆军医学堂，任中国医学总教习，主讲伤寒论。1924 年于广州教育南路书坊街设中医夜学馆，该馆学员大半为广州执业名医，如鞠日华、程祖培等。可见陈伯坛为同道所推重。1930 年陈氏举家迁往香港，设医寓于文咸东街文华里，开设伯坛中医专科学校，传授长沙之学。在此期间，香港一度痘疹流行，西医认为痘疹是疮科一类，要从外治，一见灌浆，即加洗刷，以此十不一生。而经陈伯坛用中药内服（尤喜用膨鱼鳃）救治者，多所全活，由是名噪香江。又因其临症用药大剂（绝无过量中毒之虞，其所用药材如附子均自行炮制），人多称之为"陈大剂"。

陈伯坛医学著作共计有四部：

《读过伤寒论》十八卷。是书原为伯坛中医夜学馆讲义，现有 1929 年刊本，十一册，1954 年人民卫生出版社有影印本，一册。

《读过金匮》五卷。原作为伯坛中医专科学校讲义，1938

年刊行于世，五册。

《伤寒门经》不分卷。又名《陈大剂伤寒门经读法》，由鞠日华撰述，作为广东光汉中医专科学校讲义，现有民国年间刊本，一册。

《麻痘蠡言》不分卷。是书体现了陈伯坛的临床经验。不单言麻痘，而且还包括其他内科杂病临床治验。现存1930年刊本，一册。学术上陈伯坛采用"以经注经"的方法研究伤寒论，体现了他较深的医学涵养及广博的文史哲基础知识；强调阴阳，指出张仲景《伤寒论》实以阴阳为眼法，治阴阳为手法；阐发气化学说、标本中气的理论，以体现中医整体观的特点；对经方有见解和运用，临床确有其独到之处。

陈伯坛是近代岭南伤寒派医家中最著名的一个，他之所以著名，乃是由于他穷数十年精力钻研仲景之学，对《伤寒》《金匮》均有深厚造诣，且治学提倡独立思考，不盲从、不附会，从而形成他独特的医学理论和临症风格。他之所以著名，也是由于他自成一家之言的四部医著、特别是其中《读过伤寒论》在岭南颇有影响。他之所以著名，还由于他先后在广州、香港创办中医教育，从游弟子甚众，经他一手培养的学生，不少人日后成为岭南名医，如程祖培（广东省名老中医）、钟耀奎（广州中医学院内科副教授）、鞠日华（广州医学卫生社发起人）、区砺（广东中医药专门学校伤寒教师）、陈坤华（陈伯坛之女）、陈万驹（陈伯坛之子）、周之贞、李达三、陆梓昌、余赞初、麦慕君、林清珊、邓曦琴、张仲玑、陈坊周、陈鉴人、陈端甫、陈柳一、赵景明等。

陈伯坛不仅医术高明、学养精纯，而且医德高尚，不务名利。他认为：为医先要有仁心而后医术才能进步；若汲汲唯名利是务，则神思已自不正，岂能长进？据新会县史料所载，他诊病不计诊金，遇无力购药者还往往给以资助，颇为时人称颂。

（二）主要学术思想

陈伯坛的学术思想主要有如下两个方面：

1. 陈伯坛学术思想的主要部分是对《伤寒论》的研究

陈伯坛的学术思想主要表现在弘扬和发挥张仲景学说的精神和思想，其内容集中反映在《读过伤寒论》一书中。兹就其主要观点分述于次。

（1）以经解经研究《伤寒论》

陈伯坛认为研读《伤寒论》，首先应当懂得它与《内经》《难经》等典籍的源流关系，溯本究源，才能领悟仲景真诠。他指出，仲景自序明明说"撰用《素问》《九卷》《八十一难》《阴阳大论》《胎胪药录》，并平脉辨证，为《伤寒杂病论》合十六卷"，可见《内经》《难经》诸典籍为仲景理论之所本，故《伤寒论》"妙能与《素问》《八十一难》诸旧本异其辞却同其旨"。据此，他强调说："《内》《难》《伤寒杂病论》可以一揆贯之"，"凡读《伤寒论》而不能作《阴阳大论》等书读"者，不能算是读懂了仲景之书。

其次，他主张研读《伤寒论》应当从仲景原文中去寻绎端绪，而不要为注家杂说所惑。

他还主张读《伤寒论》应当与《金匮》合璧而观。他认为仲景明明说"为《伤寒杂病论》合十六卷"，故二者的关系是"《金匮》纳入《伤寒杂病论》，正如《针经》纳入《素问》卷中，合成《内经》。故二书相应如合璧"。

基于上述认识，他所著《读过伤寒论》在体例上最显著的特点是"以经解经"。其具体做法是：以《易经》《内经》《难经》有关阴阳、气化、开合枢等理论详为阐发；并列举《伤寒》《金匮》有关条文以互文见义；再参以自己心得，反复阐述，意在帮助学者理解仲景本意、得其真诠。这是他《伤寒论》研究的第一个特点。

（2）强调阴阳理论

陈伯坛学术思想最显著的特点之一，就是极为强调阴阳理论。他认为"长沙实以阴阳二字为心法，知阴知阳为眼法，治阴治阳为手法"，故他的著作中也处处运用阴阳之理说明《伤寒论》的基本概念和精神，且有不少发明。

如论天有风寒暑湿燥火六气，人体应之而有三阴三阳六经之气，都可类分阴阳两种属性。进而言之，三阴三阳又各由对立的阴阳三气合化而成，他所谓"寒热合化成太阳、成少阴；燥湿合化成阳明、成太阴；风火合化成少阳、成厥阴"，阴阳中复有阴阳。至于三阴三阳升降开合、化热化寒的运动变化规律，也都不离于阴阳之理。

言表里。他认为不仅"三阳有三阳之表里，三阴有三阴之表里"，而且六经气化又各有其阴阳表里。

论虚实。他认为：分而言之，"实"属阳，故三阳多实证；"虚"属阴，故三阴多虚证。合而言之，则"虚邪不能独伤人，是伤寒已从虚得之，故书内虚状不胜书"。这正是陈伯坛擅长温剂，好用附子之所本。

论寒热。他认为虽然三阴三阳都有寒热之证，但"三阳之寒热是阳寒阳热，三阴之寒热是阴寒阴热"，阴阳属性不同，则寒热性质迥然有别。

论治法。他认为张仲景论中汗、吐、下、和等诸法，其本质乃在于调和人体阴阳。因为人体在生理状态下，"津液有津液之和，脉有脉之和，营卫有营卫之和，表里有表里之和"，阴阳本是协调的；在邪气的影响下，人体阴阳逆乱不和，就变生疾病；据证而用方，就是为了恢复阴阳谐和。所以，不仅小柴胡汤是和剂，论中诸方都有"和阴阳"的功用，其中尤以"桂枝汤无往而不和"，应用最广泛。总之，他认为"面面和不外阴阳和也"。

　　根据上述种种，陈伯坛得出结论说："《伤寒》句句非论阳即论阴。平脉三十字，字字是阴阳；数脉五十息，息息是阴阳；三百九十七法，法法是阴阳；一百一十三方，方方是阴阳"也。

　　（3）对三阴三阳气化学说的阐发

　　如果说，阴阳学说是陈伯坛治《伤寒论》一以贯之的理论基础和指导思想的话，那么三阴三阳气化就是其具体体现和集中反映了。这一学说包括两个方面的内容：一为三阴三阳的实质是什么？二为三阴三阳气化的规律如何？兹将陈伯坛的观点分述如次：

　　三阴三阳的实质。三阴三阳就是太阳、阳明、少阳、太阴、少阴、厥阴。陈伯坛认为，其实质就是人体应天之六气而反映出来的功能活动的概括。它虽相应于天之六气，而又与天之六气有根本区别；它既不是脏腑经络之谓，而又与脏腑经络密切相关。

　　三阴三阳气化的规律。陈伯坛是用标本中气理论来阐述的。陈伯坛标本中气理论最突出之处，表现在他对合化、从化问题的认识，以及对人体三阴三阳在伤寒发病过程中主动作用的阐发。

　　"合化"的提出。《内经》标本中气的概念是："少阳之是，火气治之，中见厥阴；阳明之上，燥气治之，中见太阴；太阳之上，寒气治之，中见少阴；厥阴之上，风气治之，中见少阳；少阴之上，热治之，中见太阳；太阴之上，湿气治之，中见阳胆。所谓本也。本之下，中之见也；见之下，气之标也。"一般谈气化者解释这段经文，都认为是：少阳本火标阳，中见厥阴风木之气……太阴本湿标阴，中见阳之气。也就是说，三阴三阳各自的属性是单一的。少阳属火，阳明属燥，太阳属寒，厥阴属风，少阴属热，太阴属湿。另外，自张景岳提出"脏腑应天本标中气"的认识后，陈修园宗之，认为"脏腑为本，居里；十二经为标、居表；表里相络者为中气，居中"。唐容川（即唐宗海）更直截了当地说："脏腑为本，经脉为末，是脏腑居经脉之上，故曰'上'焉。如'少阳之上，火气治之'，言少阳经之上，为三焦胆腑，司人身之火气。"直以脏腑经络取代三阴三阳本标中气的概念。

陈伯坛反对三阴三阳属性单一的认识，提出了"合化"的论点。他认为：太阳少阴交换其寒热，于是太阳本寒而中热、少阴本热而中寒；所谓本之下、中之见者，于太阳之中便见少阴之热，于少阴之中便见太阳之寒；所谓见之下、气之标者，壬水、丙火合化成太阳之标阳，丁火、癸水合化成少阴之标阴也。换而言之，六气乃三阴三阳之化始，三阴三阳为六气之化成。寒热二气合化成太阳、成少阴；燥湿二气合化成阳明、成太阴；风火二气合化成少阳、成厥阴。这就是说，三阴三阳属性并不是单一的，每一经都包含着性质相对立的阴阳二气；太阳、少阴都含有寒热二气；阳明、太阴都含有燥、湿二气；少阳、厥阴都含有风、火二气，每一经都由阴阳二气"合化"而成。这种"合化"的观点，既反映了他重视阴阳、处处强调阴阳的一贯思想，也是他提出标本中气"旺则从化"规律的根据。

陈伯坛尤其反对以脏腑经络取代标本中气的认识，他认为这是混淆了三阴三阳与脏腑的概念，"不识阴阳，妄谈玄妙"。他同意张令韶的观点，认为"三阴三阳，上奉天之六气，下应地之五行，中合人之脏腑，合而为一，分而为三，所赅者广"。他批评陈修园说："以脏腑居里则是，以里为本则非；表里相络则是，以络不中则非；十二经居表则是，以表为标则非。"他认为"中见"的意义乃是"本气之中便可兼见的属性"，并非脏络腑、腑络脏之意。

对从化的认识。《内经》论标本中气从化云："气有从本者，有从标本者，有不从标本者。少阳太阴从本；少阴太阳，从本从标；阳明厥阴，不从标本，从手中也。"一般言气化者对这段经文的认识都从"同气相求"立论。陈伯坛于此却另有主见。根据他所倡"合化"之说：三阴三阳由六气合化而成，本身就具有相反相成的阴阳两重属性，这就是它们都可从阳化热、亦都可从阴化寒的内在原因。故只要执定"阴""阳"二字，即可把握其从化的玄妙，而不必如诸家那样机械烦琐。据此，他认为三阴三阳从化的规律，可以简要地概括为"以阳为旺则从阳，以阴为旺则从阴"。虽有从本、从标、从中的不同，有气化太过、气化不及的差异，但归根结底不能出此二者范围。以太阳病为例。他说："太阳从标名中风，中风者，状太阳发于阳也。"此即合化太阳之寒热二气中，阳热之气旺（占优势）也，是谓发于阳，发于阳则从热化，故见发热、汗出、恶风、脉缓之证。"太阳从本名伤寒，伤寒者，状太阳发于阴也。"此即合化太阳之寒热二气中，阴寒之气旺（占优势）也，是谓发于阴。发于阴则从寒化，故见恶寒、体痛、呕逆、脉紧之证。这就是太阳从本化寒或从标化热的阴、阳两种病型形成的机理。

总之，不论从本化、从标化、或从中见之气化，不论气化太过或气化不及，都可以归结为从阳化热或从阴化寒两类。故陈伯坛总结说："伤寒只问阳化阴、抑阳化阳，阴化阳、抑阴化阴。"这正是标本中气从化的关键。明乎"旺则从化"之理，即可执简而驭繁。

三阴三阳主动论。他认为伤寒之发病，"患不在寒邪之为病，而在太阳之为病，在阳明、少阳之为病，太阴、少阴、厥阴之为病"。这就是说，寒邪袭人只是伤寒发病的条件（即外因）而不是根据，伤寒发病的根据是内因，即人体三阴三阳气化功能的状况。若其气化正常，则虽有寒邪在外而不病，即他所谓"非必客胜而主负"；反之，若其气化减弱，又遭寒侵袭，则可进一步导致气化功能紊乱，并影响及经络脏腑出现全身症状，乃发为伤寒病，即他所谓"伤寒已从虚得之"。例如，"太阳之势力强，则正气不出与邪争"，虽有寒气袭人而不病："太阳之势力弱，则邪气因入与正气争"，乃发为太阳病。太阳病如此，三阴三阳病莫不如此。

非传经论。陈伯坛认为：《伤寒论》不是"传经论"，伤寒无所谓传经。他说："'经不传'三字有明文，'传经'二字无根据。"他这一结论，实际上是"三阴三阳主动论"的补充和发挥，因此也必须从气化理论的角度来理解。

（4）对经方的见解和运用

对经方的见解。除了强调阴阳升降开合的特点外，还往往有其独特见解，并善于用一两句话精辟地描述该方的主要功用和作用机理。每使学者立悟方旨精蕴，终生难忘。如他解"真武汤"谓："其庄严如岳峙，其镇静若渊数。"寥寥两句，真武汤崇中州之土、镇北方之水的功效历历如绘，可谓传神之笔。

他对同类方剂的区别运用体会也很深刻。如他说："吴茱萸、四逆、真武不能同鼎而烹。"其意并非说各方药不能同煮，而是指方药各有所主之证，不得混用。他所谓"降地气之浊，吴茱萸为无二法门；扶地气之陷，四逆汤为无二法门；统主天地之水者，其唯真武乎！"正是不能同鼎而烹的注脚。考吴茱萸汤主治有三：一为阳明食谷欲呕，一为少阴吐利烦躁欲死，一为厥阴头痛、干呕吐涎沫。其主要病机是寒浊闪凝、阴阳升降失常；其方治机理是"降浊以下其寒"；作用部位则以中焦为主，陈伯坛所谓"澄中原之鼎沸者吴茱萸"。四逆汤的主症是四肢逆冷，这是由于脾肾阳衰、阴阳气不相顺接、阳不达于四末使然。四逆汤中，"姜、附贯彻其阴阳，甘草补偿其稼穑"，温暖中下二焦，扶其式微之阳。真武汤证病机为阳虚阴盛，总不离水邪为患，故真武的主要作用是温阳制水。三方虽同属温热之剂，但所主之证及作用之机理、部位有所不同，故当分别运用。

对经方的运用。陈伯坛主张使用经方，以不加减为宜。因经方组织严谨，只要辨证准确，便可获桴鼓之效而毋庸加减。若因病情需要必须加减者，需细审详虑，务使不悖于仲景立方之旨而后可。另一方面，陈伯坛虽善守经方，却并非泥而不化者。试看他用真武汤加龙牡治男子阳痿；百合地黄汤加淡竹叶、薄荷治脑膜炎；四逆散加防己、川椒、茅术治下腹部肿胀；小柴胡汤加鲜莲叶治感冒挟暑；白通汤治病后膝冷；以及创制一味附子膏（炮附子清水熬膏）治病后体弱阳虚等，既不悖经旨，又添有新意，与食古不化者不可同日而语。

陈伯坛用经方还有一个显著特点，就是常以大剂取效。他之所以喜用大剂，亦有其说焉。他认为："中国医药重气不重味。医者辨证宜确，用药宜足，所谓'用药如用兵'，兵少致败，药轻失机，应重不重，反受其害。"因而他"附子常用三两、甚至六两（注：陈伯坛所用附子系其自炙'八法附'，毒性已减）；干姜经常用二两，甚至四两；桂枝亦常用至一两以上"。由是"陈大剂"之名遍传于清末民初的岭南地区。连江阴曹颖甫亦闻其名，他在《经方实验录》炙甘草汤证之按语云："唐君居春申，素有心脏病，每年买舟到香港，求诊于名医陈伯坛先生。先生用经方，药量特重，如桂枝生姜之属动以两计。大锅煎熬，药味奇辣，而唐君服之，疾辄良已。"

2. 陈伯坛杂病、麻痘学术特点

这方面的成就主要体现于他所著之《读过金匮》和《麻痘蠡言》两书中。约撷其主要特点简述如下：

（1）《金匮》研究的特点

探讨《金匮》当与《伤寒》合观。他认为二书不仅在理法上是一以贯之的，且二书的方治互相联系为用，诸条文也每每互相发明。

例如，甘草干姜汤在《伤寒论·太阳篇》治误汗伤心阳而见"厥、咽中干、烦躁、吐逆"之证；在《金匮》肺痿篇则治肺中冷而见"眩、多涎唾"之证。陈伯坛分析说"彼证'厥逆、咽中干'是虚阳浮于上，本证'必眩，多涎唾'是阴液冲于上"。二证病机略异，故见症亦不同；但二证的主要病机都是上焦阳（肺为阳中之太阴，心为阳中之太阳，同居上焦）虚，故二者都有干姜，"可悟干姜非徒为肺冷而设，尤为上焦阳虚而设"。又方中之甘草，在彼证是通过实脾而协同干姜温复心阳，属"子能令母实"；在本证则是通过实脾协同干姜温肺阳，属"虚则补其母"。机理虽异，效应则一。

又如小建中汤，在《伤寒·太阳篇》用之是"建中以达邪"，在《金匮》虚劳篇用之是"补脾而治肝"。其他如论"大"脉，《伤寒》之"阳明脉大"是"胃气搏邪"，邪盛正亦实；在《金匮》则"脉大为劳"是"劳火入于脉中，龙雷之火劫空胃气"，二者虚实大异也。诸如此类互文见义、互相发明的条文、证治，在两书中不胜枚举。故陈伯坛认为当合而观之，三复其文，才能得其要义。

阐发经旨，必从精微着眼。陈伯坛无论治《伤寒》或是治《金匮》，都每能从精微处着眼进行阐发。如论血痹、虚劳二证合篇的意义，他认为痹为劳之渐，劳为痹之著，张仲景将其合为一篇，正是教人以防微渐之诀。他还认为，无论是痹证还是劳证，都是人身之阳气先虚，故张仲景立方"总以桂枝汤为张本"。痹证用黄芪桂枝五物汤，是"为补证立方"。虚劳用小建中、黄芪建中、薯蓣丸，是"为内证立方"，都不离桂枝汤之法，目的乃在于"巩固内外之太阳"。为什么要巩固太阳？他解释说："经谓'五脏者身之强也'，脏强身强强在阳。诸阳之属，又以太阳为独巨，阳中之阳，以心阳为独尊，方旨之玄微在于是。"

又如论肺痈，一般都知道属实证、热证。陈伯坛更阐发说，肺痈早期的病机是热在气分，所谓"痈者壅也，乃风热壅于肺"，尚属无形之实，故以葶苈大枣泻肺汤泻"气"之实；肺痈后期的病机是热在营血，所谓"痈者肿也、脓也，乃血过于营、血为之凝滞"，已成脓痈之实，故需桔梗汤排其痈脓之实。他对桔梗汤的说明也很精辟：桔梗看似平和，但排脓之力甚著。《本经》主治"胸胁痛如刀割"，《金匮》疮痈肠痈排脓散亦用之，他所谓"善攻人者藏其器，善攻毒者藏其药"，未可小视也。

其他如论痹证云"三气杂致风为首，缘风寒湿痹常用风气胜之时"，论黄瘅"脾色必黄，瘀热以行"的病机说："其源是湿、其流是瘅。瘀热非不黄，然黄家所得，本非得自瘀热，乃从湿提之，瘀热不过助湿为虐耳。"凡此种种，皆精细入微，发前人所未发。

独抒己见，要皆经验之谈。陈伯坛对《金匮》的研究既深，又能结合其丰富的临床经验加以发挥。张仲景治阳毒，用升麻鳖甲有蜀椒雄黄，治阴毒则不用椒、黄。诸注家或以为传写之误，如《金鉴》；或随文敷衍，如尤在泾。陈伯坛则认为："阳毒非阳胜则热之谓，乃毒邪蚀尽其阳，作无阳论，故用椒、黄；阴毒亦非阴胜则寒之谓，乃毒邪蚀尽其阴，作无阴论，故用椒、黄。"这样解释椒黄之进退，似较合理。并且他进一步推广说："凡败创遇存亡绝续之交，本方大可借用，我粤移治鼠疫，十者亦疗其过半。"又扩大了升麻鳖甲汤的应用范围。其他如前述百合地黄汤加淡竹叶、薄荷治脑膜炎等，都属经验之谈，非学验俱丰者，不能有此深刻体会。

论卒病注重"风"字。他从两方面表述了这一论点。一方面，仲景论中各篇多言及风气之为患，例如："夫风病，下之则痉"，"风湿……伤于汗当风"；"疟脉弦数者，风发也"；"血痹病……加被微风得之"，"虚劳者诸不足，风气百疾，薯蓣丸主之"；"风舍于肺、其人则咳"以及"产后风……可与阳旦汤"，"产后中风……竹叶汤主之"等。其他如水气病有"风水"，中风历节、五脏风寒积聚病等，更直以"风"字称病或名了。可见邪风为害之广。陈伯坛认为，这就是《内经》"风为百病之长"的意义。另一方面，更重要的是，他认为《金匮》首篇所说："夫人禀五常，因风气而生长，风气虽能生万物，亦能害万物……若五脏元真通畅，人即安和，客气邪风，中人多死"这段话，正指明了"风"字的两种含义，也揭示了卒病病机的大纲。他解释说："人禀五常（五行），因生五脏，人人以内气为主体。"这种内气，就是"与生俱来之风"，即五常之风，他称为内风；自然界又有"主持在地之气"的八方之风，是为外风。陈伯坛认为，这种内、外风气，就是"风"字的两种含义。在一般情况下，内外风气相应相得，这就是风气生长万物的常态；若人体内风失其常，再遭逢外来客气邪风，则发为卒病，这就是风气害万物的变态。他认为，卒病之成，患不在外而在内，乃因于人不自爱惜其五常，导致五脏元真不畅、气血阴阳失调，外来邪风才易侵入为病，所谓"内风引外风而入"。这种内外之风合而为患，就是卒病病机的大纲。

讲传变当求五行。陈伯坛认为，伤寒无传经，而卒病则有传次的变化，其传变规律可用五行生克的关系来说明。因为人身是个以五脏为核心的统一体，故五脏元真通畅、生克动态平衡，全身气血阴阳即处于协调的常态；若五脏一有偏盛偏衰，人体气血阴阳就会失衡，进而发生相乘相侮的病理变化。杂病的治疗，则是通过泻实补虚的手段使其归之于平。因此，要想正确认识五脏之中何者虚、何者实，正确掌握泻实补虚、平调阴阳的方法，就必须通晓五行传变的规律。举例说，他认为"男子消渴，小便反多，以饮一斗，小便亦一斗，肾气丸主之"一条，其病变机理是"脾病传肾"，其方治机理是"补火生土"。因脾属土，肾为水火之脏，脾土虚则盗母气（肾中之火）以自养，导致肾所虚、不能化气得水，乃为斯疾。但为何不治脾而治肾？因《金匮》篇首有"见肝之病，知肝传脾，当先实脾"的治肝虚法，故脾虚传肾，治用实肾，亦此法也。杂病之传变及治疗规律，往往如此。故陈伯坛强调说："求合于阴阳之变化，是治伤寒之手眼；求合于五行之变化，是治卒病之手眼。"

在五脏中，陈伯坛又特别重视肝和脾。因为风气通于肝，与杂病的发生有密切的关系，且肝气为病每易出现乘脾的传变；脾为生化之源，脾旺则气血充足，不易受邪，或另患病亦易康复。他所谓"风为病之治，肝得气之先"，"土为万物之母，从无卒病起于四季常旺之脾"，就是这一观点之概括。他还进一步对"见肝之病，知肝传脾，当先实脾"的意义作了阐发，认为"实脾有两层要义"：一是实脾可防肝气相乘；二是实脾可疏肝，因为"肝木应春而治，为阳中之少，必起于地面，而木郁始达"。换而言之，脾能散精于肝，通过补肝之体而达到疏肝之用。陈伯坛这一认识，对"实脾"的意义确有发挥。以上就是陈伯坛《金匮》学的主要特点。

（2）对麻痘的主要见解

重视五脏元真。《麻痘蠡言》开篇便说："麻痘之顺逆，消息在营卫；麻痘之生死，消息在阴阳；生死顺逆之关头，则变化于五脏之元真。"即是说，五脏是气血营卫之所出，是人身阴阳协调的关键，是麻痘生死顺逆之根本。五脏作强，则正气充实，虽患麻痘，轻者必自愈；即使邪毒较盛，正实犹能与之抗争并战胜之。此正盛则邪却。反之，若五脏失治，则正气虚弱，难免毒邪内陷、变生下。这就是必须重视五脏元真的道理。

对麻痘病机的认识。首先，陈伯坛认为"麻痘本先天胎毒，先天之毒藏诸于肾"，虽然麻痘二症浅深轻重有不同，但都是毒邪为患则一。其次，他认为麻痘之发病又非胎毒由肾自发，"乃少阳为引子，少阳带领坎肾之毒由上二焦出"。其机理是：麻受气于卫，痘受气于营。而营出中焦，卫出上焦，恰当少阳火气游行内外之能路，此其一也；又麻痘本为火毒，所谓"发麻痘者火，收麻痘者亦火"，而与少阳火气同气相通，此其二也。故麻痘火毒之进退，以少阳为转枢之机也。

治疗麻痘的方药选择。陈伯坛认为，升麻葛根汤和保元汤是麻痘早期和中期的"通用神剂"，苟非误治致变，则守此二方为主。其使用原则是：麻症或痘症之轻者，用升麻葛根汤，痘症或麻症体弱者，用保元汤。麻痘后期余毒未清，则以知柏八味丸取效。但麻痘毕竟属于火毒，泻火解毒应当是治疗中重要的一环。对此，陈伯坛根据他"麻痘火毒以少阳为枢机"的病机认识和顾护五脏元真的主张，认为少阳木火以疏泄条达为正治，大苦大寒绝非所宜；且苦寒之剂易伤阳气，小儿稚阳之体更易受损。故他提倡用鳊鱼鳃、酿蜂房等甘平之剂以解毒，认为鳊鱼鳃为少阳专药，能"一洗麻痘之毒而空之"，酿蜂房则"能纳胎毒于最无毒之间"，形成了他独特的治疗用药风格。此外，对麻后的护理和调养，陈伯坛提出了"五避"（避风、寒、雾、湿、宿食）、隔离、不宜过分忌口等主张，亦有一定的意义。

以上就是陈伯坛《金匮》学和麻痘学的主要特点。这些特点在他整个学术思想中占有一定的地位。

八、丘濬

丘濬（1421—1495），字仲深，号琼山，琼州（今海南省琼州镇）人，出身于医学世家。祖籍西厢，世家泉州，其先祖为福建晋江医科训导。丘濬自幼习儒读书，景泰五年（1454）科中进士第，官历掌詹尚书，任文渊阁大学士，后在海南办琼山县学（琼山书院），藏书甚富，名曰"石室"，以饷士人。丘濬为明代著名文学家、教育家，著有《琼台会集》《家礼仪节》等，且儒而通医，又是岭南著名医家，著作有《本草格式》《重刊明堂经络前图》《重刊明堂经络后图》《群书抄方》等书。其子丘敦、丘京亦为当世名医。

《本草格式》一卷，专门论述中药性味功效。丘濬在序言中说："医书之有《本草》，如儒家之有字书也，不识字义者，断不能为文，不识药性者，又安能治病哉……予以此故，即邵子（邵雍）观物之说，本《周礼》五药之目，拟为《本草格式》及采取条例一编，藏之巾笥，以俟后人用焉。"

《重刊明堂经络前图》与《重刊明堂经络后图》，是丘濬仿照宋代针灸医家王惟一《铜人腧穴针灸图经》样本，详加考订，复以存真，重绘而刊刻。惜两书现已佚，但《琼山县志》保存了该两书的自序，如《重刻明堂经络后图》序曰："夫世之学方技者，以之求十四经之流注，八法之运用，九针之补深，亦未必无所助云。"说明该两书对针灸学的发展有一定的作用。

《群书抄方》一卷，目前见存有两种版本：明代北京刊本，何孟春辑，一册；日本天保十年（1840）写本，亦一册。

丘濬为医学世家，医术传长子丘敦、季子丘京。父传及子，子承父业，这亦是岭南中医师傅带徒的一个方式。丘敦，字一成，品励学酷，嗜《素问》、著《医史》，对运气学说与三因学说的解释有独到之处："其运气表曰，运有五，金木水火土是也。气有六，燥暑风湿寒燠是也。其三因说曰，病有三因，因于天，因于地，因于人，岂但内因外因不内外因而已，皆有利于世。"丘京亦为海南名医，琼州大疫时，施送良剂，救治甚众。丘氏家族上述史料，民国《琼山县志》卷十九均有载。

第二节　医案、医话及其他

一、医案

（一）陈复正医案二则

1. 医案一

［来源］陈复正：《幼幼集成》卷一《保产论》。

［原文］州左邃阳云轩高君夫人梁氏，膏粱之禀，其质最怯，产育亦多；戊午分娩，未见过艰，产下精神犹健。云翁不以为意，与予闲话中庭。殊因一时下血过多，忽报倒仆于地。急视之，则口张手撒，面唇俱黑，呼吸已寂然矣。幸人参有便，煎之不及，即以一枝碎嚼，纳产妇口中，以滚汤灌之，方得下咽，一吐倾囊而出，盖胃气已不纳受矣。又嚼又灌，连嚼五枝，虽吐而未尽出。良久，暖气一声而呼吸渐回，乃大进参术而愈。自后分娩，不复为难。客岁（编者注：客岁即去年，《幼幼集成》成书于 1750 年，故为 1749 年）复妊，偶患微痔。予曰：孕中患痔，难于用药，姑缓图之。云翁深以为是，而夫人必欲速愈。予知其不可，不敢承任，劝其更医。连易数手，分毫无效，复延外科，妄用毒劣，胎虽未坠，而疮愈坠而

不收，以致昼夜呼号，窘迫万状，精神形质，困惫已极。及至临月，见其面唇㿠白，声息至微，六脉空浮而无根。当夜用参三钱，服十全大补一剂，次早胞水已下，煎参七钱，以鸡汤冲服，登时即产一男，产妇精神胜旧。不意三朝偶沾外感，头疼身痛，恶寒发热，投以熟料五积散而愈。未数日，忽因恼怒，陡然上气喘急，咳嗽连声，胸前胀痛，喉内痰鸣，水米不入，略啜茶汤，则上下阻截，气不相续，数人扶坐，莫能伏枕，不时昏绝，举室惶惶。因诊其脉，则细数无伦，将近十至，予知为无根，脱气上冲，乃以八味地黄汤冀纳其气，二剂毫不为动。予曰：此等之证，非大补真元，莫能挽也。乃以六味回阳饮——参、附、桂、姜、归、地各三钱，加鹿茸五钱，一剂下咽，而气平能卧，四剂全安。曩之大脏干枯，业已滋润，而痔疮痛苦，亦不复言矣。此等脉证，在常俗之辈，必疑临产服参过多，非用宽胸下气不可。清降一投，下咽即毙，仍归罪于从前之参，必群起而攻之矣。不知临产之日，非猛进参术，则已脱于当产之际，何能至今！今之气喘，实由参力已过，虚证复现，子午不交，竭绝立至，非大力之方，安可挽回！此证得生，实由云翁学识超迈，胸中有主，惟予言是听，所以效捷桴鼓。稍循俗见者，万无生理矣。

［按语］这则血晕气脱证的医案，是中医抢救急症的范例，清代儿科名医陈复正，不但擅长治疗儿科疾病，对妇科急症同样得心应手，独参汤救治产后失血虚脱，屡灌屡吐，连用五枝人参，直至起效，令人叹服。六味回阳饮加鹿茸15克抢救气虚气脱证，辨证之准，用药之重，取效之快，非常人可及，确实名不虚传。

2. 医案二

［来源］陈复正：《幼幼集成》卷三《百晬嗽论》。

［原文］遂阳明经高君作梅翁，与令弟云轩翁，同于甲寅

五月举子。然皆膏粱之禀，胎元怯弱，于七月间，两儿同患百晬嗽。予谓云翁曰：公郎面白唇淡，白眼带青，嗽声连续，痰不相应。此肝风有余，肺气不足，虽有喘嗽，未可以常法治之。设投疏风清肺，适足益燥伤阴，不特嗽不能愈，而证必加重。云翁深以为是，乃投人参五味子汤，其应如响，四剂全瘳；计用人参二钱八分。作翁者，其体更弱，外候面白眼青，自汗多嗽，满头青筋，囟门宽大。因谓之曰：令侄正同此证，已服补脾保肺之剂愈矣；公郎中气更虚，速宜用参，始不费手。适有老妪，专挑马牙者，从内阻之，复有医者，从外阻之，力言不可用参，服参则不可治，且云未见百日之儿敢用参者。老妪更嘱其母曰，道翁丸药，切不可服，其中多有人参，服之为害不浅。其母闻之，以为诚然，于是视予药如砒毒矣。作翁因素艰嗣息，莫能张主于予言，似有阳是阴否之意。予见其迟疑不决，亦不敢强，姑听之。此医日一诊视。自七月下旬治起，直至十月初旬，作翁往府考贡，其病愈治愈危，竟至奄奄一缕，而逆证丛生，无可救药。医者束手乏策，老妪缄口无言，皆绝迹不至矣。夫人辈无所倚仗，复恳于予。予叹曰：早听予言，何有今日！乃入诊视，见其面目如蓝，形体惟皮束骨，声哑无音，咳嗽气促，雨汗淋漓，四肢搐搦，逆证全具，毫无生机。因不忍释手，详为审视，惟两目神光尚存。予曰：生机或在是乎！遂以大参一枝、天圆肉五粒，蒸汤与服。初服小半，予为抱之，环步室中，审其呼吸之息气虽未减，而亦不见其增，即与服完，良久觉气稍顺。予喜曰：得之矣。遂用大参二钱、天圆肉七粒，蒸汤服之，竟获大效。是夜汗搐俱止，喘嗽略亦轻减。第苦于人小体弱，即二钱之参汤，亦须一夜方能服完。幸予此时行功习静，数载未曾设榻，终夕无眠，竟与抱之，昼夜不一释手，醒即予服，服后仍睡。数日之后，则鼾声如雷，睡眠极稳，呼吸极长。予知为气复神归之效。如此者十昼夜，诸证已愈八九，惟形色未复，音声未亮。予曰：功程虽半，未敢暂停，参须倍之。于是每日大参四钱、天圆肉十四粒，如前调理，计前后二十昼夜，共用官拣参六两有零，始奏全绩。于是声音清亮，面色红融，肌肉复生，精神胜旧；今已长成，俨然美丈夫矣，而且聪明特达，经史皆通，他日翱翔奚能限量！如此之证，如此之治，不特世人未见，医家未闻，即诸书亦所未载。半岁乳子，而用六两之参，起沉疴于万难之日，苟无定识者，未必有成。故拜恳同道，但须认证真确，不必拘泥古方，神而明之，存乎人耳。

[按语] 未满百日的乳儿患咳嗽，称为"百晬嗽"，又称"乳嗽"，是儿科难治之症，《证治准绳·幼科》曰："乳嗽，实难调理，亦恶证也。"陈复正根据患儿为膏粱禀赋，先天不足，一派虚象的实际，打破常规，大胆用参，终收起死回生之效。这也是陈复正法古而不泥古的实证。

（二）潘兰坪医案四则

1. 医案一

[来源] 潘兰坪（即潘名熊）：《评琴书屋医略》。

[原文] 余在羊城诊琴友杨君星门，暑邪变疟一症，初患暑时，医谓外感重而暑湿轻，用柴、葛、羌、防，从风治（暑风作冬日风寒治，谬甚）。更医谓湿重，用苍术、茵陈。又更医谓热重，用芩、连、知、柏，终归罔效，以致暑热不解而成疟。邀余诊，以三说询余。余曰，是不难辨，即君亦能自辨之。古人谓伤风恶风，伤寒恶寒，伤食恶食，推之凡察其所恶，即知其所伤。今君喜披襟当风，是不恶风，非伤于风可知；渴喜凉饮，饮多无痞满之患（湿病多饮，必觉胸脘痞满），且进西瓜、梨汁，更觉胸脘畅适，是不恶湿，非伤于湿可知；疟来身热炽，且心热而烦（暑先入心，心烦是暑的症），贪凉而恶热，是伤于暑热可断，况脉亦洪大耶。但暑热

无质无形，本伏三焦气分。后医未读刘河间先生书，不知治暑法程，徒用苦寒，作六经实热主治，故仍不效耳。兹拟方遵河间治暑热当先清肃上焦气分法，选辛凉轻清之品投剂，谅无不效。果服二剂病减，四剂病痊。方用石膏、知母、麦冬、鲜嫩竹叶、滑石各三钱，莲子心、甘草各八分，香薷五分同煎服。其出入加减，亦不过地骨、莲叶、洋参、粳米。

[按语] 所谓暑邪交疟，亦即雷少逸所指之时邪类疟之症，为暑邪不解，郁阻少阳之证。潘名熊用六一散合白虎加人参法治之而奏效，方中用滑石少佐香薷，体现了潘名熊治暑从暑湿立法的观点，同时甘寒养津益气药物的应用，又体现了其重视"暑易伤津气"从而注重顾护津气的特点。

2. 医案二

[来源] 潘兰坪（即潘名熊）：《叶案括要》，同治甲戌年（1874）刊本。

[原文] 凤浦胡达樵司马，以足痿软不能步履见邀。诊其脉，右关壅滑，左关尺濡软，而重按缓涩，阅旧方多主清肺，余曰："诸痿生于肺热，此等方原非大谬，但痿在下则肝肾病多。前贤虎潜法在所必用。兹胃脉壅滑属中上二焦，为食滞湿痰壅压，当先理中上，然后再商治下。方用茯苓三钱，白术、茅术、半夏、猪苓、知母各一钱半，黄柏、陈皮各八分，服四帖胃脉平，纳食旺。转用先生此方 [先生此方：指叶天士《临证指南医案》中的一方：龟板五钱先煎，熟地三钱，生杜仲五钱，黄柏八分（盐水炒焦），虎骨四钱先煎，当归三钱，巴戟四钱，牛膝一钱半盐水炒。（分量为潘名熊所加）] 加分钱与服（原方无分钱），嘱其连服十余帖，先吞二妙丸一钱，然后服汤药，若渴用丽参、茯苓、桑寄、雪梨干各三钱，麦冬、木瓜各一钱煎代茶温饮，更用玉竹、杞子各三钱，沙苑、牛膝各一钱，多煎猪腰（猪腰，即猪肾，粤人谓肾为腰）猪

精肉羹作饭菜。越廿日复邀诊，据述此方极效，已能缓行十余步，但腿一发软必须人扶持，方能复位而坐。复将先生此方加入金狗脊、千年健（皆盐水炒）各三钱，又嘱连服廿余帖。后相见叙谈，知已服卅余剂，并常服茶方、肉羹法而获愈。

3. 医案三

［来源］潘兰坪（即潘名熊）：《叶案括要》，同治甲戌年（1874）刊本。

［原文］又佛镇江翠岩，赤日途中感暑发热，汗泄渴饮，医治以五物香薷饮加芩连，诸恙益甚（阳暑自汗最忌香薷，且汗渴家厚朴茯苓亦在禁例），延余治，诊得脉近浮虚，知其元气有伤，难施辛寒而清散，姑先与以甘淡之剂：生南豆皮、地骨皮、川滑石、鲜荷叶各三钱，洋参麦冬知母各一钱，甘草五分，用鲜冬瓜皮四两煎汤代水，一帖热减，二帖热退，仍渴微汗，即转用先生益气保水方法（先生益气保水方法：于叶案中为生脉汤加知母），人参改用北丽参三钱，五味改用蜜炙七分，议酌加藕三两煎汤代水，服三帖全愈。

［按语］潘名熊《叶案括要》将叶天士医案中卓有成效者整理成简要的四言歌诀，以供学者记诵。而其所谓卓有成效，并非纸上谈兵，而多是潘名熊亲自用过而知的，故此书对研究叶案有重要价值。此处所选之两案，均体现出潘名熊高超的临床水平。盖叶案简要，一般学者按书索骥已觉为难，而前案中潘名熊能细辨病之深浅，先理中上二焦，使与原案不符之症消除，再用叶方，已是能善学者矣。而所配合之药茶、肉羹，更是潘名熊带有岭南特色的个人经验。故学者或虽效法古人，但得效后不善进退调理，亦可致前功尽弃，而潘名熊用叶方，加减进退，前后调护，其得心应手简直如同己出，可见其本人的深厚功力。所选第二案则亦是潘名熊富有岭南特色的治暑验案。

4. 医案四

[来源] 潘兰坪（即潘名熊）：《评琴书屋医略》，同治七年（1868）广州木刻本。

[原文] 凡治病，问其见症如何，问其致病之因如何，似较望、闻、切为倍要。余尝医郭廉访夫人，年约三十外。廉访久以计偕宿京，得第补外，因接眷赴任。夫人得喜信后，忽患喑病，咳多痰少，夜里每觉火升，喉舌微痛，而日间饮食无碍。遍访名医，迭治罔效。延余诊，余曰："贵恙咳先乎？抑喑先乎？"家人曰："喑先，余恙后渐起者。"余复问曰："起此恙日，曾多饮醇酒乎？"曰："无，偶因夜坐，看木鱼书劳神，明早即觉音破耳。"余诊其脉，两尺动数有力。阅旧服方虽多，亦不外清肺疏肺，止咳除痰，中上两焦药。余转用上病治下一法：龟板八钱，大生地、黄柏各四钱，知母、茯苓各二钱，羚羊、丹皮、泽泻各一钱。余曰："据述病因，与脉相对，沉疴似易起者，药不十帖当见效。"家人速于赴任，闻余言喜甚。时吾友谢司马茹坪偕余前往，郭其戚也，独讶余言，曰："痰咳而用龟、地，谅难见效，且重用黄柏，更属不通。"余笑曰："子姑验之。"次日初七复到诊，是夜已不觉火升、咳呛、喉舌痛矣。仍用前方，黄柏减一钱，再服。初八诊，两尺渐缓，声音渐起。仍用前方，去丹、泽，方中改用龟板四钱，羚羊、黄柏各八分，加鲜菖蒲五分煎，调入珍珠末七分服，连用三帖。十一日复到诊，音出已亮，但欠清耳。又转用清肃上焦气分方法，沙参八钱，丽参、黄芪、天冬、麦冬（连心）各一钱，白菊、杭菊各四分，加南枣四枚、鸡子白一枚同煎（鸡子先蒸熟，去壳、去黄，取白煎），仅服四帖，声音渐清而愈。茹坪曰："药已效矣，吾究未得其解也。"余曰："此忖情度理耳。夫妻契阔数年，一旦相聚有期，谁复无情？况夜静独坐，倍易触拨情思。且我粤之木鱼书（木鱼书，'木

鱼'是广州旧时一种曲艺,用广州方言说唱,说唱时以木鱼作陪奏,故称'唱木鱼'。木鱼书即其脚本),多艳写男女之私,以过去之情,感未来之情,相火尤易妄动。脉更得两尺动数,症亦由迅速而起(五行中最迅速者,莫若风火),谓非龙相火(龙相火:相火有二,肝火为雷火,肾火为龙火。此指肾阴亏虚所致的虚热)而何?龙火一动,势必上升,上升必凌烁肺金,金空则鸣,金实则无声矣。夫肾脉循喉绕舌,厥阳惯从子丑奔腾,此喉舌夜痛所由来也。余用地以滋之,龟以潜之,知、柏、丹、泽、苓、羚以降之、泄之,而复疏通之(羊角最灵动,能疏泄火邪之入络者)。斯龙雷潜伏而安其位,肺金清肃而守其常,其暗又安有不速愈者?"茹坪曰:"善!善!审问之,慎思之,明辨之,作医之道,亦当如是乎!"

[按语]该案重在阐明临症深入了解病情的重要性。由于潘名熊探问细致,且能深心体会病人心理,结合风俗人情的认识,遂对此症探得病源,治疗得法。具体设方用药潘名熊本人已作阐释。此不赘述。

(三)陈定泰医案一则

[来源]陈定泰:《医谈传真》,绿云洞天光绪元年(1875)刻本。

[原文]李某氏孺人,病恶寒,牙关战,手足寒,心里觉大热烦躁,医以年老虚寒议治,用四君、六君不应,渐见干渴。一医非前医,用气分药伤阴,转用左归饮,三剂而症不减,尤觉饱滞,手足冷更甚。又一医以无阳则阴无以化,议用人参附子汤煎服,遂不语。适有荐予往治,余望其色,目闭而黄,中微青白,细视则内含赤而不枯;听其息,则缓而有力;诊其脉,则沉细无力,但如发然。予知是实热似寒症,伏瘀也。今之不语,热闭液干,渴不得饮也,思用冬瓜皮煎水与饮,先解其烦渴,第其主家,倍食人参、附子,必以冬瓜皮为

寒贱而不屑食。诊毕,曰:"此症已属难挽,惟有一方,或可得语,恐尊驾不信,纵信亦不屑食,故断难挽。"主家曰:"均难挽,亦试之。"予仍未肯,乃曰:"尊驾要母命,则勿吝财,欲予开方,非一字十两计不开也。下药亲见其醒而能语,方执银归,如有不测则偿命也。"主家果允,请方,予用纸写"冬瓜皮一斤煎服"七字,果如制,饮以一碗,病者眼开,骂其子曰:"几渴死,方与饮耶! 亟再饮来。"予明日以黄连解毒汤进之,周身红点瘢现,又进犀角地黄之类,数日渐愈。

[按语] 陈定泰非但倡学西医脏腑,在中医临床中亦是名手。该案之妙,一是陈定泰辨证之精:本是真热假寒证,前医尽误,但陈定泰经望闻问切细心观察,发现了病本所在。二是用药之巧。谚云"单方治大病",陈定泰单以一味岭南民间草药冬瓜皮大剂煎服,清热生津,轻灵通透,即解其不语昏迷之苦及恶寒肢冷之假象,为进一步用药打下了基础。三是人情之透。医者治病,并非单凭学识,若不得病家信任和配合,纵有才学亦无从施展。陈定泰巧妙利用该病家恃富喜贵卑贱的心理,自重身价,获得主家的合作,因而顺利实现早已拟就的治疗方案,可谓高妙!

(四) 陈伯坛医案一则

[来源] 陈伯坛:《读过伤寒论》,民国己巳年(1929)刊本。

[原文] 陈某,男。忽患两足强直,腰背拘急,难入睡,不欲食,数日不大便,小便不利,溺时涩痛而额汗出。余认为诸暴强直皆属于风。风伤筋,筋伤骨,膝者筋之府,节者骨之关,伸为阳,屈为阴,所谓太阳不至,屈伸不利。患者两足能伸而不能屈,手太阳已被压于两膝之下,此阴阳相持于膝下,邪正相搏于膝上。背强而制其胸,腰强而制其腹,所谓邪入于输,腰背乃强。胃不和则食不下而卧不安。且肾开窍于二便,前阴不消水,溺淋痛甚致额汗出,后阴无谷之可消,何来大

便？则二便不能受气于肾行使通利之职责可知。治之法，病在上应取之下，病在下应取之上，病在中旁取之，取腹之两旁，不如取腰之两旁。腰肾有少阴之枢在，应以急封阴枢为第一要着。用四逆散加茯苓作汤送服，同时使啜热粥取汗。服后小便先通畅，膝能屈，能进食及稍安睡。再按前法去茯苓，遍身亦有微汗。继用栝蒌桂枝汤，因病者与痉病之证状身体强几几然之故。再用桂枝人参新加汤，因此病者能起且能步，但不能久立。续以甘草附子汤、甘草干姜汤先后与服，以善其后。

[按语] 近代广东伤寒"四大金刚"之一的陈伯坛，其医名著于省港澳。所著《读过伤寒论》《读过金匮》均有卓见。此处选其一医案，足见其对伤寒学说认识之深。

（五）吴粤昌《岭南医征略》医案二则

1. 医案一

[来源]《大埔县志》，转引自吴粤昌：《岭南医征略》，广州市卫生局1984年版，第162页。

[原文] 龙川扬艮拔，年老体弱，暑月如厕，肛忽脱出五六寸，如此五十余日，痛痒难堪。闻芹舫名，远道延请。芹航见其肠黑如炭，枯硬腐臭。乃用补中益气汤除去柴胡与服，并先以甘草水洗之。次日用肥肉煲浓汤，沥去渣滓，乘温盛盘中，使先烘后浸，约时许，虫出肠内者无数，冷则沥去秽物，煮热复浸。数日后，肠虽破烂，而色转白且润矣。再将汤加入米醋，一浸而肠收缩十分之七，更以香油胆汁和涂，用蓖麻叶徐抚之，遂还原状。然肠烂仍时作痛，复用黄牛角煮软，去尖刨薄如纸，涂香油胆汁插入肛内，另用珍珠生肌散，由角内送入，未儿，痛止而脱肛之症亦永除。

[按语] 该案是清代广东大埔医家张芹舫的一则验案。对于脱肛并且已经腐臭这种重症，张芹舫内治外治并用，方法历历在目。虽然我们今日治疗脱肛不必再袭其法，但在当时，张

芹舫能熟练运用各种手段并取效，其手法足资鉴赏。在中国医学史上还少见如此完整详尽的同类案例，这反映出当时岭南医家的临证水平是较高的。

2. 医案二

[来源]《广州府志》，转引自吴粤昌：《岭南医征录》，广州市卫生局1984年版，第48页。

[原文]崔必钰，字山泉，番禺员冈人。少磊落负隽才，屡试不售，乃而为医。其为医也，于《伤寒论》《金匮》外，尝钻研医案，务究其所以然。故发必破的。东溪李悠，久病体羸神弱，服桂附者年余矣。延至诊脉，脉复微细，正在沉吟晤对间，忽闻其口臭，乃悟为伏热也，重用黄连而愈。是时声称籍甚。

李氏邻女患目赤来诊，至时目睛突出，红根布满，痛不可当，必钰定睛看之，见红根旁有白气。曰："此虚证也，再服凉药则盲矣。"乃重用细辛而愈。

同乡梁氏子，患大热未发也，往诊之，曰："此大承气汤症也，然不发则药不能攻。"乃先令吞黑锡丹三十粒，而煎大承气汤待之。食顷果发狂，灌以大承气汤，始复贴然。

市桥谢建勋，患吐衄症甚急，延至则以人参生地大黄朱砂作方，通市哗然，不肯与药，必钰力持之，衄亦竟止。

[按语]该案是地方志中记载的广东一位民间医家的几个验案。由于能记入方志，所以不免均是较为奇特的案例。但所谓奇，只不过是异于一般惯法，甚至令"通市哗然"。而其所以异，又来源于医家审证的细致入微。几个案例均是于细微处审得其寒热真假之本，乃能应手而愈。其大承气汤一案，处理起来先后次序井然，尤觉成竹在胸，沉着大胆，足以为法。

（六）曾月根医案四则

曾月根（1872—1931），广东五华人，少时师从曾笃孙，虚心好学，勤研古籍，博采名家效方，医术精湛，善治内科疾患，尤擅治伤寒、温病。

1. 中风偏枯案

［来源］何廉臣选编：《重印全国名医验案类编》。

［原文］

（病者）缪吉庵，年七十七岁，堪舆，住广东五华周潭。

（病名）中风偏枯。

（原因）素有哮喘，又兼老迈，元气亏损，风邪直中血脉。

（症候）半身不遂，右手足不能举动，麻木不仁，略吐痰涎。

（诊断）六脉俱缓，左关尤甚，缓非和缓，乃是怠缓，左关属肝，肝藏血，肝血少，脉无所养而缓。

（疗法）当用木瓜、萆薢除湿痹，天麻、防风驱风邪，僵蚕因风而僵反能治风，续断能续而又能补，五灵脂逐风湿之疼，威灵仙行络中之气，虎骨去胫骨之风，乌药疏逆上之气，又恐风邪凝着难散，故用黄芪、当归、白芍之补而有力者以行之，血行风自灭也，松节、牛膝领诸药上出下行，俾其左宜左有，各不相悖，大意以去风湿之实而补正气之虚也。

（处方）宣木瓜五两　川萆薢一两　白僵蚕一两　松节一两　黄芪一两　炒白芍一两　全当归一两　威灵仙一两　虎胫骨一两　乌药一两　怀牛膝一两　防风一两　天麻一两　续断一两　五灵脂一两

右十五味，用老酒浸一宿，取起蒸熟，晒干研末。仍用前浸之酒，调服五钱，渐加至一两。

（效果）连服一旬，手足已见微效，二旬手能举动，三旬足能步履，终用归芍六君子丸，气血双补兼去宿痰而复元。

廉按：活络驱风，益气化湿，参以壮筋健骨，立方虚实兼到，配合颇费心机。虽然，神经之功用已失，肢体之偏废已成，痼疾难瘳，调复岂易，此等方法，亦有效有不效也。

　［按语］中风为病，历代医家认识不一，唐宋之前多以内虚邪中立论，治以疏风祛邪为主。唐宋之后多从内风论治。清代叶天士立肝阳化风说，治以滋液熄风，濡养营络，补阴潜阳。王清任倡气虚血瘀说，以益气活血为治。各具特色。综观众说，中风者，不外虚、火、风、痰、气、血六端。该案证属元气亏虚，肝血不足，虚风内生，风挟痰湿阻络，治以益气熄风，祛湿通络，继以补益气血，祛除宿痰以善后。

　2. 少阴伤寒案

　［来源］何廉臣选编：《重印全国名医验案类编》。

　［原文］

　（病者）曾丽常，年三十四岁，兵营军需长，住广东五华文兴薮。

　（病名）少阴伤寒。

　（原因）辛苦异常，日夜劳瘁，一经感寒，邪传少阴，即从火化。

　（症候）一身手足壮热，不能语言，舌黑且燥。

　（诊断）脉微细而数，论中微细为少阴病之提纲，数者热也。凡操劳者病入少阴，从热化者多，从寒化者少，今一身手足壮热，所谓火旺生风，风淫末疾也。少阴肾脉夹喉咙，萦于舌底，其火一升，故舌强不能言。舌黑者，现出火极似水之色也。

　（疗法）黄连阿胶汤主之。方用黄连、黄芩之大苦大寒以折之，白芍之苦平以降之，又取鸡子黄定离中之气，阿胶填坎中之精，俾气血有情之物交媾其水火，则壮热退而能言，热退而舌不黑矣。

　（处方）黄连四钱　阿胶三钱　黄芩一钱　白芍二钱　鸡子黄二枚　右四味先煮三味去滓，内阿胶烊化尽，后内鸡子黄温服。

（效果）初服二剂，病势渐平，再服一剂，诸症皆退。惟两脚拘挛，后服白芍五钱、甘草三钱，二剂而瘳。以芍药、甘草含有人参气味，血得补则筋有所养，筋舒则拘挛自除。

廉按：少阴伤寒有传经直中之分，直中者多从水化，浅则麻附细辛汤症，深则四逆汤症，传经者多从火化。今因津枯热炽，舌黑燥而不得语，急急以黄连阿胶汤泻南补北，确是对症处方。终用芍药、甘草苦甘化阴，养血舒筋，亦属长沙正法。

［按语］该证属少阴病邪从热化，因水亏火炽，故用黄连阿胶汤以壮水制火。主症缓解后因筋脉失养而见脚挛急，故用芍药甘草汤加味以缓其挛急。药能对证，故可取效。

3. 伤寒变痹案

［来源］何廉臣选编：《重印全国名医验案类编》。

［原文］

（病者）张幼文，年三十二岁，任县长，住广东五华城北门外。

（病名）伤寒变痹。

（原因）贵胄之子，素因多湿，偶感风寒。

（症候）发热恶寒，一身手足尽痛，不能自转侧。

（诊断）脉浮大而紧，风为阳邪，故脉浮大主病进，紧主寒凝。脉症合参，风寒湿三气合而成痹。

（疗法）桂枝附子汤主之。方中桂、附辛热散寒，草、枣奠安中土，生姜利诸气，宣通十二经络，使风寒湿着于肌表而作痛者，一并廓清矣。

（处方）桂枝四钱　附子钱半　甘草二钱　大枣六枚　生姜三钱

（效果）一日二服，三日举动如常，继服平调之剂全愈。

廉按：伤寒变痹，必挟风湿。长沙伤寒论曰："伤寒八九日，风湿相搏，身体疼烦，不能自转侧，不呕不渴，脉虚浮而涩者，桂枝附子汤主之。"今有是症，则用是药，确得仲景之心法。

［按语］《内经》云"风寒湿三气杂至合而为痹"，今风寒湿邪留于肌腠，阻滞气血，故见一身尽痛，不能转侧，用桂枝附子汤以温经散寒，祛除风湿，故使邪去而诸症俱失。

4. 温毒发斑案

［来源］何廉臣选编：《重印全国名医验案类编》。

［原文］

（病者）张少卿，年二十二岁，法政学生，住广东五华大田。

（病名）温毒发斑。

（原因）感染温毒时行而发。

（症候）面赤唇红，一身手足壮热，血毒外溃，神烦而躁，发出红斑。

（诊断）六脉洪大，右甚于左，舌鲜红，阳明血热无疑。血为阴，气为阳，阳盛则烁血，血热则发斑矣。

（疗法）凉血解毒，以泄络热，故以生地、犀角之大寒为君，以清君火，佐以芍药、丹皮之微寒，以平相火，火熄则斑黄阳毒皆净尽矣。

（处方）鲜生地一两　犀角尖二钱、赤芍药六钱　丹皮二钱五分

（效果）一服热清斑透，继用清、养法调理而痊。

廉按：温毒发斑，犀角地黄汤却是正治。故千金古方，平时不可不研究也。

［按语］温毒乃感受疫疠毒邪而致的急性外感热病，现多指大头瘟和烂喉痧。温病发斑，皆因阳明热毒波及营血，治疗上应予消胃解毒，凉血化斑。犀角地黄汤有清解热毒、凉血散瘀之功，故可用于血热发斑之证。若因气分邪热未尽者，宜于

方中加入生石膏、知母、大青叶等以加强清气解毒之力。

（七）陈务斋医案十四则

1. 三阳风热症案

［来源］何廉臣选编：《重印全国名医验案类编》。

［原文］

（病者）吴兴，年三十岁左右，广西藤县。体壮。

（病名）三阳风热症。

（原因）劳心太甚，昼夜不能安眠，心神焦躁，火热渐升，诱因出巡，适值天气乍寒乍热，感受风邪。素因性直而刚，过于疲劳，往往肝气郁怒，久郁而火暴发。

（症候）起则头目疼痛，肢体困倦，肢表麻木挛急，骨节疼痛，寒热往来，目赤唇焦，渴饮呕逆，呻吟不息。继则全体大热，昼夜不休，鼻干口燥，气逆喘急，口苦耳聋，形容憔黑，谵语昏狂，危殆异常。

（诊断）左则浮洪弦数，右则浮滑数，六脉有力而实。脉症合参，风热症也。奈阅前医之方，以温散治风之药，愈服则风愈生、火愈盛，而病岂不危乎。今所幸者，脉尚未脱，谅能救治。

（疗法）汤剂用疏风羚犀钩藤汤。取莲心、玉竹、羚羊、磨犀清心肝郁热柔润熄风为君，钩藤、柴胡、蝉退、木瓜解表和里舒筋活络为臣，石膏、知母、胆草、粉葛平阳明胃热润燥生津为佐，木通、皂角利水化痰通关开窍为使。二服则燥热已减，谵语已除，人事醒而不昏，肢表不挛。惟头部仍痛，体中发热，诊脉浮洪已除，只见弦数，又用平阳退热汤。取其清心肝而平君相，疏表和里，清热解肌，生津平胃。连数服，热退体和，头痛已除，渴饮亦止。惟腹满大便燥结十日不行，诊脉数而有力。又用大承气汤，推荡大肠，去郁热。连三服，得下十余次，腹中不满，略能进食。惟四肢重倦无力，步履困难，又用荣筋逐湿汤，取其活血荣筋，宣通筋络，清热去湿。连数服，则肢不倦。惟元气太弱，语言艰涩，诊脉已弱无力。又用参芪宁神汤，取其补气生津，清心宁神，运脾健胃，滋阴去湿。

（处方）疏风羚犀钩藤汤方

羚羊角钱半　磨犀尖二钱　钩藤勾五钱　生石膏五钱　莲子心五钱　川柴胡一钱　明玉竹三钱　生葛根一钱　川木瓜三钱　蝉退钱半　肥知母四钱　牙皂角一钱　龙胆草二钱　汉木通钱半　煎服。

（次方）平阳退热汤方

生石膏五钱　钗石斛三钱　知母四钱　胆草二钱　川萆薢三钱　羚羊角一钱　莲子心四钱　丝瓜络三钱　木通钱半　青蒿三钱　煎服。

（三方）大承气汤方

川厚朴三钱　川枳实四钱　生大黄四钱　元明粉三钱煎服。

（四方）荣筋逐湿汤方

川木瓜三钱　桑寄生五钱　威灵仙二钱　川黄柏三钱　生土薏六钱　归身钱半　云茯苓三钱　丝瓜络三钱　生牛膝三钱　防己二钱　嫩桑枝六钱　煎服。

（五方）参芪宁神汤方

花旗参三钱　生白芍三钱　破麦冬四钱　淮山药三钱　开莲米四钱　薏苡五钱　酸枣仁二钱　云茯神四钱　川杜仲二钱　正龟胶一钱　炙黄芪二钱　煎服。

（效果）十日燥平渴止，谵语已除，人事已醒，热退体和。二十日食量大进，三十日元气已复，精神壮健。

廉按：此肝络伏热，因感外风，从阳明而外溃，故一发即热盛风动，病势剧烈，非犀羚白虎汤加减不足以杀其势，大承气汤不足以荄其根，善后二方，亦有力量，故能效如桴鼓。惟方中柴葛，劫肝阴而伤胃汁，究宜慎用。

[按语] 该证属胃热炽盛，风火相扇，邪闭心窍，若再用温散，则可致津伤邪陷，其后果堪虞。今用疏风羚犀钩藤汤以清泻胃热，平肝熄风，豁痰开窍，险情缓解后，继进平阳退热汤以清胃平肝，滋养阴液，透邪解肌。后见邪热内结，腹满便秘，故再与大承气汤以通腑泻热，荡涤燥结。后期邪退正虚，筋脉失养，故用荣筋逐湿汤以养血荣筋，清热祛湿，疏通筋脉；再进芪宁神汤以益气生津，清心宁神，运脾和胃。证情虽复杂，但辨治丝丝入扣，故能转危为安。

2. 真寒假热症案

[来源] 何廉臣选编：《重印全国名医验案类编》。

[原文]

（病者）陈黎氏，年三十余岁，广西容县，住乡，体弱，业农。

（病名）真寒假热。

（原因）饮食不节，过食生冷，消化不良，肠胃蓄湿，凝寒积冷，正气衰弱。诱因夏月天气不和，水湿太盛，感受风寒，皮肤郁闭而病丛生。

（症候）肢体困倦，食量日减，体中严寒发热，头目晕痛，口渴咽干，清涎涌逆。继则食量全缺，肢体困极，软而无力，口更大渴，清涎更涌，常见体中潮热，头目更痛，不能起立，胸膈满胀，腰痛腹痛，心神烦躁，小便微黄，唇焦而燥，舌苔胶黄。绝食一月，危在旦夕。

（诊断）脉左右浮数无力。以脉症合参，真寒假热症也。此症因过食生冷瓜果，消化不良，停留肠胃，蓄湿积寒，阻遏正气不畅，脾土不运，不能布津散精，以致气血两亏，脏腑皆弱，腠理不实，皮肤疏泄，适夏月乍寒乍热，暴风暴雨，气候不佳，感受风寒，皮肤闭塞，卫气不能外达，风动木摇，水寒土湿，湿气渐长，阳气渐消，肾水愈寒，肝木愈郁，抑遏清阳，遂致上焦热燥，浊阴不降，中下凝寒，至清涎泛溢，阴凝于内，阳越于外，则脉现浮数，体热唇焦，舌黄，烦躁渴饮，表面虽热，里实中寒。前医以风热症治之，则更现燥渴，又以阴虚治之，更见胀闷，反助其凝寒，伤其正气，则孤阴不生，独阳不长，中土已败，绝粒月余，而症势危急万分。今所幸者，脉未散乱，谅能救治。

（疗法）汤剂用理中汤，壮阳降逆，取熟附、肉桂、法夏暖肾壮阳，升清降浊为君，干姜、白术理中扶土，温脾燥湿为臣，防党、五味、白芍、归身活血养肝，助气生津为佐，砂仁、陈皮、茯苓利水化气，和胃醒脾为使。一服后，燥渴减，清涎略少。五服后，燥渴已除，咽喉不燥，清涎更少，体中略和。惟口中味淡，以肉桂汤作常茶饮之。但百物不思，惟欲食白古月，每日需两许，食之桂古月与药汤知甜不知辛辣，内寒已极，诊脉沉迟，每味加倍。再连五服后，略思饮食，即食白粥一小碗，立时胸中胀满；症复如前，诊脉浮数，又将方每味加倍。再连五服后，病脉皆退如前，又思饮食，用干姜煎汤，入炒焦白米煎粥食之，方能消化。又将方中附、姜、术每味倍至四两，再连五服后，食量已进，略以步履。误食李子数枚，即时胸膈胀满，而病复如前，又不思食，又将方中姜、附、术每味倍至八两，再连十余服后，始知辛辣，病症已退，食进气强。

（处方）壮阳降逆理中汤方

肉桂一钱　熟附五钱　干姜五钱　白术六钱（炒）　半夏三钱　陈皮钱半　茯苓四钱　白芍三钱（炒）　归身二钱　防党四钱（炒）　五味二钱　砂仁二钱　煎服后，连日将各味倍重，姜、附、术每味　倍至八两一服。

（效果）二十日清升浊降，渴止体和。三十日食量略进，元气略复。四十日食量大进，元气复旧。

（说明）起则燥渴，脉症皆热，服清凉而病更甚，燥渴不止，温中壮阳，服之竟不燥渴，且姜、附、桂、古月之性辛辣，其食不知辣而知甜，可洞见脏腑之真寒，而姜、附、桂每味服去十余斤，始知辛辣，然后病除药止。愈后十余年，竟无一疾发生，常年健壮，可谓奇难之症矣。自古至今，真寒假热，真热假寒二症，不知误死者凡几。余诊治二十余年，已遇此二症数十人，皆奄奄一息，余定以真寒或真热，对症施方，皆能痊愈。特录真寒假热、真热假寒二症各一，以便研究。

廉按：前医认为风热阴虚，必用辛凉滋润之剂，致使寒凝湿聚，病自增重，方用附、桂、干姜以祛寒，苓、术、半夏以燥湿，所以见效。然非确有胆识者，不敢用此重量。

［按语］案中病者"绝食一月"之说，似有夸张之嫌，岂有绝食一月而仍幸存者？

白古月即白胡椒，其有温中散寒止痛之功。

3. 真热假寒症案

［来源］何廉臣选编：《重印全国名医验案类编》。

［原文］

（病者）何仲西，年三十岁，广东番禺县，住广西梧州，商业，体壮。

（病名）真热假寒。

（原因）不究卫生，过饱过醉，复食生果，以致消化不良，物质停留肠胃，蓄湿郁而生热。又因冷水洗浴，寒邪外束，火热内郁，正气不畅，血凝不运。

（症候）恶寒战栗，四肢厥冷，腹中胀满，大便不行，继则人事不省，面青唇白，目直口开，脉厥气微，全体俱厥，指甲青白，舌白微涩。

（诊断）诊既无脉，四肢厥直，体亦冻冷，胸间微暖，气息似绝，以手按口鼻，亦无气息动静，以鹅绒按鼻门，始见微动，断是假死。以手探其舌微涩，定是真热假寒之症。谅因醉饱太过，正气不运，消化不良，脾胃郁结，二便不通，蕴聚上逼入心，适遇冷水洗浴，外寒一束，血气顿停不运，则昏懵无知。前医谓中寒之症，以重剂附桂理中汤治之，过为燥逼，热邪攻心，关窍闭塞，而心之英灵尽丧，故为昏倒，肢体俱厥，气脉俱绝。外面所现寒凝，内则实热之症，当急急救治，缓则无效矣。

（疗法）汤剂用羚犀莲珀汤，取羚、犀、莲心、竹沥，清心攻热，通窍化痰为君，生军、木通、元明粉，推荡大肠而通小水为臣，白芍、黄芩、钗斛，泻火平肝，润胃生津为佐，茯神、琥珀，镇心宁神，而挽英灵为使。急煎频频灌下，待数时药尽后，四肢渐软，竟刻而脉始隐隐微微，再将方连二服频灌，次日则脉起而弦数，面唇红润，目已转睛，肢体不厥，小便已得点滴，略能言语。又用大承气汤，加犀角、莲心、竹沥、茯神，取其清心宁神，通关化痰，推荡肠胃，泄其郁热。服后则精神略好，惟燥渴连连，诊脉仍数，又用平胃润燥汤，取其生津清热，降火利水。

（处方）羚犀莲珀汤方

羚羊角钱半　磨犀尖三钱　莲子心一钱　生大黄四钱　淮木通二钱　元明粉四钱　生白芍二钱　黄芩肉三钱　钗石斛三钱　云茯神四钱　血琥珀二钱（末冲）　煎后，加竹沥一大碗冲和服。

（次方）大承气汤加犀莲竹沥茯神方

生大黄五钱　川厚朴二钱　川枳实三钱　元明粉四钱　磨犀尖三钱　莲心八钱　云茯神五钱　煎后，加竹沥一小碗冲和服。

（三方）平胃润燥汤

钗石斛三钱　肥知母三钱　生石膏五钱　淡竹叶钱半　天花粉三钱　破麦冬四钱　生地黄三钱　生白芍二钱　川厚朴二钱　云茯苓四钱　煎服。

（效果）三日人事已醒，肢体厥除，脉复能言，五日大小便如常，食量略进，十日元气已复。

廉按：此案之真热，实因前医用附桂理中所酿而致，故以犀、羚、莲、珀投之，遂能见效，后二方亦用之得法。

［按语］寒热真假之辨，贵在了解其病史及四诊合参。上案陈某，有饮食不节，过食生冷，前医又按风热证辨治，投辛凉滋润之剂，其证反剧。该案何某，前医谓其中寒，投重剂温中散寒之品，其证益甚，此皆为重要之病史。大凡真寒假热者，多两颧嫩红而唇色谈白，虽躁扰而神倦气冷息微，语声无力，口虽渴但不欲饮或喜热饮，身虽热而反欲近衣被，舌暗淡苔灰黑而滑润，溺清长，便自利或秘，脉虽疾而无力或微弱。真热假寒者，面色多晦滞，唇红焦燥，肢虽冷而胸腹灼热，神志昏沉但时而躁扰，呼吸气粗，口气秽臭，口渴引冷饮，身大寒而反不近衣被，小便黄赤，大便秘结而热臭，舌红绛，苔焦黄而燥，脉虽沉而按之有力。若能按此细辨之，则不致误矣！

4. 寒结腹痛症案

［来源］何廉臣选编：《重印全国名医验案类编》。

［原文］

（病者）谢可廷，年二十余岁，广东顺德县人，住广西梧州市，商业，体壮。

（病名）寒结腹痛症。

（原因）患疟疾愈后，气血衰弱，屡屡不能复元。诱因过食生冷果实，停留不化，肠胃蓄湿，湿郁气滞，肝气抑遏。

（症候）四肢困倦，食量减少，腹中痞满，肠鸣疼痛，时痛时止，咽干口渴，继则腹中绞痛，历月余之久，昼夜而痛不止，食量全缺，口更燥渴，肌肉消瘦，腹中膨胀，气逆喘急，唇赤而焦，舌干而涩，全体大热，大便燥结，旬日不行。

（诊断）诊左右六脉浮大而数，按则无力。验诊体温不足，听诊呈低音，兼水泡音。以脉症合参，定为寒结腹痛之症也。此由病后元气衰弱，过食生冷，停留肠胃，蓄湿积寒，土湿水寒，湿气愈长，阳气愈衰，肾水凝寒，肝木抑郁，肺金干燥，大肠津竭不行，浮火升提。前医用清热理气去湿之方，数十服则痛甚燥甚，又一医谓表里俱实，用防风通圣散治之，仍痛仍燥，而体热增加，大便更不行，至阴凝于内，阳越于外，成为危急，外象大热，内实凝寒，幸脉尚未散乱，谅能救治。

（疗法）汤剂用附子理中汤，加吴萸、木香、白芍、川椒。取姜、附、吴萸、川椒温中达下为君，白术、甘草运脾和胃为臣，白芍、木香理气平肝为佐，人参生津助气为使。一服后腹痛已减，体热略退，燥渴亦减，诊脉略缓。又照方加半倍，连二服后，大便泻下稀量之水，兼有粪粒，形同羊屎，腹满已消，痛渴皆除，唇白舌白，诊脉沉迟。再将此方加三倍姜、附，数服则食进病除。

（处方）附子理中汤加减方

熟附子五钱　贡白术五钱　干姜四钱　炙甘草二钱　苏丽参四钱　广木香钱半　吴茱萸二钱　川椒钱半　炒白芍三钱

煎服。

（效果）五日腹痛已除，胀痛亦消，燥渴已除，二十日食量已进，元气亦复。

廉按：寒湿伤脾，肾阳将竭，用附子理中，自是正法。

5. 热郁腹痛症案

［来源］何廉臣选编：《重印全国名医验案类编》。

［原文］

（病者）封其光，年三十余岁，广西容县，住梧州市，军政界。

（病名）热郁腹痛症。

（原因）劳心过度，思虑抑郁。诱因饮食不节，过饱过醉，食积停滞，消化不良。素因肠胃积郁，腹中膨胀，湿蓄气聚。

（症候）胸腹胀满，隐隐疼痛，食则呕吐。继则腹中绞痛，大小便不通，展转反侧，眠睡不能，坐立更甚。历旬余之久，昼夜痛剧欲死，肢表厥冷，绝粒不食，肌肉消瘦，面唇指甲青白，精神已失，奄奄一息。

（诊断）诊左右六脉沉伏，验诊体温升腾，听诊中左呈高音，兼带水泡音。以脉参症，定为热郁腹痛症，由食积停滞，中气不畅，脾不运则胃逆；尤复过饱过醉，伤及脾胃，助湿生热；且烦劳抑郁，肝木不能下行疏泄，木横助火，连合君火升提，烁肺刑金。金不生水，水干木郁，脾土益受其克，消运之官能尽失，清阳不能上升，浊气糟粕不能降泄，以致二便不通，气聚热生，湿郁火动，肝气一陷，痛遂立发。前医谓湿寒之症，用附桂理中汤治之，致热伏心肝，血热凝瘀，则肝气更郁，而痛更剧。再以温中治之，则外象愈寒，脉愈沉细。再以温中理气治之，而热愈深，则脉伏肢厥，至成危而欲绝。

（疗法）急救汤剂，用大承气汤加减。方取生军、芒硝、桃仁，推荡大肠，去宿清热为君，白芍、黄芩、红花，平肝泻火，去旧生新为臣，厚朴、枳实、郁金，宽中下气，而开郁结为佐，竹沥水、丝瓜络，通关化痰，疏通经络为使。一服后，痛则略减，惟大便仍不通。用手术洗涤大肠，始得立下燥粪数次，而痛立除，肢表不厥，面唇已新，能眠能睡，食量略思。诊脉左右弦数，又用清热逐湿化气汤，取厚朴、扁豆、苍术、川连、茯苓、延胡、郁金、木通、生军、白芍、青皮、土薏，理气开郁，运脾土湿，清热降火，通经利水。三服后，大小便如常，腹中舒畅，食量已进。诊脉已缓，惟元气已弱，又用补气运脾逐湿汤，取其补气生津，健脾和胃，利水渗湿，活络宁神。

（处方）大承气汤加减方

生军四钱　厚朴三钱　芒硝四钱　桃仁三钱　白芍三钱黄芩四钱　红花二钱　郁金三钱　枳实三钱　丝瓜络五钱　煎后，加竹沥水一钟和服。

（又方）清热逐湿化气汤方

厚朴二钱　扁豆四钱（炒）　苍术一钱　黄连二钱　茯苓五钱　延胡二钱　郁金三钱　木通钱半　生军三钱　白芍三钱　青皮二钱　土薏六钱（炒）煎服。

（三方）补气运脾逐湿汤方

防党五钱　五味钱半　黄芪二钱　白术钱半　淮山药五钱茯苓五钱　麦冬三钱　土薏五钱（炒）　枣仁二钱　桑寄生三钱　煎服。

（效果）五日腹痛已除，肢表不厥，十日食量已进，二十日元气已复。

廉按：辨证既明，处方亦有条理。

［按语］前人将便秘分为"阳结"和"阴结"两大类。阳结者多因过食辛热厚味，导致胃肠积热，腑气不通，或热病因邪热与肠中糟粕交结而成腑实证。阴结者，可因病后体虚或年老体衰，阴气不足，温煦无权，阴寒凝滞，大肠传导失职。

前案谢某，证属病后气血亏虚，脾胃不健，食入生冷瓜果，滞留难化，加之前医误用寒凉，重伤阳气，而成阴寒凝滞之阴结证，用附子理中、吴茱萸汤、大建中汤三方化裁，以温中散寒，健脾行气，和胃降逆，故可温化寒凝积滞。

此案封某，因食滞中阻，久郁化热，腑气不通，燥屎内

锯，故属阴结之证。前医误认为寒湿内阻之阴结证，投理中
辈，热结愈甚，幸得改弦易辙，方不致大误。

原案中之听诊应指腹部听诊，按其所述，大概是肠鸣音亢
进，可闻气过水音。

6. 温疫内陷症案

［来源］何廉臣选编：《重印全国名医验案类编》。

［原文］

（病者）陈梁氏，年二十五岁，广西容县，住乡，体壮，
农业。

（病名）温疫内陷。

（原因）素因食物不节，消化不良，宿滞化热。诱因温疫
流行，传染菌毒而发，又因药误而内陷。

（症候）初起恶寒发热，头痛项强，腰脊疼胀，肢倦口
渴，由午至酉，起立即仆，不省人事，牙关紧闭，肢冷至肘，
脘腹灼热，气粗喘急，唇缩而焦，齿黑而干，目赤面青，经昼
夜不醒。

（诊断）左右脉伏，舌紫而苔罩白腻，体温达一百零四
度，此吴又可所谓体厥脉厥也。由疫毒将发，新凉外束，伏邪
欲达而不能遽达，遂致脉伏不见，热极而厥，厥深热亦深。故
前医叠用辛散通关方法，竟一昼夜不效。病势甚凶，危在顷
刻。惟脉伏多系实证，虽见昏厥，开达得法，或可挽救于
什一。

（疗法）初用竹沥合童便，重加紫雪一钱，频频灌下，以
豁痰宣窍，清热降火。服后神识略醒，再用刘氏双解散，去
防、术、芎、归、芍等，加红花、中白、牙皂、磨犀，取荆、
薄、麻黄速解肌表，以辛散外寒，犀角、翘、栀速透上焦，以
清宣里热，硝、黄、芩、膏荡涤肠胃，以凉泻伏火。然病至内
陷昏厥，必有有形之痰火瘀热，蒙闭心与脑神气出入之清窍，

故用牙皂、桔梗以开痰，红花、中白以涤瘀。君臣佐既经配合，而使以益元散者，解热毒以调和诸药也。一服后，则肢表厥减，面唇略润，诊脉略见沉弦数。再二服后，人事略醒，牙关缓软，四肢厥除，惟手足麻挛，口甚燥渴，体中发热，心常惊悸，起卧无常，诊脉起而洪弦数。又用犀羚钩藤汤加人中白，取其直清心肝，泻火熄风，泄热通络，化痰利水。一服后，热退体和，肢表麻挛已除，惟咽干口渴，烦躁不眠，诊脉弦数略减。又用人参白虎合犀角地黄汤，双清气血两燔，润津燥以救阴液。

（处方）防风通圣散加减方

荆芥穗一钱　苏薄荷一钱　带节麻黄三分　生大黄四钱生山栀三钱　犀角尖二钱（磨冲）　净朴硝三钱（冲）　益元散三钱（包煎）　西红花二钱　人中白二钱　生石膏六钱（研细）青连翘四钱　青子芩三钱　小牙皂一钱　津桔梗一钱

（次方）犀羚钩藤汤加人中白方

犀角尖一钱（磨冲）　羚羊角二钱（先煎）　钩藤钩五钱　人中白三钱　牙皂角一钱　生石膏六钱　知母三钱　莲子心四钱　川木瓜三钱　龙胆草二钱　淮木通二钱

（三方）人参白虎合犀角地黄汤

西洋参三钱　生石膏三钱　肥知母四钱　粉甘草一钱　陈粳米六钱　黑犀角三钱　鲜生地四钱　生赤芍三钱　牡丹皮钱半　煎服。

（效果）五日牙关不闭，四肢厥除，人事已醒。十日热退体和，食量略进，二十日烦躁已除，食量大进，元气回复而痊。

廉按：凡疫病目赤面青，昏厥如尸，四肢逆冷，六脉沉伏者，此为闷疫。闷疫者，疫毒深伏于内而不能发越于外也，渐伏渐深，入脏而死，不俟终日也。至于急救之法，先刺少商中冲曲池委中等穴，以宣泄其血毒，再灌以紫雪合玉枢丹，清透伏邪，使其外达，或可挽回。此案方法，大旨近是，惟少一刺法，则未免缺点矣。

7. 伤风时疫症案

［来源］何廉臣选编：《重印全国名医验案类编》。

［原文］

（病者）陈典常，年二十九岁，广西容县，住乡，体壮，业农。

（病名）伤风时疫症。

（原因）素因过食生冷果实，以致脾难运化，蓄湿生热。诱因风疫流行，菌毒由口鼻吸入，直接传染。

（症候）初起恶寒发热，头目俱痛，腰脊硬疼，四肢痛倦，咳嗽气喘，咽干口燥，痰涎胶粘，咯则困难，间或咯血。继则全体大热，昼夜不休，烦躁已极，痰涎上壅，咯更困难，声破而嘎，不能语言，神识乍醒乍昏，面色紧黑，目白现赤血丝，唇赤黑肿，便结数日不行，溺短赤涩。

（诊断）左寸关尺沉伏，右寸浮大而促，关尺洪滑数有力，体温达一百零六度，舌卷苔黑燥，深红起刺。脉症合参，此伤风时疫之危症也。由天时不正，夏应热而反凉，秋应凉而反热，实非其时而有其气，疠疫为殃，长幼如是，互相传染。是年仲夏，雨水太盛，湿气最旺，仲秋丽日太炎，燥气最猛，疫气一触，即如爆发。检阅前医诸方，皆用风药，耗津助火，症殊危险，幸右关尺尚存不散，或可救治。

（疗法）先用羚犀杏石解毒汤，取杏仁、石膏、知母、桑皮、花粉、钗斛、竹沥，润肺降逆，化痰生津为君，羚角、磨犀，清心平肝，凉透伏火为臣，中白、银花、红花，凉血败毒，去瘀生新为佐，芦笋、茅根，清宣透解为使，连进三服，体热略退，形容略润，日则醒而不昏，夜仍谵语昏迷，诊脉数而有力。继用大承气汤，加黄柏、桃仁、红花、生地、石膏、莲心、花粉、麦冬等，取其荡涤胃肠，清其燥以救津。再进三服，始下燥粪数次，人事已醒，昼夜不昏，谵语已除，津液已复，舌苔黑退，转为粗涩。惟咳嗽声破尚不能除，脉数无力，又用百合固金汤，加石膏、知母、钗斛、洋参，取其润肺生津，活血助气，清肺平胃，滋阴降火，连进二十余服，咳嗽已减，声清不破，略能进食，诊脉微见燥涩，用补肺阿胶汤，加生脉散，取其润燥生津，助气活血，补肺化痰，滋降虚火。

（处方）羚犀杏石解毒汤

羚羊角三钱（先煎）　犀角尖二钱（磨冲）　北杏仁五钱　生石膏二两（研细）　肥知母六钱　鲜钗斛四钱　金银花四钱　生桑皮五钱　人中白四钱　天花粉五钱　西红花二钱　先用活水芦笋四两　鲜茅根三两　煎汤代水，煎成，加竹沥一杯，冲服。

（次方）大承气汤加减方

生大黄五钱　小枳实四钱　生石膏一两（研细）　川黄柏五钱　芒硝三钱　天花粉六钱　西红花二钱　莲子心四钱　原桃仁三钱　煎服。

（三方）百合固金汤加减方

野百合二钱　大玄参五钱　川贝母三钱（去心）　大生地四钱　津桔梗一钱　破麦冬三钱　生白芍四钱　生石膏四钱（研细）　肥知母三钱　粉甘草一钱　西洋参钱半　鲜钗斛三钱　白归身钱半　熟地露十两　枇杷露六两（二味代水煎药）

（四方）补肺阿胶汤加生脉散

贡阿胶三钱（烊，冲）　马兜铃钱半　炒牛蒡钱半　北杏仁四钱　粉甘草一钱　东西洋参各钱半　破麦冬三钱　北五味三分　陈糯米三钱　煎服。

（效果）五日热退体和，谵语已除，人事亦醒。直至三十日，咳嗽始减，声清不破，食量略进。四十日，咳嗽全除，食量大进，元气恢复而痊。

（说明）是年戊午秋末冬初，气候温燥，乡村市镇，时疫大为流行，各家长幼，互相传染者，十之八九，几至路无行人，医药不效，死亡甚众，惨不可忍。余是役诊治数千人，其症大略相同，药方俱照案内，按症之轻重，用药之加减，倘年老及幼孩，或标本不同，用量须加详察，胎产前后，尤当酌量调治。经余手者，十愈七八，特录数症，就正有道。

廉按：疫必有毒，毒必有菌，菌毒吸自口鼻，由气管达于血管，将血气凝结，壅塞津门（即淋巴腺总汇管之口），津郁为痰，阻滞气机，故见种种肺病，内陷心包，以致心筋质炎，故见种种神经病。此案初方，使疫毒由血分转出气分，妙在犀羚合西藏红花，透解血毒，行散血瘀，膏、知、桑皮，合芦、茅二根，清宣气热，使其速转出气分而解。第二方，使疫毒瘀积，由胃肠排泄而出。三方、四方，辛凉合甘寒法，清滋互用，为风燥热疫善后之正法。非素有经验，能负重任者不办。

［按语］该证属疫毒壅肺，痰热闭窍。用羚犀杏石解毒汤以清肺解毒，豁痰开窍，再以加味大承气汤釜底抽薪，荡涤胃肠，急下存津。后期邪热渐退，元气受耗，肺胃阴伤，故续进百合固金汤、补肺阿胶汤，生脉散等以益气养阴，润肺生津以善其后。

8. 妊娠兼风燥时疫症案
［来源］何廉臣选编：《重印全国名医验案类编》。
［原文］
（病者）陈韦，年二十二岁，广西容县，住乡，学界，体瘦弱。
（病名）妊娠兼风燥时疫症。
（原因）素因受孕后，气血不充，神烦少睡。诱因秋后风燥时疫流行，菌毒飞扬，由口鼻吸受，直接传染。

（症候）初起头痛目眩，恶寒发热，咳嗽痰粘，肢倦神烦，口渴胃钝。继则气喘声嘎，咯痰甚艰，咳则咯咯有声，胸膈胀满，食则呕难下咽，肌肉脱落，形体枯瘦，不能起立，起则昏仆，神识乍醒乍昏，谵言妄语，唇缩齿枯，咽干口燥。

（诊断）六脉弦数微浮，数则七至有奇，舌苔枯黑而涩，边尖深赤起刺。脉症合参，此妊娠兼风燥时疫症也。余晓之曰：病势危险极矣，辗转思维，只有竭力以救母，不能兼顾其胎儿。若犹欲保胎，恐母命一亡，而胎儿之命亦随之俱亡，请君择于斯二者。病家遂谓照此病势，当然急救母命为首要，请竭力设法，放胆用药可也。予对之曰：脉虽浮数已极，幸未散乱，或能挽救，以图侥幸。

（疗法）先用凉膈散合犀角地黄汤去丹皮，加花粉、银花、人中白，取硝、黄、栀、芩荡涤肠胃，降火救阴为君，地、芍、花粉凉血安胎，生津润燥为臣，犀角、连翘、竹叶、薄荷清心肝伏火，凉散风燥为佐，银胡、银花、人中白和解表里，散郁败毒为使。连进二服不应，直至五服后，始得泻数次黑燥结粪，而燥热略平，舌苔略润，谵语已除，人事已醒。仍见燥渴不眠，食量不思，咳嗽如前，又用人参白虎，合百合固金汤加减，取其润肺生津，平胃降逆，活血安胎，养阴滋水。连进十余服，则咳嗽已除，声清不嘎，燥渴已止，食量已进，睡眠已安，身体已和，舌黑苔已退，转现微白微涩。惟元气衰弱，声低气微，软而无力，诊脉微弱。又用四物汤，合生脉散，加茯神、枣仁、于术、山药，取其补气生津，养阴活血，安胎宁神，运脾健胃。连进十余服，则元气略强，食量大进，起居步履，稍能支持。惟肢体皮肤，微现浮肿，诊脉缓滑，又用四君子汤，合五皮饮，取其补气运脾，去湿消肿也。

（处方）凉膈散合犀角地黄汤加减方

元明粉三钱（分冲）　生大黄四钱　焦山栀三钱　青连翘三钱　青子芩三钱　薄荷叶钱半　鲜竹叶二钱　生白芍三钱　鲜生地一两　粉甘草一钱　犀角尖三钱（磨冲）　银柴胡二钱　天花粉四钱　金银花三钱　人中白钱半

（次方）人参白虎合百合固金汤

西潞党三钱　生石膏四钱（研细）　肥知母三钱　陈粳米五钱　粉甘草一钱　野百合二钱　鲜生地四钱　川贝母钱半　生白芍二钱　津桔梗二钱　原麦冬三钱　当归身钱半　大元参二钱　熟地露　一斤（代水煎药）

（三方）四物汤合生脉散加减方

大熟地四钱　生白芍二钱　白归身三钱　川芎一钱　西潞党四钱　五味子钱半　破麦冬三钱　云茯神二钱　酸枣仁二钱　贡于术三钱　淮山药五钱（生打）

（又方）四君子汤合五皮饮

西潞党四钱　贡白术六钱　云茯苓四钱　粉甘草一钱　生桑皮五钱　五加皮四钱　大腹皮三钱　老陈皮二钱　生姜皮二钱　煎服。

（效果）五日，人事已醒。二十日，咳止燥平，食量已进，三十日，百病俱除，食量大进，元气已复。后一月，胎儿产下，母子俱全。

廉按：风燥酿疫，秋冬为甚。就余所见，去年深秋至冬，有发白喉时疫者，有发喉痧时疫者，有发疫痘疫瘄者，直至今春，疫势渐衰，其症虽变状万端，而原因总归于风燥热毒，气血两燔。医者不究病因，见喉治喉，见痘治痘，见瘄治瘄，辄用通套成方，以致枉死载途，良可悲也。此案注重伏火就燥，气血两燔，开首即用凉膈合犀角地黄加减，表里双解，三焦分消，投剂果决，自然效如桴鼓。然非有学识、有胆量、经验宏富者，不敢负此重任。

9. 妊娠燥疫症案

［来源］何廉臣选编：《重印全国名医验案类编》。

［原文］

（病者）梁陈氏，年二十六岁，广西容县，住乡，体壮，业农。

（病名）妊娠燥疫症。

（原因）素因性躁而暴，劳苦过度，受娠数月，适染燥热时疫而发病。

（症候）初起头目骨节皆疼，全体大热，昼夜不休，皮干无汗，咳嗽气逆，咽干口渴声嘎，谵语狂躁，神识昏迷，唇焦齿黑，舌黑而卷，叠起芒刺，不能言语，甚至皮枯甲错，状如蛇将脱壳，以手击之，全体皮肤，响声咯咯。

（诊断）皮壳硬浮，不能诊脉，只得舍脉从症，查问病原，断为妊娠兼燥疫症。检阅前方，尚用耗散药以劫阴，血液垂涸，势难挽救，实因病家再三乞援，不得不勉图救济之法。

（疗法）先用犀角地黄汤，凉血清营为君，合人参白虎汤，生津润燥为臣，子芩、莲心、银花，凉血安胎，清热解毒为佐，使以竹沥，清肺燥以活络痰也。连进二服后，始能其声噫噫，舌苔略润。再进三服，能言能咳，声尚未清，舌始能伸，黑苔已退。五服后，人事已醒，言语亦清，思食薄粥。六七日间，全体皮壳脱落，大者尺许一片，小者数寸，形如蛇退，毫毛尽脱，全体焕然一新，粉白微红，然后始能切脉。诊左右细数而涩，咳嗽痰胶，咽干口燥，睡眠不安。次用人参白虎汤，加归、地、芍、薇、元参、柏子仁，以滋阴宁神，凉血养胎，清热降火，生津润燥。十余服后，精神略好，食渐进，咳嗽已除，咽喉不干，睡眠已安。惟元气未复，肌肉未长，诊脉微弱，终用参芪归术汤，以补气生津，养血安胎，补脾健胃，降火宁神以善后。

（处方）犀角地黄汤合人参白虎汤加减方

黑犀角二钱（磨汁）　鲜生地一两　青连翘四钱　生白芍四钱　生甘草一钱　生石膏八钱（研细）　白知母四钱西洋参三钱　青子芩三钱　生粳米三钱　银花蕊三钱　生莲心三钱　煎后，加竹沥一钟和服。

（次方）人参白虎汤加味方

生石膏五钱（研细）　鲜生地六钱　肥知母四钱　东白薇三钱　生白芍五钱　乌元参四钱　西洋参钱半　大归身钱半柏子仁三钱　生甘草七分

（三方）参芪术归汤

西洋参二钱　北黄芪钱半　天生术钱半　大归身二钱　大生地四钱　生白芍三钱　淮山药五钱（生打）　酸枣仁钱半破麦冬三钱　肥知母三钱　云茯神三钱　川黄柏一钱

（效果）五日能语言，人事醒，食量略进，皮肤壳脱。调养至三十日，食量大进，肌肉已长，元气亦复，人皆称奇，谓今古罕闻之症。愈后两月分娩，母子双全。

廉按：燥疫一症，前哲吴氏鞠通虽有发明，方载吴氏医案，然系寒燥阴毒。今此案娠妇兼患燥热时疫，殊属棘手重症，立法注重气血两燔，烁涸津液，故用人参白虎，清滋气分之燥热，犀角地黄，清解血分之燥毒，双方兼顾，用得恰好，洵救燥疫之良剂。厥后两方，一则清滋气液，一则双补气血，亦为善后所必需，真精心结撰之佳案也。

10. 温毒喉痧案

［来源］何廉臣选编：《重印全国名医验案类编》。

［原文］

（病者）黄云之，年四十岁。

（病名）温毒喉痧。

（原因）素因嗜酒无量，并食辛热太过，以致肠胃积热，适秋感温燥厉气而发。

（症候）初起发热，痧疹并见，咳嗽音哑，喉头痒痛。继则目赤面青，大热昏狂。延旬日间，焦躁异常，更见昏迷，手常撕其喉腭，不能制止，鲜血常流，形枯体瘦，唇焦面黑，不能语言。

（诊断）左脉洪弦，右则浮大而数，舌苔黑燥，边尖深赤起刺。脉症合参，此喉痧危症也。查阅前医方法，太遵修园禁令，绝无清凉，纯用温散，耗津助火，则毒火升炎，胃腑热燥，津液将竭，厉邪与气血交混，达之不得，清之亦不易，势甚危急。今所幸者，脉尚有根未散，或可救治。

（疗法）先用卧龙丹嗜鼻通关，开窍通气。紫雪消解邪火，透毒清神。继用羚羊黑膏汤加减，取羚角、莲心、生地、元参、紫草清心平肝，凉血润燥为君，桑叶、蒺藜、麦冬、贝母润肺清热，降逆化痰为臣，生军、元明粉败毒荡下，釜底抽薪为佐，淡香豉、人中黄泄浊解毒为使。连进二服后，人事已醒，手不撕喉，血出已止，体热亦减。诊其左脉略静，右仍躁数，又用桑丹泻白散为汤加减，取其润肺降逆，平胃清热，凉血养阴，化痰败毒。连进十余服后，食量已进，喉中不痛。惟有微咳微燥，不能安眠，诊脉左则缓静，右关略数，又用石斛元参汤加减，取其润肺降逆，清热养胃。

（处方）卧龙丹方

西牛黄一分　麝香肉一分　梅冰片一分　蟾酥一分半　猪牙皂二分　羊踯躅三分（即闹羊花）　北细辛二分　灯草灰一钱　金箔十张

共研末，飞过，瓶贮，用一分吹鼻，用五厘冲。后服紫雪八分用竹叶心五十支、灯心五分，煎汤调下。

（又方）羚羊黑膏汤方

羚羊角二钱　淡豆豉钱半　鲜生地五钱　冬桑叶二钱　白

蒺藜钱半　黑元参四钱　破麦冬三钱　老紫草钱半　莲子心四钱　杏仁三钱　生大黄三钱　元明粉钱半　川贝母二钱　人中黄钱半

（三方）桑丹泻白散为汤加减方

冬桑叶五钱　牡丹皮二钱　元参四钱　天花粉三钱　杏仁四钱　川贝母二钱　桑白皮四钱　地骨皮四钱　甘草一钱　鲜生地三钱　知母三钱　大黄三钱

（四方）石斛元参汤加减方

鲜石斛四钱　黑元参三钱　杏仁五钱　栝蒌仁三钱　鲜生地四钱　破麦冬三钱　生甘草钱半　煎服。

（效果）五日人事已醒，喉痧亦减，血止热退。十五日食量已进，喉症亦除。二十日食进体健，元气已复。

廉按：此仿曹心怡喉痧正的之方法，妙在先用卧龙丹开窍宣气，紫雪芳透清神，惟人中黄不如用金汁，泄热逐毒，较有肤功。

［按语］该案证属疫毒燔灼气营（血），内闭心窍，为烂喉痧之危重症。医者以卧龙丹、紫雪丹以清热解毒，豁痰开窍，继用羚羊黑膏汤以清解气营（血），凉泻心、肝、肺、胃诸经之热毒，滋养已耗之阴津。再用桑丹泻白散以清泻肺胃余邪，凉血养阴。最后用石斛元参汤甘寒滋养肺胃以善后。如此急重之证，一有延误则属不治。

11. 燥疫白喉案

［来源］何廉臣选编：《重印全国名医验案类编》。

［原文］

（病者）梁德荣，年三十，体壮，商业，住广西梧州。

（病名）燥疫白喉。

（原因）素因过食酸滞，嗜酒无量，诱因秋天炎燥，是年白喉盛行，毒菌飞扬，由口鼻吸受，直接传染。

（症候）恶寒发热，头目眩痛，背胀腰刺，全体骨节疼痛，咽喉干涸，微现硬痛。继则体中大热，咽喉疼痛势不可忍，喉头起白点白块微烂，外面微肿，口干而渴，头部更痛，声破不能言，目赤唇焦，气逆喘急，气热而臭，顽痰上涌，鼻流鲜血，神志烦闷，睡寤恍惚，神识昏迷，面色微黑。

（诊断）脉左洪弦，右浮数，体温一百零五度，此燥疫白喉症也。查阅前医方药，纯为表散治风之方，反使其毒分窜经络，火势愈猛，血涌于鼻，痰阻关窍，顿致心神昏愦，危在顷刻。今所幸者，左脉尚存根气，或可救治。

（疗法）先用仙方活命汤加减。取犀角、莲心、胆草、山栀清君相之火为君，石膏、知母、黄柏平阳明燥热为臣，生地、中白、银花、白芍、甘草凉血养阴和中败毒为佐，元参、兜铃、蓝根、瓜蒌下气化痰润肺降逆为使。连进三服，鼻血止，人事醒，体热亦退，面唇略润。继用养阴清肺汤加减，连进五服，白喉已退，咽润津复，略能言语，稍进薄粥。惟腹中满胀，大便不行，诊脉左则缓静，右关尺数有力。用白虎承气汤加减，推荡瘀热，二服后，泻下黑燥粪数次，眠安食进，诊脉已缓。终用生脉散合白虎汤，助气生津，清胃润燥。

（处方）仙方活命汤加减方

龙胆草三钱　马兜铃三钱　栝蒌仁五钱　元参三钱　川黄柏二钱　鲜生地八钱板蓝根二钱　生石膏八钱　犀牛角二钱（磨冲）　白芍三钱　生甘草一钱　焦山栀三钱　莲子心三钱人中白三钱　白知母四钱　济银花三钱　煎服。

（次方）养阴清肺汤加减方

鲜生地六钱　麦冬四钱　白芍三钱　薄荷六分　元参三钱丹皮二钱　川贝二钱　生甘草钱半　胆草三钱　生石膏五钱（研细）　犀角三钱　煎服

（三方）白虎承气汤加减方

芒硝三钱　生大黄四钱　生石膏四钱（研细）　瓜蒌仁三钱　知母四钱　鲜生地五钱　黑元参四钱　煎服

（四方）生脉散合白虎汤方

生石膏四钱（研细）　麦冬三钱　五味一钱　知母四钱　西洋参三钱　粳米五钱　甘草钱半

（效果）五日人事已醒，热退体和，白喉已减，鼻血亦止。十日喉症已除，略能言语，食量略进。二十日病除食进，元气已复。

廉按　此仿张善吾、郑梅涧辈治燥疫白喉之法，耐修子白喉抉微一书皆用此等方药，全在临症者辨明真燥白喉，始可仿用，否则贻误反多，学者宜注意之。

［按语］白喉乃因感受疫疠毒邪而致，其病位在鼻、咽、喉。肺开窍于鼻；咽喉为肺胃之门户，故责其脏腑在于肺胃。疫毒壅聚肺胃，搏结鼻、咽、喉，耗伤肺胃之阴为其主要病机。郑梅涧据此创制了养阴清肺汤为后世可师之法。现治疗白喉效方"抗白喉合剂"也在郑氏方的基础上化裁而成。本案也仿郑梅涧、张善吾治白喉之法。然在辨治中还应防治因疫毒耗伤心气而致心阳虚衰和因鼻、咽、喉间白膜堵塞气道之危重象。

12. 抽筋霍乱案

［来源］何廉臣选编：《重印全国名医验案类编》。

［原文］

（病者）潘卢氏，年三十八岁，广西容县，住县底墟，体壮。

（病名）抽筋霍乱（西医谓虎列拉传染病）

（原因）素因不究卫生，过食生冷物质，适夏月天气乍热，畏热贪凉，感受风邪不觉，遂至口渴过饮汤茶，消化不良，伤脾蓄湿。诱因产后血虚凝瘀，新陈不能代谢，月事不调，房劳纵欲，思虑抑郁，肝肾亏损。

（症候）骤然四肢麻木，体中战栗，腹痛胸满，上吐下泻，由辰至午，足筋挛缩，声音嘶哑，汗出如珠，目直、口开气促。

（诊断）左右手脉沉微似绝，脉症合参，此虚脱之抽筋霍乱症也。其吐者胃气上逆，其泻者脾气下陷，其吐泻抽筋自汗如浆者，阳越于外阴盛于内也。中气将脱，危在顷刻。

（疗法）附桂理中汤加麝香、砂仁、法夏。取熟附、肉桂壮肾暖水能收散失之阳为君，干姜、白术扶土理中温脾暖胃为臣，丽参、甘草补气生津培元救脱为佐，法夏降逆止吐、砂仁麝香兴奋神经为使，急煎频灌于口，甚难咽下，约数时服尽后，气复微微，又将前方再服。次日脉复能言，诊脉微弱，继用十全大补汤，取其补气壮阳，活血养阴，温脾和胃，化气生津。

（处方）附桂理中汤加减方

黑附块三钱　原干姜三钱　高丽参四钱　法夏二钱　拣砂仁钱半　正肉桂五分　贡白术六钱　炙甘草二钱　煎成，临服冲麝香五厘　徐徐冷服。

（又方）十全补汤方

高丽参四钱　贡白术五钱　云茯苓三钱　归身四钱　熟地黄三钱　北黄芪四钱　炙甘草钱半　熟附子三钱　川芎一钱炒白芍二钱

（效果）二日气复脉复，十日精神已健，元气复旧。

廉按：此治阴寒霍乱元气将脱之急救正法，妙在用麝香兴奋神经，使参术附桂发力愈速，奏功愈峻，方从陶氏回阳急救汤脱化而来。

13. 急性疫痢案

［来源］何廉臣选编：《重印全国名医验案类编》。

［原文］

（病者）林衡，年五十余岁。

（病名）急性疫痢，西名赤痢。

（原因）素因过食辛燥，脏腑郁热，肠胃发炎。诱因天气不佳，微菌飞扬，空气不洁，由口鼻吸受，直接传染。

（症候）骤然恶寒发热，头痛口渴，四肢烦疼，腹中绞痛，大便下赤白痢，前急后重，日夜达数十次。继则全体大热不休，噤口粥饭不能下咽，食量全缺，口渴连连饮水，不能制止。排便之后，生剧烈之疼痛，肛门灼热。下痢则加多二倍，日夜达一百余次。排泄之物绝无粪色，俱是赤多白少，赤者系稀量之血水，白者脂膏之类。肌肉消瘦，形体枯黑，唇焦而裂，齿黑而枯，面黑目赤，气逆喘急，热臭非常，昼夜不眠，势甚猛烈。

（诊断）诊左脉沉伏，右脉浮数已极，体温升腾达一百零四度，舌苔黑燥起刺。脉症合参，乃急性传染病之赤痢症也。查阅前医数方，或用驱风解毒喻氏仓廪汤加减，以助其炎燥，或用清润之剂仲景黄芩汤加味，而缓不济急，遂致酿成危急不治之症。余见一息尚存，岂能坐视，不得不立方援救。

（疗法）急用大承气汤加味，取生军、芒硝、桃仁、滑石、推荡大肠而除郁热为君，石膏、粉葛，平阳明热燥，生津解肌为臣，黄柏、山栀、银花、生地、白芍，泻心肝伏火，凉血败毒为佐，厚朴、枳实，下气宽中而除急重为使。一服后则平平，无加无减。将方每味再加倍，连二服后，则痛渴痢略减。将方每味再加二倍，连三服后，则泻稀量胶黄之粪数次。然后燥渴大减，急重已除，赤痢减少，日夜达数十次，食能下咽，略能睡眠。诊脉左右弦数，又用清热解毒厚肠汤，取生军、石膏、山栀、粉葛、黄连、银花、锦地罗、白芍、甘草、木香、地榆、归身、生地，去脏腑郁热，凉血败毒，平肝润燥，理气厚肠。连五服后，则燥渴更减，赤痢已除，惟泻黄白胶溇，日夜尚有十余次，食量略进。诊脉缓滑而弱，又用参归莲子汤，取其补气生津，活血润燥，运脾健胃，厚肠去湿。连数服后，则燥渴已平，而泻痢更减，惟腹尚有微痛，诊脉滑滞，又用急止痛泻丸，取其运脾理气，平肝厚肠，降逆去湿，利水导滞。

（处方）大承气汤加减方

生大黄六钱　川厚朴三钱　元明粉四钱　川枳实四钱　生石膏八钱（研细）　生葛根一钱　滑石粉四钱（包煎）　光桃仁三钱　生白芍八钱　川黄柏三钱　金银花三钱　鲜生地一两　焦山栀三钱　煎服后，将各味加倍，后再将各味加二倍。

（次方）清热败毒厚肠汤

生大黄五钱　生石膏八钱（研细）　焦山栀四钱　生葛根二钱　川黄连三钱　大归身钱半　生白芍八钱　金银花三钱　锦地罗三钱　广木香一钱　粉甘草一钱　地榆炭钱半　鲜生地八钱　煎服。

（三方）参归莲子汤

西洋参三钱　当归身二钱　生白芍三钱　开莲子四钱　淮山药五钱　云茯苓四钱　阿胶珠二钱　炒薏仁六钱　云查肉三钱　南芡实五钱　闽泽泻二钱　粉甘草钱半　煎服。

（四方）急止痛泻丸

川黄连五钱　广木香三钱　延胡索三钱　生白芍四钱　茅苍术一钱　云茯苓六钱　川郁金三钱　藿香梗二钱　制香附二钱　良姜片一钱　川厚朴二钱　粉甘草一钱　罂粟壳四钱　闽泽泻四钱　共为细末，蜜丸，每重一钱　用好浓茶送服二丸。

（效果）十日燥平渴止，痢减，急重除，食量略进。二十日痢止食进，元气已复。

（说明）是年乙卯，噤口痢疾死亡者不少。所起症状无异，各人原因不同，而症有差异。施治不对症者，而症变乱复杂，多莫能救。是役余所治者，不下数百人，疗法亦不外如是，随症加减，亦无不愈。

廉按：此疫痢中之胃肠炎，其症最急而重。凡赤痢、赤白痢、五色痢等起病之初，属于实热性质者，则由病原菌所酿成之病毒，充满于肠内，宜先之以通利剂扫荡腹内之郁毒，而后以调理剂作后疗法，乃为至当之顺序。若不先扫荡病毒，而惟下痢之是恐，先防遏之，则死于腹满热盛苦闷之下，是即由逆治致逆症者也。此时之逆症，与实症相一致。今观此案，可知其因症方药之所以然矣。

14. 急性疫痢案

［来源］何廉臣选编：《重印全国名医验案类编》。

［原文］

（病者）陈伟明女士，年十二岁，广西容县，住乡，学生，体壮。

（病名）急性疫痢。

（原因）素因饮食不节，腻滞太过，消化不良，蓄积肠胃。诱因往探姻戚，适痢疾流行，微菌飞扬，空气不洁，防卫不慎，传染而来。

（症候）骤然腹中绞痛大作，大便屡次下痢，前急后重，日夜达百余次，排便之后，生剧烈之疼痛，肛门灼热，口渴连连饮水不能制止，食物不能下咽，排泄之便，绝无粪色，俱是赤多白少，赤者稀量之血水，白者乃脂肪膏油之类，面色黑紧，唇焦齿枯，舌苔黄厚，边尖赤起刺，昼夜不能安眠，全体大热不休，瞬息不绝，势甚急逼，危在旦夕。

（诊断）左右六脉浮弦数极，一吸已动七星（见真人脉法）。脉症合参，传染病中之赤痢症也。查阅前医之方，多用耗散之药，耗其津，劫其血，损其气，则焦躁异常，肺胃气逆，津液枯竭，渴饮不止，肠胃炎热已极，则噤口不能食，至成危急不治之症。余于此症，略有经验，不得不力图救济。

（疗法）速用大承气汤，加桃仁、黄柏、银花、粉葛、石膏、生地，取推荡大肠，急下存津，凉血败毒，平胃清热。连服三剂后，急重已除，赤痢略减，燥渴略平，食量略进。诊脉浮数退去，转为滑弱，又用参归莲子汤，取其补气生津，活血润燥，运脾健胃，厚肠去湿。连服五剂后，食量更进，下痢更减，精神略好，元气稍复。诊脉微滑，又用急止痛泻丸，取其运脾理气，平肝厚肠，降逆去湿，利水导滞。

（处方）大承气汤加减

生大黄六钱　川厚朴三钱　金银花三钱　芒硝四钱　粉葛四钱　光杏仁三钱　川枳实四钱　鲜生地八钱　生石膏八钱（研细）　川黄柏三钱

（次方）参归莲子汤

高丽参钱半　当归身二钱　生白芍三钱　开莲子四钱　淮山药五钱　云茯苓四钱　阿胶珠二钱　炒薏苡六钱　云查肉三钱　南芡实五钱　闽泽泻二钱　粉甘草一钱　煎服。

（三方）急止痛泻丸

川黄连五钱　广木香三钱　延胡索三钱　生白芍四钱　茅苍术四钱　云茯苓六钱　川郁金三钱　藿香梗二钱　制香附五钱　良姜片二钱　川厚朴三钱　罂粟壳四钱　闽泽泻四钱　粉甘草二钱　十四味，共为细末，炼蜜为丸，每重一钱，辰砂为衣，每服一丸至二丸，用好浓热茶送下。

（效果）五日痢减，急重除，米量略进。十五日食量更进，燥渴已除。二十日痢止痛除，食量大进，元气已复。后其家人老少患此症者，十之八九，余俱用此方法，十愈八九。

廉按：疫痢，内经谓之奇恒痢，即德日医所谓赤痢也，为八大传染病之一。据西医实地经验，研究所得，谓其病毒非菌则虫，约有二种：一为菌毒赤痢，一为变虫形赤痢。大旨以清热解毒，防腐生肌等法为主治，兼用血清注射，及灌肠法以佐之。此案遵内经通因通用之法，即日本医衍德医之法，谓赤痢初期，肠中毒热肿疼，当务去肠内之刺激，流通粪便，以防病势上进，为治赤痢疗法第一义。故病有上进之象，当相机而投以下剂，但下剂易增进患者之衰弱，不可不谨慎用之。至滋肠及注肠，不但足以疏通其积滞，且有缓解里急后重之效，是以用之最宜。与陈案疗法，大致相同。然就余所经验，传染性赤痢，亦有不宜用硝、黄荡涤者，只可清血解毒，滑以去着，如犀角地黄汤，合五仁汤，加醋炒芫花，重用贯仲二两，地浆水煎药，亦多奏效。医不执药，随宜而施，神而明之，存乎其人耳。

〔按语〕痢疾是以腹痛，里急后重，痢下赤白脓血为特征的疾病，若发病急骤，证情较重且造成流行者称为疫毒痢。中医学所称之痢疾包括西医学所称之细菌性痢疾、阿米巴痢疾。急性胃肠炎一般是指单纯性胃炎伴发肠炎而言，临床上以急性发作上腹部疼痛、呕吐、腹泻为特征，属中医之泄泻范围。痢疾和泄泻证情轻重有别，正如《景岳全书·泄泻》中曰："泻浅而痢深，泻轻而痢重，泻由水谷不分，出于中焦；痢以脂血伤败，病在下焦。"可见两者不可混为一谈。

根据以上两案证候，似属痢疾中之疫毒痢。其用大承气汤加减乃借大承气汤之药荡涤疫毒积滞之力，属通因通用之法。然治痢用下法，总应视病者体质和证情而定，也即何廉臣按中所述："下剂易增进患者之衰弱，不可不谨慎用之。"

（八）李伯鸿医案六则

1. 风湿脚气夹肾虚案

〔来源〕何廉臣选编：《重印全国名医验案类编》。

〔原文〕

（病者）黄谷生，年三十二岁，新闻界，住汕头。

（病名）风湿脚气夹肾虚。

（原因）日则政务劳形，兼奔走各机关以访查新闻，夜则撰稿劳心，加之花酒应酬，辄夜深始归，如斧伐枯树。由是思伤脾，色仿肾，脾肾气虚，风湿因而乘虚入经络，下袭两足而发病。

（症候）两足肿痛，行履不能，日夜呻吟痛苦，食入即呕，卧病月余，职务催迫，更觉心闷气促。

（诊断）脉左尺滑而细数，右尺浮而涩弱。脉症合参，浮为风，滑为湿，风湿中于下肢，脉细数涩弱，肾气更亏于内，外形所以发为脚气症也。况事罢劳疲入房，内外交困，心肾两劳，竭泽而渔，难供需索，精髓消铄，血不荣筋，足焉有不酸痛者哉。

（疗法）先以加减三痹汤，去风湿而止痛，继用加减六味以补肾，外治以野葛膏，更用龟桑胶，以荣血而淘汰花酒余积。

（处方）潞党参三钱　赤茯苓四钱　炙甘草二钱　制首乌六钱　鲜石斛六钱　鲜生地四钱　川杜仲二钱　川牛膝三钱续断三钱　左秦艽二钱　川桂枝二钱　独活二钱　花槟榔三钱

（次方）山萸肉三钱　肉苁蓉三钱　巴戟天三钱　丹皮二钱　泽泻二钱　云茯苓四钱　大生地四钱　淮山药四钱　羌活三钱　鲜石斛六钱　制首乌四钱　川牛膝三钱　千年健三钱走马胎三钱

（三方）嫩桑枝一斤　生乌龟二只（重约一斤）　宣木瓜四两　川牛膝一两

（效果）后赠余图，其跋云：丙戌秋，余患脚气，跬步不行，而身兼政界报界，不能久病不出。急延西医治，不效，复延中医治，又不效，床笫呻吟月余，苦难言状。先生到诊，施以内外兼治术，是夕获安枕卧，越两旬而全愈云云。

廉按：探源叙症，明辨以晰，处方选药，精切又新，真治内伤肾虚外感脚气之佳案也。

2. 伤寒误遏案

［来源］何廉臣选编：《重印全国名医验案类编》。

［原文］

（病者）俞金宝，年三十余，政界，住汕头。

（病名）伤寒误遏。

（原因）旅行遇雨，感冒发热，中医误用白虎汤，以致表邪内陷，寒热如疟，西医误以金鸡纳霜止疟，而病遂剧。

（症候）啬啬恶寒，淅淅恶风，翕翕发热，鼻干口渴，头痛骨节痛，咳喘烦躁，小便热赤。

（诊断）左寸浮紧，右尺洪实，脉症合参，乃太阳两伤风寒，邪从热化，内犯肺经也。

（疗法）张氏冲和汤加减，以羌活治太阳肢节痛为主，副以防风驱风寒，苍术去风湿，芷、芎除头痛，片芩清肺热，木通、赤芩导赤利水，甘草缓急，解表后，则治肺热，而咳当止矣。

（处方）羌活二钱　防风钱半　苍术一钱　黄芩钱半　白芷钱半　川芎一钱　木通钱半　赤芩六钱

（又方）葶苈三钱　牵牛二钱　桑白皮四钱　地骨皮四钱　桔梗一钱　紫菀三钱　苏子钱半　宋公夏二钱　赤芩六钱　天津红四枚

（效果）翌日汗出痛止，咳仍未除，服后治肺方三剂而愈。

廉按：洁古九味羌活汤，本治风寒湿郁而化热之正方，今因表邪正盛，反被凉遏误截，致邪内陷而化热，酌选此方加减，用得恰当。后方用钱氏葶苈丸、泻白散法加味，亦有力量，非疲药塞责者可比。

［按语］ 此案为外感风寒，兼遇雨湿，前医误用辛寒重剂，因凉遏太过，致风寒湿之邪不得外解反致内陷。用九味羌活汤以疏散风寒，解表祛湿，兼清里热，再用泻白散、葶苈丸加减以泻肺化痰止咳。辨治准确，属可师之法。

3. 脚气冲心案

［来源］ 何廉臣选编：《重印全国名医验案类编》。

［原文］

（病者）何评云，年五十八，住汕大德里街。

（病名）脚气冲心。

（原因）花酒恣饮，年老血气衰弱，不胜其湿，毒发而为脚气冲心。

（症候）呼吸似无，心跳尚微，觉心下痰气高耸，昏厥不语。

（诊断）棺衾置前，预备入殓，儿媳环哭，延余诊本以冀万一。按诊已无，只有打听二诊，打其胸腹胀实，有杂音，听其心久而有一跳，手足未尽冷，且其病先由脚痛起，胸有痰积，此症俗名百子痰打，书名脚气冲心。前医误脚气为流火，敷以药，所以痰气攻心而作假死形也。

（疗法）先止其儿媳哭，以免喧扰。用二人扶起病者，运用人工呼吸法，以蒜艾灸其下患部，以野葛膏摩擦其上患部，俟痰气散，心脏能活动，呼吸能接续，急煎朴香槟汤灌之，下用脚踏丸，以发其汗，继续服后方愈，后令服四斤丸，以断其再发。

（处方）野葛三两　蛇含草三两　防风三两　草乌头二两　桔梗二两　茵芋叶二两　川椒一两　干姜二两　巴姜二两　升麻二两　细辛二两　雄黄二两　犀角二钱　鳖甲一两　共为粗末，酒四斤，浸四日，以猪脂五斤熬药，须慢火频搅，勿令焦黑，俟滴水成珠，以绢滤去渣滓，入樟脑二两，冰片二钱，麝香四分，磁瓶封固，待用，名野葛膏，以摩患部，为治脚气要术。

（次方）脚踏丸方

生草乌三两　樟脑二两

醋糊为丸，如弹丸大，每置一丸于炉中，病者足踏之，衣被盖复身上，以汗出如涎为效。

（三方）朴香槟汤方

贡厚朴一两　广木香一两　花槟榔一两

（四方）广木香二钱　花槟榔三钱　防己二钱　郁李仁三钱　桑白皮二钱　赤茯苓六钱　大腹皮二钱　紫苏二钱　广陈皮二钱　秦艽三钱

（五方）祠半夏二钱　桑白皮二钱　槟榔二钱　旋复花二钱　草乌二钱　射干二钱　赤茯苓四钱　黑牵牛六钱　前胡二钱　汉木通二钱　秦艽三钱

（六方）黑牵牛四钱　花槟榔二钱　瓜蒌仁二钱　豨莶草三钱　春根藤三钱　石龙芮二钱　祠半夏二钱　赤茯苓四钱　干地龙二钱　葶苈三钱

（七方）四斤丸方

川牛膝一斤　宣木瓜一斤　肉苁蓉一斤　明天麻一斤

酒四斤，浸一日，晒干为末，用浸过药之酒，熬膏为丸，如桐子大，每服三十丸。

（效果）三星期愈，服四斤丸二服，迄今六十余，体健异常。

廉按：学识崭新，处方奇特，堪为脚气冲心症别开生面，独树一帜。

［按语］"脚气"是以两脚软弱无力、麻木或有脚胫浮肿之病症。若兼见心悸、气促或呕吐者，称脚气冲心。若不及时医治，甚者可致危及生命。此案采用人工呼吸、艾灸、药物按

摩、内服、外治等综合疗法，可谓充分发挥了传统中医药特色。

4. 时疫霍乱案

［来源］何廉臣选编：《重印全国名医验案类编》。

［原文］

（病者）李明德，年五十二岁，工厂伙夫，住汕头。

（病名）时疫霍乱。（吐而不泻，大寒似热症）

（原因）以贫不能购温补食物，且年老所啖皆残羹冷饭，湿寒积而不化，欲吐则胃力不足，不能吐出食物，欲泻则肺胃力不能下达大肠，故只吐痰水而无物。

（症候）大汗如洗，全身冰冷，吐止痰水，药入即吐，病日余而大剧。

（诊断）夜深恳余往诊，到时病者遗嘱后事，已奄奄一息不能言矣。两手脉微欲绝，以听脉筒听其心脏尚活，而舌有苔垢，此凝寒似热。索阅日中所服方，果误为胃热，一派凉泻品。药入虽未几吐出，然胃气更因此大伤，肺之喘促愈甚，所以大剧。此凝寒霍乱，治之须慎也。

（疗法）热水温罨、运用人工呼吸二法，额鼻喉耳旁腹均抹以香窜行气药油，约十分钟，汗止息续，能言语，以浓姜汁和熊胆液灌之，少瘥，继以理中汤加减治之。

（处方）生于术三钱　党参六钱　干姜五钱　炙甘草二钱姜半夏二钱　贡川朴二钱　雄猪胆汁、童便各半，拌药炒干，用水碗半，煎至半碗，温服。

（效果）凝寒以胆便，同气相投，理中开化其闭结，故药入不拒，二日即霍然愈，干事如常。

廉按：案中所叙欲吐则胃力不足不能吐出食物，欲泻则肺胃力不能下达大肠，故只吐痰水而无物，观此则干霍乱之属寒湿一种。方用理中加猪胆汁童便炒透，逆治之中参以从治，法从通脉四逆加入溺猪胆汁汤脱化而来。研究古医学术者夫人而知之，妙在先用人工呼吸法唤醒神气，故能速效。处当今中西学术竞争之时代，为中医者勤求古训、博采众方而外，不可不进取新医学术也。

5. 时疫霍乱案

［来源］何廉臣选编：《重印全国名医验案类编》。

［原文］

（病者）花月娥，年十八岁，词女，住汕头。

（病名）时疫霍乱。（腹痛泻而不吐大热似寒症）

（原因）平时嗜食油炸脍，每日必啖数枚，以致伏火内发，陡变霍乱。

（症候）腹痛暴泻，精神错乱，面白目昏，泻时有声，四肢筋抽酸痛，视物不见。

（诊断）两手脉伏而微，惟久之则有一跃弹指，按脉微乃腹痛所致，泻时肛门有声响，试以手按其腹，病者觉痛，脉微中有一跃弹指，而面白目昏，虽似虚寒，经云：大热似寒，其为火郁无疑。前医施以附桂理中，所以不能治标也。然此伏火霍乱，未易辨矣。

（疗法）经云："火郁则发之。"遵是义，先施以加味火郁汤，后以加减竹叶石膏汤、加减平胃汤。

（处方）柴胡二钱　防风二钱　葛根三钱　升麻七分　羌活二钱　白芍四钱　炙草二钱　生甘草二钱　葱白四株　苍术三钱

（次方）竹叶三钱　生石膏四钱（研细）　六一散二钱（包煎）　薄荷二钱　生白芍三钱　花粉三钱　赤茯苓一两　原麦冬二钱

（三方）苍术二钱　陈皮钱半　贡朴二钱　甘草一钱　木瓜二钱　乌梅二枚　山楂二钱　麦芽二钱

（效果）翌日火发，口渴痛减，面红唇焦。服竹叶石膏后，渴泻均止，惟胃未开不思食。最后服加味平胃汤，食进而病痊。

廉按：此即西医所谓急性肠炎症也，似霍乱而实非霍乱，治法先发后清，秩序井然，非得力于东垣仲景者不办。

6. 时疫霍乱案

［来源］何廉臣选编：《重印全国名医验案类编》。

［原文］

（病者）李秉乾，年五十余岁，住汕头。

（病名）时疫霍乱。

（原因）病者体硕大雄伟，生平无病，行年五十余，只在沪一病，连此二次而已。惟素具怪脉，遭病必重，在沪为其挚友治愈。此次在酒楼赴宴回，忽患霍乱，嘱家人急请伯鸿。余到诊时，病者已失知觉。

（症候）吐泻腹痛抽筋，大汗淋漓，面黄土色，失知觉，不能言语。

（诊断）病者素具怪脉，一至即止，代复如散沙，无病时亦如此。脉已难据，体温又因霍乱而难探，只按其外候，断为霍乱而已。

（疗法）下以热水温罨，上以还魂水醒脑，约十分钟，面色红活，手足能动，略知人事。即以止痛药止其痛，病者安卧睡去。随以后方服之，遂霍然愈。

（处方）广郁金钱半（生打）　杜藿香三钱　制苍术二钱羌活二钱　木瓜三钱　六神曲三钱　台乌药二钱　生白芍三钱　贡朴二钱　益元散三钱（包煎）

（效果）翌日全愈。

廉按：案云奇症，方却寻常，而能竟奏捷效者，全在的对因症而已。

[按语] 霍乱是以起病急骤，卒然发作，上吐下泻，腹痛或不痛为特征的疾病。它包括西医学中的霍乱、副霍乱、急性胃肠炎、食物中毒等疾病。现西医学又主张不分霍乱和副霍乱，而将两者统称为霍乱。即指由霍乱弧菌所致的烈性肠道传染病，也即中医所称的时疫霍乱或真霍乱。从以上三案的病因、发病经过和治疗情况，这三案可能不属现西医学所指之霍乱，故称时疫霍乱似欠妥。

（九）郑震竺医案一则

1. 伤寒热厥案

[来源] 何廉臣选编：《重印全国名医验案类编》。

[原文]

（病者）陈永吉，年十八，住汕头。

（病名）伤寒热厥。

（原因）初夏勤劳过度，伏热体酸，勉从苦力运动，意欲因出汗而免药，至晚遂发头痛。医用石膏、生地、麦冬之类，越三日而病剧。

（症候）手足厥冷，不省人事，耳若无闻，头不着枕，面色及唇皆白，惟指甲红活。

（诊断）脉左右俱伏，切诊已无可考，寒热从何分别，况症属危急，热药非可轻试。即嘱其兄取冷水一大杯，扶之令饮，一服而尽。遂知其口渴伏热，热深厥深，误服阴凝之品，遏热之所致也。

（疗法）达郁通阳，泄热宣痞，方用柴胡疏其木郁，芍药通其阴结，甘草和其中气，枳实泄其痞塞，加木通宣其伏热，红花行血脉之瘀，黄芩清三焦之火，内解外达，血脉畅行，阳气舒畅，而热厥自愈矣。

（处方）川柴胡钱半　杭白芍四钱　粉甘草八分　炒枳实二钱　汉木通钱半　苏黄芩二钱　藏红花七分

（效果）一剂知，二剂已，静养三日，而能如常作事矣。

廉按：寒厥用四逆汤，热厥用四逆散，研究伤寒论者皆知之，所难者辨症耳，一经药误，寿可立倾。前哲成无己、喻嘉言、陆定圃辈，多所发明，爰为节述其说。成氏曰：凡厥若始得之，手足便厥而不温者，是阴经受邪，阳气不足，可用四逆汤；若手足自热而至温，从四逆而至厥者，传经之邪也，四逆散主之。喻氏曰：凡伤寒病初得发热，煎熬津液，鼻干口渴便秘，渐至发厥者，不问而知为热也，若阳症忽变阴厥者，万中无一，从古至今无一也。盖阴厥得之阴症，一起便直中真阴经，唇青面白，遍体冷汗，便利不渴，身倦多睡，醒则人事了了，与伤寒传经之热邪，转入转深，人事昏惑者，万万不同也。陆氏曰：厥有阴阳二症，李士材谓阴厥脉沉弱、指甲青而冷，阳厥脉沉滑、指甲红而温，余谓阴症似阳，未可以脉沉弱、指甲青冷为凭，凡症见烦躁欲裸形，或欲坐卧泥水中，舌苔淡黄、口燥齿浮，面赤如微酣，或两颧浅红，游移不定，言语无力，纳少胸闷，渴欲饮水，或咽喉痛而索水至前复不能饮，肌表虽大热而重按则不热，或反觉冷，或身热反欲得衣，且两足心冷，小便清白，下利清谷，脉沉细或浮数，按之欲散，亦有浮大满指，而按之则必无力，是宜温热之剂，药须凉服，从其类以求之也。似此辨别，至为精审，学者宜细观之。

（十）陈憩南医案四则

1. 伤暑腹痛案

［来源］何廉臣选编：《重印全国名医验案类编》。

［原文］

（病者）曾仰山之妻，年二十六岁，体素弱，澄海人，住汕头。

（病名）伤暑腹痛。

（原因）时当盛暑，登楼浇花，至晚头眩，天明无恙，越数日腹痛，适月事后期，医作经治，而不知其有暑邪也。

（症候）满床乱滚，时时发昏，四肢发厥，冷汗常流，家人惶骇，惊为不治。

（诊断）诊得六脉细涩，沉候数而鼓指有力。询家人曰：畏热乎？大便秘乎？小便数而无多乎？其夫从旁对曰：然。余曰：病系感暑不发，伏于肠胃，阻碍气机，因而作痛。脉症合观，其为暑因误补而腹痛，可无疑矣。其夫曰：最先延吴医诊治，谓系停污，服胶艾四物汤加香附，不应。次加红花、桃仁，不应。继再加三棱、莪术，又不应。乃转请秦姓老医，谓是中气大虚，肝风内动，服黄芪建中汤，加入平肝驱风之药，服三剂而痛转甚。遂日夜叫呼，饮食俱废，发昏作厥，病遂日深。更医多人，毫无寸效。不得已恳救于福音医院之洋医（怀医生、莱医生），咸谓周身灰白，乃系血流入腹，非剖视不可。举家商酌，绝对不从。今先生曰伤暑，药必用凉，但内子虚甚，其能胜乎？余曰：语云，急则治其标。西昌喻氏曰："议病勿议药，议药必误病。"诚哉其言乎。且夫人惟体正虚，不能托邪外出，是以真面目不露，率尔操觚者，乃致误耳。经曰："暑伤气。"又曰："肺主气。"今肺被暑伤则气虚，气虚不能统血流行，是以脉见细涩，而外形肺虚之本色，周身灰白，西医所以误谓血流入腹也。如果见信，克日呈功。

（疗法）主用清热则暑邪自除，通气则腹痛可止，清热通气汤极效。午后三时，水煎取服，翌日再服。

（处方）清热通气汤

羚羊角一钱（先煎）　金银花二钱　钩藤钩钱半　滑石粉三钱（包煎）　小青皮一钱　全青蒿钱半　陈枳壳一钱甘菊花钱半　川厚朴一钱　淡竹叶钱半　条黄芩二钱　杭白芍三钱

（效果）一剂能眠，二剂思食，适月事通，病良已。

廉按：伤暑腹痛，何至满床乱滚，实因诸医不明因症，漫用成方，误补致剧。此案诊断时，全在一番问答，始得查明其原因，对症发药，药既对症，自能应如桴鼓。故诊断精详，为医家第一之要务。

[按语] 叶天士云："长夏湿令，暑必兼湿。"岭南夏季炎热，雨湿又盛，因天暑下迫，地湿上蒸，故暑热之邪每兼挟湿邪为患，而致暑湿证。临床上除有暑热见症外，又每因湿邪阻滞气机，故有身重、脘痞、苔腻甚或呕恶、腹痛、泄泻等症。前诸医不明其理，又见病者月经延期，腹中疼痛，而投温通调经，益气缓中之剂，遂成暑热内伏，胃肠气滞之证，幸未致暑湿化热，内陷厥阴。大凡中医治病，若不明病因病机，用药又不遵循标本缓急，虑其动手便错也。

2. 伏湿腹痛案

[来源] 何廉臣选编：《重印全国名医验案类编》。

[原文]

（病者）张俊卿，中学生，年二十一岁，澄海人，住汕头。

（病名）伏湿腹痛。

（原因）地近淫洼，暮春湿涨，婚后精气空虚，遂袭人而不觉。

（症候）每日亭午，即脐中切痛，抵晚渐剧，气急上逆，能坐不能卧，必呕吐至咸味出乃止。自春徂秋，百医莫效，困甚。

（诊断）脉两寸如平，右关缓细，尺弱，左关亦缓，尺涩。详察脉症，的系湿气伤肾，伏处于精室之中，所谓伏湿腹痛也。按肾之部位，在脊骨十四椎，左右各一枚，其功用能将周身流入之血，吸收其败浊之质，向膀胱而排泄。今为湿气所伤，则玛氏囊失职，致败浊之质仍向周身流去，是以面目黧黑也。精室处膀胱之后、直肠之前，与肾贯通，是以痛在脐中也。冲脉寄居其间，湿伏于此，则冲亦病。书曰："冲脉为病，逆气里急。"所以气急上逆，能坐不能卧也。病必午发者，因冲脉附丽于阳明，午为阳明气旺之时，欲借此以攻除其所伏，故激动之而发也。吐出咸味乃止者，以咸为肾之本味，吐出则伏邪亦泄，邪泄则衰，故痛止也。前医不知其有伏邪，徒取调气止痛。消导去积之套方，因循坐误，致令元气日亏，精血日耗，两尺脉之见弱且涩也。所幸病前半日犹能食饮，胃气尚存，庶几易治。

（疗法）邪伏既久，邪正混为一家，助正化邪，乃合理法。主用四物汤补血活血为君，枸杞、北芪、杜仲、巴戟生精益气为臣，茯神、萆薢、琥珀、菖蒲分清导窍为佐，紫河车、鹿茸走精室壮肾阳为使。三剂逐日水煎，午前服。

（处方）大当归二钱　甘杞子二钱　正琥珀一钱（研冲）川杜仲三钱　酒川芎钱半　生黄芪三钱　川菖蒲一钱二分　巴戟天二钱　老熟地三钱　川茯神三钱　川萆薢钱半（盐水制）杭酒芍二钱　紫河车四钱　北鹿茸三钱（酒制）

（效果）二剂后通腹皆痛，三剂忽大痛不可忍，旋泻下黑如墨者数次，翌日清晨腹大泻一次，病竟如矢，后不再发。

廉按：辨症详明，论理透彻，参以新学，更为精凿，病原分析极清，用药亦切实周到。

3. 湿热痢疾兼瘘案

［来源］何廉臣选编：《重印全国名医验案类编》。

［原文］

（病者）蔡达仁之第三子，年十五岁，住潮安城外。

（病名）湿热痢兼瘘。

（原因）初夏偶感湿热，作红白痢。因医治错误，缠绵不愈，至仲冬两足痿废而成瘘。

（症候）形销骨立，肚腹坚膨，其热如烙，舌绛红，满口臭气，令人难闻，所下腐秽极粘，日数十行，腹痛甚，粒饮不入，卧床叫苦。

（诊断）六脉皆沉细而数，时有弦象（湿热伤阴，肝胆气郁）。据症参脉，初系湿热伏于大小肠而病痢，久之逆传于肺，耗液损津，脾胃受困而病痿，此湿热痢兼痿也。然病何至斯极，想因谬作虚寒，而服参、芪、桂、附之属，以致五脏六腑受其燥烈之气，而营分尤甚焉，所幸童体无亏，下泉之水，足供挹注，不然，早已焦头烂额矣，安得一线之生存乎。其父曰：唯唯，但不识还可治否？余曰：治则可治，恐畏吾药之寒凉，而不敢服耳。其父曰：先生果有确见，虽砒，信勿辞也，遂许之。

（疗法）连日与调胃承气汤合白头翁汤二剂，后剂加郁李净仁，以下肝胆之气，水煎午前十时服。

（处方）净朴硝二钱　酒大黄二钱　川黄连钱半　生黄柏钱半　白头翁二钱　北秦皮钱半　粉甘草一钱

（次诊）连服三剂，陆续下去垢污甚多，腹膨即消，热亦大减，两寸稍浮，弦象去，六部仍细数。改用专清营分之热，最合通络清营汤三剂，逐日水煎，午前十时服。

（处方）通络清营汤（自制验方）

金银花二钱　淡竹叶钱半　大元参二钱　地骨皮二钱　钩藤钩钱半　杭白芍二钱　川郁金钱半　肥知母二钱　羚角片钱半（先煎）　苏麦冬三钱　牡丹皮钱半　白茅根三钱（去皮）

（三诊）内热全解，便行仅三次，带粘黄粪，腹痛除，脉转浮急，两关俱弦，此湿热外走触动肝阳也。其父乍喜乍惊曰：数月之痢，先生以数剂药全之，何其神也。但小儿起立不能，恐仍成废人耳。余曰：无忧也，经曰：肺热叶焦，发为痿躄。又曰：阳明主润宗筋，束骨而利机关，故治痿独取阳明也。夫湿热之入，脾先受之。书曰：饮食入胃输于脾，脾气散精，上归于肺。今脾为湿热所困，不克输精于肺，所以肺热叶焦，而清肃之，令不下行也。且太阴与阳明，原属表里，太阴受祸，阳明乏资，故无以束骨而利机关，宗筋因之纵弛而不任地也。由经言思之，令郎之病，得无是乎。子既知治痢已获效，余自信治痿必有功，法当清热利湿，抑木和中，甘露饮加减主之，二剂，日各一服。

（处方）甘露饮加减。

生熟地各三钱　金钗斛三钱　广青皮一钱　宣木瓜一钱天麦冬各三钱　薏苡仁三钱　金银花二钱　绵茵陈钱半　杭白芍三钱　尖槟榔钱半　粉甘草八分　生枇杷肉钱半

（四诊）便行仍三次，纯黑色者，湿热化也。两足往来走痛者，血气初通，药力到也。脉来和缓，重按稍空，此由血气久亏，端资调养，理宜汤丸并进，方易奏功。拟用当归补血汤，合生脉散加枸杞、茯神，早九时水煎服，午后三时用玉竹五钱，煎汤送下虎潜丸六钱，久服。

（处方）当归补血汤合生脉散加枸杞、茯神。

全当归三钱　苏麦冬三钱　五味子十四粒　北黄芪六钱高丽参三钱　川茯神三钱　枸杞子三钱

（效果）饮食日增，肌肉渐充，三星期大便即如常，月余能步履矣。

廉按：痿躄一症，原因有六：一气虚痿，二血虚痿，三阴虚痿，四血瘀痿，五湿痰痿，六食积痿，设不细审致痿之因，未有不偾事者矣。此案因痢后成痿，宗内经治痿，独取阳明者，以湿热伤及脾胃，脾不输精于肺，肺热叶焦而成痿，乃阴气两亏之痿症也。一二两方，专除痢以治标，三方侧重治痿，通补兼施，惟第四方汤丸并进，纯用气血双补，强壮筋骨以收全功，层次井然，非精研内伤杂症者不办。

4. 伏热五色痢案

［来源］何廉臣选编：《重印全国名医验案类编》。

［原文］

（病者）林兆臣，年三十六岁，面粉商，揭阳人，住汕头。

（病名）伏热五色痢。

（原因）七月中旬，偕友登山涉水，满携香蕉龙眼，借以充饥，归途遇雨，入夜即发热恶寒，天明病痢，转转误治，致动五脏郁火。

（症候）四肢厥冷，身热腹痛，右脐旁跳动，一分钟约行二三次，青白黄红，臭秽令人欲呕，合目谵语，奄奄一息。

（诊断）六脉细数带弦，沉分有神。余谓病家曰：冤哉此症也！书曰，大实有羸状，其是之谓乎。核原症内伤生冷，外感风寒，当时若照夹食伤寒例治之，愈矣。乃细阅前医诸方，类皆实实，妄企邀功，今畏虚虚，争先卸手。查近世治痢专书，列入死症者五条：一曰发热不休，亡阴也；二曰饮食不入，邪伤胃也；三曰发呕，毒上攻也；四曰状如豚肝，大小肠烂也；五曰下血如屋漏，脾气败也。今发热虽不休，而有时畏冷，饮食虽不入，然啖生梨尚能知味，至于呕则无之，粪杂五色，原非豚肝，更衣纵频，岂曰屋漏，倘能施医缓之妙术，犹可延晋景以尝新。

（疗法）主"热淫于内，治以咸寒"之旨，先用犀角一钱，生磨开水冲，次用鲜金银花带叶一撮，荸荠十四粒，生萝卜一两，青皮梨留皮去心一个捣取汁，令少沸温服。继用汤药，专以清宣五脏郁火，清热宣郁汤主之。

（处方）清热宣郁汤（自制验方）

羚角片钱半（先煎）　苏麦冬二钱　生石膏四钱（研细）元明粉钱半（冲）　钩藤钩钱半　淡竹叶钱半　牡丹皮钱半　地骨皮四钱　白头翁三钱　金银花三钱　肥知母三钱　杭白芍三钱

（效果）一剂积秽尽下，神识稍清，再一剂诸恙大减，三剂能食。嗣养阴和胃，病遂霍然。

廉按：五色痢者，即青黄赤白黑杂下也。青者胆汁，黄者粪，赤者血，白者脓，黑者宿垢，最重难治。症虽有实有虚，毕竟虚多而实少，实症属毒火，虚症属阴亏。此案本属伏火与积热互结不解，由前医误治，以致毒火下逼而痢成五色。故纯用清透润降而瘥，究较阴亏症为易治。

（十一）吴宗熙医案三则

1. 温疟案

［来源］何廉臣选编：《重印全国名医验案类编》。

［原文］

（病者）陈御花，年五十岁，业农，住澄海鲘浦乡。

（病名）温疟。

（原因）内有伏暑，外感秋凉，两邪相搏，遂变痎疟。

（症候）初感秋凉，发热恶寒，数日后忽变痎疟，先热后寒，热多寒少，逐日增剧，已延月余。入夜即发谵语，心神烦躁，口渴引饮，小便短少。

（诊断）脉左右手寸关两部俱弦数，尺部反浮大，重按而虚，舌绛津干，此久疟伤阴之症也。素问疟论篇曰："夏伤于暑，秋必痎疟。"又曰："先热后寒，名为温疟。"盖凉风外袭，郁火内发，表里交争，故往来寒热。缠绵日久，正气已虚，其邪已由少阳延及厥阴矣。热迫心包，故谵语烦躁，热劫真阴，则舌绛津干，此时非大救津液，安能遏其燎原乎。

（疗法）喻嘉言曰："治温疟当知壮水以救阴，恐十数发而阴精尽，尽则真火自焚而死。"此论甚中窾要，宜宗其意以治之。故用生地、元参、麦冬为君，以壮水救阴，地骨、知母、莲子心为臣，以退少阴之热，羚角、鳖甲为佐，以泄厥阴之热，银胡、青蒿为使，以解少阳之标。

（处方）生地黄四钱　元参三钱　原麦冬四钱　地骨皮四

钱　知母三钱　生鳖甲三钱　羚角一钱（先煎）　银胡八分
莲子心一钱　青蒿八分　右药煎汤，早晚各服一剂。

（效果）服药二日而谵语平，三日而寒热止，始终以此方加减，再服三剂而愈矣。计共服药八剂，调治一星期而平复。

廉按：温疟有二：一得之冬中于风，寒气藏于骨髓之中，至春则阳气大发，邪气不能自出，因遇大暑，脑髓烁，肌肉消，腠理发泄，或有所用力，邪气与汗皆出，此病藏于肾，其气先从内出之于外也。如是者阴虚而阳盛，阳盛则热矣，衰则气复反入，入则阳虚，阳虚则寒矣。故先热而后寒，名曰温疟。二其脉如平，身无寒但热，骨节烦疼时呕，白虎加桂枝汤主之。此案即内经所论之温疟，方从孟英医案中脱化而来，确系实验疗法，非向壁虚造者比。

［按语］温疟者以热多寒少或但热不寒为特征，古称瘅疟。现认为多因素体阳气偏盛或夏伤于暑，暑热内溢，复感疟邪而致，治宜清解里热，祛除疟邪，白虎加桂枝汤为正治之方。该案因邪热伤阴、内陷厥阴，故以养阴生津，壮水制火为主，兼清少阴，厥阴、少阳三经之邪为治。

2. 积热化泻案

［来源］何廉臣选编：《重印全国名医验案类编》。

［原文］

（病者）郑友嘉，年十二岁，住汕头。

（病名）积热化泻。

（原因）初因伤暑发热，腹痛水泻。服济众水而泻止，热与痛更甚。继服香薷饮，病益增剧。改服白虎汤等药，亦不觉其效，病延七八天。

（症候）午后热甚，夜分谵语，舌苔黄厚焦燥，口渴引饮，脐腹绞痛。

（诊断）脉沉滑数，右手重按实而有力，此阳明实症，化为痛泻也。伤寒论曰："阳明病，谵语有潮热，反不能食者，肠中有燥屎五六枚也。"盖胃有支络上通于心，故热盛蒸心则为谵语，燥屎在大肠则腹痛，夜分潮热者，阳明旺于申酉之时也。初因伤暑自泻，邪有去路，乃其吉兆。反遽止之，留于肠胃，劫烁津液。苟非急下救阴，则燎原之势，安能遏乎。

（疗法）仿三一承气汤加减，经云："热淫于内，治以咸寒，火淫于内，治以苦寒。"故君大黄之苦寒以泻热，臣芒硝之咸寒以软坚，更佐甘草之和，以缓硝黄直下之性，俾肠胃积热，皆得从容下行，复使以枳实行气宽中，直达幽门，俾积热速从大肠排泄也。

（处方）生大黄三钱　粉甘草钱半　芒硝四钱　枳实一钱
右药三味，先煎去滓，再纳芒硝，更上火微煎令沸，分二次温服。

（次诊）服后三小时，大便下坚粪数枚，再服余药，少顷秽粕杂下，腹痛顿止，是夜谵语不作。余热未净，改用甘寒退热法。

（复方）生石膏三钱　白知母二钱半　甘草五分　粳米一百粒　淡竹叶二钱　生芦根三钱　原麦冬三钱　煎汤，日服一剂。

（效果）三日而痊，稀粥淡养数天，平复如常。

廉按：积热化泻，夏令最多，必先通因通用，此为自然疗法。若反其道而行之，变症百出，病势之常也。此案辨症处方，颇有胆识，学者深可为则。

［按语］该案实因感邪后，邪热与肠中糟粕相结，燥屎内锯，肠中邪热熏蒸，粪水从燥屎旁侧渗下，即吴又可所述之"热结旁流"证。其机理与阳明腑实证相同，故用承气汤类以通腑泻热，荡涤燥屎。内锯之邪热燥屎既下，不上扰心神，故热退神清，再用加味白虎汤以清除余热，养阴生津以善其后，

堪称妙法。

3. 赤痢转虚案

[来源] 何廉臣选编：《重印全国名医验案类编》。

[原文]

（病者）郑之光，年四十余岁，住汕头。

（病名）赤痢转虚。

（原因）素有烟癖，质本中寒，夏间偶食瓜果，冷气伤胃，忽患痢疾，红白杂下，久之纯下清血。

（症候）大便纯下清血，少杂稀粕，日六七行，病延月余，面目萎黄，两足浮肿无力，唇赤如朱。

（诊断）六脉俱沉细数，两尺尤弱，舌无苔，红绛多津，此久痢气血两虚之症也。内经通评虚实论云："肠澼便血，身热则死，寒则生。""肠澼下白沫，脉沉则生，脉浮则死。"盖久病而身热脉浮，因正虚邪盛，故必死也。身寒脉沉，正衰邪亦衰，故可治也。据西医论痢疾一症，谓由大肠发炎生疡，久则其粪中必杂有肝瘤肺瘤。此解与中医书由腑传脏之说，同其理也。今此症已由大肠受伤，延及肝脾肾，三经均受其病，是以清血下陷，虚阳上升，上而寒极似火，唇舌绛红，外而虚极似实，面足浮肿，危象种种，将兆戴阳。彼医者徒知见积治积，见血治血，殊不知积虽去而正虚，血下多而气陷。夫气即肾中真阳之所生也，真阳既衰，脏腑益寒，肝有血而不能藏，脾有血而不能摄，而血安得不频下哉。今所幸者，胃气尚存，脉象沉缓，正邪俱虚，温补无碍，生机即在是耳。

（疗法）下焦滑脱，故君石脂、禹粮以涩之，脾虚不摄，故臣白术、炙草以补之，然气既下陷，非参、附无以振其式微之阳，血既受伤，非归、胶无以生其已亏之血，故用之为佐，但血去则阴火动，虚阳升，故用白芍，以清其虚热为使，此方仿《金匮》黄土汤之法，而加减其药味也。

（处方）赤石脂四钱（研细）　禹余粮四钱（研细）　白术三钱　炙甘草二钱　白芍二钱五分　东洋参钱半　制附子一钱　当归二钱半　陈阿胶二钱半（烊、冲）　右药煎汤，日服一剂。

（效果）五日而血止，原方去石脂、禹粮，加炙芪三钱，再服十余日，精神渐健，浮肿渐消，一月而复原矣。

廉按：古之肠澼下血，即今之所谓赤痢也。其症有实热，有虚热，有寒。此案系赤痢久病，从原因勘出虚寒，断语征引颇详，中西并参，方从《金匮》黄土汤加减，合赤石脂禹粮汤，足为久患赤痢，体气虚寒者，树一标准。

（十二）杨鹤龄医案三则

1. 暑湿泄泻误作慢惊症

［来源］杨鹤龄：《儿科经验述要》第四篇《医案摘录》。

［原文］民国三四年间（编者注：即1913年到1914年间）初秋，一日，天甫晓，有急足来邀出诊，但云主人伍姓，有小儿患泄泻不止，昨夜竟夕扰攘，求一往视之，余应邀而往，既至，万事陈设华丽，颇类富贵之家。病儿之父，亲出款接，其人年约五十余，貌甚端庄，病儿则年仅二三龄，病将旬日矣。身热，泄泻无度，间有呕吐，精神极为困乏。余初见其唇面略露青白色，以为慢惊症也。及按其脉，则洪大而数。审其指纹，则色紫而沉，舌绛，苔薄黄，渴饮不止，不禁骇然曰：此暑湿夹惊也，其泻也有力，状如射矢，每至数尺之外……语至此，病儿之父击桌曰：诚然，诚然！先生述其泄泻之状，乃如目睹，然已服桂附数剂矣。泻不止者，何也？余曰：此病决非桂附所能愈，徒使病情增剧耳。乃执笔疏方，方用：

川黄连二钱吴茱萸水炒　土炒白术五钱　南豆衣五钱　赤茯苓三钱　焦白芍二钱　正珠末一分兑冲

当余甫写第一味药川黄连时，病儿之父愕然，若谓岂可用此苦寒之品也者。余作为未觉，及后恐其畏而不敢服，开方既毕，始随手加上吴茱萸水炒数字，并谓之曰：令公子之病，乃暑热症也。感受暑湿，渐次化热，受惊而起，今犹未八时，配药即煎，九时可服。中午以后，可望泻止。请安心服之。言毕告辞。是日下午二时许，其仆又至，请再出诊，余急问服药后如何，曰：泻果止矣。今方熟睡，主人乞先生再往视之。及再诊其脉，则已缓和，身热亦稍减。余曰：今日不必服药太急矣，醒后若得小便一大笃（编者注："一大笃"为广州方言，即小便量很多），今夜即可高枕无忧，迨翌日再诊，已热退泻止，乃与四君子汤调理，仅服药二剂，其病即愈。询其昨日醒后情形，则果撒小便一大笃也。

复初谨按：吾师口述此案时，距当时已三十余年，而记忆犹新，可见印象之深刻。案中病儿之父，乃当时之审判厅厅长，病儿之外祖父，则为岭南一大名医，所谓四大天王之一者，今将其名略去，此为事后其戚携儿到求吾师诊治时告之者，当时固未之知也。据其戚谈称，病儿起病数日，其外祖父曾投药数帖，皆为桂附等辛热之品，汤头颇重而愈食愈泻，当吾师初为病儿诊脉时，其外祖父隐身屏风后静听，其后吾师已行，病儿之父，持方徘徊，犹疑不决，其岳父乃促之曰：可照方煎药与之，若有差误，吾任之可也云云，是亦不失名医风度也。

鹤龄曰：是症在疑似之间，最足惑人。泻而有力，热泻无疑，参以纹色脉息，可以决其非虚寒之候也。唇面略露青白之色者，则因夹惊肝风动之故，川连不但能肥肠退热止呕而不犯泄泻，且能愈湿热泄泻，故泻止而身亦凉也。

2. 急惊风症

［来源］杨鹤龄：《儿科经验述要》第四篇《医案摘录》。

[原文]约三十年前（编者注：1919年左右），一夕，已逾三鼓，忽为敲门声所醒，询知隔邻一街坊有儿患急症，求往诊治也。急披衣起，即至，迎于门者为外省籍之主人。入门后，有一素识之女西医，向以擅长儿科见称于穗城，人恒称曰某师奶者。见余至，乃曰：杨先生来矣。是儿患抽搐，余由午迄兹，已来三遍，尽力救治，然抽搐旋止旋作，今次更剧，乃语主人，请先生来此共商。余亟谦谢。趋视病儿，年仅岁许，只手握拳，两目上视，痰声涌沸，面热如醉，额上虽置冰囊，初未减其绯红之色，舌绛，脉洪而数，急惊风剧症也。诊毕，女医询余曰：杨先生将谓何？余曰：尚无碍，师奶今日亦辛劳甚矣，盍先回府休息，余当为之施治。女医既行，余急命去其冰囊，取生油一小杯至，以巾盖病儿双目，口中含油，喷其面颊，又徐徐为之拭去，复取其家中无病小儿童便一小杯灌之，然后语其父曰：半小时后，可望搐止，今宜从速煎药与之。乃援笔立方，方用：

正珠末一分冲　猴子枣一分冲　干地龙二钱　川红花三钱宽筋藤三钱　蝉蜕花四钱　明天麻二钱

病儿之父，素信西医，睹方似有怀疑，余力慰之，嘱其即往药店拍门购药而退。翌晨，其父亲至，告余昨夕抽搐果止，服药后且得安睡，乃再诊视，则病儿神色已大见安详，痰声亦减，惟脉息依然洪数，身热仍盛，频思饮水，疏方用：

正珠末一分冲　丝瓜络三钱　蝉蜕花四钱　白蒺藜三钱干地龙钱半　象牙丝三钱　川黄连五分　冬瓜仁三钱

又翌日，只余微热少许，予以下方调理而安。

蝉蜕花四钱　干竹茹二钱　金钗斛三钱　象牙丝四钱　土古皮（编者注：即地骨皮）二钱　糯稻根四钱

复初谨按：急惊风一症，古来各大家分析其病因，谓由惊、风、痰、热四者相合而成，自属信而有征，惟遍考医籍，难求效方，吾师治此病，丝毫不用疏散驱风之品，盖风是肝风，平肝即所以息风。余师其法，着手辄效。

鹤龄曰：是症急救之法，最妙莫如用童便，童便性味咸寒，降其炎上之火，火降则痰亦随之降，冰囊何足与论。余知女医不明其理，恐有阻扰，故先请其回家，以便放心用药也。然此症亦有热重风重之殊，用药宜有分寸，不可不辨。邹生谓余丝毫不用疏散驱风之品，而以平肝息风为治，可谓悟到。

3. 慢脾风症

［来源］杨鹤龄：《儿科经验述要》第四篇《医案摘录》。

［原文］犹忆余初出应世未久之时（编者注：1912 年育婴堂停办后，杨鹤龄在广州旧仓巷 17 号家中设"杨吉祥堂"开诊），有妇人抱子到门求治，病儿在诊症室内吐泻不已。余方全神为人看病，案前又围立多人，初未之觉，既知其事，乃急先诊看。病儿年约三四岁之间，身不发热，手足俱冷，面白唇青，指纹色淡而青，脉则沉细无力，精神极度疲乏。其母言，儿病两日，初起即吐泻兼作，但不堪频，以为食滞也。乃告药店中人，店伴捡清热消滞之药与之，药名不尽识，但知有花粉谷芽之类，服后吐泻更频，泄泻尤甚，日夕竟达二十余次，所泻者亦由淡黄色转而为白屎水等语。其时余正细心察究其病症，不意病儿泄泻又作，余身上所着褶衣长衫下半截之熟罗，竟为其粪便所污。余即审其色，则白而不臭。乃语其母曰：是儿为药所误矣。平素脾胃虚弱，肝风盛则克脾土，故病作即成慢惊。何堪再服寒凉消导之药，今已成慢脾风症矣。一何疏忽至此。其母闻言顿露惊惶之色，以有无危险为问。余曰：余看病向不危言吓人，然慢脾风为小儿一极症，安敢保其必无危险，服药后若吐泻得止，手足回暖，自属无妨。否则非所敢知，当为处方，药用：

土炒白术一两　玉桂心三分焗　煨肉蔻三钱　破故纸三钱

三蛇陈皮二分后下　　熟附片三钱　　禹余粮三钱　　丁香五钱　　煨
姜三片　　大枣二枚

并嘱其另以吴茱萸约两许，研末，与白饭半碗同炒至热，隔疏布封其脐。翌日再诊，呕吐得止，泄泻减为五六次，手足亦稍回暖，惟泄泻过多，津液已伤，口渴思饮，当与下方：

土炒白术六钱　　云茯苓四钱　　淮山药三钱　　炒北芪三钱
五味子钱半　　正防党三钱米炒　　炒白芍钱半　　炙甘草八钱
（编者注：根据杨鹤龄《儿科经验述要》一书的用药习惯，此处似应为八分）

又翌日，泄泻亦止，神色渐佳，惟仍思饮水，续与下方而愈。

花旗参二钱先煎　　饭白术四钱　　云茯苓三钱　　淮山药三钱
炒北芪三钱　　炙甘草一钱

复初谨按：吾师不但以仁术济世，医品亦大有足称，褶衣为病儿粪秽所污，依然和颜悦色，并即审视粪色以辨病之寒热，又以病儿危急，未暇将秽衣脱去，即为处方，实蔼然一仁者。至于慢惊慢脾水泻，必用封脐法兼治，以收捷效。本年春间，余以此法治一郑姓小儿，药到病除，真良法也。

鹤龄曰：是案为由脾虚成慢惊，再转而为慢脾之例，是儿平素脾虚，多食瓜果生冷，初起即成慢惊水泻，又再误于消导寒凉，遂成慢脾症，幸病仅两日，故吐泻一止而元神随而恢复，倘再延误一日，虽扁鹊复生，亦难挽救耳。

（十三）黎庇留医案二则

1. 中寒呕吐

［来源］《黎庇留经方医案》，人民军医出版社 2008 年版。

［原文］述圃园主人之子，患腹痛，呕不止，得食必吐，几（几：几乎，差不多）成膈症，百药罔（罔：无）效，已停药十余日矣。有以余荐（荐：引荐）者，病家姑（姑：姑

且，权且）以试之，实以为无可治者也。余曰："症大可治，不过中塞，而阳虚生寒耳。治病苦（苦：害怕）不识症，虽百药尝遍，安有幸（幸：侥幸）中（中：中的，此处为'治愈'的意思）之理？"乃订（订：制订，处理）附子理中汤（附子理中汤：来自《伤寒论》，由理中汤"人参、干姜、甘草、白术"加附子组成），二剂而呕止，再加吴茱萸，胃纳进。后（后：随后，接着）主（主：主要应用，以……为主）以真武汤（真武汤：来自《伤寒论》，由"茯苓、芍药、白术、生姜、附子"五味药物组成。具有"温阳利水"之功）加减，而精神爽慧，总计服药二十余剂，转弱为强矣。

[按语] 该病案记载了黎庇留应用经方治疗阳虚中寒症的经验。正如黎庇留所慨然，医者如果不能明确诊断，即使尝遍百药，也是枉费生命。若能明察，并能随症进退，果能效若桴鼓。

2. 足心痛

[来源]《黎庇留经方医案》，人民军医出版社 2008 年版。

[原文] 龙田坊（龙田坊：地名）吴某，在港（港：香港）为雇工，中年人，患脚板底痛，不能履（履：行走）地，面白唇舌白，胃减（胃减：进食少，胃纳量少，不欲食），屡医不效，因返乡关（乡关：乡下，乡村），就诊于予。问其有花柳（花柳：性病）余患乎？曰："前治花柳，服清凉败毒剂，今则全愈矣。"予曰："足心为涌泉穴（涌泉穴：《针灸学》腧穴之一，为足少阴肾经之始），是肾脉（肾脉：足少阴肾经）所发源者，肾败则痛，不能履地也。"先以真武加茵陈，令其余邪从小便而解。继以真武，连服十余剂而愈。

[按语] 该病案记载了黎庇留灵活应用经方真武汤治疗肾虚足痛证的经验。从病史中了解到该病是由于房劳不洁，而致肾伤，另有清凉败毒之剂苦寒伤阳，联系肾脉之循行，确证本

病当为肾家阳虚、湿毒内蕴所致。选用真武汤温阳利水,加用茵陈从小便清热去湿毒,待毒邪去除之后,再用真武汤扶助肾中阳气以理根本,连服十余剂而获痊愈。

(十四) 清佚名医案一则

[来源]《岭南三急症医方辨论》光绪间刊本,瑞元堂藏版。

[原文] 戊子岁,少阴君司天,阳中伏明。六月以前,时行霍乱吐泻,阴盛隔阳,暴寒急症。六月以后,火疔盛行,光塔一街,出癍死者知有八人。七月中,祁司马令媛患寒热证,神思昏沉,胃呆不纳,脉形浮数洪长,舌苔垢白,干如石灰,知系伏暑,用:

羌活一钱五分 香薷一 制厚朴一钱五分 薄荷一 炒牛蒡三 藿香一钱五分 白蔻仁一 青蒿三 连翘壳二 银花三 赤茯苓三 碧玉散三 鲜芦根八 鲜荷叶一角

初投一服,脉证如故;二服,热虽未退,脉有和势,舌腻渐薄;三服,热退身凉,却寻出大癍一颗,生于右胁下,正当腰眼部位,证势不为不重,形如鹊眼,中现黑头,即俗名所谓"风眼癍"也。举家傍徨,再邀诊视。予曰症候虽凶,然寒热已退,火无邪助,可保无虞。用:

犀角一 羚羊角一钱五分 生地三 元参二 麦冬三 人中黄一 连翘壳二 银花三 藿香一钱五分 青蒿三 竹叶一钱五分 碧玉散三 赤茯苓三 鲜荷叶一角 甘蔗任其自食

外用蓖麻根捣烂,涂在癍之四周,野芋头叶盖面,露出一孔令其出气,日夜轮流,随热随换。三五日后,脓尽收疤,安然痊愈。

[按语] 该案是温病发癍辨治成功的佳作。作者在该书曾指出:"粤东地势更低,天时炎热,湿浊薰蒸,人在气交中,最易受温受暑,毒蕴营中,发出火疗。"他还分析该案之癍即是疗疮,"因粤人以杨梅疮淫毒为疗,是以讳其名曰癍"。岭

南由于地理原因，温热与湿浊之盛，比之江浙有过之而无不及，且病势多凶险，发瘴即是一例。但作者分析，发瘴实际是邪毒外透的表现，症候虽凶，其实是好事。"出瘴死者，原死于寒热，并非死于恶疮也"。所以治疗上当抓其病机。本案从脉症上看，当属暑湿，暑为阳邪，湿为阴邪。二者互结，邪犯膜原，故发为寒热。经用三剂芳香辛开、清暑化湿方药后，身热渐退，发出疔瘴，这是湿浊渐化、火象暴露的表现，因而内用清热凉血、辟秽解毒，外依"粤中成例"，用草麻根、野芋头叶外敷，终于安然痊愈。该案是温病学说与岭南地方特点、岭南地方草药结合的典范。

二、医话五则

（一）医活一

[来源]（元）释继洪：《岭南卫生方》，中医古籍出版社1983年版，第4页。

[原文] 余观岭南瘴疾证候，虽或不一，大抵阴阳各不升降，上热下寒者十盖八九。况人之一身，上焦属丙丁火，中焦戊巳土，下焦壬癸水，上固常热，下固常冷，而又感此阳燠阴湿不和之气，自多上热下寒之证也。病人既觉胸中虚烦郁闷，便自以为有热，而岭外医人，又多用麻黄金沸草散、青龙汤等药发表，得病之因，正以阳气不固。每寒热发则身必大汗，又复投以发表药，则不旋踵受毙。甚者又以胸中痞闷，用转利药下之。病人下体既冷，得转利药，十无一生。是瘴疠未必遽能害人，皆医杀之也。绍兴庚戌年，苍梧瘴疠大作，王及之郎中、张鼎郎中、葛象承议三家病瘴，悉至灭门。次年余寓居于彼，复见北客与土人感瘴，不幸者不可胜数。余询其所服药，率用麻黄、柴胡、鳖甲及白虎汤等。其年余染瘴疾特甚，而全家卧疾，余悉用温中固下、升降阴阳正气药，及灸中脘、气

海、三里，治十愈十，不损一人。余二仆皆病，胸中痞闷烦躁，一则昏不知人，一则云："愿得凉药清利膈脘。"余辨其病，皆上热下寒，皆以生姜附子汤一剂，放冷服之，即日皆醒，自言胸膈清凉，得凉药而然。不知实附子也。翌旦又各以丹砂丸一粒，令空腹服之，遂能食粥，然后用正气平胃等药，自而遂得平愈。既亲获效后，于知识（知识，指相识之人，朋友）间，用生姜附子汤疗十余人，皆安，更无一失。盖附子得生姜则能发散，以热攻热，又导虚热向下焦，除宿冷，又能固接元气。若胸中烦闷，须放冷服之，热服则药力之发也速，欲导热气向下，自当取其发缓也。又病人烦躁，须问其能饮水否，若反畏冷不能饮者，皆上有虚热，非真热也，皆宜服生姜附子汤。

[按语] 自晋代葛洪的《肘后备急方》开始，岭南就以"瘴疠之乡"为中原人所知。唐宋以来，随着岭南与中原交往的增多，关于岭南瘴疠及其危害的记载大量增加。时人以到岭南任职为苦，至有"广南黄茅瘴，不死成和尚"之语。瘴疠也引起当时医家的注意，于是在宋元出现了一批研究岭南瘴病的专著，其集大成者即元代释继洪《岭南卫生方》。根据医书、史籍的有关记载，当时所谓的"瘴"，并非单一病种，而是岭南特发病、多发病的总称，故人谓"南方凡病，皆谓之瘴"（宋代周去非《岭外代答》），包括有疟疾、脚气、中毒、痢疾、各种虫媒传染病，以及后世的温病等，也有的是中原人来到岭南后的水土不服。该案中所提及引至"灭门"的瘴疠，应该是一种急性传染病。由于岭南地理的特点，多数温热病、传染病都有湿热交阻的特点，岭南人体质也多有上热下寒的倾向。由于当时温病学派尚未形成，时医缺乏认识，多用温燥发散，则往往形成误治。该案作者的经验则是用生姜附子汤冷服，以导其虚热，固接元气，然后用平胃散、正气散等芳香化

湿收功。其治法对岭南温病证治颇有启发意义。

（二）医话二

［来源］（元）释继洪：《岭南卫生方》，中医古籍出版社1983年版，第1页。

［原文］李侍制瘴疟论

岭南既号炎方，而又濒海，地卑而土薄。炎方土薄，故阳燠之气常泄；濒海地卑，故阴湿之气常盛，而二者相薄，此寒热之疾所由以作也。阳气常泄，故四时放花，冬无霜雪，一岁之间，暑热过半，穷腊久晴，或至摇扇。人居其间，气多上壅。肤多汗出，腠理不密。盖阳不反本而然。阴气盛，故晨夕雾昏，春夏雨淫，一岁之间，蒸湿过半。三伏之内，反不甚热。盛夏连雨，即复凄寒，或可重裘。饮食衣服药物之类，往往生醭［醭（pú），食物上长的白霉］。人居其间，类多中湿，肢体重倦，又多脚气之疾。盖阴常偏胜而然。阴阳之气，既偏而相薄，故一日之内，气候屡变，昼则多燠，夜则多寒，天晴则燠，阴雨则寒。人之一气，与天地通，天地之气既尔，则居其间者，宜其多寒热疾也。又阳燠既泄，则使人本气不坚，阳不下降，常浮而上。故病者多上脘郁闷，胸中虚烦；阴湿既盛，则使人下体多冷，阴不上腾，常沉而下，故病者多腰膝重疼，腿足寒厥。

［按语］此段文字，历来引述最多。该文对岭南的地理、气候环境及其对人体的影响描述得相当详细、中肯，阐明了岭南多发病、特发病的病因病机。由于"人之一气，与天地通"，岭南的地理气候特点就决定了岭南人体质、疾病的特点，这深刻体现了《内经》"人与天地相应"的理论，因而也指出了研究岭南医学在祖国医学中的重要性和必要性。

（三）医话三

［来源］（清）屈大均《广东新语》，中华书局排印本

1985 年版，第 56 页。

[原文]岭南之地，恣阳所积，暑湿所居，虫虫之气，每苦蕴隆而不行。其近山者多燥，近海者多湿，海气升而为阳，山气降而为阴。阴常溢而阳常宣，以故一岁之中，风雨燠寒，罕应其候。其蒸变而为瘴也，非烟非雾，蓬蓬勃勃。又多起于水间，与山岚相合，草莱沴气所郁结，恒如宿火不散。溽熏中人，其候多与暑症类而绝貌伤寒，所谓阳淫热疾也。故入粤者，饮食起居之际，不可以不慎。……在今日岭南大为仕国，险隘尽平，山川疏豁，中州清淑之气，数道相通。夫惟相通，故风畅而虫少，虫少，故烟瘴稀微，而阴阳之升降渐不乱。盖风主虫，虫为瘴之本，风不阻隔于山林，雷不屈抑于川泽，则百虫无所孳其族，而蛊毒日以消矣。

[按语]屈大均此段论述，亦对岭南山川气候对疾病的影响作了论述。其中难得的是，他认识到虫媒传染病是岭南"瘴"的大宗，并正确地指出，随着岭南经济文化的发展，山林开发的增加，为害人群的蚊虫得到一定的控制，"瘴"的发病大为减少。事实上现代中医已无"瘴"之病名。这一方面是由于医学研究的深入，突破了以往"南人凡病皆谓之瘴"的笼统称呼，各个病种都有了专门命名与认识；另一方面，岭南自明清以来与中原文化交流更为密切，外来人士的不适应感大大减少，同时岭南人烟渐稠，开荒渐多，蚊虫滋生之所减少，为害渐轻。这些是"瘴"这一病名逐渐从后世医书中消失的原因。

（四）医话四

[来源]（清）郭元峰《脉如》，道光丁亥年（1827）洗沂刊本。

[原文]禀常各异脉论

人之禀质，各有不同，而脉应之。如血气盛则脉盛，血气衰则脉衰，血气热则脉数，血气寒则脉迟，血气微则脉弱，血气平则脉和；长人脉长，短人脉短；性急人脉急，性缓人脉缓；肥人脉沉，瘦人脉浮；寡妇室女脉濡弱，婴儿稚子脉急数，老人脉弱，壮人脉旺；男人寸旺尺弱，女子尺旺寸弱。又有六脉小细同等，谓之六阴，洪大同等，谓之六阳。至于酒后之脉数大，饭后之脉洪缓，久饥脉空，远行脉疾。临诊者皆当详察。

又无病之人，左手弱右手强，是血虚；右弱左强是气虚；左右俱弱是血气两虚。有病之人，左大右小是外感，右大左小是内伤。男子尺脉虚数，而寸脉浮微为痨；女子寸脉虚数，而尺脉沉微为痨。男子久病，右手强则生，弱则死；女子久病，左脉强则生，弱则死；凡邪盛脉大，医能使之小，正虚脉小，医能使之大，皆效也。西池（西池，即何梦瑶，字报之，号西池）先生曰：浮沉有得之禀赋者。趾高气扬脉多浮，镇静沉潜脉多沉。又肥人脉沉，瘦人脉浮也。有变于时令者，春夏气升则脉浮，秋冬气降则脉沉也。有因病而致者，病在上、在表、在腑，则脉浮；在下、在里、在脏，则脉沉也。推之迟数滑涩，大小长短，虚实紧缓，莫不皆然。性紧燥者脉多数，性宽缓者脉多迟，此得之禀赋也。晴燠则脉燥，阴寒则脉静，此变于时令也。至于应病亦如之矣。富贵则脉流畅，贫贱则脉涩滞，此禀赋也；肝脉属春则微滑，肺脉属秋则微涩，此时令也。至于应病则主乎气血之通塞耳。筋现则脉长，筋隐则脉短，亦禀赋也。春长秋短，此时令也。邪气长则长，正气短则短，亦因病而变也。六阴六阳大小，得之禀赋也。时当生长则脉大，时当收敛则脉小，此时令也。邪有余则脉大，正不足则脉小也，此应病也。肉坚实者脉多实，虚拋者脉多虚，此虚实得之禀赋也。春夏发泄，虽大而有虚象；秋冬敛藏，虽小而有实形，此变于时令也。若因病而异则大而实，小而虚者，可验正邪之主病。大而虚，小而实者，可验阴阳之偏枯。至于紧缓得于生成者，皮肤绷急者，脉多紧；宽松者脉多缓也。变于时令者，天气严凝，则筋脉收引；天气暄热，而筋脉弛纵也。有因病而见者，或外感风寒，或内伤生冷，寒胜故脉收引而紧急有力；或热或温，筋脉纵弛，故软弱无力也。

［按语］郭元峰之书是岭南医家不多见的一本脉学专著，书中对脉法的讨论颇有特色。如此处所选《禀常各异脉论》即是一例。自来脉学全凭个人体验，先贤虽有详述，但临证之际把握实难，且影响变动之数亦多。此文则详细分析了体质、性别、年龄、贫富以及时令等各种因素对人体脉象可能导致的影响，这对辨别正常人脉象与病理脉象有较重要的意义。

（五）医话五

［来源］（元）释继洪：《岭南卫生方》，中医古籍出版社1983年版，第131页。

［原文］五岭之南，不惟烟雾蒸湿，亦多毒蛇猛兽。故前贤有诗云："雾锁琼崖路，烟笼柳象州，巴蛇成队走，山象着群游。"又编类集及《岭外代答》《本草》诸书，备言广郡多蛇虺（虺：古书上说的一种毒蛇）蜈蚣。愚既表出瘴疠论方，又不得不附治蛇虺螫（螫：同蜇，指蜂、蝎子等用毒刺刺人的动物）噩（噩：指虫咬的病）数方，以济人之缓急。

尤当谨者，夜起不可仓卒，及不可无灯，不可不穿鞋袜。尝闻有人中夜下榻，而蜈蚣偶栖其鞋上，足一触之，连咬数口，呻吟苦痛，经旬日后，方得香白芷、雄黄末服之，蓝靛汁敷之，乃愈。又闻有夜急登厕者，遇蛇伤其肛门，且不晓药，毒中脏腑，坐受其毙……

［按语］岭南位处海洋性气候与内陆气候交汇之所，气候炎热，空气潮湿，地表动植物均繁盛。其不利之处是害虫毒兽亦多，蛇虺螫噩等自古以来就威胁着岭南人民的生命安全。对

蛇虫咬伤、螫伤的防治经验丰富亦是岭南医学的一大特色。选自《岭南卫生方》的此案即记载了当时人民群众预防以及治疗蛇虫咬伤的方法及药物。

三、其他

（一）选方二则

1. 葛氏治竹中青蝰螫人方

［来源］（晋）葛洪：《肘后备急方》，载《补辑肘后方》，安徽科学技术出版社 1996 年版，第 370 页。

［原文］青蝰蛇正绿色，喜缘木及竹上，与竹木色一种，人卒不觉。若人入林中行，脱能落头背上，然自不甚啮人，啮人必死，那可屡肆其毒。此蛇大者不过四五尺，世人皆呼为青条蛇，其尾二三寸色异者，名熇尾蛇，最烈。治之方：雄黄、麝香、干姜等分。右三味捣筛，以射冈和之，著小竹管，带之行。中之急，便用敷疮。兼治众蛇虺之毒，神良。

［按语］描述、研究岭南地方多发病最早的葛洪，在其《肘后备急方》中有不少关于岭南民间医药的论述和方药，用药多简、便、廉、验。此处选其关于蛇伤论述、方药一段，以供参考，其中可见当时对毒蛇的特性认识已非常细致。

2. 江东岭南瘴毒脚气

［来源］（清）何梦瑶：《何氏神效脚气秘方》，载《何氏医方全书》，两广图书局 1918 年版。

［原文］论曰：《内经》谓"南方者，其地下，水土弱，雾露之所聚也。"江东岭南，大率如此。春夏之交，山水蒸郁，风湿毒气为甚，足或感之，遂成瘴毒脚气。其候：脚先屈弱，渐至痹痛，膝胫微肿，小腹不仁，头痛烦心，痰壅吐逆，时作寒热，便溲不通，甚者控心而势迫不可缓。支法存所以留意经方，编善斯术者，岂非江左岭表此疾得之为多欤！

……

旋复花方

治乍处岭南，未伏水土，饮食不宜，兼卑湿，脚气发动，时复心闷，面目脚膝浮肿气乏，青黑唇口，胸膈烦热吐呕，心腹妨痛，冷气结聚，如有此疾，急服：

旋复花　前胡　郁李仁（一两）　半夏　赤茯苓（二两）大腹（五枚）　吴茱萸（三分）

姜水煎五钱，日二。要疏利加槟榔末。

［按语］脚气一病，葛洪谓其"先起岭南，稍来江东"，是一种南方特有多发病。何梦瑶指出该病"皆由卑湿得之"。现代对脚气病的认识，认为主要是维生素 B_1 缺乏引起的神经系统与循环系统疾病。维生素 B_1 在北方主食麦类中含量较多，南方之稻米或因精制过，或因天气潮湿储存不当导致发霉变质，则可丧失。所以，古代岭南人或入岭南之中原人每易患本病。何梦瑶对脚气病作了精深研究。著《何氏神效脚气秘方》。该节所选一论一方，前者讨论了脚气病的病因病机、证候，以及南方高发的原因。后者则是该书中对北人"乍处岭南"，水土不伏导致的以"寒热往来如疟"为主要表现的脚气病所设的一方，以宣肺健脾燥湿行气为法，可供参考。

（二）五色药石（五石散）

［来源］南越王墓出土文物。

［原方］紫水晶　雄黄　绿松石　赤石　硫磺

［按语］该处出土的实物与文献中记载的"五石"有出入。晋代葛洪《抱朴子》记载："五石者，丹砂、雄黄、白矾石、曾青磁石也。"五色药石在南越王墓与药杵、药臼同一地点出土，说明是用药杵、药臼将石研末后使用。其作用是为保健长寿。历代帝王及封建贵族、士大夫阶层都希望自己能长生不老，于是长生不老的药物以及炼丹术等方法就应运而生，五

石散就是其中的一种。希望通过服用五石散而长生不老的这种方法始于春秋战国，风行于魏晋时期。如《史记·仓公传》中有"齐王侍医遂病、自炼五石服之"的记载。秦汉时期，尤其是秦始皇、汉武帝当政时，经常派人深入崇山峻岭，甚至漂洋过海，如秦始皇派徐福率童男童女出海到扶桑（今之日本）寻找长生不老药。南越国的创立者赵佗原为秦代的高级将领，虽然据史料记载他是一个明智之君，对当时的南越国（今之岭南地区）的发展起了很大的作用。但是，受到当时中原地区士大夫阶层的影响，他也希望自己能长生不老，所以也沿用当时流行于中原一带的方法服用五石散。

（三）药杵、药臼

[来源] 南越王墓出土文物。

[校注] 出土的药杵、药臼各有两种。用铜或铁制造。

[按语] 铜质药杵两端为八棱柱形。中间略细，为圆柱形，长 35.5 厘米，大端直径为 3.2 厘米，小端直径为 2.6 厘米。铁质药杵为圆柱形。一端为攒尖形，另一端（捣研端）有木痕。长 35 厘米，大端直径 3.7 厘米，小端直径为 2.7 厘米。

药臼出土时用绢裹。大药臼为圆筒形。平唇，卷沿下及臼中部各有二圈凸弦纹，腹下部渐收为平底，下附假圈足，高 13.5 厘米，口径 12.4 厘米，底径 10 厘米。小药臼形状瘦长如喇叭筒形。平唇，腹下端收来为小平底，下附底足，高 12 厘米，口径 11.5 厘米，底径 10 厘米。

这套药杵、药臼与五石散同放于一地，同时出土，说明药杵、药臼是用于加工药物者。将矿物或种子类药物放入臼内，用药杵将药物捣成粉末状后使用。这样，药物中的有效成分易溶于药汁中，有利于人体吸收、利用。我们现在中药房中使用的捣药用药杵、药臼，其形状与这两种出土文物相似。由此可见，当时的器械制造工艺及技术已达到一定的水平并影响至今。

南越国第一代王赵佗原是秦朝高级将领，中原人。他在岭南称王后，为巩固自己的地位，采取了地区安定、发展经济的政策。为了发展经济，他大量引进中原的文化与技术，所以这套药杵、药臼可能是从中原传入，或是利用中原的技术与工艺自己制造的。

第九章　岭南文献中有关中医的记载

第一节　有关中医药的记载

汉

西汉南越王墓出土药物

1983 年，广州象岗南越王墓被发现，同年秋季发掘工作完成。1988 年初，南越王墓博物馆初期工程落成，展出部分出土文物。经专家鉴定、研究，墓主赵眜为南越国第二代王，即史书所载赵胡。赵眜与第一代南越国王赵陀是祖孙关系，估计死于公元前 122 年左右。故南越王墓葬物乃公元前 1 世纪以前的文物。出土文物虽非历史文献，但有实物作证，可以补充历史文献之不足，或纠正历史文献之谬误，其价值十分珍贵。故本编将南越王墓出土药物依历史年代先后列入卷首。其说明文字采用文物出版社 1991 年第一版的《西汉南越王墓》，并突出标题，以便醒目。

羚羊角

羚羊角　1 件（C_{33}，—2）。出于 C_{33}，铜盆内。色灰黄。弯锥形，中空，有 2.5 厘米的圆洞。近尖处为实体。有锯切痕。羚羊角有清热解毒之效，当作为药材随葬。长 9 厘米，直径 2.8 厘米，重 10 克。

药　材

药材　1堆（C_{09}），于西卫室地面采集。色深灰，质松软，径向纤维粗疏。多层叠压。表面有草席残片。疑为中草药材。

乳　香

乳香　1小堆，装盛在一漆盒（C_{223}）里。测定为树脂类。重21.22克。

我们曾把出土样品加上现代乳香及松香这两种树脂类的样品，一起送请中国广州分析测试中心在同一条件下作红外光谱分析对比，发现出土的乳香与松香截然不同，但出土标本不含酯基，与现代乳香有异。这可能因瘗埋墓中两千年，出土乳香中的一些成分已经分解了。

滑石炉

滑石炉　1件（C_{12}）。长方形，直壁，平底。素面。炉盘内有一曲尺形格梁。底四角有4个覆斗形短足。底与盘外壁均有烟炱痕。出土时，置于铜煎炉（C_{11}）下。长23厘米，宽14.3厘米，高4.7厘米。

按：滑石炉之出土，说明公元前一百多年前，岭南已重视滑石的作用并已掌握提炼滑石的方法。

岭南薏苡北上之最早记载

《后汉书》卷二十四《马援传》记载汉光武帝建武十八年（42）派伏波将军马援南征交趾郡，建武二十年（44）班师回朝，将南方薏苡载一车北运，甚至由此引起误会，以为马援私载明珠文犀之类珍宝。其文如下：

初，援在交趾，常饵薏苡实，用能轻身省欲，以胜瘴气。南方薏苡实大，援欲以为种，军还，载之一车。时人以为南土珍怪，权贵皆望之。援时方有宠，故莫以闻。及卒后，有上书谮之者，以为前所载还，皆明珠文犀。

唐代李贤等《后汉书注》，引《神农本草经》曰："薏苡味甘，微寒，主风湿痹下气，除筋骨邪气，久服轻身益气。"

按：这条记载说明：一是马援在交趾常服薏苡以胜瘴气，对薏苡药用性能的认识与《神农本草经》同。二是南方薏苡实大，所谓大小，应是相对于北方而言。马援北运一车，其意在将南方良种引入北方。三是马援此举引起误会，主要是北方权贵对南方"实大"之薏苡见所未见，故以为"珍怪"之物。四是此事发生于1世纪40年代，距今约2000年。可见2000年前岭南即以薏苡"胜瘴气"，其良种并于此时传入北方。

杨孚《异物志》之"异"

杨孚，字孝元，东汉南海人。生卒年不详，大抵活动于东汉章、和两帝的三十年（76—105）之间。所著《异物志》为岭南人将岭南物品介绍于中原之始。其书早佚，现有清人曾钊所辑《异物志》本，共存条目96条。杨孚《异物志》的价值，在于使人们得知某些药物、食物之名，2000年前就记载于册，因为岭南所特有而不为中原所常见，故以"异物"名之。

桂

桂之灌生，必粹其族；柯叶不渝，冬夏常绿。

益　智

益智类薏苡，实长寸许，如枳棋子。味辛辣，饮酒食之佳。

藿　香

藿香，交趾有之。

豆 蔻

豆蔻生交趾，其根似姜而大，从根中生，形似益智，皮壳小厚，核如石榴，辛且香。

槟 榔

槟榔，若笋竹生竿，种之精硬，引茎直上，不生枝叶，其状若桂。其颠近上末五六尺间，洪洪肿起，若瘣木焉；因拆裂，出若黍穗，无花而为实，大如桃李。又生棘针，重累其下，所以卫其实也。剖其上皮，煮其肤，熟而贯之，硬如干枣。以扶留、古贲灰并食，下气，宿食、白虫，消谷。

牡蛎灰

古贲灰，牡蛎灰也。与扶留、槟榔三物合食，然后善也。

扶 留

扶留藤似木防。扶留、槟榔所生相去远，为物甚异而相成，俗曰：扶留槟榔，可以忘忧。

犀 角

犀角中特有光耀，白理如线，自本达末，则为通天犀。

灵 狸

灵狸，一体为阴阳。剖其水道连囊，以酒洒阴干，其气如麝焉。若真香，罕有别者，用之亦如麝焉。

合浦珠

合浦民，善游采珠，儿年十余岁，使教入水。官禁民采珠，巧盗者蹲水底刮蚌，得好珠，吞而出。

云 母

云母，一名云精，入地万岁不朽。

玳　瑁

玳瑁，如龟，生南海。大者如蘧篨。鳞大如扇，有文章。将作器，则煮其鳞，如柔皮。

橄　榄

橄榄生南海浦屿间，树高丈余，其实如枣。三月有花生，至八月方熟甚香。木高大难采，以盐擦木身，则其实自落。

橘　树

橘树白花而赤实，皮馨香，又有善味。江南有之，不生他所。

荔　枝

荔枝为果多汁，味甘绝口，又小酸，所以成其味。可饱食，不可使厌。生时大如鸡子，其肤光泽，皮中食；干则焦小，则肌核不如生时奇。四月始熟也。

甘　蔗

甘蔗，远近皆有。交趾所产甘蔗特醇好，本末无薄厚，其味至均，围数寸，长丈余，颇似竹。斩而食之，既甘；榨取汁如饴饧，名之曰糖，益复珍也。又煎而曝之，既凝而冰，破如砖，其食之，入口消释，时人谓之石蜜者也。

甘　薯

甘薯似芋，亦有巨魁。剥去皮，肌肉正白如脂肪。南人专食以当米谷。

按：上引17种动、植、矿物，多数为药品和药材，少数与食疗相关。因作者不是医家，极少涉及性味，但从记载中可看出人们对某些物品的认识。譬如合浦珠珍贵，当时就有官方"禁采"和民间"盗采"之争，而盗采之法是潜入水底将珠"吞而出"，而对珠之用途，是药用还是饰物，却不曾提及。又如甘蔗制糖在岭南已盛行，在北方还是"异物"异事。后引"甘薯"一条，本与药物无关，但可知 2000 年前此物尚未北传，独为岭南食物。所记橘树，惟"江南有之，不生他所"，然而"橘逾淮而为枳"，橘树除了"皮馨香""有善味"之外，在药用方面的橘红、枳实之属的性能，亦不知二千年前是否发现？总之，《异物志》是最早记载岭南中医药物的文献，具有无可替代的医药史和文化史价值。

晋

《南方草木状》之药用植物

《南方草木状》，晋代嵇含撰。嵇含，字道君，居巩县毫丘，自号毫丘子。永兴中官襄城太守，一说广州太守。主要活动于 2 世纪后半叶和 3 世纪初年，距今约 1700 年。《四库全书提要》据《隋志》而认定《南方草木状》为含任广州太守时作。此书不是药书，但其中所载某些草木，已记其药用价值，而与《本草》相类。兹将相关条目加标题摘录如后。

豆蔻花

豆蔻花，其苗如芦，其叶似姜。其花作穗，嫩叶卷之而生。花微红，穗头深色，叶渐舒，花渐出。旧说此花食之破气消痰，进酒倍增。太康二年（281），交州贡一籚。上试进之有验，以赐近臣。

山姜花

山姜花，茎叶即姜也。根不堪食。于叶间吐花，作穗如麦粒，软（嫩）红色。煎服之，治冷气甚效。出九真、交趾。

蒟 酱

蒟酱，荜茇也。生于蕃国者，大而紫，谓之荜茇。生于番禺者，小而青，谓之蒟焉；可以为食，故谓之酱焉。交趾、九真人家多种，蔓生。

留求子

留求子，形如栀子，棱瓣深而两头尖，似诃梨勒而轻。及半黄，已熟。中有肉，白色，甘如枣，核大。治婴孺之疾。南海、交趾俱有之。

乞力伽

药有乞力伽，木也，濒海所产，一根有至数斤者。刘涓子取以作煎，令可丸，饵之长生。

蕹

蕹，叶如落葵而小，性冷味甘。南人编苇为筏，作小孔浮于水上，种子于水中，则如萍根浮水面。及长，茎叶皆出于苇筏孔中，随水上下，南方之奇蔬也。冶葛有大毒，以蕹汁滴其苗，当时萎死。世传魏武能啖冶葛至一尺，云先食此菜。

冶　葛

冶葛，毒草也。蔓生，叶如罗勒，光而厚，一名胡蔓草。置毒者多杂以生蔬进之，悟者速以药解，不尔，半日辄死。山羊食其苗即肥而大，亦如鼠食巴豆，其大如狣，盖物类有相伏也。

吉利草

吉利草，其茎如金钗股，形类石斛，根类芍药。交广俚俗多蓄蛊毒，惟此草解之，极验。吴黄武中（约225—226年间），江夏李俣以罪徙合浦，始入境遇毒。其奴吉利者，偶得是草，与俣服，遂解。吉利即遁去，不知所之。俣因此济人，不知其数，遂以吉利为名。岂李俣者徙非其罪，或俣自有隐德，神明启吉利者救之耶？

良耀草

良耀草，枝叶如麻黄，秋结子如小粟。煨食之，解毒，功用亚于吉利。始者有得是药者，梁氏之子耀，亦以为名，"梁"转为"良"尔。花白似牛李，出高凉。

蕙　草

蕙草，一名薰草，叶如麻，两两相对；气如蘼芜，可以止疠。出南海。

益智子

益智子，如笔毫，长七八分。二月花，色若莲。著实，五六月熟，味辛，杂五味中芬芳，亦可盐曝。出交趾、合浦。建安八年（203），交州刺史张津尝以益智子粽饷魏武帝。

沉　香

蜜香、沉香、鸡骨香、黄熟香、栈香、青桂香、马蹄香、鸡舌香，案此八物，同出于一树也。交趾有蜜香树，干似柜柳，其花白而繁，其叶如橘。欲取香，伐之。经年，其根、干、枝、节各有别色也。木心与节坚黑沉水者为沉香；与水面平者为鸡骨香；其根为黄熟香；其干为栈香；细枝紧实未烂者为青桂香；其根节轻而大者为马蹄香；其花不香成实乃香为鸡舌香。珍异之木也。

诃梨勒

诃梨勒，树似木棕，花白，子形如橄榄，六路皮肉相着。可作饮，变白髭，发令黑。出九真。

按：以上摘录自《南方草木状》三卷，共13款。其中所说豆蔻花破气消痰、山姜花治冷气、留求子治孺之疾、蕙草止疠，皆表明其药用价值；荜茇、沉香、益智，则未说明其药用。吉利草和良耀草不仅指明其解毒之效，而且记载其命名之所由来。乞力伽木、诃梨勒及煎令可丸，则名甚怪。治葛有毒，而蕹菜汁可克冶葛，虽非药物，但明其性能，故一并录之。

唐

《酉阳杂俎》所载岭南药物

《酉阳杂俎》，唐代段成式（803—863）撰。段成式，字柯古，临淄人。此书多怪诞不经之谈，所述药物多未标明药性和产地。现据《异物志》《南方草木状》标明为岭南药物，而此书有所记载者，特摘录数款，以供对照研究之参考。

白豆蔻

白豆蔻出伽古罗国，呼为多骨。形似芭蕉，叶似杜若，长八九尺，冬夏不凋。花浅黄色，子作朵如葡萄。其子初出微青，熟则变白。七月采。

荜　拨

荜拨出摩伽陀国，呼为荜拨梨，拂林国呼为阿梨诃他。苗长三四尺，茎细如箸，叶似蕺叶，子似桑椹。八月采。

胡蔓草

胡蔓草，生邕、容间，丛生。花偏如栀子，稍大，不成朵，色黄白，叶稍黑。误食之，数日卒。饮白鹅、白鸭血则解。或以一物投之，祝曰："我买你。"食之立死。

按：此即《南方草木状》所述毒草冶葛，但所记"蔓生""丛生"形状不同。《南方草木状》谓蕹菜汁可制服冶葛，此则谓白鹅、白鸭血可解其毒。至于祝词害人，属无稽之谈。

岭南茄子

岭南茄子，宿根成树，高五六尺。姚向曾为南选使，亲见之。茄子熟者，食之厚肠胃，动气发痰。根能治灶瘃。

《北户录》所载岭南药物

《北户录》，唐代段公路撰。段公路，临淄人，官万年县尉。生卒年不详。史载《酉阳杂俎》作者段成式为段文昌之子，段公路为段文昌之孙，则段公路活动年代当在段成式（803—863）之后。自云，咸通十年（869）曾赴岭南高凉、雷州等地。《北户录》专纪岭南风物，然注重怪异，于药物性能记载甚少。兹录数款，以见一斑。

通 犀

通犀，置大雾重露下，终不沾濡。又堪为钗纛，挠药酒，酒生沫；若贮米饲鸡，鸡见辄惊散，一呼为骇鸡散。若中芮箭刺，置于创中立愈，盖犀食百毒棘刺故也。

玳 瑁

凡玳瑁甲，生取者治毒第一，其力不下婆萨石。愚曾取解毒，立验。南人神之亦甚，辟恶与符拔甲相类。

鹧 鸪

衡州南多鹧鸪，解岭南野葛、诸菌毒，及辟温瘴。前臆文为白圆点，又一名鸪。多对啼，每啼连转数音，其韵甚高。

蛤 蚧

蛤蚧，其首如蟾蜍，背浅绿色，上有土黄斑点，若古锦文。长尺余，尾绝短。其族则守宫、刺蜴、蝘蜓。多居古木窍间。自呼其名，声绝大。或云，一年一声。验之，非也。

水 母

水母，《兼名苑》云："一名蚱，一名石镜。南人治而食之，云性热，偏疗河鱼疾也。其法先以草木灰退去外肉，中有一物，或紫或白，合油水再三洗之，杂以山姜、豆蔻煮过，其莹彻不可名状。至于珍珠紫玉，无以比方此物。须以虾醋食之，盖相宜也。"

睡　菜

睡菜，五六月生于田塘中，叶类茨菇，根如藕梢。其性冷。土人采根为咸菹食之，或云好睡。

山橘子

山橘子，冬熟，有大如土瓜者，次如弹丸者。皮薄下气，普宁多之。南人以蜜渍和皮而食，作琥珀色，滋味绝佳。其叶煎之和酒饮，亦疗气神验。

偏核桃

占卑国出偏核桃，形如半月状。波斯人取食之，绝香美，极下气力，比于中夏桃仁，疗疾不殊。

相思子蔓

相思子有蔓生者，其子窈红，叶如合欢，依篱障而生合欢。与龙脑相宜，能令香不耗。南人云：有刀疮，血不止、痛甚者，取其叶熟捣，厚傅之，即愈。

金龟子

金龟子，甲虫也，五六月生于草蔓上，大如榆荚。细视之，真金帖龟子。行则成双，类璧龟耳。其虫死则金色随灭，如萤光也。南人收以荞粉，云与永粉相宜。

《岭表录异》所载药物

《岭表录异》一书，顾名思义，其所"录"者在"岭表"之"异"，即使某些药物和食物，也是因"异"而被"录"。唐代刘恂撰。刘恂，生卒年不详，唐昭宗时出为广州司马，大约在 9 世纪 90 年代。后居南海，作《岭表录异》。兹摘录数款，其中或有与前人所记相同者，但亦有所异同。

山橘子

山橘子，大者冬熟如土瓜，次者如弹子丸。其实金色而叶绿，皮薄而味酸，偏能破气。容广之人带枝叶藏之，入脍醋，尤加香美。

按：此款与《北户录》所载大体相同。

乌贼鱼

乌贼鱼，只有骨一片，如龙骨而轻虚，以指甲刮之即为末。亦无鳞，而肉翼前有四足。每潮来即以二长足捉石，浮身水上，有小虾鱼过其前，即吐涎惹之，取以为食。广州边海人往往探得大者，率如蒲扇，煤熟以姜醋食之，极脆美。或入盐浑腌为干，捶如脯，亦美。

按：此款于乌贼之特征和食用，记载甚详，亦讲到乌贼骨"如龙骨"，但对海螵蛸的药用性能，则未涉及。

水　母

水母，广州谓之水母，闽谓之蛇（疑写切）。其形乃浑然凝结一物，有紫色者，有白色者。大如覆帽，小者如碗。……南人好食之，云性暖，治河鱼之疾。

按：此款亦与《北户录》所载相同。

玳　瑁

玳瑁，形状似龟，惟腹背甲有红点。《本草》云：玳瑁解毒，其大者悉婆萨石，兼云辟邪。广南卢亭（原注：海岛夷人也）获活玳瑁龟一枚，以献连帅嗣薛王。王令生取背甲小者二片，带于左臂上以辟毒。龟被生揭其甲，甚极苦楚。后荠于使宅后北池，伺其揭处渐生，复遣卢亭送于海畔。或云，玳瑁若生带之，有验。凡饮馔中有蛊毒，玳瑁甲即自摇动。若死，无此验。

按：《北户录》谓"玳瑁甲生取者治毒第一"，此款记载生取甲之实例以详明之。

野 葛

野葛，毒草也，俗呼胡蔓草。误食之，则用羊血浆解之。或说此草蔓生，叶如兰香，光而厚。其毒多着于生叶中，不得药解，半日辄死。山羊食其苗则肥而大。

按：此款即《南方草木状》中的"冶葛"和《酉阳杂俎》中的"胡蔓草"。《南方草木状》谓蘘菜汁克冶葛，《酉阳杂俎》谓白鹅、白鸭血解其毒，此则谓羊血浆，说法不同。

倒捻子

倒捻子，窠丛不大，叶如苦李，花似蜀葵，小而深紫。南中妇女得以染色。有子如软柿，头上有四叶如柿蒂，食者必捻其蒂，故谓之倒捻子，或呼谓都捻子，盖语讹也。其子外紫内赤，无核，食之甜软，甚暖腹，兼益肌肉。

偏核桃

偏核桃，出毕占国，肉不堪食，胡人多收其核遗汉官，以称珍异。其形薄而尖，头偏如雀嘴。破之食其桃仁，味酸似新罗松子，性热，入药亦与北地桃仁无异。

按：此与《北户录》所载有所不同，可互相对照。

橄 榄

橄榄，树身竿，枝皆高数尺。其子深秋方熟。闽中尤重此味，云咀之香口，胜含鸡舌香。饮悉解酒毒。

椰子树

椰子树亦类海棕，结椰子大如瓯杯。外有粗皮如大腹，次有硬壳，园而且坚，厚二三分。……壳中有液数合如乳，亦可饮之，冷而动气。

按：此谓椰汁可饮，但性冷动气。

栈　香

广管罗州多栈香，树身似柳，其花白而繁，其叶如橘皮，堪作纸，名为皮香纸。……或云，沉香、鸡骨、黄熟、栈香同是一树，而根、干、枝、节各有分别者也。

按：《南方草木状》谓沉香等"八物同出于一树"，而此则谓四物，详略有别。

庞　蜂

庞蜂，生于山野，多在橄榄树上。形如蜩蝉，腹青而薄。其鸣自呼为庞蜂，但闻其声，采得者鲜矣。人以善价求之以为药。

按：此但说"以为药"，而性味未涉及。

宋

《桂海虞衡志》所载岭南药物

《桂海虞衡志》一卷，宋代范成大（1126—1193）撰。范成大，字致能，号石湖居士，吴县人。绍兴二十四年（1154）进士，乾道二年（1166）知静江府（今广西桂林），十年后入蜀。《桂海虞衡志》就是他入蜀途中，追忆在广西十载亲身经历之事而作。兹就其有关岭南药物者录存于后。

丹　砂

丹砂，《本草》以辰砂为上，宜砂次之。今宜山人言出砂处，与湖北犬牙山北为辰砂，南为宜砂，地脉不殊，无甚分别。宜砂老者白色，有墙壁如镜，生白石床上，可入炼，势敌辰砂。《本草图经》乃云，宜砂出土石间，非是白石床所生，即是未识宜砂也。别有一种色红质嫩者名土坑砂，乃是出土石间者，不甚耐火。邕州亦有砂，大者数十百两，作块，里暗少墙壁，嚼之紫黯，不堪入药，惟以烧取水银。《图经》又云，融州亦有砂。今融州原无砂，邕、融声相近，盖误云。

水　银

水银，以邕州溪洞朱砂末之入炉烧取极易成。以百两为一铫。铫之制，以猪胞为骨，外糊厚纸数重，贮之不漏。

滑　石

滑石，桂林属邑及徭洞中皆出。有白黑二种，功用相似，初出如烂泥，见风则坚，又谓之冷石土。人以石灰圬壁，及未干时，以滑石末拂拭之，光莹如玉。

沉水香

沉水香，上品出海南黎洞，亦名土沉香，少大块。其次如茧栗角、如附子、如芝菌、如茅竹叶者皆佳，至薄如纸者，入水亦沉。香之节因久蛰土中，滋液下流，结而为香。采时香面悉在下，其背带木性者乃出土上。环岛四郡界皆有之，悉冠诸蕃所出，又以出万安者为最胜。……舶香往往腥烈，不甚腥者意味又短，带木性，尾烟必焦。其出海北者生交趾，及交人得之海外蕃舶而聚于钦州，谓之钦香。质重实，多大块，气尤酷烈，不复风味，惟可入药，南人贱之。

药　箭

药箭，化外诸蛮所用。弩虽小弱，而以毒药濡箭锋，中者立死。药以蛇毒草为之。

麝　香

麝香，自邕州溪洞来者名土麝，气臊烈，不及西蕃。

风　狸

风狸，状如黄猿，食蜘蛛，昼则拳曲如猬，遇风则飞行空中。其溺及乳汁，主治大风疾，奇效。

蚺蛇胆

蚺蛇，大者如柱长称之，其胆入药。

风膏药

风膏药，叶如冬青，治太阳疼、头目昏眩。

铜鼓竹

铜鼓竹（竹一作草），其实如爪，治疮痈毒。

桂

桂，南方奇木，上药也。桂林以桂名地，实不产，而出于宾、宜州。凡木叶心皆一纵理，独桂有两纹，形如圭，制字者意或出此。叶味辛甘，与皮无别而加芳美，人喜咀嚼之。

瘴

瘴，二广惟桂林无之，自是而南，皆瘴乡矣。瘴者，山岚水毒与草莽珍气郁勃蒸熏之所为也。其中人如疟状。治法虽多，常以附子为急须，不换金正气散为通用。邕州两江水土尤恶，一岁无时无瘴，春曰青草瘴，夏曰黄梅瘴，六七月曰新禾瘴，八九月曰黄茅瘴。土人以黄茅瘴为尤毒。

草　子

草子即寒热时役。南隶卒小民，不问病源，但头痛体不安，便谓之草子。不服药，使人以小锥刺唇及舌尖出血，谓之挑草子。实无加损于病，必服药乃愈。

《岭外代答》所记中医药

《岭外代答》十卷，宋代周去非撰。周去非，永嘉人，隆兴进士，淳熙中移桂林。周去非自岭外归，因有问岭外事者，倦于应酬，书此示之，故曰"代答"。其中所记中医药条款，题目有与《桂海虞衡志》相同者，但叙述内容异同，今转录如后，以便相互对照。

瘴　地

岭外毒瘴，不必深广之地，如海南之琼、管，海北之廉、雷、化。虽曰深广，而瘴乃稍轻。昭州与湖南静江接境，士夫指以为大法场，言杀人之多也。若深广之地，如横、邕、钦、贵，其瘴殆与昭等，独不知小法场之名在何州。尝谓瘴重之州，率水土毒尔，非天时也。昭州有恭城，江水并城而出，其色黯惨，江石皆黑。横、邕、钦、贵皆无石井，唯钦江水有一泉，乃土泉，非石泉也。而地产毒药，其类不一，安得无水毒乎？瘴疾之作，亦有运气，如中州之疫，然大概水毒之地必深广。广东以新州为大法场，英州为小法场，因并存之。

瘴　挑草子附

南方凡病皆谓之瘴，其实似中州伤寒。盖天气郁蒸，阳多宣泄，冬不闭藏，草木水泉，皆禀恶气。人生其间，日受其毒，元气不固，发为瘴疾。轻者寒热往来，正类痎疟，谓之冷瘴。重者纯热无寒，更重者蕴热沉沉，无昼无夜，如卧灰火，谓之热瘴。最重者一病则失音，莫知所以然，谓之痖瘴。冷瘴未必死，热瘴久必死，痖瘴治得其道，间亦可生。冷瘴以疟治，热瘴以伤寒治，痖瘴以失音伤寒治，虽未可收十全之功，往往愈者过半。治瘴不可纯用中州伤寒之药，苟徒见其热甚，而以朴硝、大黄之类下之，苟所禀怯弱，立见倾危。昔静江府唐侍御家，仙者授以青蒿散，至今南方瘴疾，服之有奇验。其药用青蒿、石膏及草药，服之而不愈者，是其人禀弱而病深也。急以附子丹砂救之，往往多愈。夫南方盛热而服丹砂，非以热益热也，盖阳气不固，假热药以收拾之尔。痛哉！深广不知医药，唯知设鬼而坐致殂殒。间有南人热瘴挑草子而愈者。

南人热瘴发一二日，以针刺其上下唇。其法卷唇之里，刺其正中，以手捻去唇血，又以楮叶擦舌，又令病人并足而立，刺两足后腕横缝中青脉，血出如注，乃以青蒿和水服之，应手而愈。冷瘴与杂病不可刺矣。热瘴乃太阳伤寒证，刺出其血，是亦得汗法耳。人之上下唇是阳明胃脉之所经，足后腕是太阳膀胱脉之所经，太阳受病三日，而阳明受病，南人之针可谓暗合矣。有发瘴过经病已入里而滨死，刺病人阴茎而愈。窃意其内通五脏，故或可以愈也。然施于壮健尚可，施于怯弱者，岂不危哉！

炼水银

邕人炼丹砂为水银，以铁为上下釜。上釜盛砂，隔以细眼铁板，下釜盛水。埋诸地，合二釜之口于地面而封固之。灼以炽火，丹砂得火，化为霏雾。得水配合，转而下坠，遂成水银。然则水银即丹砂也。丹砂禀生成之性，有阴阳之用，能以独体化为二体，此其所以为圣也。然《丹经》乃有真汞，何哉？余以为丹砂烧成水银，故已非真汞。

银　朱

桂人烧水银为银朱，以铁为上下釜。下釜如盘，盂中置水银，上釜如盖，顶施窍管，其管上屈曲垂于外，二釜函盖相得，固济既密，则别以水浸曲管之口，以火灼下釜之底，水银得火则飞，遇水则止，火煤体干，白变而丹矣。其上曰头朱，次曰次朱，次者不免杂以黄丹也。

钟　乳

静江多岩洞，深者数里。岗穴之中，或高不可逾，或下不可隧。石脉滴水，风所不及，悉成钟乳。风之所及，虽曰结乳，色乃粗黄，不甚入药。钟乳之产也，乳床连延，乳管倒垂，渐锐而长，滴沥未已，冰箸成列。长者一二尺，短者四五寸。人以竹管仰插而折取之，煮以七复之重汤，研以三旬之玉槌，试之肌纹以观其细，澄之灰池而干其体。日以烜之，其色微轻红。真者细妙，服之刀圭，沦肌浃髓。凡乳通如鹅管，中无雁齿，或破如爪甲，文如蝉翼者上也。《本草》所谓石钟乳是也。管无梢连石床者，商礜也。乳床之石明洁如玉者，孔公礜也。三物本同种，《本草》以石钟乳居玉石上秩，商礜、孔公礜皆在中秩，其功用必有优劣尔。今广西帅司所造钟乳粉，率二礜也。所谓鹅管石，盖什之一二耳。钟乳所产，亦自有异。有石乳，有竹乳，有茅乳。石乳者，生于石上，石液相滋，化而为乳。色如冰玉，是为最良。竹乳者，生于土石山洞，其上生竹，竹石相滋，液化为乳，其色稍青。茅乳者，生于土石山洞，其上生茅，茅液相滋，化而为乳，其色微黄。皆可煮炼，以为温药。未炼之乳，体性皆寒，且有石毒。惟假汤火之功去其毒性，乃能废寒为温，以成上药。今《本草》注家谓石乳温，竹乳平，茅乳寒。此说恐未必然。产乳之穴虽曰深远，未尝有蛇虺居之。《本草》注家又谓深润幽穴，龙蛇毒气所成，斯大谬矣。凡煮炼乳水，人或误饮，能使人失音，其毒如此。

滑　石

静江瑶峒中出滑石，今《本草》所谓桂州滑石是也。滑石在土，其烂如泥。出土遇风则坚。白者如玉，黑如苍玉，或琢为器用而润之以油，似与玉无辨者。他路州军颇爱重之，桂人视之如土，织布粉壁皆用。在桂一斤直七八文而已。

石蟹　石虾

海南州军海滨之地，生石蟹，躯壳头足与夫巨螯，宛然蝤蛑之形也。又有石虾，亦宛然虾形，皆药物之所须也。云是海沫所化，理不可诘。《本草》："石蟹能疗目。"而石虾治疗未详。

桂

南方号桂海，秦取百粤，号曰桂林。桂之所产，古以名地。今桂产于钦、宾二州。于宾者，行商陆运，致之北方。于钦者，舶商海运，致之东方。蜀亦有桂，天其以为西方所资欤？桂之用于药，尚矣。枝能发散，肉能补益，二用不同。桂性酷烈，易以发生，古圣人其知之矣。桂枝者，发达之气也，质薄而味稍轻。故伤寒汤饮必用桂枝发散，救里最良。肉桂者，温厚之气也，质厚而味沉芳。故补益圆散，多用肉桂。今医家谓桂年深则皮愈薄，必以薄桂为良，是大不然。桂木年深愈厚耳，未见其薄也。以医家薄桂之谬，考于古方，桂枝、肉桂之分，斯大异矣。又有桂心者，峻补药所用也。始剥厚桂，以利竹卷曲刮取贴木多液之处，状如经带，味最沉烈，于补益尤有功。桂开花如海棠，色淡而葩小，结子如小橡子。取未放之蕊干之，是为桂花，宛类茱萸药物之所缓，而食品之所须也。种桂五年乃可剥。春二月秋八月，木液所剥之时也。桂叶比木樨叶稍大，背有直脉三道，如古圭制然，因知古人制字为不苟云。

曼陀罗花

广西曼陀罗花，遍生原野，大叶白花，结实如茄子，而遍生小刺，乃药人草也。盗贼采干而末之，以置人饮食，使之醉闷，则挈箧而趋。南人或用为小儿食药，去积甚峻。

铜鼓草

铜鼓草，其实大者如瓜，小者如莱菔。治疬毒，醋磨涂之。

明

《广州人物传》记陈昭遇

《广州人物传》，明黄佐（1490—1566）撰。黄佐，字才伯，中山市人。《广州人物传》成书于正德初年，所收人物至二百。唯"方技"类有医家陈昭遇传，特转录于后。

宋光禄寺丞陈公昭遇

陈昭遇者，本南海人也。世为名医，至昭遇尤著。开宝初，至京师，为所知者荐，授翰林医官，遂留家开封。初为医官，领温水主簿；后加光禄寺丞，赐金紫。

初，太宗在藩邸，暇日多留意医术，藏名方千余首，皆尝有验者。及即位，诏翰林医官院各具家传经验方以献，又万余首。命昭遇与王怀隐等参对编类，每部以隋太医令巢元方《病源候论》冠其首，而方药次之，成一百卷；太宗御制《序》，赐名曰《太平圣惠方》。初令镂板，颁行天下，诸州各置医博士掌焉。又尝被召与医官刘翰等评定《唐本草》，既成书，新旧药凡九百八十三种，并目录二十一卷，上之。

昭遇于医术无所不究，故其所著述皆精博可传。往来公卿间，眠病对证多奇验，性又谦慎自将，以此被眷宠不衰。

《海语》药物两种

《海语》三卷，黄衷撰。黄衷，字子和，上海人。明弘治丙辰年（1496）进士，官至兵部右侍郎，曾镇湖广，故从舟师舵卒得闻海洋之事，撰《海语》以纪其实。其书为晚年所作，约成于嘉靖初（1522）。其中多叙海外山川风土，所记物产亦不重在药物。兹录两款于后。

海 狗

海狗，纯黄，形如狗，大乃如猫。尝群游，背风沙中，遥见船行则没海。渔以技获之，盖利其肾也。医工以为即腽肭脐云。按《本草》：腽肭出西戎，豕首鱼尾而二足。《经图》云：黄毛，三茎一窍。别种也。

按：此款记载海狗肾即膃肭脐。又以所见闻与《本草》《图经》记载相比较，而谓其不同者，乃"别种"也。

片　脑

片脑，产暹罗诸国，惟佛打泥者为上。其树高者三二丈，叶如槐而小，皮理类沙柳。脑则其皮间凝液也。好生穷谷，岛夷以锯付犹，就谷中尺断而出，剥而采之。有大如指、厚如二青钱者，香味清烈，莹洁可爱，谓之梅花片。鬻至中国，擅翔价焉。复有数种，亦堪入药，乃其次耳。

按：此款后有小字按语云，《本草》有龙脑，医家专云片脑，皆以为眼科之药，盖即一也。

张萱《疑耀》关于中医药的记载和认识

张萱（约1553—1636），字孟奇，号西园，广东博罗人。见闻博洽，著作丰富。其《疑耀》一书收入《四库全书》子部杂家类。他不是医家，但在《疑耀》中以札记形式保存一些零散的有关中医药的记载，从中反映了16—17世纪之间明人对中医药的某些认识。

服石是魏晋以来道家求长生的手段，后来扩展到文人之中。张萱在《疑耀》卷三"石奴"一条中，记载宋人称服石药者为石奴，原文如下：

后魏时，诸王孙贵臣多服石药。每病，辄称石发。陈后山有诗"服石为石奴"。言为石所使也。石奴二字亦新。

陈后山为宋代人，把服石者称为被石所使之奴仆，对服石已含讥讽。张萱还指出唐代大诗人韩愈、白居易也惑于药术，在"韩昌黎白太傅皆惑于服石"条云：

韩昌黎……作《李干墓志》，历叙以服石败者数人，为世诚，而晚年复躬蹈之。白乐天有诗曰："退之服硫黄，一病讫不痊。"是昌黎知诚人而不知自诚也。然乐天既知诮昌黎，亦好言服石事，尝有诗曰："金丹同学都无益，姹女丹砂烧即飞。"其《序》云："予与故刑部李侍郎早结道友，以药术为事。"乃知异端易惑，即高明之士，亦所不免也。《古诗》："服石术神仙，多为药所误。"二公岂未闻之耶？

张萱把服石称作"异端"，连韩、白都不能免，可见其惑之远，其害之深。他在"服玉屑"一条表达了对服石的讽刺之意，他说：

魏李预好服玉屑，而不戒酒色，遂至病笃。乃谓妻子曰："服玉者，必屏居山林，排弃嗜欲。余谓守此二者，何必服玉？"

从"何必服玉"的结语，反映了魏晋期间盛行的服石之事，已被众多明人乃至宋人所放弃，不为其所惑。

关于中医药的发现和建立，是古代典籍关注的问题之一，除了医药，还有针砭、按摩之术，亦属中医典籍探讨之列。张萱对此没有系统论述，但对"针砭""药石"两辞，提出了自己的看法。卷二"针砭药饵"条云：

世皆知神农尝百草，而《孔丛子》及《世纪》，皆谓估计伏羲已先为之，并制九针，以拯夭枉。余意百草之尝，始于伏羲，而特详于神农耳。余又按《灵枢经》，岐伯对黄帝以九针，是针亦古已有之矣，非始于黄帝也。治病者，惟针之效最神。疑古先有针而后有药饵也。针本以石为之，名曰砭。后世乃易以金耳。故曰药石者，谓药与砭，非谓金石之石也。

把"针"解作"砭"，其解甚新，可备一说。按摩治病则是从小说《杜兰香别传》引出来的。卷六"消摩"一条云：

呼药为"消摩"，详《杜兰香别传》。兰香降嫁张硕，硕问祷祀事，香曰："消摩自可愈疾，淫祀无益。消摩谓药。"余意"消摩"，"按摩"也。今治病者有按摩之术。

杜兰香为后汉传说中的仙人。"消摩为药"是明以前人的记载。张萱把"消摩"理解为"按摩"之别名，似亦有理。总之，由此可见400年前的明代，以"按摩之术"治病已很盛行，而张萱再上推到东汉所谓"消摩"，即明代盛行的按摩之术，则其源头更远矣。

中医医理讲究阴阳虚实之转化。张萱虽无系统理论，但也注意到神、气、精转化之理。他是从宋人张景说天地还返而联系到人的，卷七"九还"一条云：

北斗一日一夜一周天。天降地腾，从寅到申为七返，却到坤处为九还。此宋张景之说也。天地且不可无还返之说，况于人乎？故养神者先养气，气先养脑，脑先养精，精先养血，血先养水。

张萱所说只是推论，缺乏实证，未必精确，但他注重人体内诸要素的联系和转化，是可取的。而这正是中医原理具有辩证思想的可贵之处。张萱在卷四"治乱甘苦黑白"条目云：

以乱为治，以甘为苦，故甘草名大苦。《礼记疏》：
"牵牛三点黑，名为三点白。"

这似乎是在讲药名文字问题，而且甘草名大苦是宋以前人
的解释，宋代沈括《梦溪笔谈》已纠正大苦乃黄药而非甘草，
后人从之，但甘和苦是相对的，乱和治是可转化的，"以乱为
治"的思想大概可作用药剂量时机的辨证施治的依据之一。

张萱既是岭南人，其著作不免记载岭南特有的药物之事。
如麻醉药箭就是其一。卷六"药箭"一条云：

两粤溪洞之蛮，以毒药傅弩矢射人者，俗语曰"绵
药"。余初不解其义，及读扬子《方言》"凡饮药傅药而毒，
东齐海岱之间谓之眠"，乃知"绵药"，当作"眠药"也。

所谓"眠"者，指昏迷不醒状态。这是他以汉代扬雄
《方言》为据，解释当地"药箭"的性能。酒与中医有密切关
系，卷五"苍梧寄生酒"条就有所记载：

五岭之外，绝无佳酝。近游宦者宴会，皆嗜苍梧寄生
酒。独其性酷热，不宜多饮。第苍梧之酒，自古有之。晋
张华《轻薄篇》有"苍梧竹叶清"，陈张正见《置酒高台
上》诗："浮蚁擅苍梧。"未审即此寄生酒否？

苍梧，地名，即今梧州市。以寄生入酒，当有药用性能。
至少明代此酒已负盛名，南北朝间虽有人称赞苍梧酒，因年代
久远，连张萱也不知是否即明代的寄生酒了。至于卷六"烧
酒凡荔枝"只是记载以烧酒制荔枝酒，而且唐代已时行，但

与医药无大的关系，张萱还记载了由广州进口之龙涎香，他引《岭外杂记》的说法：龙涎香"新者色白，稍久则紫，甚久则黑。白者如百药煎而腻理；黑者亚之，如五灵脂而光泽。其气近于臊，似浮而不轻。和香焚之，则翠烟浮空，结而不散"。

然而，张萱毕竟不是医家，加上中国古代解剖学不发达，他所记载的传闻逸事，时有怪诞。如"象胆随四时在四足"之类，乃属荒诞之言，虽然他本人亲眼所见象胆在腹中而不在四足。又如卷三"男女两体"记载所谓"阴阳人"，"半月为男，半月为女"，把人体异常现象神秘化、怪诞化，都缺乏科学依据。但是，张萱对于当时传入中国的利玛窦的学说，却能够接受。因为利玛窦信耶稣，他称为"西僧"。"五行"之说早已是中医的理论基础，也是中国古代哲学的重要学说。在卷三"天地上有三行"条目中，他赞成利玛窦"三行"说。他写道："西僧利玛窦言，天地间止有三行：水也，火也，土也，又以气为一行。人颇以为诞，余谓此非利玛窦之言也。"他列举中国古代论气的言论之后，说："故天气间有许多气，自有许多水。生气则生水，生水则助气，未尝相离。然非火以涸之，则阴气盛，阳气微，而为诊矣。夫日者，火也。盖日圆竟千里，无物不破，升天则万物焦，入海则万物涸。水不涸，则盈而滥，易至泛滥；涸而不生，则气与水俱竭。是水也，气也，火也，三者相为循环于无穷，此天地之所以为天地也。利玛窦之言非诞也。"

总之，张萱是明代一位儒士，他在《疑耀》一书中关于中医药零散的而非系统的记载，从中反映出岭南士人对中医药的某些认识，使我们了解到 400 年前人们解决了哪些问题和没有解决的问题。

梁有誉《赠安源廖君序》

明人梁有誉，字公实，顺德人。嘉靖庚戌年（1550）进

士。能诗，与李攀龙、谢榛、王世贞为明七子之一。所撰
《赠安源廖君序》一文，前大部分论医理，主要阐发阴阳五行
之说；后小部分称赞由赣入粤医师廖君之医术精湛，文中只称
廖君，安源人，未著其名。梁有誉乃儒士而非医师，兹录其
文，从中可见16世纪儒家所论医理以及当时医术之精。

梁有誉论医理

余尝读书至轩辕氏《阴符》曰：观天之道，执天之衡，
尽矣。然后知古圣神之制万物也，以全其天；天全则神全，亡
不臧焉，亡不寿焉。

夫六六纪节，九九制会，所以志日月之行也，所以干化生
之用也。敷和升明，备化审平，静顺五运，迭为其司，是阴阳
之征兆而生杀之本始非耶？生生形形，育于气交之分，而立于
推化之宇。能者养之，顺阴阳以从其根，而与万物浮沉于生长
之门。

识五者之衡机，是谓圣度。是故方数五，而五方之变不可
胜穷也；色数五，而五色之变不可胜视也；声数五，而五声之
变不可胜听也；味数五，而五味之变不可胜嗜也。然天地大
气，举之亢否，泽燥游气，杂然不无乖度；人物大气，息之淫
胜，郁优邪气，干焉不无异詟常。

圣神忧之，于是有培护之法，有攻伐之机；邪也折其胜，
正也辅其劣，而汤液熨毒针石按督之术行，练精易形撲荒爪幕
之效有，以起剧泽朽而寿天下。传而至后世，国工述之，闻病
之阳得其阴，闻病之阴得其阳；故有刚剂以从阳，有柔剂以从
阴。知夫实而不能满者，形主之，满而不能实者，气主之，形
气分而奇恒传化之府别焉，而神行乎其间矣。因之以起度量，
悬权衡，咸不过乎其物。若和之对晋大夫也，谓可以医及国
家；缓之视晋君也，而知其臣，是亦通乎五者之故而思弗窒。

逮后世药情方局之书日繁，而据册循方，率妄投以冀效，

弗察度于五者，而阴阳舛、气候忒矣。故营气不从，不得其理矣；卫气散，不得其营矣。实者不知输矣，满者不知调矣。昧哉乎，其术之流弊也。

赞入粤之江西名医

安源廖君，早岁浪迹岭南，诸方术罔不通。中遇异人，受禁方脉书，明五者之理，故能用乎阴阳水火之剂，而以医名。人往问疾者，切脉可以知其感受之候，而期其生死，亡毫发爽。究病之所始，而极其传复之候以施其术，而不胶于成法，故其治疾多奇效。兹仲春，老母得病，诸医袖手观望。廖君曰：是名痰鬲，中气宛而水火离，可奇以伐其胜。遂药之，下嗌而宛气解，旬余就常。是君术之精有以安吾亲也，而余之德君，实无涯量。

《赤雅》中有关岭南药物

《赤雅》三卷，明邝露（1604—1650）撰。邝露，字湛若，南海人，诸生。此书为露游广西归而述所见闻之作，其中多记山川风俗物产。兹录所记物产与岭南药物有关者数款于后。

蜗牛脍

山中有蜗壳可容升者，以米水去涎，竹刀脍之。角大如指，甘，脆。去积解毒。予粤东亦食之，鲜有如其大者。

按：此款指明蜗牛有"去积解毒"之作用。所谓粤东"鲜有如其大者"，盖指广西山中蜗牛而言。

插翅春

山獭骨能续骨，解箭毒。用为丸，胜海狗肾。一枚十金，私货出界者，斩。山獭性最淫，凡物皆交，交一二日不休。有獭则诸北悉避。獭无偶，僚女采药，歌啸，獭闻气即跃抱，遂共扼杀之。验之法，令妇人擦手一呵，取置掌中，骨喜跃舞；否则，鼠璞猴胎之赝耳。

按：此款原题"插翅春"，大概即指山獭骨。山獭乃广西山中动物，其骨有续骨、解箭毒、胜海狗肾的作用。所谓"出界者"，指广西山界，所谓"斩"，乃当时土司法令。至于所记采药、验赝之法，荒诞不经，无所根据，则不足凭信也。

鸩

邕州朝天铺及山深处有之，其种有二：一大如鸦，黑身赤目；一大如鸮，毛紫绿色，颈长七八寸。雄曰运日，雌曰阴谐，声如羯鼓。遇毒蛇则鸣声邦邦，蛇入石穴，禹步作法，石裂蛇出。秋冬间，解羽蛰穴，薰之出走，应弦而毙。以义甲取胆着银瓶，否则指断。鸩矢著人立死，鸩羽栎酒，犀角立解，鸩穴多犀，天地所以制杀机也。

按：鸩为鸟类，剧毒，谓之鸩毒，上古文献有记载。此处叙鸩之形状及犀与鸩之相克，可备一说。

麝

麝食艾草，至冬香满，入春则脐鞔急痒闷，跳跃剔出之。剔出之香，着百草皆枯。佳人采芳，拾以相赠，馨香盈袖，经年不退。今之为麝者，生而割之。天香未蕴，脐秽尚腥，调以酥酪，和以百草，微香差见，失其性矣。呜呼！生售而失其性，岂独一麝也哉？

按：麝香可入药，此记采割方法不同，而性味有别。

鲭鱼

藤江鲭鱼，形像草鲩，色青黑，大者百余斤，取用钓筒。其胆治目，鱼大胆小者上上，鱼大胆大者上中，鱼小胆大者中下。渔者得鱼诣官亲剖，官税其胆，始敢出市，私开者杖，今售者皆以鲩胆灌黄藤膏伪为之。黄藤亦行血去翳，辨之不精，必见笑于鱼目。

按：此款记鯖鱼胆治目疾、胆之大小等级以及真伪之区别。

天姬破蛊

凡中蛊者，颜色还美于常。天姬望之而笑，必须叩头乞药。出一丸啖之，立吐奇怪：或人头蛇身、或八足六翼如蝌蚪子，斩之不断，焚之不燃。用白矾浇之立死，否则，对时复还其家。予久客其中，习知其方，用三七末、荸荠为丸，又用白矾及细茶分为末，每服五钱，泉水调下，得吐则止。按古方取白蘘荷服其汁，并卧其根，呼蛊者姓名，则其功缓也。

按：《说文解字》："蛊，腹中虫也。"乃指腹中寄生虫。天姬为公主，此指广西土司之女。此款所记，虽作者谓"习知其方"，但医巫未分，时带妖气，从中可知当时岭南治蛊之风俗、医学与民情之关系，故转录之。

邝露所撰《赤雅》一书，所记虽为亲见亲闻出事，比徒引古书者较有参考价值，但其中僚女采药、鸰禹步作法、立吐奇怪之类，颇为神秘，给人以荒诞不稽之感。这或是民间原有此类传闻，或是作者附会文饰，依《四库全书提要》所云，"存而勿论可矣"。

《广东新语》医药摘编

《广东新语》二十八卷，明屈大均著。屈大均，字翁山，番禺人。明诸生，入清以遗民自居，不仕。著作甚丰；工诗，学亦博雅。《广东新语》初刊于康熙庚辰年（1700），内容包括广东天文、地理、物产、民情诸多方面，十分广泛。虽然此书内容赅博，但是本编所收者，仅就语涉医药者摘录之，再分类归并，或依原题，或别拟标题。

时令与疾病

（岭南）平常则多南风，然南风暖，利于物而不利人。盖岭南阴少阳多，故四时之气，辟多于阖，一岁间温暑过半。以日在南，故风自南来者恒暖，嘘嘘太阳之气与火俱舒，又多起于赤天之暑门，故恒暖。暖风所至，百螣蠕蠕，铁力木出水，地蒸液，墙壁湿润生咸，衣裳白醭，书册霉黗。而粤人疏理，元府常开，毛腠不掩，每因汗溢，即致外邪。盖汗为病之媒，风为汗之本，二者一中，寒疟相乘，其疾往往为风淫。大抵岭南春夏多南风，秋冬多北（风），反是则雨，故凡疾病多起于风。故《观》卦："风行地上。"而君子必以观我生，观其生为务。盖风主虫，人为倮虫之长，以风生，亦以风死。风之不正，莫甚于广南，故多疯疾。疯字从风，可以知其患之所自矣。《内经》云：卑下之地，春气长存，故东南之民，感风症多。《陆胤传》云：南海岁有旧风、障气之害，风则折木飞砂转石，气则雾郁，飞鸟不经。自胤至州，风气绝息。孝陵敕使臣云："炎方多热少寒，其气柔弱，最易冒风，非仁人君子不得而寿，并不得而寿斯民。"圣言哉！

……

海南三四月时，昼有南风，夜则无之，至五月乃有"过夜南"。谚曰："半北半南三二月，南风过夜必端阳。"然琼周岁皆东风，夏秋必飑。琼苦飓风，崖则南风亦苦。盛夏时士庶出入，率以青布裹头。盖南风为厉，一侵阳明，则病不可起云。

……

岭南之地，其属韶阳者，秋冬宜寒而反热，春夏宜热而反寒。青草、黄茅二瘴，即土著亦有染者。大抵冬不甚寒而春寒，夏不甚热而秋热，似与岭北气候较迟。而风鸢之戏，岭北以八九月，岭南以二三月。则地气升降，不惟稍迟，亦似相反，则亦楚之风候也。旧以隶属桂阳，盖亦有说。

岭南濒海之郡，土薄地卑，阳燠之气常泄，阴湿之气常蒸。阳泄，故人气往往上壅，腠理苦疏，汗常浃背。当夏时多饮凉冽，至秋冬必发痎疟。盖由寒气入脾，脾属土，主信，故发恒不爽期也。阴蒸，故晨夕雾昏，春夏雨淫，人民多中瘴湿，间发流毒，则头面四肢，倏然肿痒。医以流气药攻之，每每不效，是曰"走马胎"。以灯火回环爆之，或男左女右，于手尺泽穴以艾灸之。其或霍乱、痁疟、腹痛不堪，是曰"急沙"。以炒盐沃清水饮之，或于足下股上，寻其紫色筋脉，以锻刺血出之，谓之"刮沙"，皆可愈。谚曰："缓沙急沙，刺出血花。走马之胎，火爆如雷。"

论岭南之瘴

瘴之名不一。当八九月时，黄茅际天，暑气郁勃，有若釜鬵，人行其间，苦为炎毒所焮，昏眩烦渴。轻则寒热往来，是谓"冷瘴"。重则蕴火沉沉，昼夜若在炉炭，是谓"热瘴"。稍迟一二日，则血凝而不可救矣。最重者，一病失音，莫知所以，是谓"哑瘴"。冷瘴者，与痎疟相似，秋来多患之，天凉及严寒少有。若"回头瘴"，则因不能其水土，冷热相忤，阴阳相搏，遂成是疾。摄养者知此，亟宜自慎，毋多早行，毋多露宿，毋多日中而驰。盖日中酷暑，骤雨初消，阴阳之气交剥，草木蒸变，行人最忌，宜少驻驾以避之。而又毋轻解衣，衣解即服，凉勿逾时，斯为勿药之喜。又尝有温中固下，升降阴阳之法以相济，使其天和不伤，真气不耗，则亦何瘴之足云？嗟夫！天地一气之始甚微，粗而为风，浊而为烟雾为瘴，而天地之真气隐矣。惟人亦然。神明荡则其真气亦隐，于是而阴阳俱浊，为烟为雾为瘴，以自昏蒙，有不能保其天年者矣。故惟心存而后气存，气存于一念之中，而心周于天地之外，斯能清明在躬，志气如神，而无瘴疠之患。

瘴之起，皆因草木之气。青草、黄梅，为瘴于春夏；新禾、黄茅，为瘴于秋冬，是名"四瘴"。而青草、黄茅尤毒，青则为草，黄则为茅，一盛一衰，而瘴气因之。盖青草时，恶蛇因久蛰土中，乘春而出，其毒与阳气俱吐，吐时有气一道上冲，少焉散漫而下如黄雾，或初在空中如弹丸，渐大则如车轮四掷，中之者或为痞闷，为癫痫，为汗死。若伏地从其自掷，闭塞口鼻，不使吹嘘，俟其气过方起，则无恙。盖炎方土脉疏，地气易泄，百虫之气易舒，而人肤理亦疏，二疏相感，汗液相诱，而草木之冷气通焉。其名"中草子"，吐与下之皆不可，宜于中脘、气海、三里灸之；或于大指、五指灸之；或以针刺额及上唇，以楮叶擦舌出血，徐以药解之，内热除则愈。此邝露之言也。

毒泉与毒草

毒　泉

长乐有两毒泉：其一在曾峒嶂下，相传宋邹太尉引兵征铁板僧，去毒泉二尺许，以剑刜地，泉即随剑入地，不为害。一在黄獠岭，有军士误饮而死，文文山移营其上，祷而止之。曲江蒙瀼驿对岸，亦有毒泉，沾足溃烂。泉所注田数十顷，食其田谷者，一二年辄死，号"蛊毒田"。斯乃地之孽气所注也。安得有邹、文二公者，以至诚消其患害乎。

毒　草

毒草，有曰"断肠草"，一名"苦吻"，亦曰"苦药"，曰"苦蔓公"，然皆以为胡蔓，花如茶花，黄而小，又名"大叶茶"，叶按月数多寡。一叶入口，血溃百窍，肠断而死，其死之缓急，则视所下之水缓急。急水者湍激之水也。高、雷间人，有仇怨者辄茹之，或置食物中，以毙其亲，或自含口中，勒人财物，急则咽下，讼于官，以人头钱偿则不终讼。人头钱者，被诬之人，以钱抵命也。高、雷人号为"妖草"，近之。叶辄蠕动，将取毒人，则招摇若喜舞状，盖以杀为性，所谓"蟇"也。陶贞白云："断肠草其花美好，名芙蓉花。"太白云："昔作芙蓉花，今为断肠草。"予诗云："萱草不曾消客恨，芙蓉偏解断人肠。"皆谓此。中其毒者，以路旁垂鞭草捣烂和糯米泔，或以卵中鸡子细研和清油，或以生羊血解之。相传羊食此草而肥，虎食之百日不饥。盖以其花润泽云。有曰"虎耳草"，多产阳春山谷，叶有六尖，尖各有一刺，屑之为末，遇贼盗，顺风扬之，著身则骨痛七日，不可忍，痛不敢言，言则加痛七日。有曰"羊角揭"者与相似。有曰"白木香"，蕊食之杀人。琼州有牛心茄子，一核者入口立死，两核者可以粪清解之。语云："欲速死，请二子。"是也。又有"黄金茄"，状若槟榔，色黄，一种毒树无花，其子如牛奶，食之立死，以虾酱解之，阳江人轻生多食此。往有良有司，欲救其弊，凡讼自尽者，审无威逼。皆以服毒草之故，立使尸亲买棺自瘗，重治之。民有事陈诉，皆令纳断肠草百根，方与受理，积而烧之，期年绝种，讼遂止，此良法也。

记岭南诸种药物

燕窝菜

崖州海中石岛，有玳瑁山，其洞穴皆燕所巢。燕大者如乌，啖鱼辄吐涎沫，以备冬月退毛之食。土人皮衣皮帽，乘炬探之，燕惊扑人，年老力弱，或致坠崖而死。故有多获者，有空手而还者。是为燕窝之菜。或谓海滨石上有海粉，积结如苔，燕啄食之，吐出为窝，累累岩壁之间。岛人俟其秋去，以修竿接铲取之。海粉性寒，而为燕所吞吐则暖。海粉味咸，而为燕所吞吐则甘。其形质尽化，故可以清痰开胃云。凡有乌、白二色，红者难得。盖燕属火，红者尤其精液。一名"燕蔬"。香有龙涎，菜有燕窝，是皆补草木之不足者，故曰"蔬"。榆肉产于北，燕窝产于南，皆蔬也。石花亦然。石花出崖州海港中，三月采取，过期则成石矣。

石钟乳

乳源县西有乳岩。乳大者曰"乳床"，小曰"乳枝"，葳蕤下垂，一一空中相通。乳自其末溜至端，且滴且凝，滴者如冰，凝者如脂膏，乃钟乳之最良者。他岩洞及阴润之所，云气嘘噏，亦即生钟乳。盖石之精华，随寒暖而为融结，昌黎所谓"泄乳交岩脉"也。然惟石有脉有津气者，方出乳，顽石则否。石之腴者，乳益潓流，瘠而透漏者则否。乳源多良乳，故县以名。其乳岩之水，流至白土，二三百里间，亦皆钟乳之纯英所注，饮之甘香。或谓乳穴之水皆味甘性温，重而有力，煎之似盐花，喷起皎洁如霜，是真所谓石髓。久服肥健，以酿酒尤宜，功过钟乳。钟乳性涩而凝精，不可服，服者多生奇疾。明初，乳源岁贡二十斤，其后乳户杂以砂石，抚臣以乳石不堪上用奏罢。然今钟乳亦竭矣。水土所生，神气所感，尝不足以供人力之所求。即如连山金穴、阳山银坑，昔有其名，今亦告尽。盖土日耗则金石日消，阳德之炳耀无所。昔之钟于物而为丹砂石英者，今且尽钟于人乎？

石钟乳生于岩穴阴处，以灵液渗漉而成。灵液者，山之精气，散之则为云霞，凝之则为钟乳。岁久滴溜则为石，盖纯阳之英也。长者六七寸，以轻清如蝉翼者为上，爪甲者次之，鹅翎管者为下。光明而薄，色白而微红，入水不沉，若此则可服矣。此物与云母相类，云母以云为母，云之渣滓所成也。钟乳以石为母，石之津润，生于阴而成于阳，故性寒。云母生于阳而成于阴，故性热，可为大药。故古仙人多服云母，少服钟乳。

云　母

罗江之上多云母，日照之，宝光烨耀。昔有罗辩者，服之得仙，骑一白牛而去。今化州白牛潭，有石碓五六磢，是其炼云母之所遗云。增城有大溪，出云母粉，何（仙）姑服之亦得仙。《罗浮记》云：是溪有云母石，名云母溪，何（仙）姑尝炼其石如红玉。有句云："凤台云母似天花，炼作芙蓉白雪芽。"盖云母者，太阳之英华，五色备具。《淮南子》所谓"炼火生云，炼云生水"，王昌龄所谓"云英化为水，光采与我同"，皆此物也。其炼如红玉，所以为饴；融之成水，所以为浆，乃神仙之上饵也。凤台何姑所居。每朝旭初临，台色晃耀如霞，一名"红玉洞"。予少时常就洞炼取，近闻有石脑流出如茯苓，有僧取以为饵。可以辟谷云。

按：云母为古代道家所服用，亦为屈大均所重视，故录而存之。

犀

入蚕蛊乡，饮食中以犀角搅之，有毒则白沫生，以煮毒药则无毒势也。犀角出暹罗（今泰国）者，内凹外凸，气微腥；出占城（今越南境）者，四周圆整，注沸酒且香，照之有血晕者，价两倍。

鹿

雷州之野多鹿。鹿以清明前后三日生子，子生三日始开眼，遇雨乃起而跑，未雨虽堕地一月，其胫犹软，跬步即颠踣。故雷人每乘其候捕之。邵子云："雨化物之走，风化物之飞。"鹿麚以雨而始跑，所谓"雨化物之走"也。雷人喜捕鹿子，尤重胎皮及红玛瑙茸。盖鹿以一阴生而为茸，可以补阴；麋以一阳生而为茸，可以补阳。故男宜食麋，女宜食鹿。万州六连岭有鹿市。崖州左右旷野，亦多麖鹿。黎人谒州守者，必以为贽。其茸嫩者如紫茄，长三四寸，红鲜可爱，然不逾时，末溃而本干，剖之有如坚木。所谓柴茸，不如蜀产者，茸已歧枝，解开犹嫩，故入丸宜以川茸。

德庆青旗山有三足鹿，初秦时，龙母蒲媪，常乘白鹿以出入。农人恶其害稼，母乃断一足以放之，至今鹿有三足者。三足鹿善鸣，鸣辄有验。在山上隅鸣，则贵官诣龙母庙，自上流而至。在下隅鸣，则自下流而至，甚不爽。

沉　香

沉香有十五种：其一，黄沉，亦曰"铁骨沉""乌角沉"，从土中取出，带泥而黑，心实而沉水，其价三换最上；其二，生结沉，其树尚有青叶未死，香在树腹如松脂液，有白木间之，是曰"生香"，亦沉水；其三，四六沉香，四分沉水，六分不沉水，其不沉水者，亦乃沉香非速；其四，中四六沉香；其五，下四六沉香；其六，油速，一名"土伽俑"；其七，磨料速；其八，烧料沉速；其九，红蒙花铲，蒙者背香而腹泥，红者泥色红也，花者木与香相杂不纯，铲木而存香也；其十，黄蒙花铲；其十一，血蒙花铲；其十二，新山花铲；其十三曰"铁皮速"，外油黑而内白木，其树甚大，香结在皮不在肉，故曰"铁皮"。此则速香之族，又有野猪箭，亦曰"香箭"，有香角、香片、香影。香影者锯开如影木然，有鸳鸯背、半沉、半速、锦包麻、麻包锦，其曰"将军兜""菱壳""雨淋头""鲫鱼片""夹木含泥"等，是皆香之病也；其十四，老山牙香；其十五，新山牙香，香大块，剖开如马牙，斯为最下。然海南香虽最下，皆气味清甜，别有酝藉。若渤泥（婆罗洲，即今之加里曼丹）、暹罗（泰国）、真腊（柬埔寨）、占城（古国名，在今越南南部）、日本所产，试水俱沉，而色黄味酸，烟尾焦烈。至若鸡骨香，乃杂树之坚节，形色似香，纯是木气，《本草纲目》以为沉香之中品，误矣。

薏　苡

薏苡，一曰"薯米"，亦曰"薏珠子"，交趾人呼为"簳珠"，食以代米，或杂米中熟之。谚曰："食米得薏，薏一米二；从郎二米，侬只一薏。"又曰："郎是韩珠儿，侬是薏珠子。自怜同一珠，甘苦长相似。"

仙　茅

仙茅，产大庾岭。自岭之巅折而东，稍下为嫦娥嶂，相传葛稚川（葛洪）弃其余丹，生仙茅。叶似兰蕙，花六出，其根独茎而直，傍有短细根相附，八月采之，濯以嶂下流泉，色白如玉。以酒蒸晒，常服补益真气，土人多以饷客。罗浮仙茅，高仅一二寸，八月生黄花，根如指大，长寸许。外有白茅生山谷中，状如排草，以作浴汤，合诸香甚良。又有香茅，名"辣草"，皆瑶草之族。

益智子

益智子，与缩砂蔤相似而形长，花实皆作长穗，分上、中、下三节，其实熟否，以候岁之丰歉。下节以候早禾，上节以候晚禾，大凶岁则皆不实，盖罕有三节并熟者。非能益人智也，使人验之以知岁丰歉则智也。又有知风草，可以占风，一节一风，无节则无风。

葳　蕤

葳蕤，产罗浮铁桥诸峰，茎干强直似竹箭，节节有须，叶狭长，表白里青，其尖处有小黄点，三月开青花结实，根大如指许，长一二尺，补益之功逾黄精，方家称"黄芝"，亦曰"青粘"，以漆叶同为散，可以延寿。外有放杖竹者，似竹非竹，浸酒服之理腰脚，老人一月可放杖，出罗浮第十四岭，与黄精、葳蕤，皆竹之别种云。

椒

椒，苗蔓生，茎柔弱，叶长寸半，枝上结子相对，黑光如漆，谓之"椒目"。叶晨开暮合，合则卷其子于叶中，若闭目然。产广州者，色浅皱少不大辣，名曰"土椒"，以来自洋舶者，色深黑多皱名"胡椒"者为贵。胡椒产红毛国（荷兰），亦蔓生，常时红毛鬼子乘大艚来，掳掠唐人以炒椒，椒气酷烈有毒，役至年余则毙。得唐人价值百金，辄埋下体地中，以防其逸，故广人以为大患。有荜澄茄者，与椒相类，椒向阳，荜澄茄向阴，广人多以白豆蔻杂之为干末，以治噎食。

茯　苓

茯苓，得松之阳，合戊土以成形，故外类木而内类土，气味淡而性和平，以为末，入牛乳伴匀，饭上蒸之，随次服食，可与松脂同功。松脂者，阴金之精，男子之身，禀阳木之气，须得阴金之精以滋养，故服松脂者多寿。粤之松得太阳之气太甚，其精多在于脂，其神多在于茯苓。神宜伏，茯者伏也，神伏于土中而为苓，故曰"茯苓"；苓者灵也，神能伏则灵，人服之可以安神，故养生者贵之，而岭南所产尤重。外有土茯苓，则薯莨也，能解诸毒，多以售于番舶。有竹苓，生石城（今廉江）山谷中，竹之余气所结，生无苗，蔓在土中累累相连，以皮黑肉白者为良，服之杀三虫，除小儿百病。

扁　豆

扁豆，有红边、青、白三种，一曰"蛾眉豆"，象形也。其白者良，四月八日漏其子，则多荚不蠹。其蔓多隔岁者，谓之"旧根"，稚食其荚，老食其子；子老者入药，广中凡瓜棚豆架多不除，豆者扁豆也。

留求子

留求子，草本，广州多有之，状如栀子，有五六棱瓣而两端锐，半黄已熟，壳脆薄，中有白肉微甘。小儿患食积者，煨熟与之食，以当干果，食辄下虫而疾愈，一名"使君子"。语曰："欲得小儿安，多食使君子。"

百　合

百合，罗浮最盛，根如葫蒜而大，重叠二三十斤，相合如莲瓣，故名"百合"，色白，和肉煮之或作粉益人。五六月一本一花，花红白如文殊兰。种常倾侧名"天香"，中有檀心，色黄味甘，宜蜜蒸食之，山中之仙蔬也。

明朝番国进贡药物

诸番之直广东者，……是皆南海中大小岛夷，见于明《祖训》《会典》者也；其不可考者，……则未尝入贡懋迁有无者也。安南本汉交趾地，洪武初（1368）朝贡，其物有金银器皿、熏衣香、降真香、沉香、速香、木香、黑线香、白绢、犀角、象牙、纸扇。占城本古越裳氏界，洪武二年（1369），其主阿答阿首，遣其臣虎都蛮来朝贡，其物有象、犀、象牙、犀角、孔雀、孔雀尾、龙脑、橘皮、抹身香、熏衣香、金银香、奇南香、土降香、檀香、柏香、烧碎香、花藤香、乌木、苏木、花梨木、芜蔓、番纱、红印花布、油红绵布、白绵布、乌绵布、圆壁花布、花红边缦、杂色缦、番花手巾帕、兜罗绵被、洗白布泥。暹罗在占城南，洪武四年（1371），其王参烈昭毗牙，遣使奈思俚侪剌识悉替等来朝贡，进金叶表，其物有象、象牙、犀角、孔雀尾、翠毛、六足龟、龟筒、宝石、珊瑚、金戒指、铜鼓、片脑、米脑、煉脑、脑油脑、紫檀香、速香、安息香、黄熟香、降真香、罗斛香、乳香、树香、木香、乌香、丁香、丁皮、阿魏、蔷薇水、琬石、紫梗、藤竭、藤黄、硫黄、没药、乌爹泥、肉豆蔻、胡椒、荜拨、苏木、乌木、大枫子、苾布、油红布、白缠头布、红撒哈剌布、红地绞节智布、红杜花头布、红边白暗花布、绵棋子花布、织人象花文打布、西洋布、织花红丝打布、剪绒丝杂色红花被面、织杂丝竹布、红花丝手巾、织人象杂色红文丝缦。真腊本扶南属国，洪武六年（1373），其王忽儿那，遣使奈亦吉郎等来贡，其物有象、象牙、犀角、孔雀翎、苏木、胡椒、黄蜡、乌木、黄花木、土降香、宝石。爪哇本古阇婆国，洪武三年（1370），其王昔里八达剌，遣使八的占必等来朝贡，其物有胡椒、荜茇、黄蜡、乌爹泥、金刚子、苏木、乌木、番红土、蔷薇露、奇南香、檀香、麻滕香、速香、降香、木香、乳香、黄熟香、安息香、乌香、荜拔、茄龙脑、血竭、肉豆蔻、白豆蔻、藤竭、阿魏、芦荟、没药、大枫子、丁皮、番木鳖子、闷虫药、碗石、宝石、珍珠、锡、西洋铁、铁枪、折铁刀、铜鼓、苾布、油红布、孔雀、火鸡、鹦鹉、玳瑁、孔雀尾、翠毛、鹤顶、犀角、象牙、龟筒。满剌加在占城南，永乐三年（1405），其王西剌八儿速剌，遣使奉金叶表来朝贡，其物有番小厮、犀角、角牙、珠母壳、玳瑁、鹤顶、鹦鹉、黑熊、黑猿、白鹿、锁袱、金母鹤顶、金厢戒指、撒哈剌白苾布、姜黄布、撒都细布、西洋布、花缦、片脑、栀子花、蔷薇露、沉香、乳香、黄速香、金银香、降真香、紫檀香、丁香、丁皮、璇、胡椒、血竭、乌爹泥、肉豆蔻、没石子、阿魏、窠铅、片脑、肉果、玛瑙珠、竹布、苏合油、乌木、苏木、大枫子、番锡、番盐。三佛齐本南蛮别种，在占城南，洪武四年（1371），其王哈剌札八剌卜，遣使玉的力马罕亦里麻思，奉金字表来朝贡，其物有黑熊、白獭、火鸡、孔雀、五色鹦鹉、诸香、兜罗绵被、苾布、龟筒、胡椒、肉豆蔻、番油子、米脑。浡泥本阇婆属国，洪武四年，其王马谟沙遣使亦思麻逸朝贡，其物有珍珠、宝石、金戒指、金绦环、金银八宝器、龙脑、牛脑、梅花脑、降香、沉香、速香、檀香、丁香、肉豆蔻、黄蜡、玳瑁、龟筒、赢壳、鹤、熊皮、犀角、孔雀、倒挂鸟、五色鹦鹉、黑小厮。锡兰山，正统十年（1445），其王遣使耶把剌谟的黑哑等来朝贡，其物有宝石、珊瑚、水晶、金戒指、撒哈剌象、乳香、木香、树香、土檀香、没药、西洋细布、藤竭、芦荟、硫黄、乌木、胡椒、碗石。苏门答剌，永乐三年（1405），其王锁丹罕难阿必镇，遣使阿里来朝贡，其物有马、犀、牛、龙涎、撒哈剌梭眼木香、丁香、降真香、沉速香、胡椒、苏木、锡、水晶、玛瑙、宝石、石青、回回青、硫黄、番刀弓。大坭称隶暹罗助贡国，其来贸易，有胡椒、乳香、血竭、没药、片脑、荜拨、乌爹泥、土檀、黄檀香、降香、沉香、沉粟香、丁香皮、乌木、苏木、藤黄木、贪子、龟筒、象牙、番牛角、玳瑁、珠壳、宝石、打麻、西洋布、竹布、荽张席、灰筒。急兰丹，正德四年（1509）来贸易，有胡椒、乌木、丁皮。以上凡十二国，皆尝一往广东者。旧例贡舶三艘至粤，使者捧金叶表，入京朝贡，其舶市物还国。次年三舶复至迎敕，又市物还国。三年三贡，或五年一贡，一贡则其舶来往三度，皆以澳门为津市。黄文裕云："往者番舶通时，公私饶给。其贸易旧例，有司择其良者，如价给之；次则资民买卖，故小民持一二钱之货，即得握椒，展转交易，可以自肥。"广东旧称富庶，良以此。助国供军既有赖，而在官在民又无不给，是因民之所利而利之者也。议者或病外番阑境之为虞，夫暹罗、真腊、爪哇、三佛齐等国，洪武初首贡方物，臣服至今；永乐时，浡泥入朝，没齿感德；成化间，占城被篡，继绝蒙恩。南方蛮夷，大抵宽柔，乃其常性，百余年间，未有敢为寇盗者。迩者佛朗机来自西海，其小为肆侮，夫有所召之也。见今番舶之在漳闽者，亦未闻小有警动，则是决不敢为害，亦章章明矣！霍文敏云："东南番皆由广入贡，因而贸易，互为利市焉，中国不可拒之以自困。惟佛郎机则贼人之杰也，不可不拒。因拒佛郎机并拒诸番，非策也。为今之计，在诸番之来则受之，在佛郎机则斥之，否则厉兵以防之，示之必诛。"

按：以上明代番国所贡药物，如犀角、木香、乳香、没药、阿魏、肉豆蔻、荜拨之属，杂于其他贡物之中，不便一一钩出，故与其他贡物一并录出，以备查考。又旧例贡舶兼作贸易，"一贡则其舶来往三度，皆以澳门为津市"，可见其中外互贸频繁和交易盛况。而海外药材由岭南输入，亦由此可见一斑。

清

《岭南风物记》所记药物

《岭南风物记》一卷，清代吴绮撰，宋俊增补，江闿删订。吴绮，字园次，江都人。顺治拔贡。任湖州知府，多惠政。《四库提要》谓"绮本文士，故是书所叙率简雅不支，与范成大《桂海虞衡志》可相伯仲"。兹选所记岭南药物者数款，录存于后。

紫石英

紫石英，出东莞县爆山，旧以贡献。大如指头，小如石榴子，明澈如水晶，光泽紫艳可爱。爆山之乡名周家村，翟姓聚族而居，离城十五里许。土人得石英馈遗，或以饰带饰器，亦入药，用疗妇人绝孕至十年无子者。修治服食，轻身延年。

丹竈泥

丹竈，出罗浮葛洪炼丹处。泥如小弹丸，红黄色。拾归可疗心痛，与不服水土之病。以一丸置杯水中，忽旁泡起累累，有烟滚滚上冲水面，须臾泥方消散。

断续藤

断续藤，出肇庆府新兴县山中，行渴则取汁饮之，号东风菜。

黄皮果

黄皮果，出广州，状如金菊，浆似葡萄，但微酸耳。核青色，形如瓠，种多寡不一。土人云，此果消食，更能顺气。

羊桃果

羊桃果，出广州，状如皂角，五片相簇。青白色，香味如橄榄而酸，无核。其树有高四五丈者，大可数围。果有籼、糯二种，糯者色黄，少甜。广人去棱、边切片，用生姜榨油，用为小菜，云可宽胸，兼能治疟。

化州橘红

化州橘红，在州治中厅事前一株，有百余颗。取以作药，患痰伤食气滞者，取少许泡汤，其效甚速。或云以治伤寒不汗者尤妙。或云州治外所产，不堪入药。土人馈遗，皆赝物也。

沉 香

沉香有活生死结，以琼州为最。如外国者，不但不可入药，焚之亦无佳味。生活结者，乃系取之于生树者。死结，乃已伐之树，过数十年再取者为死结。其功味欠生活结者十之三四矣。而名有牛角沉、将军帽、雨淋头、菱角壳、砂糖结（桔）等名。总之以生活为上。如药香花铲之数，其精脉微细，入药不大佳妙，只可借炉火耳。宋长白曰，沉香入药最难辨识。海南别有一本，其质坚韧，略带酸香。土人截成方片，用铁条炽热，沃以香水，名为夹板。入水即沉，以铁气浸入木理故也。若以入药，贻害非浅。

《粤小记》所记岭南中医药

《粤小记》四卷，黄芝撰，黄培芳参订。黄芝，字瑞谷，黄培芳，字香石，二人为叔伯兄弟。此书于嘉庆戊寅年（1818）成稿，至道光壬辰年（1832）开雕，道光十六年

（1836）始刊出。时值鸦片战争前夜，故《粤小记》除古代医药之外，还有鸦片、种痘、眼镜之类的记载。兹录相关条款如后，并另拟标题。

阿片烟

阿片烟，始自明末，阿亦作鸦，本夷言。译者谓阿，我也；片，用也，言我得其用云。《本草》名为阿芙蓉，谓以罂粟津液为之，故其性涩。余少时止见烟草之烟，嗜阿片极少。间有食者，父兄师友咸以为耻，即其人亦不敢显然食之。今则后生小子无不握短筒倚卧榻以为寻常之物矣。地方官未尝不严禁，无如嗜之者日众，售之者利厚，流行天下，根深蒂固，终难清其源。世人狎邪赌博尚有已时，惟食鸦片终不能已。盖狎邪赌博财尽则止，若嗜鸦片，既成烟癖，一时不食则烟疾涌起，俨如大病，名之曰引（瘾）。只可三日无粮，不可一日无烟。虽处困极，而烟资不能不备。且嗜此者往往损寿，少生育，流毒终身，废时失事，破家贻祸，莫此为甚。昔时以此烟能止泻敛神、可为药料，故许其携带至粤，然其时中国尚未暗食也。后奸夷教粤人食之，今则遍天下矣。有服其毒者，以酸羊桃搅汁灌之立苏，亦能断烟引（瘾），日食不断，必效，此圣方也〔或曰，欲害人子弟者，既诱其子弟食阿片成引（瘾），复劝其戒不食，其子弟必死矣。盖烟引（瘾）既成，烟或不足，俨如大病，戒之者必日减其烟，故其病日深。不能饮食，吐痰气喘，遂成痨症，必至于毙而后已〕。

化州橘红

世传化州橘树乃仙人罗辨种于石龙腹上，共九株，各相去数武，以近龙井略偏一株为最。井在州署大堂左廊下，即清白堂故址。余则以龙口相近次之，城内又次之，城以外则臭味迥别矣，误用反不利云。广西孝廉江公树玉著有《橘红辨》，谓橘小皮薄，柚大皮厚。橘熟由青转黄，柚最熟才转黄。有红白二种。间常坐卧树下，细验其枝叶臭味，明明柚也，而混呼之曰橘，且饰其皮曰红，此实好奇之过云。按《本草》云，橘小皮薄，柚大皮厚。所谓橘红者，即今之陈皮是也。化州橘红实柚皮耳。今州署甚少、惟学署多种之。而吾郡商贾恒以柚皮伪为之，即化州人至广亦市归贩于各处，其名虽存，其实多伪也（香石云，柚皮伪为之橘红，喻岭而北至京师，亦有效验，不必化州正地道也）。

新会医梁氏

新会梁某精于医，有人当额生一肉瘤，坟起如碗。虽不痛痒，然顾盼惟艰。屡医不效，延梁治之，略施数品一服而愈。问其故，梁曰，余虽不善疡医，然有诸内方形诸外，此肺火上冲故尔。将殁谓其子曰，人生以气为主，故气绝则死，今予气绝至足矣。抚其足冷如冰。少项曰绝至腹矣，若绝至心必死。世言人死有鬼，殊不可信，如此何尝有鬼哉。汝曹慎毋惑此。既而曰绝至心矣，死矣。语毕而逝。窃按，肺脉起自中焦，会于心胞，前循至手大指少商穴而止，何能冲上至额。唯督脉起于尾闾交会穴，循脊入巅顶至鼻迎香穴与任脉相会。当额生瘤者，疑是督脉之病。

西洋夷医种痘

西洋夷医呶哈哎善种痘，百无一失。其法用极薄小刀，向儿左右臂微剔之，以他人痘浆点入两臂，不过两三点。越七八日，痘疮即向点处发出，比时行之痘大两倍，而儿并无所苦，嬉戏如常。自尔不复出，即间有出者，断不至毙。诚善法也。夷言本国虽牛马亦出，恒有毙者。因思此患由内毒感外疫所致，故以他痘浆引之，亦彼此相感之意。其始以牛之痘浆施之他牛，由牛而施之人，无不验。故携其痘浆至粤。粤人初未敢信，久之果验，于是种痘日盛。然又必须此痘浆方得，他痘不能。故互相传染，使痘浆不绝，名之曰牛痘。嘉庆丙寅

（1806），种痘者稀少，痘浆不继，复命夷医回国携痘浆至粤。夷乃携小夷数十，沿途种之，比至粤，即以小夷痘浆施之华人，且传其法。众善士复捐资为痘医之费，由此学其术者日众，种痘者益盛。然最精斯术者莫如南海邱君熺，邱著有《引痘略》行世，其嘉惠后学深矣。今粤中小儿因痘而毙者甚少，而痘医与湖广种痘之法几置无庸矣。（附《随园诗话》云，西汉以前无童子出痘之说，自马伏波征交趾，军人带此病以归，号曰虏疮。说本《医统》。余按种痘之法，始于宋真宗朝王旦，其后医士各相授受，彼此不同，然以湖广人为最，要不若牛痘法之善也。）

抽筋症

道光壬午癸未（1822—1823），人多患抽筋症，手足拘挛，腹痛呕吐，每致不救。知觉早者，以灶心土（即伏龙肝）煎水吐之，或以鸡矢并盐炒焦煎水服之，间有愈者。厥后医者有挑筋之法，向患者前后心四肢视准经络，以刀剔开，中有红筋一缕，挑断之即愈。然挑筋之法唯郭右陶志遂言之极详，著有《痧胀玉衡》书三卷。

落叶归根

落叶归根，俗语耳。吾粤竟有此草，叶如茜草，不花不实，生于水中。叶老则脱，逾数日，叶四旁复含芽抽条，一叶可得十余树。一名落叶生根。或曰种出自西洋，可以已瘰伤云。

西洋眼镜

眼镜出自西洋，以玻璃为之，名曰叆叇。明末国人携至粤，仿其式易以水晶，呼为眼镜，遂遍天下。见《五方杂志》。按，玻璃，玉名，一曰水玉，碾开有雨点者真。国人用元粉杂诸药物煮之亦成，然轻脆有气眼。明太监三保往西洋，携烧玻璃人来中国，故得传其法。自此玻璃玉不至中国矣。或曰，玻璃玉即今之水晶云（瑷璒，即华言眼镜也）。

第二节　其他方面的记载

道光《广东通志》中医药摘编

阮元主修《广东通志》，简称《阮志》，修于清嘉庆末年。现将《艺文略》所收医家著作、《列传》所收方伎传，以及《杂录》中种牛痘一款转录于后。

《艺文略》医家著作

《宝藏畅微论》三卷

南汉轩辕述撰。佚。

《文献通考》晁氏曰，青霞君作宝藏论三篇，著变炼金石之诀，述既详其未善，因刊其谬误，增其阙漏，以成是书。时年九十，实乾亨二年也。

谨案，晁氏无"南汉"字，以乾亨二年定之。

《太平圣惠方》一百卷

宋陈昭遇等撰。未见。

见《崇文总目》。

《本草格式》

明丘濬撰。未见。

见《琼台会稿》。

《医碥》二卷

国朝何梦瑶撰。存。

谨案《粤台征雅录》：梦瑶尚有《伤寒论近言》《妇婴痘

三科辑要》《绀山医案》《针灸吹云集》，俱未见。

□以上粤人。

《肘后方》六卷

晋葛洪撰。佚。

见《隋志》。注云，梁二卷，陶弘景补。《唐志》作《肘后救卒方》。《通志略》作《肘后百一方》。《宋志》作《肘后备急方》。

《玉函煎方》五卷

晋葛洪撰。佚。

见《隋志》。

《神仙服食药方》十卷

晋葛洪撰。佚。

见《隋志》。

《黑发酒方》一卷

晋葛洪撰。佚。

见《通志略》。

《杏仁煎方》一卷

葛仙公撰。佚。

见《宋志》。

《南行方》

唐李继皋撰。佚。

见《宋志》。

《岭南脚气论》一卷又方一卷

唐李暄撰。佚。

见《唐志》。

《岭南急要方》三卷

不著撰人。佚。

见《唐志》。

《南中四时摄生论》一卷

唐郑景岫撰。佚。

见《唐志》。《宋志》南中作广南。《崇文总目》摄生作摄养。

谨案《通志略》有《广南摄生方》一卷，不著撰人，疑即景岫之书，不别著录。

《南海药谱》一卷

不著撰人。佚。

见《崇文总目》。《宋志》同。《通志略》作七卷。

谨案《本草纲目》常禹锡曰《南海药谱》二卷，不著撰人名氏，杂记南方药物所产郡县及疗疾之功，颇无伦次。时珍曰，此即《海药本草》也，凡六卷，唐人李珣所撰，而《通志略》自分两书。

《治岭南众疾经效方》一卷

不著撰人。佚。

见《通志略》。

《岭南卫生方》一卷

不著撰人。未见。

《黄志》有。

《列传》方伎传

支法存

[晋] 沙门有支法存者，本自胡人，生长广州，妙善医术，遂成巨富。有八尺氍毹，光彩耀目，作百种形象。又有沉香八尺板床，居常香馥。太原王琰为广州刺史，大儿邵之屡求二物，存不与。王因状法存豪纵，乃杀而籍没家财焉。法存死后，形见于府内，辄打阁下鼓，似若称冤。如此经日，王寻得病，恒见法存守之，少时遂亡。邵之比至扬都亦丧。《异苑》

仰道人

［晋］仰道人，岭表僧也。虽以聪慧入道，长以医术开怀。因晋朝南移，衣缨士族不袭水土，皆患软脚之疾，染者无不毙踣。而此僧独能疗之，天下知名焉。《御览》引千金序

崔炜

［唐］崔炜者，故监察向之子也。向终南海从事，炜居南海，意豁然也。不事家产，栖止佛舍。时中元日，番禺人陈设珍异，集百戏于开元寺。炜因窥之，见乞食老姬因蹶而覆人之酒瓮，当炉者殴之，计其直一缗耳。炜怜之，脱衣为偿焉。姬不谢而去，异日又来，告炜曰，谢子脱吾难，吾善灸赘疣。今有越井冈艾少许奉子，每遇赘疣，但一炷耳。炜笑而受之，姬倏不见。姬者，仙人葛洪妻鲍姑，时行灸南海者也。后游海光寺，遇老僧赘于耳，炜出艾试灸之，而如其说。僧感之甚，谓炜曰，贫道无以奉酬，但转经以资郎君福祐耳。山下任翁藏镪巨万，亦有斯疾，君子能疗之，当有厚报，请为书导之。炜曰，然。任翁闻喜跃，礼请甚谨。炜因出艾一灸而愈，翁酬以钱十万，因留之。先是翁家事鬼曰独脚神，三岁必杀人以飨。时求人获，遂召其子计夜半杀炜。翁有女密知之，潜持刃于窗隙间告炜。炜恐，挥刃挡断窗櫺跃出，走坠枯井中。井深百余丈，不能出。有白蛇唇吻亦有疣焉，炜启蛇灸之，赘应手坠地。蛇蜿蜒（蜒）将有所适，炜又启蛇拯援，遂再拜跨蛇而出，归广州已三年矣。征任翁之室，则村老云南越尉佗墓也。初炜在枯井，其石白岩上有物滴下如饴密注臼中，蛇就饮之，炜亦饮其余，盖龙沫也。于是肌肤少嫩，筋力轻健。后居南海十余载，散金破产，栖心道门，往罗浮访鲍姑，竟不知所适。《太平广记》

陈昭遇

［宋］陈昭遇岭南人，《广州志》南海人。医术精验。太

平兴国初，受诏与王怀隐等编《岭经验方》一百卷。太宗御制序，赐名曰《太平圣惠方》，昭遇加光禄寺丞，赐金紫。《宋史王怀隐传》

按：此款可与前引《广州人物传》相互参照。

李 关

李关海阳人，早丧父，事母至孝。通《春秋》，余经诸子皆知其大略。隐居不仕，以教授郡邑子弟。贫者助其笔札。尤精医术，乡人赖之，号北源先生。《万姓统谱》

刘邦永

刘邦永，从化人。少孤贫，樵于山中。有异人授以岐黄之术，及上池刀圭之法。久之尽其秘归，以医行世。视病多望形察色，或以一指按脉，即知吉凶。可治者辄喜与药，不问直。不治者则不与药。泣问之，则以指示数日，某日去矣。无不验者。尝为一陈妪治病，妪请其年数。邦永以竹为筹，封置中。与之曰，岁取一筹。已而探筹尽，果死。所传《惠济方》四卷。《万姓统谱》

盛端明

盛端明，饶平人。举进士，历官右副都御史督南京粮储，劾罢家。居十年，自言通晓药石，服之可长生。由陶仲文进严嵩，亦左右之。遂诏为礼部侍郎，寻拜工部尚书，改礼部加太子少保。但食禄不治事，供奉药而已。端明颇负才名，晚由他途进，士论耻之。端明内不自安，引去，卒于家。赐祭葬，谥荣简。隆庆初褫官夺谥。《明史佞幸传》

按：盛端明是以进长生药而得高官者。上有所好，下则行骗。然不得善果。从中可见明代朝野风尚。

翟登云

[清] 翟登云号羽仪，东莞人。宋进士翟卷石之后。天性

孝友，尤喜施予。博闻强记，托迹罗浮山，乐道著书，旁通医理。在博罗、东莞救活多人，不赍所报。明季征为鸿胪寺官，不就。康熙七年举乡饮宾，时年八十。著有《集简本草》《翟氏传方》行世。子蒙孔领乡荐，仕广州教授。《金志》

方洪石

［清］方洪石字砺臣，番禺人。为黄老方技之术，尤精于医。康熙初滇逆构乱，朝廷肃行天讨，砺臣不告妻子，从彭观察艾庵之云南。在军中以医药活人不赍谢，人称长者。常率兵攻战，所至克捷，抚滇使者计其功，擢呈贡令转督粮通判。后弃官归，筑芑园居焉。著有《治平术要篇》《芑园日录二卷》《方仰周家传》。

冼嘉征

［清］冼嘉征南海人，遇异人授以岐黄之术，诊脉若神。《都志》

郭　治

郭治字元峰，南海附贡生，精于医术。清远县男子患水肿，曰，非药水蒸之不可。令以绵被裹肩及踵，置巨镬中，窍其盖而见首，炽薪焉。汗透重绵，披之，下肿顿消。有友人伪为病者试之，餐而待于门，望其至，则疾趋入，触而踣。或促之床延视之，掠曰：五中既乱，疾不可为矣。皆笑，翌日竟死。同时有崔七者，治病亦多奇效。闻其名不信，匿童男女于幢，更迭其手而使诊之，既，不予方，问其故，曰：阴阳已乱，尚可治邪？崔服其明，遂定交去。著有《脉如伤寒论》《药性别医约》各一卷，惟《脉如伤寒论》见存云。《采访册》

陈体全

陈体全，南海人，家贫，性纯孝。母病瘫三年不愈，体全露祷西樵山凡五十余夜。遇采药翁，出篮中青草一茎，方书一卷,授之曰:嘉子纯孝,草可疗母疾,方书习之,一生衣食勿虑也。然利济之心不可忘。体全敬谨受教,归进草汁,母病立瘳。勤诵方书,遂精岐黄。治病多奇效,手制丸药,施济贫病者,所赖存活无算。年九十余,无疾而终。子祖光、祖开皆以医名于时。《采访册》

《杂录》种牛痘

邱氏种牛痘方

广中近时有邱氏种牛痘方,为效甚捷。其法来自外洋,于婴儿臂上按穴挑损之,见膜而止,乃取牛痘浆传之。不数日即出数颗,如期奏效,永不再出。于是以人传人,如火之传薪,无不应手而愈。少司马温公汝适闻之,曰:《本草纲目》稀痘方,用白牛虱,以此虱仆缘牛身,食饱自坠,用之能稀痘,盖取其中有牛血也。牛虱尚能稀痘,则牛痘必稀用其苗以种,百无一失,理有固然。是中国人已发其端,而外洋人遂触类引伸耳。《采访册》

以上所编有关岭南中医药文献,起自汉代,迄于清代,共选自18种文献,即:《西汉南越王墓》《后汉书·马援传》《异物志》《南方草本状》《酉阳杂俎》《北户录》《岭表录异》《桂海虞衡志》《岭外代答》《广州人物传》《海语》《疑耀》《赠安源廖君序》《赤雅》《广东新语》《岭南风物记》《粤小记》《广东通志》。文献作者多为岭南人或曾入岭南之人,故所记均出自见闻,有所根据。又均非医师,只是略通医理、粗知《本草》之儒士,故无专门医学著述。其中记药较多,记医甚少。某些药物前后互见,主要是被视为稀有的异物和珍贵的贡品长期为人所看重。此编将所收畸零短章,略加按语,编排先后,梳理成文,大体使岭南散在中医药文献初步序列化,为进一步整理研究作了铺垫。当然,遗漏之处在所难免,尚待日后补充修订。

附录一：医学人名索引

附录二：参考文献

[1] 〔清〕梁廷枏著，林梓宗校点：《南汉书》，广东人民出版社1981年版。

[2] 〔元〕释继洪纂修：《岭南卫生方》，中医古籍出版社1983年版。

[3] 〔清〕朱为潮、〔清〕徐淦等主修，〔清〕李熙、〔清〕王国宪总纂：《琼山县志》，1917年重刻宣统三年本。

[4] 萧步丹：《岭南采药录》，广州萧灵兰室1936年铅印本。

[5] 胡真：《山草药指南》，广东1942年铅印本。

[6] 〔清〕刘渊：《医学纂要》，同治十二年佛山金玉楼藏版线装本。

[7] 〔清〕谢完卿：《会经阐义》，潮安斫轮印务局1929年。

[8] 〔清〕黄岩：《医学精要》，同治六年广州登云阁藏版线装本。

[9] 〔清〕郭元峰：《脉如》，道光七年线装本。

[10] 〔清〕何梦瑶：《医碥》，乾隆十六年同文堂线装本，上海科学技术出版社1982年版。

[11] 〔清〕郭元峰：《伤寒论》，道光七年线装本。

[12] 〔清〕何梦瑶：《医方全书》，两广图书局1918年铅印本。

[13] 〔清〕麦乃求：《伤寒法眼》，光绪二年广州线装本。

[14] 陈伯坛：《读过金匮》，香港华洋印务公司1977年影印本。

[15] 易巨荪：《集思医案》，民国苏任之手抄本。

[16] 〔清〕潘兰坪：《叶案括要》，同治十三年线装本。

[17] 陈任枚编：《温病学讲义》，广东中医药专门学校1929年版。

[18] 〔清〕罗汝兰：《鼠疫汇编》，光绪二十三年线装本。

[19] 〔清〕林庆铨：《时疫辨》，光绪二十六年线装本。

[20] 〔清〕郭铁崖：《天花精言》，光绪二十九年羊城翼化堂线装本。

[21] 管季耀：《伤科学讲义》，广东中医药专门学校1929年版。

［22］〔清〕何守愚：《广嗣金丹》，光绪二十二年佛山天禄阁线装本。

［23］〔清〕陈复正：《幼幼集成》，乾隆十六年刊本，人民卫生出版社 1988 年版。

［24］〔清〕程康圃：《儿科秘要》，广州守经堂 1919 年本。

［25］〔清〕何梦瑶：《人子须知》，同治十一年佛山藏版线装本。

［26］〔清〕陈珍阁：《医纲总枢》，光绪十八年醉经楼藏版。

［27］舒新城编：《中国近代教育史资料》，人民教育出版社 1961 年版。

［28］《广州医学求益社课卷》，广州十七甫怀远驿关东雅石印本 1914 年版。

［29］《广州医学卫生社课卷》，广州十八甫石经堂 1914 年线装本。

［30］卢朋著：《四圣心源提要》，1932 年线装本。

［31］刘小斌：《广东中医育英才》，广东省卫生厅 1988 年版（内部编印）。

［32］程若驱：《明清间中西文化交通的枢纽——广东》，载广东文物展览会编：《广东文物》，中国文化协进会 1941 年版。

［33］George H. Danton, The Contacts of the United States and China. 转引自《中华近代文化史丛书》编委会编：《中国近代文化问题》，中华书局 1989 年版。

［34］顾卫民：《基督教与近代中国社会》，上海人民出版社 1996 年版。

［35］王云五主持：《续修四库全书提要》，台湾商务印书馆 1972 年版。

［36］马伯英、高晞、洪中立：《中外医学文化交流史》，文汇出版社 1993 年版。

［37］中国史学会主编：《戊戌变法》，神州国光社 1953 年版。

［38］〔清〕陈修园编：《陈修园医书七十二种》，上海书店 1988 年版。

［39］李云主编：《中医人名辞典》，国际文化出版公司 1988 年版。

［40］陈雪楼主编：《中国历代名医图传》，江苏科学技术出版社 1987 年版。

［41］〔清〕邱熺：《新增引痘种法全书》，宣统元年扫叶山房石印本。

［42］范适：《明季西洋传入之医学》，中华医史学会钧石出版基金委员会 1943 年版。

［43］〔清〕陈定泰：《医谈传真》，光绪元年绿云洞天刻本。

［44］饶秉才主编：《广州音字典》，广东人民出版社 1983 年版。

〔45〕广东文物编印编委会：《广东文物特辑》，中国文艺推进社1949年铅印本。

〔46〕潘学渔：《广州最早的一间中医研究社》，载中国人民政治协商会议广东省广州市委员会文史资料研究委员会编：《广州文史资料汇编》（第四辑），1963年版（内部编印）。

〔47〕何裕民主编：《中医学导论》，上海中医学院出版社1987年版。

〔48〕曾时新、叶岗编：《名医治学录》，广东科技出版社1981年版。

〔49〕郑洪、黄景泉、刘小斌、周敬平：《中西医汇通大家朱沛文》，广州中医药大学学报1997年第2期。

〔50〕〔清〕朱沛文编纂：《华洋脏象约纂》，光绪十九年佛山首刻本。

〔51〕〔清〕朱沛文编纂：《中西脏腑图象合纂》，光绪二十三年宏文阁石印本。

〔52〕夏东元编：《郑观应集·盛世危言后编》，中华书局2013年版。

〔53〕〔清〕郑观应：《盛世危言》，光绪二十二年芸汉山房刊本。

〔54〕〔清〕郑观应：《中外卫生要旨》，光绪十六年羊城增刊本。

〔55〕〔清〕黄炽华：《医学刍言》，宣统元年金鉴石印本。

〔56〕〔清〕梁龙章：《辨证求真》，广州市十八甫维新印务局1905年本。

〔57〕吴粤昌编：《岭南医征略》，广州市卫生局、中华全国中医学会广州分会1984年版（内部编印）。

〔58〕吴趼人：《趼廛笔记》，载卢叔度辑校：《我佛山人短篇小说集》，花城出版社1984年版。

〔59〕伍律宁：《中医起信论》，广州人境医庐1937年铅印本。

〔60〕张二仲：《中医改进刍论》，广州开智书局1924年版。

〔61〕林昨非：《改进中医刍言》，新会捷元斋书局1933年版。

〔62〕〔晋〕葛洪：《肘后备急方》，人民卫生出版社1956年版，中国中医药出版社1997年版。

〔63〕姜春华编：《历代中医学家评析》，上海科学技术出版社1989年版。

〔64〕陈梦赉编：《中国历代名医传》，科学普及出版社1987年版。

〔65〕骆和生、王建华主编：《中药方剂的药理与临床研究进展》，

华南理工大学出版社 1991 年版。

[66]《华南名医访问记陈任枚先生》,《光华医药杂志》1937 年 8 月。

[67]《陈任枚先生订方》,《中医杂志》1927 年 3 月。

[68]〔日〕丹波元胤编:《中国医籍考》,人民卫生出版社 1983 年版。

[69]〔清〕程康圃、〔清〕杨鹤龄著,邓铁涛、刘小斌、肖衍初、邱仕君点校:《岭南儿科双璧》,广东高等教育出版社 1987 年版。

[70]〔清〕卢蔚猷、〔清〕吴道镕修撰:《海阳县志》,光绪庚子年潮州谢存文馆承刊。

[71] 陈锦荣、张长民:《宋代潮州第一部古佚医籍〈刘氏家传方〉初探》,载中国医学会广东分会编:《岭南医学研讨会第二次学术会议论文选编》,1991 年版(内部编印)。

[72]〔宋〕刘昉撰集,〔明〕陈履端编订:《幼幼新书》,中医古籍出版社 1981 年版。

[73] 吴修仁:《刘昉及其贡献》,《广东中医》1963 年 2 月。

[74] 郭君双:《〈幼幼新书〉版本小议》,《中华医史杂志》1982 年 1 月。

[75] 郭君双:《幼幼新书》,载李经纬等主编:《中国医学百科全书·医学史》,上海科学技术出版社 1987 年版。

[76] 江育仁主编,王玉润副主编:《中医儿科学》,上海科学技术出版社 1985 年版。

[77] 陈锦荣、张长民:《南宋潮州刘昉(刘龙图)及其儿科名著〈幼幼新书〉》,载陈锦荣:《医林求新》,新加坡中医药出版社 1991 年版。

[78] 甄志亚主编:《中国医学史》,上海科学技术出版社 1984 年版,上海科学技术出版社 1997 年版。

[79]〔宋〕许叔微:《普济本事方》,上海科学技术出版社 1959 年版。

[80] 上海中医学院主编:《中医儿科学》,上海科学技术出版社 1979 年版。

[81] 邱仕君、邓铁涛:《岭南儿科名医程康圃学术简介》,《新中医》1988 年 8 月。

[82] 邱仕君:《广东儿科医家程康圃与杨鹤龄》,载广州中医学院研究生办公室编:《中医研究生论文》,1986 年版(内部编印)。

［83］江静波：《我读过的几本广东人编著的中医书》，《广东医学》（祖国医学版）1964 年 5 月。

［84］曾时新：《晋代女名医鲍姑》，《中华医史杂志》1981 年 4 月。

［85］杨顺益：《晋代女针灸家鲍姑及鲍姑艾》，《中国针灸》1989 年 4 月。

［86］〔清〕仇巨川纂，陈宪猷校注：《羊城古钞》，广东人民出版社 1993 年版。

［87］〔宋〕李昉等编：《太平广记》，中华书局 2020 年版。

［88］〔清〕崔弼编，陈迹清总辑，陈健光校：《白云越秀二山合志》，道光二十九年楼西别墅藏重印本。

［89］《全国中草药汇编》编写组编：《全国中草药汇编》（下册），人民卫生出版社 1978 年版。

［90］魏稼：《略论葛洪的针灸学成就》，《中医杂志》1979 年 9 月。

［91］〔清〕叶茶山辑：《采艾编翼》，中医古籍出版社 1985 年版。

［92］林昭庚、鄢良：《针灸医学史》，中国中医药出版社 1995 年版。

［93］安徽中医学院、上海中医学院编：《针灸学辞典》，上海科学技术出版社 1987 年版。

［94］〔清〕吴谦等编：《医宗金鉴》，人民卫生出版社 1982 年版。

［95］〔清〕屠英等修，〔清〕胡森、〔清〕江藩等纂：《肇庆府志》，光绪二年羊城富文斋重刻道光十三年本。

［96］〔清〕徐煌、〔清〕康善述纂修：《新兴县志》，康熙四十九年补刻康熙二十六年本。

［97］〔清〕章鸿、〔清〕邵咏纂修：《电白县志》，道光五年刻本。

［98］〔清〕杨雯修，〔清〕陈兰彬等纂：《高州府志》，光绪十六年刻本。

［99］〔清〕何克谏：《生草药性备要》，清代广州守经堂刊本。

［100］〔清〕赵寅谷：《本草求原》，清道光远安堂刻本。

［101］朱晓光、朱玲玲：《嵇含及其〈南方草木状〉》，《中医文献杂志》1998 年 8 月。

［102］天津中医学院编，郭蔼春主编：《中国分省医籍考》（下），天津科学技术出版社 1987 年版。

［103］甄人、谭绍鹏主编：《广州著名老字号》，广州文化出版社

1989 年版。

　　［104］赵思兢：《我国进口南药发展史及其分析》，《广州中医学院学报》1986 年 9 月。

　　［105］严辛：《广东南药的历史、现状和今后的展望》，《中药材》1986 年 7 月。

　　［106］何堂坤、何绍庚：《中国魏晋南北朝科技史》，人民出版社 1994 年版。

　　［107］路平编：《广州风物》，广东科技出版社 1991 年版。

　　［108］邓铁涛：《岭南医学文集》，中华医学会广东分会、中华全国中医学会广东分会 1988 年版（内部编印）。

　　［109］〔清〕梁希曾：《疬科全书》，科技卫生出版社 1958 年版。

　　［110］黎云卿：《金匮约言》，广东人民出版社 1957 年版。

　　［111］任应秋主编：《中医各家学说》，上海科学技术出版社 1980 年版。

　　［112］黎少庇选，萧熙评述：《黎庇留医案》，广东省中医药研究委员会 1958 年版。

　　［113］广东省医药卫生研究所中医研究室编：《广州近代名老中医医案医话选编》，广东省科学技术出版社 1979 年版。

　　［114］广州中医学院研究生办公室编：《中医研究生论文》，1983 年版（内部编印）。

　　［115］广州市文物管理委员会、中国社会科学院考古研究所、广东省博物馆编：《西汉南越王墓》，文物出版社 1991 年版。